TRAITÉ

DES

ÉTUDES MÉDICALES.

PARIS, IMPRIMERIE DE TERZUOLO, RUE DE VAUGIRARD, N° 11.

TRAITÉ

DES

ÉTUDES MÉDICALES,

OU DE LA MANIÈRE

D'ÉTUDIER ET D'ENSEIGNER

LA MÉDECINE,

PAR

E. FRÉD. DUBOIS (d'Amiens),

PROFESSEUR AGRÉGÉ A LA FACULTÉ DE MÉDECINE DE PARIS ;

Membre de l'Académie royale de Médecine ; de la Société Médicale d'Émulation :
Membre correspondant de la Société royale de Médecine de Bordeaux ; de la Société
Médicale de Gand ; de la Société Médicale de la Nouvelle-Orléans, etc.

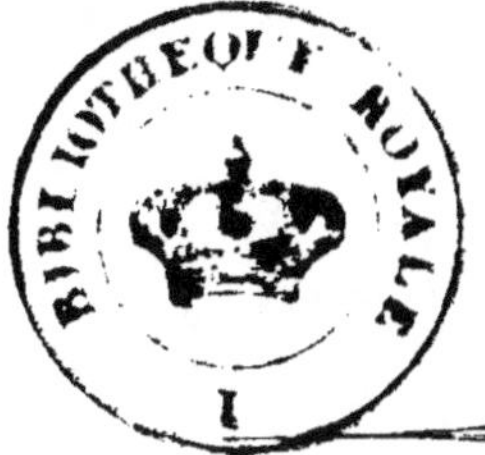

*Ordo lumen accendit, deindè per lumen iter
demonstrat.*

BACON, Nov. Org.

PARIS.

ANCIENNE MAISON GABON,

LIBRAIRIE MÉDICALE DE LABÉ,

SUCCESSEUR DE DEVILLLE-CAVELLIN,

RUE DE L'ÉCOLE DE MÉDECINE, N° 10.

DERIVAUX, A STRASBOURG. | L. CASTEL, A MONTPELLIER.

1838.

INTRODUCTION.

La première question que nous avons dû nous poser avant de livrer ce travail à la publicité, avant même de nous occuper sérieusement de sa composition, a été celle-ci : la conception scientifique qui nous préoccupe depuis long-temps, qui nous séduit peut-être, répond-elle à un besoin avoué, à un besoin général dans l'instruction publique ? est-elle destinée, en admettant un certain mérite d'exécution, à réagir favorablement sur le mode actuel des études et de l'enseignement médical ?

Pénétré que nous étions de la nécessité de publier un ouvrage qui fût à la fois utile à ceux qui étudient les sciences médicales et à ceux qui sont investis de la haute mission d'enseigner ces mêmes sciences, nous avons dû nous demander en effet si les obstacles que nous nous sommes efforcés d'écarter sont bien ceux qui nuisent aujourd'hui au progrès des études, si les difficultés que nous avons voulu aplanir sont bien celles qui retardent l'enseignement de nos spécialités scientifiques.

Les circonstances nous avaient servi sous ce rapport : depuis long-temps nous avions médité ces sortes de questions, et chacun sait que tout récemment une nouvelle disposition universitaire avait singulièrement multiplié les examens à la Faculté de Médecine de Paris ; nous avons pu ainsi nous assurer, comme examinateur, et par des contacts continuels, que c'est moins le défaut de connaissances, de bonne volonté, d'aptitude à acquérir de l'instruction, qui arrête les candidats, que le défaut d'ordre, de régularité, de suite dans leurs études. Ainsi se confirmait en nous cette idée, que tous les obstacles, que toutes les difficultés, tiennent, comme nous l'avions prévu, à un vice unique, mais capital, immense, savoir : le défaut de *méthode* dans la manière d'étudier et d'enseigner la médecine.

D'un autre côté, les hommes qui, à différentes époques, se sont trouvés à la tête de l'enseignement médical, avaient agité ces mêmes questions ; aujourd'hui même, plus que jamais, les idées sont tournées vers ce point.

Cinq ans après le rétablissement des écoles de médecine, dans la séance du 21 vendémiaire an VIII, Thouret, après avoir prouvé combien est importante une distribution exacte et méthodique des diverses branches de l'enseignement, exprimait le regret de voir deux lacunes très-graves à l'école de Paris, savoir: l'absence de tout enseignement sur l'anatomie-pathologique et sur l'application de la méthode à l'étude de la médecine: *methodus studendi ac docendi.*

Depuis lors, plus d'un tiers de siècle s'est écoulé, une nouvelle réorganisation vient d'avoir lieu; l'école se trouve enfin dotée d'un enseignement sur l'anatomie pathologique; mais rien ne porte à croire qu'on songe à organiser cet autre enseignement désiré par Thouret, sur la méthode à suivre dans les études médicales.

Assurément les sources d'instruction ne manquent pas; jamais l'enseignement n'a été aussi largement distribué; jamais nos écoles n'ont été plus suivies; la Faculté de Médecine de Paris, placée au premier rang, est aujourd'hui pleine de sève et de vigueur; son enseignement vient de recevoir des modifications avantageuses; ses professeurs jouissent d'une réputation méritée, ses agrégés impatients se disputent à qui pourra les suppléer. d'autres institutions appellent encore les élèves: le Collége de France, la Faculté des Sciences, le Muséum d'Histoire naturelle, tout leur indique que de nouvelles routes scientifiques leur sont chaque jour ouvertes; mais précisément à cause de cette fécondité, à cause de cette multiplicité d'études, les élèves ignorent de quel côté ils doivent diriger leurs premiers pas, et comment ils doivent s'avancer dans cette vaste carrière scientifique, dès qu'ils y sont entrés.

Dans cet état de choses, et à défaut d'un enseignement professoral, nous avons pensé qu'un Traité des études médicales ou de la manière d'étudier et d'enseigner la médecine, serait éminemment utile et favorablement accueilli par les élèves et par les maîtres.

Il ne suffit pas, en effet, d'étudier, mais de bien étudier; il ne suffit pas de savoir où l'enseignement est distribué, semestre par semestre, mais comment on doit réagir intellectuellement sur cet enseignement, comment et dans quel ordre on doit l'accepter. Nous irons plus loin: il est souvent plus difficile de refaire de bonnes études après en avoir fait de mauvaises, que de s'y livrer pour la première fois avec méthode et dans de bonnes dispositions.

Aussi nous avons cherché à conduire en quelque sorte l'étudiant pas à pas dans cette longue route scientifique qui a pour but l'art de guérir, à le faire passer méthodiquement, et pour ainsi dire de lui-même, à travers toute la série de ses études, et de manière à lui faire éviter ces erreurs, ces fausses routes si fréquentes dans un enseignement suivi au hasard.

Il en résulte que tout est continu dans dans notre ouvrage, tout est lié, tout se tient; c'est un perpétuel enchaînement de faits et de raisonnements; aussi ne l'avons-nous pas divisé en chapitres distincts; il n'y a pas plus d'interruption dans le texte que dans les préceptes. C'est pour cela que nous avons dû recourir à cet ancien usage des annotations marginales, trop négligé peut-être aujourd'hui. Ainsi, sans avoir besoin de chercher au milieu du texte le sujet dont il est question, la spécialité scientifique qui s'y trouve traitée, il suffira de jeter les yeux sur les annotations, et dès lors on saura de quelle grande division scientifique, de quelle science particulière, on expose la méthode, on résume les lois.

On verra qu'il nous aurait été impossible de ne pas adopter ce mode de rédaction. Des principes généraux coordonnent ce vaste ensemble d'observations scientifiques; nous passons sans cesse, et méthodiquement, d'une série de spécialiés à une nouvelle série de spécialités, et ce que nous avons fait pour toutes les sciences considérées les unes à l'égard des autres, nous l'avons fait pour chacune de ces mêmes sciences considérées en elles-mêmes, c'est-à-dire qu'après avoir indiqué dans quel ordre on doit passer d'une science à une autre, nous avons montré comment on doit étudier les matières de chaque science en particulier.

Mais reprenons les choses de plus haut; nous avons commencé par établir la nécessité préalable des études *littéraires*, puis nous avons montré en quoi et comment celles-ci doivent finir par se spécialiser pour le futur médecin; après cette première préparation mentale, nous avons suivi quelques études, dites de *transition*, pour arriver aux études *scientifiques*.

Ici il était besoin d'une coordination générale, d'une classification méthodique de toutes les sciences d'observation, car il n'était nullement indifférent de commencer par telle étude plutôt que par telle autre. Cette classification, nous l'avons établie d'après des principes fondés d'une part sur la constitution des diverses spécialités séientifiques, et d'autre part sur la nature de l'esprit humain, sur sa manière de procéder dans la conception des faits.

Les sciences d'observation, toutes plus ou moins nécessaires au médecin, ont été divisées par nous en trois grandes séries : sciences *physiques*, sciences *naturelles* et sciences *médicales;* on trouvera dans notre ouvrage la justification de cette division, qui d'ailleurs n'est pas nouvelle, et qui repose sur quelques faits de convention; il suffira donc de bien s'entendre une première fois à ce sujet, pour éviter ensuite toute dispute de mots.

Les sciences purement physiques comprendront toutes les observations systématiquement faites ou recueillies sur les corps inorganiques et sur le dynamisme du même ordre ; les sciences naturelles embrasseront les deux règnes organisés, en y comprenant l'homme considéré seulement sous le point de vue de son histoire naturelle ; les sciences médicales reprendront tout ce qui a trait à l'espèce humaine, aussi bien dans l'état normal que dans l'état anormal, ce qui implique d'abord de nombreuses spécialités scientifiques, puis, et surtout, des faits *d'application,* des créations intellectuelles, en un mot des *arts.*

Mais notre époque est sérieuse et méditative; nous devions nous efforcer d'adresser aux esprits un langage sévère et nourri ; après avoir évité la trivialité de ces indicateurs, de *ces guides* dont tout le mérite consiste à donner des notions sur des réglements, sur des titres de cours et de livres, il n'aurait pas fallu tomber dans l'ennui, dans l'aridité d'une série de sommaires, d'une longue table de matières. Le problème que nous nous sommes posé était bien autrement difficile à résoudre. Nous devions d'abord distribuer les sciences les unes à l'égard des autres, de telle sorte qu'elles pussent s'éclairer mutuellement, que leur enchaînement n'eût rien de forcé, que leur filiation fût naturelle, et en même temps adaptée à la facilité de leur étude successive.

Pour chaque science, l'ordre des matières devait être fondé sur les mêmes principes, mais ce n'était encore là qu'une première partie du problème.

Ceci une fois exposé avec tous les développements, avec toutes les formes propres à amener la conviction, il devenait nécessaire de remplir ce cadre immense, de combler cette vaste classification, et de le faire avec un égal intérêt scientifique; en un mot, il n'aurait pas fallu encore se borner ici à une simple *énumération*.

Pour cela nous avons dû énoncer les lois principales, les rapports généraux, les faits dominants dans chaque spécialité scientifique. Nous ne nous sommes pas bornés à dire : ici vous trouverez un magnifique sujet d'études: nous avons creusé en quelque sorte chaque terrain, et par la beauté des échantillons nous avons montré la richesse des mines.

La graduation a été en même temps et partout observée avec rigueur; les sciences que nous abordions successivement n'avaient jamais besoin de faire des emprunts à celles que nous n'avions pas encore étudiées; leurs besoins n'étaient en quelque sorte que *rétroactifs :* il en résulte que nos préceptes se sont trouvés par cela même appliqués *à l'enseignement* aussi bien qu'*à l'étude.* Apprendre à bien étudier, c'est apprendre à bien enseigner.

Mais si pour les études nous avons pu supposer les élèves encore exempts de tout préjugé scientifique, nous n'avons pu faire la même supposition à l'égard de tous ceux qui sont chargés d'enseigner. La jeunesse, naturellement avide d'instructions nouvelles, libre de toute coutume, de toute routine, apte conséquemment à recevoir la parole, se trouve par cela même éminemment disposée à entrer dans de nouveaux errements scientifiques; mais il n'en saurait être de même à l'égard de ceux qui font profession d'enseigner; la bonne volonté d'ailleurs ne pourrait suffire chez ceux-ci, ils se trouvent arrêtés par la nature même de nos institutions scientifiques; ici les particuliers ne peuvent rien, c'est l'autorité qui doit intervenir; c'est plus qu'un *droit,* c'est un *devoir* qu'elle a à remplir envers le pays.

On l'a dit tout récemment, et avec une haute raison : Proclamer l'incompétence de l'État en matière d'éducation, c'est tout simplement nier la société : nous ajouterons que c'est revenir à ce vieux libéralisme de la Restauration qui, chaque jour, invoquait la liberté de l'enseignement, c'est-à-dire la liberté pour chacun de gaspiller ce qu'il y a de plus précieux au monde, l'intelligence des nouvelles générations.

Il faut donc que l'action gouvernementale intervienne ; puisque, *en fait* comme *en droit*, le haut enseignement lui est confié.

Toute direction intellectuelle appartient à la société, et il n'y a que des esprits arriérés, rétrogrades, qui puissent nier ces grands principes d'organisation.

Mais en même temps il faut que l'autorité fasse concorder les *moyens* d'instruction avec les *exigences* de chaque époque. Aujourd'hui, dans l'intérêt de la société, on cherche à multiplier les obstacles scientifiques au début de la carrière médicale; il est juste, en même temps, de multiplier et de coordonner surtout les sources d'instruction.

Le temps de scholarité vient d'être fixé avec plus de rigueur; de nouvelles mesures seront prises pour que ce temps soit exclusivement et intégralement consacré aux études: ce n'est pas tout, les nouveaux examens seront plus probants, les élèves qui se présenteront devant les facultés de médecine pour les subir seront interrogés un à un et pendant trois quarts d'heure. (Délibérations du Conseil royal approuvées par le ministre, 26 septembre 1837.)

La thèse consistera en une série de questions, sur plusieurs branches de l'enseignement médical, rédigées en Conseil royal de l'instruction publique. Voici pour les exigences, toutes conçues, je l'ai déjà dit, dans l'intérêt de la société, et adoptées par le ministre, conformément aux observations et à un rapport de M. Orfila sur les facultés de médecine.

Mais maintenant et pour faire face à ces exigences nouvelles, quelles sont les réformes apportées dans l'enseignement?

Pour entrer dans nos facultés, les élèves doivent d'abord être jusqu'à un certain point *lettrés* et *savants* ; donc les diverses facultés sont liées entre elles; il faut passer par quelques-unes avant de pénétrer dans d'autres; donc les améliorations, pour avoir toute leur efficacité, auraient dû porter sur l'enseignement tout entier. C'est là d'ailleurs un besoin senti par l'autorité elle-même; on vient en effet de nommer une commission chargée de rechercher et de proposer au Conseil royal des modifications à apporter dans l'enseignement des diverses facultés des sciences, soit pour la distribution des cours, soit pour leurs programmes. Cette commission, est-il dit, examinera s'il y a lieu de tracer un programme uniforme et général, ou d'exiger des professeurs communication préalable de leurs programmes particuliers.

Cette nouvelle résolution de la part de l'autorité était impérieusement réclamée : le défaut d'ensemble, de méthode dans la répartition générale de l'enseignement, est poussé aujourd'hui jusqu'à l'anarchie, soit dans les facultés considérées respectivement les unes à l'égard des autres, soit dans les cours de ces facultés considérés aussi respectivement les uns à l'égard des autres, soit enfin dans les leçons de tel cours particulier dont le professeur a établi de lui-même arbitrairement le programme.

On fait pressentir qu'il y aurait à choisir entre deux voies pour arriver à une bonne systématisation générale : ou bien on devrait d'abord imposer à chaque faculté des attributions spéciales et distinctes, puis à chaque professeur un programme particulier qui ne serait qu'une pièce détachée d'un tout régulier et uniforme ; ou bien on se bornerait à exiger préalablement de chaque professeur le programme qu'il s'est créé lui-même, afin de classer tous ces programmes et d'en former un tout également régulier et uniforme.

Quoi qu'il en soit, une réforme générale est urgente ; les facultés n'ont pas d'attributions formelles, délimitées ; ou bien elles les méconnaissent. Il n'y a pas jusqu'à ces grandes distinctions entre l'enseignement littéraire et l'enseignement scientifique qui ne se trouvent confondues.

Tel professeur, par exemple, à la Faculté des Lettres, fait actuellement un cours sur la *sensibilité* et sur la *volonté*, matières qui devraient rentrer dans le programme d'un cours de physiologie et conséquemment dans les attributions d'une faculté des sciences médicales. Tel autre professeur au Muséum d'Histoire naturelle fait un cours de chimie appliquée aux arts, tandis qu'à la Faculté des Sciences tel autre reprend l'histoire des animaux et des végétaux.

Pour donner, au reste, une idée de ce défaut de régularité, d'harmonie et de coordination dans les attributions respectives des diverses facultés, nous placerons ici un tableau des cours tels qu'ils sont aujourd'hui distribués dans le haut enseignement. Nous en exceptons le Collège de France, qui se trouve dans un ordre à part, comme nous le dirons tout-à-l'heure ; mais nous y placerons le Muséum d'Histoire naturelle, qu'on regrette de ne pas voir érigé en faculté pour l'enseignement des sciences dites naturelles.

DISTRIBUTION ACTUELLE DES COURS DANS LE HAUT ENSEIGNEMENT.

Faculté des Lettres.	*Faculté des Sciences.*	*Muséum d'Histoire naturelle.*	*Faculté de Médecine.*
Cours de :	Cours de :	Cours de :	Cours de :
Littérature grecque.	Astronomie physique.	Anatomie humaine.	Anatomie.
Poésie latine.	Mécanique.	Botanique rurale.	Physiologie.
Eloquence française.	Algèbre supérieur.	Physiologie végétale.	Chimie.
Poésie française.	Calcul différentiel et intégral.	Animaux invertébrés.	Physique.
De la sensibilité et de la volonté.	Calcul des probabilités.	Animaux articulés.	Histoire naturelle.
Philosophie ancienne.	Physique.	Mammifères et oiseaux.	Pharmacologie.
Philosophie moderne.	Chimie.	Anatomie comparée.	Hygiène.
Histoire ancienne.	Minéralogie.	Chimie appliquée aux arts.	Pathologie générale.
Histoire moderne.	Physiologie et anatomie végétales.	Chimie générale.	Anatomie pathologique.
Géographie.	Organographie végétale.	Géologie.	Pathologie médicale.
Littérature étrangère.	Anatomie et physiologie comparées.	Minéralogie.	Pathologie chirurgicale.
	Histoire naturelle.	Culture des végétaux.	Opérations et appareils.
	Géologie.	Reptiles et Poissons.	Thérapeutique et matière médic.
		Mollusques et Zoophytes.	Médecine légale.
			Accouchements.
			Clinique médicale.
			Clinique chirurgicale.
			Clinique d'accouchements.

La Faculté des Lettres confère le grade de bachelier-ès-lettres aux collégiens munis d'un certificat de rhétorique et de philosophie de deux années distinctes.

La Faculté des Sciences confère le grade de bachelier-ès-sciences aux candidats munis d'un diplome de bachelier-ès-lettres.

La Faculté de Médecine confère le grade de docteur en médecine aux candidats munis d'un diplome de bachelier-ès-lettres et de bachelier ès-sciences.

Il y a bien là, comme on le voit, un commencement de graduation et un enseignement assez riche ; mais cette distribution n'est rien moins que méthodique, et si nous considérions ce qui se passe dans chaque faculté prise en particulier, nous verrions le même système d'empiétement, d'indépendance, et, ce qui est plus grave, un défaut absolu de graduation dans les études.

Que, dans une école établie pour donner une sorte de lustre scientifique à une nation, pour lui assurer une sorte de suprématie dans la lutte du savoir, le Collége de France, par exemple, les cours ne soient pas gradués et coordonnés entre eux, précisément à cause de leur diversité, de leur multiplicité et de la haute position des savants qui les professent, cela se conçoit, ce sont comme des cours de luxe, parmi lesquels chacun peut faire son *choix*, les étrangers comme les nationaux.

Mais dans les facultés qui sont à la fois des *corps scientifiques* et des *écoles d'application*, le défaut de corrélation des cours entre eux, et surtout le défaut de graduation, sont des vices auxquels on ne saurait trop tôt remédier.

L'enseignement des colléges est méthodiquement régularisé ; ce qui fait la force, ce qui a élevé si haut la renommée de l'école Polytechnique, c'est la graduation de son enseignement, ses examens d'admission, ses épreuves annuelles, ses éliminations définitives : pourquoi n'en serait-il pas de même dans les facultés ? pourquoi quelques unes sont-elles comme réservées à des oisifs, à des amateurs ?

La Faculté de Médecine de Paris, nous nous empressons de le faire remarquer, a depuis quelques années une tendance manifeste à devenir une bonne école d'application ; les professeurs s'occupent en général plutôt des élèves que d'eux-mêmes ; s'ils cherchent à se faire un nom dans la science, ils font encore plus d'efforts pour s'attirer de nombreux auditeurs : ils ont résolu le

problème posé autrefois par Thouret, savoir : que les travaux qui
concourent aux progrès des sciences médicales sont conciliables
avec l'enseignement de ces mêmes sciences.

D'un autre côté, le doyen actuel, M. Orfila, s'efforce, par de
nouvelles mesures administratives, d'y régulariser, d'y graduer
autant que possible l'enseignement. Ainsi, par suite des dernières
délibérations, les élèves devraient suivre les cours dans l'ordre
suivant :

Première année.

SEMESTRE D'HIVER.	SEMESTRE D'ÉTÉ.
Anatomie et dissections. Chimie médicale.	Histoire naturelle médicale. Physique médicale. Pharmacie et chimie organique. Physiologie. Visites dans les hôpitaux pour la petite chirurgie.

Seconde année.

Anatomie et dissections. Pathologie générale. Pathologie et clinique externes.	Physiologie. Pathologie et clinique externes. Pathologie interne.

Troisième année.

Dissections. Pathologie et clinique externes. Pathologie interne.	Pathologie externe. Pathologie et clinique internes. Médecine opératoire. Accouchements.

Quatrième année.

Pathologie et clinique internes. Clinique d'accouchement. Médecine légale.	Clinique interne. Clinique d'accouchements. Anatomie pathologique. Matière médicale et thérapeutique. Hygiène.

Cette réforme pour être véritablement efficace aurait exigé
deux choses ; de concorder d'abord avec des réformes analogues
dans les autres facultés ; j'entends les facultés par lesquelles les
élèves seront désormais obligés de passer ; il aurait fallu ensuite
obtenir de la part des professeurs un programme tel que leurs
cours fussent réellement accommodés à une graduation générale.

On va voir, en effet, comment les meilleures intentions se trouvent paralysées quand les réformes sont partielles, et comment toute graduation pour être réelle devrait être basée sur une réorganisation générale.

Comme il est évident que les bacheliers-ès-sciences ne savent pas encore assez de chimie, même minérale, pour devenir des médecins suffisamment éclairés, dès la première année ils doivent suivre de nouveau un cours de chimie à la Faculté de Médecine, et en même temps on leur met un scalpel entre les mains; on leur fait faire des dissections, et assister à un cours d'anatomie : voilà pour le premier semestre. Dans le second, ils doivent étudier l'histoire naturelle médicale et la physique et la pharmacie, etc., etc.

Où donc est ici la graduation scientifique? Où se trouve cette graduation fondée sur la nature des sciences à étudier et sur la marche de l'esprit humain?

L'anatomie devrait-elle précéder la physique? La pharmacie devrait-elle précéder la pathologie? etc., etc.

L'anatomie pathologique est placée à la fin de la quatrième année; c'est le cours antépénultième; mais en pathologie générale, en pathologie interne et en pathologie externe, ne faut-il pas avoir des notions très-étendues, très-précises sur l'anatomie pathologique?

Le dernier cours est le cours d'hygiène; mais dans cette science, ou plutôt dans cet art, on ne doit considérer l'homme qu'à l'état normal; c'est donc une étude antérieure, en bonne graduation, à l'étude des sciences pathologiques, et surtout à celle de la pharmacie qui se trouve dans la première année.

Ainsi les améliorations se trouvent singulièrement limitées, quant à l'enseignement, par la seule raison que la réforme n'est ni assez *large* ni assez *profonde;* elle n'est pas assez large en ce sens qu'elle ne s'*étend* pas sur les autres facultés, qu'elle ne les fait pas participer au même mouvement; elle n'est pas assez profonde en ce sens qu'elle ne *descend* pas jusqu'à l'ordre particulier adopté par chaque professeur pour son enseignement.

Sans avoir la prétention de réformer des institutions aussi haut placées dans l'opinion publique, nous montrerons, par le tableau suivant, en quel sens, et à l'aide de quelles modifications on pourrait commencer l'œuvre de cette réforme générale.

Nous nous sommes imposé la loi de ne faire aucune addition, de n'indiquer aucune suppression de cours; ceux qui existent sont nécessaires, et nous les supposons tous bien faits. Il nous suffira de coordonner ce qui nous paraît interverti, de disposer dans un ordre favorable aux études des éléments aujourd'hui mal distribués.

Qui dit faculté, dit corps agissant, corps essentiellement actif, travaillant avec abnégation et dans l'intérêt de la jeunesse; celle-ci réagit à son tour sur les facultés; elle les échauffe, les anime, leur communique enfin des principes de force, de chaleur et de vie.

Nous avons déjà dit que le Muséum d'Histoire naturelle aurait besoin d'être érigé en faculté, et de rentrer à ce titre dans le giron de l'Université. Ne serait-il pas plus honorable, d'ailleurs, pour chacun de ses professeurs de s'adresser journellement à des élèves studieux, intelligents et assidus, que de parler devant un auditoire composé d'hommes désœuvrés, et qui viennent demander aux sciences les plus sérieuses de futiles distractions?

Une section scientifique tout entière, section bien circonscrite et de la plus haute importance, se trouverait ainsi dévolue à cette nouvelle faculté. Nous voulons parler des sciences naturelles, et dès lors les élèves sortant de cette école se trouveraient aptes à subir l'examen du baccalauréat ès-sciences.

Quoi qu'il en soit, voici le tableau que nous proposerions :

ESSAI SUR UNE NOUVELLE DISTRIBUTION DES COURS DANS LE HAUT ENSEIGNEMENT.

Faculté des Lettres.	*Faculté des Sciences physiques.*	*Faculté des Sciences naturelles.*	*Faculté des Sciences médicales.*
—	—	—	—
Cours de :	Cours de :	Cours de :	Cours de :
Eloquence française.	Algèbre.	Histoire naturelle générale.	Anatomie humaine.
Poésie française.	Mécanique.	Botanique et physiologie végé-tale.	Physiologie de l'homme.
Poésie latine.	Calcul différentiel et intégral.	Organographie végétale.	Physique organique animale.
Littérature grecque.	Calcul des probabilités.	Culture des végétaux.	Chimie organique animale.
Littérature étrangère.	Physique générale.	Botanique rurale.	Hygiène.
Géographie.	Astronomie physique.	Anatomie et physiologie com-parées.	Pathologie générale.
Histoire ancienne.	Géologie.	Zoophytes et mollusques.	Anatomie pathologique.
Histoire moderne.	Minéralogie.	Animaux articulés.	Pathologie médicale.
Histoire de la philosophie an-cienne.	Chimie minérale.	Poissons et reptiles.	Pathologie chirurgicale.
Histoire de la philosophie mo-derne.	Chimie appliquée aux arts.	Oiseaux et mammifères.	Clinique médicale.
		Anthropologie.	Clinique chirurgicale.
			Thérapeutique et matière mé-dicale.
			Histoire naturelle médicale.
			Pharmacologie.
			Opérations et appareils.
			Médecine légale.

Dans cette réorganisation générale, on respecterait, comme on le voit, les droits acquis; tout au plus aurait-on à faire passer quelques professeurs d'une faculté dans une autre; mais il serait indispensable alors que leurs programmes particuliers fussent modifiés et accommodés à la graduation générale des études.

Au reste, ces améliorations viendront nécessairement d'elles-mêmes. Si nous en croyons M. le Ministre de l'Instruction publique, « l'enseignement médical va recevoir partout une nouvelle »constitution, de nouvelles garanties, un nouvel essor. » (*Circulaire* du 6 octobre 1837 à MM. les Recteurs.) Ces promesses sont séduisantes; mais, comme on exige maintenant des jeunes gens qui se destinent à la carrière médicale des examens préparatoires de plusieurs ordres et de différents degrés; comme ces examens ne seront plus fictifs sans doute, il faudrait commencer par donner aux élèves de bonnes écoles d'application, afin qu'ils pussent y trouver une instruction méthodique et graduée, une instruction enfin qui puisse les dispenser de reprendre dans les facultés de médecine des études accessoires.

D'après tout ce que nous venons de dire, il est facile de voir que nous cherchons, autant qu'il est en nous, à inspirer cette nouvelle direction aux corps enseignants eux-mêmes; c'est un devoir d'autant plus impérieux pour les facultés, que la plupart des professeurs font partie d'autres corps essentiellement et uniquement scientifiques; nous voulons parler des *Académies*.

Il y a, en effet, précisément autant de sections académiques qu'il y a de facultés; l'Institut, avec ses cinq classes, correspond à la majeure partie des corps enseignants. La Faculté des Lettres y est largement représentée et dans trois classes différentes; la Faculté des Sciences et le Muséum d'Histoire naturelle y trouvent leurs représentants dans l'Académie des Sciences; il y a dans celle-ci, et avec juste raison, des anatomistes et des physiologistes; c'est peut-être à tort qu'on y a placé des médecins et des chirurgiens; trop peu nombreux, d'ailleurs, pour y représenter un corps aussi vaste, ils ne devraient y figurer qu'à titre de naturalistes; car enfin c'est l'Académie royale de Médecine qui véritablement correspond à la Faculté de Médecine.

Ainsi il y a autant de corps *délibérants* qu'il y a de corps *enseignants*. Et ces deux sortes de corps, comme nous allons le prouver, comprennent enfin leur véritable mission; il y a plus , si les corps enseignants cherchent, ainsi que nous venons de le dire, à concilier le progrès avec l'enseignement des sciences médicales, les académies ne sont pas, de leur côté, complétement étrangères à l'enseignement proprement dit.

La mission des académies consiste surtout à vérifier les faits nouveaux et à conserver les anciens; à garantir et à accorder en quelque sorte le droit de domiciliation scientifique. Or c'est là un haut enseignement.

Les faits surgissent pour ainsi dire du sein des cliniques; c'est là que les observateurs vont chaque jour les recueillir avec science et conscience; ces faits sont ensuite apportés par devant les académies, et alors, soumis à de lumineuses discussions, ils sont rejetés, annihilés, ou bien ils sont adoptés, c'est-à-dire, transformés en dogmes, en axiomes scientifiques; et puis enfin, ils sont confiés aux facultés qui doivent les enseigner, les dispenser méthodiquement à la jeunesse médicale.

Il y a donc partout des sources d'instruction, des modes divers d'enseignement; les élèves peuvent, en effet, assister à la récolte des faits, ils peuvent assister aux discussions suscitées par ces mêmes faits, ils peuvent enfin les suivre jusque dans l'enseignement, et cela sans quitter leurs maîtres; car ceux-ci peuvent être à la fois observateurs, académiciens et professeurs; d'où pour eux une mission complexe : recueillir des faits, les soumettre à la discussion et les enseigner avec méthode.

Qu'on n'aille point toutefois inférer de tout ceci que, dans nos idées, les académies seraient exclusivement investies du droit de sanctionner les faits, de les transformer en dogmes; c'est là le résultat de toute bonne et lumineuse discussion; que celle-ci ait lieu dans le sein d'une académie, ou que, par le moyen de la presse, elle agite le public médical tout entier : il est bon même, il est indispensable que les décisions académiques soient confirmées par suite de discussions plus générales; car, après tout, le public médical est notre véritable tribunal d'appel.

Néanmoins, comme il faut un centre, un foyer principal pour soulever au moins les grandes discussions scientifiques, les académies sont parfaitement organisées pour remplir cette mission, et elles ne se font pas moins d'honneur lorsqu'elles rejettent les fausses doctrines que lorsqu'elles adoptent les découvertes véritablement utiles. Ainsi, dans ces derniers temps, l'Académie royale de Médecine a rendu un service incontestable aux sciences médicales en préservant pour ainsi dire leur sanctuaire des envahissements, des irruptions scandaleuses de deux ou trois sectes prétendues scientifiques.

TRAITÉ

DES

ÉTUDES MÉDICALES.

ÉTUDES PRÉLIMINAIRES.

« Diriger l'enseignement de manière que les progrès toujours croissants des lumières ouvrent une source inépuisable de secours dans nos besoins, de remèdes dans nos maux, de moyens de bonheur individuel et de prospérité commune ;

» Cultiver dans chaque génération les facultés physiques, intellectuelles et morales, et, par là, contribuer à ce perfectionnement général et graduel de l'espèce humaine, dernier but vers lequel toute institution sociale doit être dirigée ;

» Tel est, dit Condorcet, l'objet de l'instruction première, et c'est pour la puissance publique un devoir imposé par l'intérêt commun de la société, par celui de l'humanité entière. » (*Rapport sur l'organisation générale de l'instruction publique, fait à l'Assemblée Législative, le 20 avril 1792.*)

Dès nos premières législatures, comme on le voit, on avait parfaitement posé les bases de l'instruction publique ; il y avait là un but de haute moralité : l'instruction première devait être universelle, s'étendre à tous les hommes dans le premier âge de la vie. Il faut, disait le rapporteur, donner à tous également l'instruction qu'il est possible d'étendre sur tous ; mais ne refuser à aucune portion des citoyens l'instruction plus élevée qu'il est impossible de faire partager à la masse entière des individus : établir l'une parce qu'elle est utile à ceux qui la reçoivent, et l'autre parce qu'elle l'est à ceux même qui ne la reçoivent pas.

Si cette dernière assertion avait besoin de preuves, il suffirait de citer l'instruction médicale, qui n'est que le dernier degré, que le complément de toutes les connaissances humaines, et dont le but incontestable est d'être utile à ceux qui ne la reçoivent pas. Mais ici une question plus générale doit d'abord nous occuper : c'est le perfectionnement graduel qui résulterait d'un système d'enseignement bien organisé. Il ne faut pas perdre de vue, en effet, lorsqu'on se propose d'améliorer l'état des hommes par l'éducation, que c'est spécialement sous le rapport moral que l'espèce humaine peut être considérée comme un individu. C'est comme puissance morale que cet individu ne périt pas, que sa jeunesse est éternelle, que son état adulte se maintient indéfiniment; c'est un être à la fois collectif et moral dont les parties intégrantes se renouvellent incessamment, sans rien perdre de ses acquisitions intellectuelles et de son aptitude à en recevoir de plus élevées, sans être soumis, comme l'individu physique, aux conditions précaires et à tous les accidents des périodes de la vie humaine. En effet, il ne faudrait pas croire avec Ocellus Lucanus que les nations naissent, croissent et meurent, pour être remplacées par des nations qui subiront les mêmes destinées. Je sais que si on considérait les seuls enseignements fournis par l'histoire des temps anciens, on serait porté à admettre ces prétentions reproduites d'ailleurs par Vico, dans l'intérêt peut-être d'une doctrine immorale ; mais les voies dans lesquelles est entrée définitivement l'humanité sont telles, que de temps à autre elle pourra tout au plus paraître stationnaire, sans cesser pour cela d'avancer, sans pouvoir retourner en arrière.

« Tout nous répond, dit ailleurs Condorcet, que le genre humain ne doit plus retomber dans son ancienne barbarie ; tout doit nous rassurer contre ce système pusillanime et corrompu qui le condamne à d'éternelles oscillations entre la vérité et l'erreur, la liberté et la servitude. » (*Tableau des Progrès de l'Esprit humain,* IXe époque.)

Ainsi, physiquement parlant, l'homme poursuit une carrière dont il peut entrevoir le terme ; mais l'espèce humaine ne meurt pas. La société, ainsi comprise, est en quelque sorte un homme dont l'origine est inconnue, et dont la fin n'est nullement probable.

Moralement parlant, l'homme se développe donc toujours ; comme espèce morale, il grandit indéfiniment, et dans ce sens, ainsi que l'a dit Pascal, la société *est un homme qui apprend toujours.* Son origine est imperceptible ; sa fin ne saurait être calculée.

ÉTUDES
PRÉLIMINAIRES.

Perfectibilité physique
et morale.

Il résulte donc de ces premières réflexions, que celui qui s'occupe d'éducation physique s'occupe d'un être *fini*, tandis que celui qui aborde l'éducation morale se trouve devant un être *infini*.

L'éducation physique a des limites connues, limites qu'elle ne saurait dépasser. Cultivez, en effet, avec autant d'habileté. de persévérance et de soins que vous le voudrez les races humaines, vous ne ferez jamais, par exemple, que la taille moyenne dévolue à chacune d'elles dépasse notablement celle qui existe aujourd'hui, et qui a existé de tout temps ; la boîte du crâne n'ira jamais au delà de certains diamètres : ainsi pour toutes les fonctions physiques, les forces humaines ne peuvent plus recevoir d'accroissement au delà d'un certain degré, la **course** au delà d'une certaine vitesse ; les organes des sens eux-mêmes, instruments plus intellectuels, ne peuvent plus acquérir au delà d'une certaine finesse, et l'étendue fictive, artificielle que vous leur donnez, appartient toute à vos instruments ; elle a pour borne la perfection même de ces instruments.

Mais l'éducation morale est illimitée ; nul ne saurait prévoir les bornes de sa grandeur et de sa perfectibilité. L'intelligence humaine n'est plus, comme les sens, bornée par un étroit horizon, elle franchit et les lieux et les temps ; mais ici tout devient incalculable, et l'esprit humain est en quelque sorte effrayé lui-même à l'aspect de la sphère immense réservée à son activité.

Par cela donc que la perfectibilité physique a des limites qu'elle ne saurait dépasser. qu'elle a *un type, un beau*, *une norme*, qu'elle peut atteindre dans chaque génération, son éducation a des règles connues, des règles qu'il est donné à tous les esprits de concevoir, à toutes les volontés d'exécuter ; des règles enfin qui restent simples, même en se perfectionnant. Pour la perfectibilité morale, il n'en est plus de même ; plus elle avance, plus elle devient complexe : chaque génération hérite de celle qui l'a précédée. La somme des connaissances humaines va sans cesse en s'accroissant, et à mesure que nous avançons il devient d'autant plus difficile d'entasser dans des cerveaux humains ces masses scientifiques, ces immenses dépôts apportés d'âge en âge.

Ce n'est pas tout, dans l'éducation morale, l'instituteur est essentiellement *actif*, tout vient, tout se transmet de l'homme à l'homme.

Dans l'éducation physique tout vient de la nature ; les préceptes, sous ce dernier rapport, quelque savants et abstraits qu'ils paraissent, n'ont tous d'autre but que de placer les sujets dans les conditions les plus favorables au développement matériel de leurs organes, et conséquemment au jeu des fonctions. Mais les organes puisent tous les éléments de leurs forces, de leur énergie, dans cette même nature.

L'homme physique, placé dans de bonnes conditions, végète hardiment, il croît et grandit de *lui-même;* l'homme moral, l'homme intellectuel ne grandit que parce que d'autres hommes versent en lui les trésors de leur intelligence. C'est une *sève* qui lui est communiquée, et qu'il pourra communiquer à d'autres.

Mais en voici assez pour faire sentir combien l'éducation morale est distante de l'éducation physique ; et combien sont vains aujourd'hui les efforts de ces hommes qui cherchent pour leur part à immobiliser , comme on l'a dit, les sociétés humaines, le riche dans sa liberté et son bonheur héréditaire. le pauvre dans la fatalité de ses souffrances et de ses tentations.

L'éducation première ne peut plus être aujourd'hui un instrument d'arrêt ; il faut donc que les hommes chargés de cette fonction sacrée qu'on appelle *enseignement*, se pénètrent bien de cette idée, que l'avenir, comme l'a dit M. Cormenin (*Lettre aux Électeurs de la Sarthe*), est désormais à ceux qui travailleront le plus utilement, non pour eux-mêmes, mais pour les peuples ; qui se dévoueront à l'accomplissement de cette mission ingrate, mais sainte ; qui y songeront la nuit, qui y songeront le jour, qui voudront faire marcher du même et inséparable pas le progrès social et le progrès politique, et qui, sur toutes les routes humanitaires, se feront précéder de l'instruction pour arriver à la liberté.

Tout ce que nous venons de dire ici en forme de préambule a pour but de prouver la nécessité indispensable de l'éducation morale, de son importance dans l'état actuel de la société, de son influence future sur les destinées des peuples ; mais, indépendamment de la nécessité de cette éducation pour tous les hommes, il est des *modes* particuliers d'éducation qui doivent être plus spécialement donnés et cultivés en raison des situations sociales et scientifiques dans lesquelles doivent se placer certains individus, en raison des carrières qu'ils doivent parcourir.

Il ne s'agit donc pas ici d'établir un genre d'éducation primordialement différent, mais bien, après l'éducation générale, d'administrer un mode particulier d'instruction, de diriger les études acquises vers une route déterminée.

Les carrières scientifiques obligent à cette nécessité. Les études, pour celui qui se destine soit à la pratique, soit à l'enseignement de la médecine, doivent finir par se spécialiser dans un sens déterminé, et c'est ce sens que nous devons faire connaître, afin de mettre en garde contre les fausses routes si fréquentes dans l'enseignement, et afin de mettre sur les véritables voies des progrès scientifiques.

Nous avons dû toutefois nous laisser aller à quelques développements généraux sur l'éducation commune; car c'est moins encore par le *mode* que par le *manque* souvent absolu d'éducation première que pèchent, même de nos jours, beaucoup de médecins et de chirurgiens; et cependant qui pourrait sentir plus vivement, plus impérieusement que le médecin la nécessité d'édifier sa spécialité scientifique sur une bonne éducation première?

Il faut que ceux qui se destinent aux sciences médicales, comme tous ceux qui se décident pour les professions dites savantes, se placent au premier rang dans la marche générale du perfectionnement social, dans cette marche qui entraîne si rapidement la société française. Car il y a honte aujourd'hui à se tenir en arrière des rangs épais et profonds qui s'avancent d'un pas ferme et égal dans ces routes humanitaires.

Si l'instruction morale, en effet, est un puissant moyen de nivellement, si elle tend à rapprocher toutes les conditions de fortune et de naissance, n'établit-elle pas par elle-même une inégalité incontestable et indélébile? Lorsque les formes du langage et l'étroitesse des idées viennent à décéler le manque d'éducation première, une distance immense ne semble-t-elle pas tout-à-coup s'établir? distance dégradante, et qui se fait d'autant plus sentir que, par la nature même de la profession qu'on exerce, on avait donné de soi une tout autre prévision.

Mais ce n'est pas là ce qu'il y a de plus grave dans le manque d'éducation première; c'est bien plutôt, d'une part, l'irréparabilité de ce défaut de culture, et, d'autre part, la stérilité dont il frappe les meilleures dispositions, les plus fortes volontés.

Ce qui constitue, en effet, l'éducation première, l'éducation des colléges, n'est en quelque sorte; pour le médecin, qu'une simple préparation à d'autres études, ou plutôt, qu'on me passe cette comparaison, qu'une première acquisition d'instruments intellectuels; instruments qui eux-mêmes devront puissamment concourir aux acquisitions scientifiques spéciales.

Il faut donc bien se pénétrer de cette idée, que chaque objet d'étude dans l'éducation première est destiné à devenir plus tard un *instrument d'acquisition*; instrument dont la privation s'est fait amèrement sentir à plus d'un praticien dans le cours de sa carrière.

Aussi, qu'est-il arrivé dans certains cas? c'est que des hommes, d'ailleurs du plus grand mérite, mais privés malheureusement d'une bonne éducation première, ont voulu recommencer, *refaire*, souvent trop tard, cette même éducation. Quelques-uns sont sortis vainqueurs de cette rude épreuve, je le sais; mais que de temps perdu! et, d'ailleurs, de leur propre aveu, jamais cette victoire n'a été complète et pure; jamais ils n'ont retrouvé tout ce qu'ils auraient pu si facilement acquérir en d'autres temps.

Le génie même le plus beau, le plus fécond, reste inculte et grossier dans ces hommes; il déplore lui-même la perte, la privation de ces instruments intellectuels que nous donne une première éducation.

Ainsi, il n'a rien moins fallu qu'un génie ardent et créateur pour suppléer, dans **J. Hunter**, à tout ce qu'une éducation imparfaite avait laissé en lui d'inachevé et de stérile.

Et notre J.-L. Petit n'était-il pas dans le même cas? On croyait, dit son historien, pouvoir conclure de son exemple que les études premières sont inutiles aux chirurgiens; mais cet exemple n'était rien moins que concluant: car, malgré sa profonde sagacité, son discernement si judicieux, malgré la force toute naturelle de son génie chirurgical, J.-L. Petit sentait lui-même tout ce que des études premières auraient pu ajouter à ses forces mentales. Lui-même, poursuit son historien, avait la conscience de l'obstacle presque insurmontable que le défaut d'études littéraires avait mis à son avancement; et c'est ce qui le détermina à apprendre les langues anciennes à l'âge de quarante ans. (*Élog. hist. de J.-L. Petit*, Paris, 1771.)

Il est donc quelquefois possible de *refaire*, mais jusqu'à un certain point seulement, une première éducation manquée, imparfaite, ou depuis long-temps à peu près oubliée.

Jusqu'à un certain point, dis-je ; car les organes ont perdu cette souplesse, cette douce facilité qu'ils avaient dans l'enfance ; la mémoire elle-même est devenue plus ingrate, plus rebelle, et ne retient qu'avec peine et travail ce qu'elle acceptait autrefois sans fatigue, sans effort. Que de temps perdu d'ailleurs, comme je l'ai déjà dit ; quel regret d'être forcé, dans l'âge de la plénitude intellectuelle, de consacrer ses veilles à des études de mots, à des occupations toutes d'avenir !

Je ne saurais donc me lasser de le répéter, parce que cette idée me paraît éminemment juste : l'éducation première nous fournit, nous arme d'instruments intellectuels, d'instruments d'acquisition, et de longue main elle nous familiarise avec l'usage de ces instruments : il en résulte donc ce double avantage, 1° qu'une fois fortifiés par la possession et par l'usage de ces mêmes instruments, nous pouvons acquérir par nous-mêmes et avec facilité, avec promptitude, une foule de notions scientifiques qui, sans cela, nous auraient coûté peine, labeur, tâtonnement, erreur, et surtout un temps précieux ; 2° que l'enseignement des notions scientifiques est bien plus méthodique, bien mieux coordonné, bien plus productif, lors-

qu'il sort d'un cerveau préparé par de longues études littéraires.

Pour nous donc, les études premières, les études que
nous appelons littéraires ne sont pas un *but*, elles ne
sont qu'un *moyen*.

Je dois appuyer ici sur les avantages que l'enseignement peut et doit retirer d'une bonne éducation, soit
dans l'intérêt de ceux qui reçoivent cet enseignement,
soit dans l'intérêt de ceux qui se sont imposé la noble
mission de le dispenser.

Supposez, en effet, que de part et d'autre, que des
deux côtés, c'est-à-dire chez le professeur et chez les auditeurs, il y ait eu préalablement bonne et excellente
éducation première ; qu'arrivera-t-il ? C'est que l'un, le
professeur, trouvera, pour rendre ses idées, un langage
riche, abondant, facile, des formes pénétrantes, des
tours heureux, et surtout le *mot propre*, ce mot qui,
comme un trait lancé d'une main sûre, s'en va frapper
au but, sans arrêt, sans détour ; il trouvera en outre, et
toujours dans son propre fonds, des méthodes courtes et
lumineuses, des aperçus généraux larges et féconds ; et
les autres, c'est-à-dire les auditeurs, auront avec lui une
langue commune ; ils s'entendront avec une merveilleuse
facilité ; ils lui épargneront mille explications, mille détours qui auraient ralenti chaque jour leur instruction,
ils lui donneront même plus de hardiesse, parce que, sûr
d'être compris, il pourra suivre en liberté le cours de ses
opérations mentales. N'y a-t-il pas, en effet, communauté de travail, action mentale simultanée entre l'*ensei-*

gueur et les *enseignés?* Ne doivent-ils pas marcher de concert? Ne faut-il pas que le maître associe ses élèves à toutes ses opérations intellectuelles? Il marche en avant, sans doute; mais ceux-ci doivent le suivre sans cesse, imprimer leurs pas sur les vestiges des siens que, s'il s'arrête un seul moment, l'opération n'est-elle pas manquée pour eux? Et le professeur lui-même ne doit-il pas revenir alors en arrière, afin de leur tendre de nouveau la main qu'ils n'auraient pas dû quitter?

Ainsi la nécessité est commune; il faut que le jeune professeur ait appuyé ses talents, ait fondé sa spécialité scientifique sur le terrain d'une bonne éducation première; et, d'autre part, il n'est pas moins nécessaire que, pour entendre sa langue, les élèves soient eux-mêmes préparés par des études sérieuses et profondes; l'enseignement est à ce prix. Mais si, pour l'enseignement oral, la nécessité d'une bonne éducation première est reconnue indispensable, que dirons-nous de l'enseignement écrit, de la conception et de la composition des livres didactiques?

Qui pourrait mettre en doute la nécessité d'études littéraires préalables? qui, si ce n'est ces hommes privés eux-mêmes de toute instruction, qui dédaignent ce qu'il ne leur a pas été donné d'acquérir, qui méprisent dans les autres les avantages que la nature ou le hasard leur a refusés? Il est aujourd'hui des livres qui sont la honte de nos écoles, des livres qui, fort heureusement, ne sont pas connus au delà du seuil de nos amphithéâtres : car, malgré l'obscurité technique dans laquelle les auteurs ont cherché à s'envelopper, peut-être arriverait-il que les hommes du monde estimeraient qu'en effet la profession médicale est un métier qui ne réclame aucune instruction littéraire.

ÉTUDES PRÉLIMINAIRES.

Nécessité d'une bonne éducation première.

Mais, je le répète, fort heureusement la réputation de ces livres mal écrits, et conséquemment mal pensés, ne va pas au delà du seuil de nos amphithéâtres, et leur existence ne se prolonge pas plus loin que les cris de quelques adeptes aussi ignares que leur maître.

L'histoire médicale est là pour attester ce que je viens de dire : rien de véritablement grand, rien de durable, n'est sorti d'une plume mal exercée. Dans les œuvres qu'on appelle de *sentiment*, une teinte particulière de génie, la colère, l'indignation, peuvent tenir lieu d'un certain talent littéraire ; c'est une enveloppe grossière à travers laquelle on reconnaît de fortes et larges pensées ; mais dans les sciences il faut du travail, de l'exercice, des études préliminaires enfin.

Tous nos grands auteurs, sans exception, avaient fait ou *refait* de bonnes études ; et par cela je ne veux pas dire que tous aient donné les gages précoces des talents qu'ils ont ensuite déployés, qu'ils aient été ce qu'on nomme des *héros de collége* ; tout au contraire, je croirais plus volontiers que la proposition inverse est vraie. Avez-vous quelquefois suivi dans leur carrière quelques-uns de ces héros de collége, chargés chaque année, au bruit des fanfares, de livres et de lauriers ? Les avez-vous parfois retrouvés dans le monde, à cette période de la vie qu'on pourrait appeler la période intellectuelle? Pour eux, l'instruction littéraire acquise avec tant d'éclat et de succès est restée un but, et non un moyen; ils n'ont pas été au delà, ils n'ont fait aucune grande application de ces magnifiques études; aucun d'eux n'a songé qu'au delà de la poussière de l'école il y avait d'autres carrières à suivre; ils n'ont rien vu au delà des portes du collége, qu'un bruit, qu'un tumulte qui les a comme étourdis : aussi se sont-ils hâtés de rentrer dans le silence de leur cloître, de se concentrer dans le souvenir permanent de leur enfance; aussi sont-ils presque tous devenus des *cuistres* de collége après en avoir été *les héros.*

Quant à ceux, au contraire, qui de temps à autre ont travaillé si activement pour les sciences, la plupart n'avaient donné que des espérances incertaines ou équivoques dans leur première enfance, et cela parce que leurs regards plongeaient au delà des écoles; ceux-ci, pour être quelque chose, pour vouloir devenir quelque chose, avaient besoin de l'éveil de la raison, et c'est pour cela qu'ils ont paru plus tardifs; mais alors les études littéraires ont été appréciées par eux à leur juste valeur; ils ont vu tout le parti qu'on peut tirer du maniement de ces moyens d'acquisition et de transmission scientifique; ils ont vu que, munis de ces instruments, ils pourraient creuser profondément la science, lui demander beaucoup, et à leur tour donner beaucoup. Mais, comme je le disais tout-à-l'heure, heureux quand pour eux l'heure du réveil intellectuel n'avait pas sonné trop tard! heureux quand il était encore temps de *refaire* de bonnes études!

aucun d'eux n'a fait faute dans ces moments critiques ; la plupart, privés de maîtres, pauvres d'argent, seuls avec leur courage, avec leur invincible opiniâtreté, ont attaqué enfin les lettres, et en ont obtenu tout ce qu'ils en voulaient, c'est-à-dire de puissants moyens d'instruction, d'acquisition scientifique, et d'enseignement pour les autres.

D'après tout ce que je viens de dire, il est facile de concevoir comment j'entends l'éducation première du médecin, sous quel rapport je l'envisage ; en un mot, quel est le mode d'éducation première nécessaire au médecin.

Ainsi, pour nous attacher au premier fait, ou plutôt au premier degré de toute éducation littéraire, nous voyons qu'il s'agit d'abord uniquement d'acquisition de *mots* ; que dans ce premier degré d'éducation, soit orale soit écrite, on acquiert des mots : or, c'est là ce que j'appelle le premier et le plus grand instrument de la pensée humaine.

Les dictionnaires écrits ou parlés sont en effet comme autant de magasins dans lesquels la pensée humaine puise avec plus ou moins de bonheur, plus ou moins de facilité, en raison de l'étendue et de la richesse de ces mêmes dépôts, et, il faut en convenir aussi, en raison des forces de l'intelligence active.

Nous avons dit plus haut que les plus beaux génies, lorsqu'ils n'avaient pas été cultivés par une bonne éducation première, sentaient eux-mêmes combien il leur était difficile d'y suppléer, combien ils éprouvaient de difficulté soit dans l'acquisition des connaissances indispensables, soit dans l'enseignement de ces connaissances. Eh bien ! il en est à peu près de même, sous un certain rapport, à l'égard de la richesse ou de la pauvreté des divers vocabulaires : lorsque ceux-ci sont vastes et riches, l'intelligence peut y puiser en quelque sorte à pleines mains; mais il n'est pas donné à tous les esprits de pouvoir y puiser ainsi : il faut une force naturelle, innée. Quand la langue est mal faite, le génie est mal à son aise ; il a par devers lui de mauvais instruments ; quand la langue est bien faite, les petits esprits ne peuvent se servir d'instruments trop pesants pour eux; mais les conditions sont admirables quand le génie se rencontre avec un idiôme parfait, et cela pourrait être confirmé par des exemples pris dans l'histoire de la médecine. Nos monuments scientifiques ont tous été édifiés par des hommes d'un haut mérite intellectuel, et avec des matériaux pris dans de belles langues.

Ceci nous conduit donc à cette question tant débattue depuis la fin du dernier siècle : savoir la nécessité pour les médecins d'étudier les idiômes de l'antiquité et les idiômes étrangers.

Pour nous, qui avons déjà examiné implicitement cette question sous le rapport de l'avenir du médecin, cette nécessité ne peut plus être révoquée en doute; nous n'avons vu dans l'étude des vocabulaires qu'un puissant et indispensable moyen d'exploitation scientifique. Or, la question pour nous se trouve traduite ainsi : Les idiômes de l'antiquité sont-ils ou non des moyens d'acquisition ? Le médecin peut-il les dédaigner, comme ne devant être pour lui d'aucune utilité? En d'autres termes, l'antiquité possède-t-elle ou non des trésors scientifiques? Avons-nous des monuments dans les langues anciennes? Ces monuments sont-ils passés dans notre langue au moyen de traductions d'un mérite égal, d'une valeur scientifique équivalente? Voilà les véritables termes de la question. Eh bien! il est incontestable, et c'est un fait reconnu non-seulement par tous les lexicographes, mais encore par tous les bons esprits, que les idiômes de l'antiquité offrent à la pensée humaine des ressources éminemment vastes et fécondes, lorsqu'elles sont combinées avec les manières logiques et positives de notre langue: c'est là ce qu'il ne faut pas séparer dans l'intérêt même de la question. Il est en effet évident que si dans nos écoles on voulait aujourd'hui, comme on le faisait anciennement, obliger les élèves à faire toutes leurs études, à exprimer toutes leurs pensées avec la langue latine, par exemple; il est évident, dis-je, qu'on paralyserait ainsi, qu'on frapperait d'impuissance les meilleures dispositions, qu'on arrêterait tout effort, tout progrès surtout. Mais, d'un autre côté, il est certain que la connaissance préalable de cette langue nous fait saisir avec plus de justesse, plus d'à-propos, plus de *propriété* surtout, le sens des vocables de notre propre langue. La raison en est facile à concevoir : c'est que, malgré des mélanges importés par les peuples du Nord, l'origine antique se fait sentir partout, et dans l'étymologie de la plupart des vocables, et dans la forme de beaucoup de constructions, enfin dans ce qu'on nomme le génie de la langue : il faut donc, je le répète, une combinaison intellectuelle, toute mentale, des langues anciennes et de notre propre langue, pour donner à celle-ci plus de valeur *ontologique et rationnelle*.

Il est bien connu ensuite que de véritables trésors de science médicale existent dans les écrits des anciens; écrits qui ne peuvent être ni appréciés ni connus au moyen de nos pâles et informes traductions; il est bien connu que ces trésors ne sauraient être dédaignés sans détriment pour la science : comment connaître, en effet, son point de départ, ses divers périodes, jusqu'à quel point les anciens en ont élevé l'édifice, si nous ne possédons des moyens de vérification? C'est donc surtout comme moyen de vérification, comme moyen d'exploitation de faits acquis, que la connaissance des langues anciennes est nécessaire au médecin. C'est même, en ce sens, un moyen de progrès nouveaux : car comment connaître ce qui reste à faire, si on ignore ce qui a été fait?

Ainsi, pour le médecin, l'étude des langues anciennes n'est pas chose oiseuse; il y a plus, à proprement parler, cette étude, en France, ne l'est pour personne. A quels titres en effet a-t-on voulu, depuis quelque temps, frapper cette étude de réprobation? On a dit et répété sans cesse qu'après bien des années passées dans les colléges, les jeunes gens en sortent munis d'une instruction toujours très-superficielle sous ce rapport; qu'en général ils savent fort peu les langues classiques; qu'en très-peu de temps ils ont tout oublié, et que bientôt ils ne les savent plus du tout. Tous les jours nous entendons répéter qu'on ne parle plus nulle part la langue de Virgile ni la langue d'Homère, qu'ainsi il est absurde de faire perdre neuf années de la jeunesse à étudier deux idiômes ensevelis dans de vieux livres.

Nous avons déjà prouvé que, dans tous les cas, ces arguments ne pouvaient être appliqués aux jeunes gens qui se destinent à la médecine. Nous avons prouvé que, pour eux, le but de ce genre d'éducation est de meubler l'esprit de connaissances *applicables* à une utilité pratique. Mais la nécessité de l'étude des langues classiques peut se défendre indépendamment du point de vue de l'utilité pratique. On l'a dit avec raison, l'utilité matérielle, le point de vue de mise en pratique n'est pas le *criterium* auquel il faut faire passer la matière des études.

Sans doute, il est permis de demander au latin et au grec à quoi ils serviront quand ils seront sus ; pour le futur médecin la réponse est facile à trouver. Mais il est un autre point dont il faut aussi s'enquérir, et ce point est d'autant plus important qu'il s'applique à tous les jeunes gens sans exception.

Il faut donc se demander si l'étude des langues de l'antiquité n'est pas aussi un exercice éminemment salutaire pour l'esprit de la jeunesse ; car, il ne faut pas s'y tromper, autre chose est l'*acquisition* d'une masse plus ou moins considérable d'idées, et l'*éducation* des facultés intellectuelles. Cette éducation résulte plutôt d'une sorte de gymnastique qui réveille et fortifie les forces in-

nées de l'intelligence. Il faut soumettre les jeunes esprits
à cet exercice journalier, pour leur donner des habitudes
d'activité, de pénétration, de droiture ; pour leur donner
enfin comme de nobles allures. Quel est, en effet, le rôle
que l'esprit est appelé à jouer dans le monde moral, si ce
n'est de saisir et de rendre des pensées, de sentir et de
concevoir, de comprendre et de faire comprendre ? Or,
pour cela, il faut le soumettre à des années d'épreuves ; il
faut lui donner de nobles images à contempler, des pensées,
des actions, des émotions, comme autant d'aliments pour
entretenir cette activité factice : c'est donc par l'étude
des langues qu'il faut commencer, et non par celle des
sciences ou même des arts. Il faut de bonne heure s'a-
dresser à toutes les facultés de l'intelligence, et c'est spécialement dans l'étude des idiômes de l'antiquité qu'on
trouvera cette universalité d'actions mentales.

Pensez-vous que l'étude des sciences puisse favoriser
le mouvement général des facultés ? Assurément la masse
des idées sera augmentée, mais l'âme restera inactive,
mais l'imagination sera muette. La science, a-t-on dit
avec raison (*Études sur l'Instr. second.*, N. Minerve),
a quelque chose de sec et d'inanimé qui ne convient pas
aux jeunes âmes. Les littératures, au contraire, réfléchis-
sent la vie humaine dans ce qu'elle a de plus sympathi-
que et de plus sociable. L'âme se développe par des émotions : les littératures, en la nourrissant de surprise,
d'admiration, de terreur, de pitié ; en faisant vibrer en
elle les diverses cordes dont sa sensibilité se compose,
réveillent ses forces, l'excitent à vivre de sa vie, et la

préparent à son rôle. Or, de tous les moyens d'activer
l'âme, le plus convenable, le plus riche, c'est la lecture,
et surtout l'interprétation des livres d'histoire ou de poé-
sie. Les livres dont nous parlons valent dans l'éducation
comme représentation de la vie humaine, comme reflets
de la vie de l'âme, comme exemples de sentiments et
de pensées dignes d'un cœur ou d'un esprit noble, comme
modèles de vie morale. Un livre qui ne donnerait que
des idées cultiverait l'esprit sans défricher le cœur, et aurait le tort de négliger la plus belle fonction de la vie
humaine.

La supériorité des langues comme moyen d'éducation
première étant ainsi mise hors de contestation, il est évident que ce sont celles de l'antiquité qu'on devra trouver
les plus propres à servir de matières d'études. Ces langues, en effet, ont d'abord, comme nous l'avons dit plus
haut, une parenté plus étroite que les autres avec la
langue de notre pays et de la société dont nous faisons
partie. L'étude des langues est propre à nous faire
mieux entendre la nôtre, à nous donner les clefs de tous
les signes que la nôtre emploie, à nous familiariser avec
les sources de nos idées, de notre littérature, de notre
goût, de notre civilisation tout entière.

Mais ce caractère de parenté avec notre langue n'est
pas le seul titre qui doive recommander une langue adoptée
comme matière d'études, il est bon de trouver dans une
langue classique deux autres caractères, dont l'un peut
influer sur l'état de l'âme, et dont l'autre agit plus immédiatement sur l'esprit et les organes qui aident à ses mou-

ÉTUDES
PRÉLIMINAIRES.

—

Étude des langues
anciennes.

vements : c'est, d'un côté, la perfection morale de la littérature ; c'est, de l'autre, la perfection matérielle de la langue même, dans ses procédés d'expression, dans ses formules de style. La perfection morale d'une littérature dépend de la chaleur et de l'élévation des sentiments, du ton général des pensées, ton qui est d'autant meilleur qu'il est plus calme, plus majestueux, plus distingué ; du jour dans lequel la vie humaine y est montrée ; de l'aptitude qu'ont les livres à relever dans l'homme l'idée que l'homme a de lui-même, à augmenter en lui l'empire des facultés généreuses, à lui donner le goût d'un idéal de la vie humaine où dominent les qualités qui sont des vertus dans la société où il vit.

La perfection matérielle d'une langue tient à la nature de ses sons et aux qualités de sa syntaxe. Quant à la valeur musicale d'une langue, elle importe beaucoup, puisqu'elle aide au développement de l'oreille, celui de tous nos sens qui influe le plus sur les qualités de notre langage. Quant à la syntaxe, pour en comprendre le pouvoir, il suffit de songer que la phrase est le moule de la pensée, et que les mouvements du langage règlent les allures de l'esprit. Or, sous ce double rapport, nul idiôme ne peut se mettre au-dessus du grec et du latin ; nul autre idiôme ne possède autant de livres où la pensée se produit sous les dehors les plus beaux et les plus dignes de servir de modèle. Où trouver une prosodie plus marquée et plus heureuse ? Quelle autre langue peut se comparer aux langues classiques sous le rapport de la souplesse et de la transparence des formes ? Quelle autre langue nous pré-

sente ces phrases claires, animées, harmonieuses, qui
frappent si bien nos sens, et impriment si vivement sur
notre âme les pensées qu'elles contiennent?

Mais en voilà assez sur l'utilité des langues anciennes,
sur le rang qu'elles doivent occuper dans l'éducation première : passons aux langues vivantes. Celles-ci se cherchent naturellement, et se versent incessamment les unes
dans les autres au moyen de traductions équivalentes.
Ici, l'utilité pratique est incontestable ; mais il n'y en a
pas d'autre. Elles constituent un *but ;* elles ne sont plus
un *moyen*, elles ne sont plus que le véhicule d'idées nouvelles, de faits acquis, mais par elles-mêmes. Par leurs
qualités matérielles et morales, elles ne sauraient, comme
les langues anciennes, entretenir l'esprit dans une sorte de
gymnastique perpétuelle.

Mais, je le répète, il serait absurde de négliger pour
cela notre propre langue ; il n'y a que des esprits super-
ficiels qui puissent regarder celle-ci comme *légère*,
élégante, *variée*, etc. Elle est grave, il est vrai, elle
est même pesante ; à peine pouvons-nous lui faire éprouver quelques inversions, si elles ne sont arrachées par
la force du sentiment ; mais cette langue est logique, elle
suit admirablement le cours des fonctions intellectuelles :
elle est donc essentiellement philosophique et scientifique. Sa marche, quoique lente, arrive au but sans difficulté ; mais elle exige beaucoup de clarté dans l'esprit,
parce que sa marche est essentiellement lumineuse. Or,
je le demande, est-il une langue plus admirablement
appropriée aux études médicales et aux progrès futurs de

ÉTUDES
PRÉLIMINAIRES.

—

Étude des langues
anciennes.

la science que nous cultivons? Il faut donc bien se pénétrer de l'importance des études grammaticales, dans notre langue d'abord, puis ensuite dans les langues anciennes. La première nous fera marcher dans l'avenir, les autres nous feront explorer le passé dans l'intérêt encore de l'avenir.

Quant aux langues étrangères, je l'ai déjà dit, la nécessité n'est plus la même ; ici des traductions peuvent être équivalentes ; il n'y a plus de liens psychologiques entre ces langues et la nôtre, il ne peut plus y avoir de rapport, de filiation ; ainsi, pourvu que *quelques individus* seulement dans la science se chargent de nous ouvrir ces trésors, cela nous suffira. Mais avant de quitter ce sujet, je dois dire quelques mots d'une spéculation assez étrange qui a été imaginée dans ces derniers temps.

Un institut prétendu préparatoire à la médecine a été récemment annoncé dans quelques feuilles publiques. Je crois même que ce projet a reçu un commencement d'exécution ; quoi qu'il en soit, dans le but de préparer, d'initier les jeunes élèves aux sciences médicales, on s'est imaginé qu'il n'y avait rien de mieux à faire que de laisser là les auteurs classiques, les harangues de Cicéron, modèles de sentiments patriotiques et de talent oratoire ; de laisser là les décades de Tite-Live, les annales de Tacite, ce grand peintre de l'antiquité, et de substituer à tous ces chefs-d'œuvre, Cælius Aurelianus et Celse, Sydenham et Boerrhaave. Dans le même esprit, on ferait abandonner aux élèves Thucydide et Xénophon, Homère et Pindare, pour Galien et Arétée ; Hippo-

crate et Oribase ! Quant au français, même méthode : Cuvier, Bichat et quelques autres pourraient servir de texte.
Je viens de dire que cette idée m'a paru très-excentrique;
et, en effet, je ne saurais qualifier autrement un projet
semblable.

Parlons d'abord des auteurs qu'on veut mettre de
côté ; nous nous occuperons ensuite de ceux qu'on veut
leur substituer, dans le but de former des médecins, ou
plutôt de former une pépinière d'étudiants en médecine.

J'ai déjà dit qu'on pourrait ne considérer les études
littéraires que comme autant de moyens d'acquisition pour la pensée humaine; mais n'y a-t-il pas
autre chose dans le cours des études littéraires?
n'y a-t-il pas de perpétuels enseignements de moralité,
et pour cela les auteurs classiques n'ont-ils pas été parfaitement choisis? Quelques-uns se sont plaints que les
colléges font de nous non des Français, mais des Grecs
et des Romains; qu'ils nous accoutument à des idées de
république et de liberté incompatibles avec les temps
modernes, avec la société telle qu'elle est organisée aujourd'hui. Je ne veux pas m'engager ici dans une réfu-
tation qui serait certainement déplacée; mais je dirai que
nulle autre part nous ne saurions trouver d'aussi beaux
génies que dans cette antiquité, et sous le rapport du talent inimitable avec lequel ils ont rendu leurs idées, et
sous le rapport de la profondeur des pensées et du patriotisme des sentiments ; or, ceci est de tous les temps
et de tous les lieux : ainsi, perfection du style, moralité

ÉTUDES
PRÉLIMINAIRES

—

Nécessité de la
méthode.

des faits, vigueur des idées, énergie de la pensée, tout est renfermé dans les monuments qu'ils nous ont transmis ; de sorte qu'indépendamment de cette acquisition précieuse d'instruments intellectuels pour travailler ultérieurement et avec fruit dans les sciences, les élèves y trouvent de grands exemples de moralité, de vertu et de patriotisme, toutes qualités auxquelles le médecin ne saurait rester plus tard étranger : car avant d'être savant, il est homme, il est citoyen.

J'arrive maintenant aux auteurs de médecine qu'on substituerait aux grands littérateurs de l'antiquité et des temps modernes.

Herschell fils a commencé son traité d'astronomie par un avertissement bien remarquable : « Le premier soin, » dit-il, de celui qui *débute* dans l'étude d'une science, » doit être de préparer son esprit à recevoir la vérité par » l'abandon de toutes les *notions imparfaites* et *adop-* » *tées à la hâte,* concernant les objets et les rapports » qu'il va examiner, comme pouvant tendre à embarrasser » et à égarer sa marche. Il doit aussi faire une sorte » d'effort pour se résoudre à adopter, malgré les préjugés » contraires, toute conclusion qui lui paraîtra appuyée » sur une observation exacte et une déduction logique, » fût-elle de nature à renverser toutes les notions qu'il » s'était faites précédemment ou qu'il avait admises *sans* » *examen* sur *la foi des autres.*

» Un tel effort doit être regardé comme le commence- » ment de cette discipline intellectuelle qui forme l'une » des plus importantes fins de toute science ; c'est le pre-

» mier pas vers cet état de pureté mentale, aussi néces-
» saire pour la perception de l'harmonie physique que
» pour celle de la beauté morale ; c'est la préparation qui
» doit ouvrir les yeux à la lumière de la vérité et les
» mettre en état de saisir les linéaments du plan de la
» nature. » (*Introduct.*, p. 1.)

On pourrait ajouter comme application de ces préceptes, qu'il n'y a pas de science, peut-être, qui
exige plus que la médecine une telle préparation, et
qui réclame au plus haut degré cette disposition libé-
rale de l'esprit, non pas tant pour adopter des
faits nouveaux et extraordinaires, des faits en opposition avec ce qui nous paraît naturel et vraisemblable,
mais dans l'intérêt même des progrès futurs de la
science : il n'y aurait pas d'avenir en effet pour la science,
si, par des leçons et des lectures anticipées faites sans
méthode, sans graduation, on jetait ainsi pêle-mêle dans
l'esprit des jeunes gens des notions médicales confuses,
abstraites, fausses dans beaucoup de cas, et même absurdes, contraires à la vérité et au bon sens. Supposons
en effet, pour un moment, que les jeunes élèves dont on
se propose de faire un jour des médecins, aient vaincu
toutes les difficultés de l'intelligence des textes, qu'ils
soient arrivés aux idées elles-mêmes, aux notions scientifiques, quel fruit pourraient-ils retirer de l'intelligence
d'Hippocrate et de Galien ? Qui leur fera discerner ce
qu'il y a de juste dans les écrits de ces auteurs, ce qu'il
y a de vrai, de vraiment scientifique enfin, dans ce fatras
de théories et d'hypothèses qui surchargent leurs écrits ?

L'intelligence du texte ne serait rien en comparaison de la conception raisonnée des préceptes et des faits scientifiques, avec des maîtres assez exercés pour les amener à vaincre les difficultés de la traduction ; il faudrait des commentateurs bien plus habiles encore pour leur faire digérer les idées une fois traduites. Aussi je n'hésite pas à le dire, ceux qui ont imaginé un semblable institut me paraissent avoir pris justement le contre-pied de l'avertissement du célèbre géomètre anglais que j'ai cité tout-à-l'heure : ainsi, dans le but de préparer l'esprit des jeunes gens à recevoir la vérité, ils n'ont rien trouvé de mieux à faire que de donner le plus tôt possible, avant même le premier éveil de tout raisonnement, des notions nécessairement imparfaites, des notions surannées, arriérées, hypothétiques, et de les faire adopter à la hâte ; c'est ainsi qu'ils ont conçu le commencement de cette discipline intellectuelle propre aux sciences médicales.

Mais, fort heureusement pour la médecine, un tel projet est inexécutable en lui-même : les élèves n'iraient jamais au delà des mots dans cette nouvelle espèce d'éducation médicale ; personne, j'imagine, n'aurait assez d'outrecuidance pour garantir aux parents la possibilité de ce double travail, c'est-à-dire de l'intelligence des textes et des idées scientifiques ; je vais plus loin, je dirai que si cela était possible, il y aurait de la barbarie à le mettre à exécution. L'état de la science, à ces époques reculées, a parfois nui au mérite littéraire de ces travaux ; il était impossible de rendre toujours en beau langage des détails souvent absurdes et dégoûtants sur le rôle qu'on assignait gratuitement aux humeurs, sur le principe des fonctions, et sur les infirmités qu'on avait à décrire; il en est résulté que la barbarie des idées a quelquefois entraîné la barbarie du style, même dans les plus beaux temps de la littérature; mais, je le répète, fort heureusement cette entreprise ne pourra jamais être réalisée : ne le serait-elle que pour les auteurs français, elle serait encore plus nuisible qu'utile. Que pourrait-on espérer, en effet, de lectures et de compositions françaises faites d'après les ouvrages de Cuvier et de Bichat? Quel désordre mental, quel bouleversement intellectuel dans la tête des jeunes élèves qu'on jetterait ainsi au milieu des notions abstraites soit de l'anatomie générale, soit des considérations sur la vie et la mort, soit des révolutions du globe, etc., etc.!!! Je n'hésite pas à dire que des demi-connaissances acquises de cette manière seraient précisément ce qu'il y aurait de plus propre à fausser l'esprit des jeunes gens, à leur briser le jugement, et à leur fermer tout accès dans le champ des notions exactes et sainement raisonnées.

La conclusion de tout ceci, c'est qu'il faut s'en tenir, dans le premier âge, aux études purement grammaticales et littéraires; éloigner avec soin toutes notions scientifiques abstraites, afin d'avoir un jour cette pureté mentale qui, suivant les belles expressions d'Herschell, est aussi nécessaire pour la perception de l'harmonie physique que pour celle de l'harmonie morale, et parce que c'est là la *seule* préparation qui puisse ouvrir nos yeux à la lumière des vérités scientifiques, et les mettre en état de saisir les linéaments du plan de la nature.

Je viens de dire ce que je pensais des idées émises dans les ouvrages purement littéraires; ces idées, pour ne pas nuire aux études futures des élèves, ne doivent donc avoir rien de scientifique, et c'est avec juste raison que dans nos classes on ne met entre les mains des élèves ni le poëme didactique de Lucrèce sur la nature des choses, ni les livres de Pline l'ancien, ni les éléments d'Euclide; malgré leur mérite littéraire, la lecture de ces ouvrages serait prématurée. A cet âge il y a une pureté mentale déjà apte à saisir les beautés morales, à concevoir les éternels principes de justice, d'ordre et de liberté; principes qu'on ne saurait trop se hâter de développer dans l'esprit des jeunes gens; on ne saurait trop se hâter, dis-je, car loin de troubler cette virginité intellectuelle, cette pureté mentale dont je parlais tout-à-l'heure, on s'adresse à des sentiments qui déjà y sont en germe, qui sont en quelque sorte innés, et qui ajoutent à la beauté naturelle des dispositions primordiales. En fait d'idées scientifiques, il n'en est pas de même : comme elles sont toutes filles d'une longue observation, elles ne peuvent être reçues que par voie d'éducation; or, il faut attendre, pour les inculquer, que la raison puisse les concevoir, que le jugement puisse en embrasser la déduction logique; tandis que pour les sentiments de haute moralité, il faut non pas les donner, mais les éveiller; il faut simplement faire un appel à ce qu'ils ont d'inné dans l'esprit humain. Je sais qu'il pourra paraître assez étrange de faire entrer ainsi l'esprit des jeunes gens dans ce que le monde moral paraît avoir de plus élevé, lorsqu'on pose en principe qu'il serait intempestif de leur donner des notions sur le monde physique; mais, je le répète, en fait de notions scientifiques tout vient de l'expérience, tout est acquis à l'aide d'opérations intellectuelles; il a fallu que le jugement réagît sur les données de l'observation pour les convertir en notions scientifiques; tandis que par les notions morales, le germe en était déjà dans les cerveaux humains; ce sont pour ainsi dire des cordes toutes formées avec l'organisation, et qu'il suffit de faire vibrer pour qu'il en résulte naturellement les plus magnifiques harmonies.

Que l'autorité n'intervienne donc jamais dans l'interprétation de faits scientifiques; le raisonnement en semblable matière trouve ses convictions dans la nature même des choses observées; mais cette même autorité peut à bon droit se faire sentir dans l'éducabilité du sentiment moral, parce que cette autorité trouvera dans l'organisation, dans l'instrumentabilité humaine, des rapports innés, des convictions déjà préparées.

Cette différence résulte d'un fait bien remarquable : c'est que les vérités scientifiques n'ont jamais eu d'autre source que l'expérience; toutes nos découvertes dans les sciences ont été amenées par l'observation; tandis que pour les vérités morales, pour la réalité, pour la nécessité des principes de justice, d'ordre et de liberté, pour le sentiment du mal et du bien, l'observation ne peut être et n'a jamais été en effet qu'un moyen de *véri-*

ÉTUDES
PRÉLIMINAIRES.

—

Des vérités scientifiques
et des vérités morales.

fication; moyen propre à renforcer et corroborer des convictions, mais non à en faire naître.

Pour me résumer, je dirai que les premières années des élèves qui se destinent à la médecine doivent être exclusivement consacrées aux études purement littéraires quant à la forme, et morales quant au fond; que ces formes une fois acquises (et pour cela c'est la mémoire spécialement qui doit être exercée), ces formes, dis-je, seront plus tard, pour l'élève, des moyens d'acquisition scientifique; la communication des idées en deviendra plus prompte, plus exacte et plus étendue; la pensée, fortifiée de tous ses instruments, pourra s'avancer d'un pas hardi dans le sentier de la science; elle n'aura pas besoin d'interprètes dans des contrées nouvelles pour elle; il y aura toujours une langue commune entre le maître et l'élève; ils pourront ensemble remonter dans les siècles passés, interroger jusqu'à la poussière des monuments; toutes les expressions intellectuelles leur seront familières, et d'un commun accord ils pourront travailler à la construction de l'édifice médical; ce n'est pas tout encore, comme la jeunesse, malgré des assertions contraires, ne saurait rester étrangère au mouvement moral de la société, il faut que, sous les formes littéraires de son éducation, les principes civilisateurs lui soient largement dispensés; et de jour en jour on la trouvera plus naturellement apte à recevoir ces semences fécondes : car, on l'a dit ce me semble avec raison, lorsque rien ne vient troubler des temps de civilisation pour un peuple, l'organisation des individus finit par

éprouver des modifications telles, qu'à chaque génération il y a plus d'aptitude naturelle pour l'éducabilité;
une longue civilisation paraît réagir avantageusement sur
les cerveaux humains; de telle sorte que, loin d'altérer la
virginité primordiale des intelligences. l'action lente, mais
incessante, de la civilisation contribue à développer la capacité naturelle de chaque individu pour les matières de
raisonnement, et les penchants pour tout ce qu'il y a de
noble et de généreux.

D'après tout ce que nous avons dit jusqu'à présent, il
sera facile de déduire quel est le mode d'éducation première qui convient au médecin; nous avons parcouru
toutes les phases de cette éducation, depuis la première
acquisition des vocables jusqu'à l'intelligence des plus
beaux morceaux de littérature; maintenant nous allons
exposer quels sont les principes méthodologiques applicables aux études de transition et à l'étude des sciences
en général.

ÉTUDES DE TRANSITION.

L'éducation des colléges doit trouver son complément dans les facultés des lettres; c'est là que commence véritablement *le haut enseignement ;* c'est là que doivent être suivis ces cours si attrayants d'éloquence et de philosophie, soit pour nous faire connaître les chefs-d'œuvre de notre propre langue, soit pour nous initier à ceux de l'antiquité grecque et romaine. De cette manière, nos principes de méthodologie peuvent être rigoureusement appliqués : en effet, quelles études avions-nous faites jusqu'alors? Nous nous étions presque exclusivement bornés à l'acquisition des vocables, et aux idées les plus simples de la morale, idées qui nous avaient été fournies par la lecture même des auteurs classiques; or, dans le haut enseignement littéraire, on nous fera connaître deux sortes de choses, savoir : les formes du langage et les formes de la pensée; l'art de bien dire, l'art de bien penser, ou plutôt de penser logiquement : car c'est aux idées philosophiques que nous demanderons la moralité des idées. Ce n'est pas tout, la connaissance des mathématiques apportera bien plus de rigueur et surtout bien plus de rapidité dans les formes de notre raisonnement.

La mémoire avait presque seule fait les frais de l'éducation première ; une autre faculté de l'esprit, le raisonnement, est maintenant interrogé ou cultivé ; il s'exerce et sur des faits purement moraux, et sur ses propres tendances, et sur ses actes ; jusqu'ici, comme on le voit, l'expérience est laissée en réserve ; les principes moraux inculqués, reçus d'autorité, recevront plus tard leur vérification dans les faits ; et quant aux principes mathématiques, ils n'empruntent encore que peu de choses à l'observation, comme nous allons le voir ; c'est le raisonnement qui se replie en quelque sorte sur lui-même, qui cherche la solution du problème de l'emploi de ses forces.

Ainsi, après avoir étudié les meilleures formes à donner au langage (rhétorique), les plus beaux ornements en quelque sorte de la pensée ; après avoir étudié les formes du raisonnement et les matières sur lesquelles il doit s'exercer (logique, philosophie), il faut chercher quelles applications on pourra faire ici des mathématiques.

Nos élèves ne devaient d'abord exprimer leurs idées que par des mots, puis par des constructions plus ou moins savantes, plus ou moins hardies et persuasives ; mais ensuite il faut que le jugement, replié dans le foyer de sa propre activité, achève arithmographiquement et mathématiquement ce qu'il ne pouvait rendre qu'à l'aide de paraphrases.

Les mathématiques, d'après nos principes, ne seront donc aussi que des procédés particuliers d'exploitation scientifique ; procédés précieux, en ce sens qu'ils auront bien plus de précision, de justesse, de rapidité et de vigueur que tout ce que nous avons vu jusqu'à présent.

Il y aura en effet, plus tard, dans nos sciences, des évaluations à faire, des étendues, des grandeurs, des volumes à mesurer; il y aura des proportions à calculer, des rapports numériques à déterminer, des forces à apprécier : or, les mathématiques seront des instruments qui pourront résoudre admirablement ces difficultés.

Pour nous, les mathématiques ne constitueront donc pas un corps de science, mais bien une série de procédés scientifiques; ceci est tellement vrai, que dans certains cas, que dans certains problèmes, on peut à volonté se servir ou non de la voie mathématique; que la démonstration peut être tantôt paraphrasée, et tantôt mathématique.

Il y a même quelquefois de l'avantage à ne pas se servir de ces signes qui ne représentent rien dans la nature, qui ne parlent pas à l'esprit, tout en le forçant à cette conviction qu'à l'aide de certaines formules il arrivera à une déduction certaine.

C'est que l'esprit est pour ainsi dire forcé de se jeter dans une sorte d'obscurité, et qu'il finit par compter, non sur sa propre rectitude, mais sur la bonté de ses instruments.

Il peut n'avoir compris que le point de départ, et, pressé d'arriver au but, il ne s'inquiète plus de la signification des intermédiaires.

Il faut donc que l'élève qui se propose d'aborder les sciences médicales se prémunisse de certaines notions mathématiques; chaque génération médicale devra passer

par là. Il est possible que de long-temps encore, je le
sais, ces notions soient à peu près inutiles pour nous
dans la *pratique* de la médecine ; mais nous y trouverons le double avantage d'exercer d'autant plus notre raisonnement, de donner une rectitude générale à toutes
nos idées, et de nous trouver tout préparés, si tant est
que besoin imprévu se fasse tout-à-coup sentir de recourir à ces moyens pour la solution d'un problème médical.

Ainsi les mathématiques constituent l'instrument par
excellence de toute recherche exacte ; sans les mathématiques on ne saurait faire des progrès dans aucune des
branches élevées de la science, et bien qu'on ne puisse
les appliquer, comme je viens de le dire, à l'étude des
connaissances médicales proprement dites, ou plutôt à
l'application de ces mêmes connaissances, le futur médecin n'en doit pas moins les cultiver. Et d'abord, pour
ce qui est des connaissances médicales elles-mêmes,
nous avons reconnu l'éventualité possible de leur nécessité ; cette seule prévision devrait suffire pour faire sentir
l'importance des études mathématiques ; mais comme
avant d'arriver à l'étude de l'homme, il faut, d'après les
principes que nous nous proposons de développer, il
faut passer par l'étude des sciences exactes, par l'étude
de sciences qui elles-mêmes ne peuvent être bien connues qu'à l'aide des mathématiques, il en résulte que
celles-ci doivent être préalablement étudiées.

Nous répéterons donc, pour nous résumer, que pour
nous les mathématiques ne seront considérées que comme

ETUDES
DE TRANSITION

—

Mathématiques.

des procédés scientifiques, des méthodes d'évaluation applicables pour le moment à des faits scientifiques *possibles*, mais non *effectifs ;* ces faits, nous aurons plus tard à les réaliser, soit comme *faits statiques*, soit comme *faits dynamiques*. C'est là ce qui fait que les études mathématiques ne sont encore pour nous que de simples études préparatoires. Ne peuvent-elles pas, en effet, être cultivées et conçues par l'esprit indépendamment de la réalisation des vérités auxquelles on se réserve de les appliquer ? Sous ce rapport, il en est donc des mathématiques comme des autres formes du langage, des autres signes intellectuels : on les acquiert, on s'en prémunit en établissant, en se créant arbitrairement des difficultés qui n'ont rien de réel.

Ainsi pour le rhétoricien, on supposait arbitrairement des circonstances historiques, on supposait un événement quelconque ; et on lui donnait un texte à traiter, texte imaginé, mais en rapport avec la situation également imaginée ; et dès lors l'élève, fort de ses connaissances en rhétorique, après s'être bien pénétré de la situation fictive qu'on lui avait imposée, donnait à son langage des formes appropriées ; il employait ses armes à ce combat simulé pour en connaître la valeur et pour s'exercer lui-même à les manier. De même, en mathématiques tout est fictif, tout est supposé : nombres, grandeur, étendue, déplacements, il n'y a rien de réel ; mais on ne s'en exerce pas moins à l'application de procédés nouveaux, on ne s'en prémunit pas moins d'une nouvelle espèce d'instruments : et c'est en ce sens qu'on doit regarder les mathématiques, non comme formant un véritable corps de science, mais comme constituant une excellente préparation scientifique.

Toutefois, comme les mathématiques, d'après nos habitudes et dans un certain sens, sont regardées comme des sciences spéciales, nous nous réservons d'en dire un mot lorsqu'il sera question des sciences physiques.

Les mathématiques formeront donc comme une sorte d'introduction aux sciences physiques, et ainsi nous aurons la confirmation de ce que nous avons cherché à établir ici, savoir : que ce sont là véritablement des études de *transition*, puisque, placées sur une limite fictive, si l'on veut, nous devons en traiter, et lorsqu'il n'est encore question que des formes de la pensée ou procédés du raisonnement, et lorsqu'il sera question des sciences d'observation.

Nos principes de méthodologie nous font d'ailleurs une loi de mentionner, au moins d'abord, des sciences qui empruntent si peu à l'observation, qui excitent un si petit nombre d'idées, avant d'aborder cette longue série de faits, d'observations et d'expériences sur lesquels seront basées toutes les autres sciences.

ÉTUDES SCIENTIFIQUES.

Avant d'entrer dans l'examen méthodique des diverses spécialités scientifiques, et de l'ordre suivant lequel on doit procéder à leur étude, il est nécessaire de nous faire des idées justes et positives sur ce qu'on doit entendre par ces mots : sciences, spécialités scientifiques, études scientifiques, etc.

La première question à résoudre est donc celle-ci : Qu'est-ce qu'une science? Quelle acception doit-on attacher à ce mot considéré d'une manière générale et absolue?

Avant d'en donner la définition, nous devons nous rappeler que, d'un côté, nous avons toujours pour point de départ, pour principe essentiellement actif, la pensée humaine; mais que, d'autre part, nous n'avons plus seulement des mots, des formes de langage, etc., mais des *faits* à recueillir et à organiser scientifiquement.

Or, ces faits peuvent être divisés en plusieurs espèces, comme nous le verrons en avançant dans la série dichotomique des spécialités scientifiques.

Ces faits seront ou statiques et purement matériels,

ou dynamiques, ou intellectuels, etc. Et c'est d'après la nature de ces faits que seront spécialisées toutes les branches des connaissances médicales.

Le principe actif, l'agent intellectuel, la pensée humaine enfin, ne varie pas, elle fait ses applications, ses élections; elle suit des routes diverses, elle projette des faisceaux de lumière dans chacun de ces sentiers; mais son essence reste la même; de sa nature, elle est inaltérable.

Seulement, et ceci se conçoit parfaitement, à mesure qu'elle s'enfonce vers les parties centrales de la sphère des connaissances médicales, ses efforts deviennent plus bornés et plus pénibles, ses lumières ne sont plus aussi vives, et elle a besoin d'appeler à son aide, en quelque sorte, le secours de toutes les autres sciences. Mais revenons aux *faits* qui constituent la base de toutes les *sciences*.

La nécessité de ces faits est incontestable; qu'ils soient fournis uniquement par l'observation ou par une sorte d'intussusception mentale; qu'ils soient amenés dans l'esprit par des déductions logiques; qu'ils ne soient autres que des impressions de conscience, etc., ce sont des faits, et c'est sur ces faits que doit s'exercer la pensée humaine pour les convertir en notions scientifiques.

Il est donc des faits qui peuvent exister, et qui existent en effet indépendamment de toute pensée humaine; ils ont une existence propre, un *réalisme* particulier. L'intelligence humaine et son instrumentalité, c'est-à-dire l'homme, n'existeraient pas, que ces faits n'en seraient pas moins réels; mais alors, comme on le pense bien, il n'y aurait pas de sciences. Ainsi notre première con-

ETUDES
SCIENTIFIQUES.

—

Eléments et constitu-
tion des sciences

ETUDES
SCIENTIFIQUES.

—

Eléments et constitu-
tion des sciences.

clusion sera celle-ci : les faits par eux-mêmes ne constituent pas les sciences. Il faut aller plus loin pour
trouver les autres éléments scientifiques ; il faut examiner
comment les choses se passent dans l'ordre même des
opérations intellectuelles.

Quelle que soit la nature des faits, de quelque source
qu'ils émanent, dès que l'esprit, après les avoir soumis
à son observation, les a convertis en autant de percep-
tions, ces faits sont devenus par cela même des *notions*,
et dès lors ce sont de véritables matériaux scientifiques
qui commencent, pour ainsi dire, à s'épurer en traversant le creuset de l'intelligence humaine. Mais ces notions, bien que positives, bien que réelles et déduites
d'impressions normales, ne sont pas encore suffisantes
pour constituer des sciences : il faut de plus une certaine
réaction de l'esprit sur ces faits ; il faut qu'à l'aide de
cette faculté qu'on nomme discernement, l'esprit groupe
les faits, les coordonne, les *systématise* enfin, en raison de leurs analogies et de leurs différences; en raison
de leur mode de production, de succession, d'enchaînement ou de filiation ; il faut enfin, je le répète, que la
pensée humaine agisse sur ces faits de manière à les systématiser, ou du moins à les classer.

C'est à ces conditions seulement que les sciences
existent d'une manière incontestable.

Aussi, non-seulement il faut des systématisations
pour la réalisation et l'acquisition des sciences ; mais il
faut encore des systématisations pour l'enseignement
de ces mêmes sciences; de telle sorte que les systémati-

sations font les sciences, aident puissamment à leur acquisition, et conséquemment à leur enseignement.

. Il reste donc bien établi pour nous qu'aujourd'hui il ne peut y avoir d'autres sciences que des sciences de faits, et que les systématisations, pour être scientifiques, ne doivent embrasser que des faits.

Mais de ces faits, comme nous l'avons déjà fait pressentir, les uns seront des faits purement intellectuels, des faits qui auront eu pour source des déductions morales, des sentiments de conscience ; faits qu'il est parfois si difficile de traduire, de rendre au moyen du langage parlé ou écrit, des faits qui ne trouvent pas d'expressions assez fortes, ou assez délicates, ou assez variées ; des faits enfin pour lesquels les langues les plus riches sont quelquefois impuissantes.

Les autres seront des faits, ou plutôt des états *matériels* qu'on peut, non pas *narrer*, mais *décrire* avec plus ou moins d'exactitude et de fidélité ; d'où une partie purement *descriptive* dans certaines sciences.

Les autres enfin seront des faits *dynamiques*, des états phénoménaux, des *actes* qui auront entre eux des rapports de causalité, soit qu'ils résultent des forces et des accidents de la matière inorganique, soit qu'ils résultent des réactions vitales et intellectuelles. Toujours est-il que ces faits, une fois systématisés, constituent des sciences par excellence, c'est-à-dire des conceptions de faits déduits les uns des autres.

Ainsi, pour avoir de bonnes constitutions scientifiques, il faut que des *liens systématiques* unissent entre eux les faits : mais, comme nous le verrons bientôt, ces

ÉTUDES
SCIENTIFIQUES.

—

Systématisation
des faits.

liens ne sont pas tous de la même nature, ils n'ont pas tous la même valeur.

Arrêtons-nous ici un instant pour faire remarquer à l'étudiant jusqu'à quel point nous l'avons conduit, et par quels errements nous l'avons en quelque sorte fait passer. Nous l'avions d'abord fait remonter jusque dans son éducation première ; il l'a refaite, pour ainsi dire, et méthodiquement ; ses études de perfectionnement ont été suivies dans un but spécial, celui de s'ouvrir un large accès dans le champ des sciences ; puis nous avons voulu lui donner une idée générale, mais précise, des sciences elles-mêmes, de leurs fondements, de leurs éléments, de leur constitution enfin. L'élève est maintenant bien convaincu que les sciences, quel que soit leur objet, ne peuvent être constituées, dans l'ordre moral, que par des notions systématisées, que par des notions systématiquement interprétées, coordonnées, groupées, expliquées, déduites, etc.

Ses idées sont bien arrêtées sur ce point, et ceci était d'autant plus important que nous aurons bientôt occasion d'en faire de nombreuses applications.

Mais il ne suffit pas que l'élève, au début même de ses études scientifiques, sache ce que c'est qu'une science en général ; il ne suffit pas qu'il puisse en donner une définition satisfaisante : il faut encore qu'avant d'étudier chaque science en particulier, il connaisse l'origine première des sciences ; il faut qu'il puisse se rendre compte des phases, des *états* par lesquels les sciences ont passé avant d'arriver à leur période actuelle.

Les sciences, dans leur mouvement progressif, ont passé par différentes phases : en effet, quelques-unes ont déjà eu, et toutes probablement sont destinées à avoir, trois phases bien distinctes, trois périodes bien marquées, que j'ai appelées ailleurs (*Hist. phil. de l'Hyp. et de l'Hyst.*) période hypothétique, période critique, et période systématique.

L'homme éprouve une propension naturelle à systématiser les faits ; dès qu'il en a observé un certain nombre, il ne tarde pas à être frappé soit de leurs rapports ou de leurs différences, soit de leur mode de production, de leur marche, etc. ; et alors il les groupe, il les réunit, il les attribue à certaines causes occultes ou évidentes, réelles ou supposées. Mais ces efforts ne sont pas toujours heureux ; leur valeur diffère surtout en raison de l'état général des lumières et du nombre de faits recueillis par les observateurs. Ainsi, dans des temps d'ignorance et de polythéisme, les causes des événements physiques et moraux sont bientôt trouvées ; partout, et pour chaque fait influent, il y a une divinité bienfaisante ou malfaisante qui en est le point de départ ; ce sont des êtres surnaturels qui président à tous les événements majeurs, et dès lors on explique ceux-ci d'après ces hypothèses merveilleuses : c'est là la première époque de toute science, si on peut appeler science un pareil état de choses.

On cherchait, comme on le voit, à se rendre compte des faits, des accidents physiques et moraux. En astronomie, on soutenait que chaque planète, que chaque as-

ÉTUDES
SCIENTIFIQUES.

Origine et marche des
sciences en général.

Période hypothétique.

tre était conduit et dirigé par une puissance, par un démon.

Les poètes s'emparèrent de ces premières idées prétendues scientifiques, et dès lors il y eut un dieu du jour, un prince des ténèbres; l'aurore fut une divinité aux doigts de rose; elle ouvrait au soleil les portes resplendissantes de l'Orient.

En physique générale, en chimie, les puissances occultes, les démons n'étaient pas moins nombreux, parce que les faits sont plus multipliés; en médecine, c'était uniquement du merveilleux, du divin, qu'on faisait tout dépendre. Baglivi l'avait déjà remarqué pour la médecine : *Veteres eam de divinatione quondam crediderunt.* Pour les faits physiologiques comme pour les faits pathologiques, on supposait quelque chose de merveilleux, de surnaturel, de divin : το Θειον, *divinum quid.*

Les savants prétendaie nt alors que ces préceptes leur avaient été transmis par les dieux; ces pensées se perpétuèrent dans nos écoles; et j'ai dit ailleurs (*loc. cit.*) qu'on en trouve encore aujourd'hui des vestiges sur les murs de nos amphithéâtres, comme un débris vénérable du passé.

Mais cette manière d'interpréter les faits n'a pu tenir contre les progrès incessants des lumières. Bientôt apparut une seconde époque, époque de *transition*, époque essentiellement *critique*.

De bons esprits examinent froidement les faits; ils attaquent au moyen du raisonnement, de l'ironie, du sarcasme même, les anciennes théories, et ne tardent pas à en faire sentir l'insuffisance, l'absurdité.

Ceci a encore eu lieu pour toutes les sciences ; le polythéisme tombe, le merveilleux cesse, et si on ne trouve pas alors de causes naturelles pour expliquer les faits, du moins on prouve que c'est gratuitement qu'on avait recouru à tout cet échafaudage du merveilleux. Toutes les sciences ont été ainsi soumises à l'action puissante de la critique, toutes ont été amenées à cette époque de transition pour être enfin assises sur des bases stables et inébranlables. C'est donc la *polémique* qui à cette époque donne quelque vie à la science ; il y a cependant des hommes à cette même époque qui, contents d'observer quelques faits, s'interdisent toute polémique, et prétendent qu'il faut rester étranger à tout débat, à toute controverse scientifique, en attendant le jour de la vérité. Mais ce jour ne viendrait jamais s'il n'était appelé par ces mêmes controverses. « Que ferez-vous, disait M. Broussais aux élèves, dans la séance publique de la Faculté (2 *novembre* 1855), que ferez-vous en attendant le jour de la vérité? Resterez-vous étrangers à la controverse? Ce serait abdiquer votre profession, car votre vie n'atteindra pas le terme des discusions ; vous serez donc forcés d'y prendre part en assistant à la récolte des observations, aux réflexions, aux inductions qu'elles provoquent, c'est-à-dire que vous continuerez de faire ce que vous faites maintenant.

» Vous ne sauriez donc fuir la polémique, car elle fait partie du progrès, et vous êtes dans le progrès ; car seule elle peut amener une solution, et vous

ÉTUDES
SCIENTIFIQUES.

—

Origine et marche des
sciences en général.

—

Période critique.

avez le plus grand intérêt possible à la connaître.

» La polémique est la base et le moyen de tout perfectionnement : car les hommes ne peuvent être d'accord du premier coup ; les questions les plus clairement posées ne sont jamais saisies sans discussion, pour peu qu'elles soient complexes ; mais on discute, on se débat, on finit par s'entendre, la majorité adopte, et le progrès, momentanément suspendu, reprend sa marche. La polémique n'est donc pas nuisible par elle-même ; elle ne le devient que par les formes acerbes qu'elle peut revêtir, etc. »

Comme on le voit, M. Broussais a complétement réhabilité la polémique ; et cela était d'autant plus nécessaire, que des esprits étroits et pusillanimes crient de toutes parts aujourd'hui contre les discussions les plus modérées. Mais nous ajouterons que les temps de polémique cesseront aussi, qu'il est déjà des sciences dont les divers points sont, non pas *discutés*, mais *démontrés ;* pourquoi? parce que ces sciences sont arrivées à leur période systématique proprement dite.

Ces sciences ont définitivement traversé et dépassé le stade critique ; après la chute complète de leurs anciennes théories, de toutes les hypothèses sur lesquelles on faisait jadis reposer leurs principes, elles ont été scientifiquement réédifiées, et d'une manière à jamais indestructible. Il en est d'autres, au contraire, et nous verrons que celles dont nous devons plus particulièrement nous occuper sont de ce nombre ; il en est d'autres qui en sont encore à leur période critique, ou du moins qui ne sont encore qu'en très-petite partie systématisées ; elles marchent cependant, ces sciences. elles sont en progrès, et l'esprit humain les portera sans doute un jour au niveau des premières.

J'ai défini plus haut les sciences, des notions systématisées, et cependant je viens d'appliquer le nom de science à des notions faussement interprétées. ou du moins ruinées dans leurs principes fondamentaux par les coups répétés de la critique : c'est qu'avec ces notions il y a des *essais* de systématisation, essais imparfaits, il est vrai, mal dirigés, mal conçus, mais tentés cependant ; il faut donc se servir du mot science, sauf à réserver les épithètes *positives, exactes, faites,* etc., pour l'époque de véritable systématisation.

Et d'ailleurs, comment ne pas reconnaître une existence propre, un réalisme particulier dans les sciences ; j'ai dit que pour les constituer il faut que l'esprit sache les coordonner ; mais, cette coordination, cet enchaînement des faits, que l'esprit sache ou non les *discerner*, n'en existe pas moins, et se trouve dans une sorte d'indépendance.

Les sciences dont nous devons exposer la méthodologie, sont donc *acquises* et non créées par l'esprit humain ; c'est pour cela, sans doute, qu'il n'y a pas de sciences nationales ; c'est comme un vaste domaine ouvert à tous, et qui n'est la propriété de personne, pas plus des particuliers que des peuples, des individus que des nations.

Mais il n'en est pas de même des applications scientifiques, c'est-à-dire des *arts*, il y a réellement des arts nationaux, sans doute parce que ce sont là à proprement parler des créations intellectuelles. Cette toile sur laquelle un peintre vient de répandre ses décevantes couleurs, n'était rien; et son souffle vient de lui donner la vie; ce bloc de marbre n'était qu'une masse informe, et l'artiste, armé de son ciseau, a pu se demander qu'en *ferai-je?* sera-t-il dieu, table ou cuvette? Il sera dieu !!..

Ainsi, dans certaines sciences il est des parties que l'esprit revendique, il est des parties qui appartiennent véritablement aux arts : car l'esprit humain, au milieu de ses découvertes scientifiques, a su *créer* ces moyens d'application; il a réagi sur les faits, et dès lors tel pays a pu s'enorgueillir d'avoir produit en ce sens des artistes célèbres.

Mais en voici assez sur ce sujet; l'élève connaît maintenant l'origine première des sciences, leurs modes de formation et, pour ainsi dire, les phases par lesquelles elles sont obligées de passer. Il nous reste à lui faire connaître sur quels principes sont fondés les principales divisions scientifiques, et l'ordre suivant lequel on doit procéder à leur étude.

Rappelons encore une fois notre définition générale des sciences : savoir que toutes sont constituées par des groupes, par des séries de notions, de telle sorte que celles-ci se trouvent, sinon systématisées, du moins régulièrement classées; rappelons en outre que ces notions portent sur des faits, soit matériels, soit phénoménaux : ainsi, pour nous en tenir au monde physique, que voyons-nous dans ce vaste univers? que pouvons-nous y observer, si ce n'est, d'une part, l'espace et le temps, dans le sein desquels tout *existe*, tout *se fait*; et, d'autre part, des êtres matériels et des phénomènes ; un tout multiple, mais harmonique, divisé par la pensée, réuni par la nature même des choses.

On pourrait donc concevoir une *science universelle*, une science qui s'occuperait, comme on le disait jadis dans le langage de l'école, *de omni re scibili*.

C'est ainsi du moins qu'on entendait la sphère des connaissances humaines, aux époques les plus reculées de la science ; ceux qu'on désignait alors sous le nom de *philosophes* étaient sensés connaître ou du moins cultiver toutes les parties de la science ; ils étaient à la fois physiciens, astronomes, moralistes, théologiens, physiologistes, géomètres, médecins, etc. Mais à mesure que les faits se sont multipliés, que les notions ont porté sur un plus grand nombre de points, on a senti la nécessité d'établir de grandes divisions et d'étudier *séparément*, ou du moins plus *spécialement*, quelques-unes de ces mêmes divisions. Toutefois, je le répète, on conçoit qu'il pourrait y avoir une science *universelle*, science qui systématiserait régulièrement ce vaste ensemble de matières, de corps, de forces, de phénomènes, d'actes, etc., qu'on nomme monde physique et monde moral ; mais laissons cette idée, puisque l'esprit humain est forcé de reculer devant elle, et voyons comment on a cherché à spécialiser et à classer toutes les connaissances, toutes les notions scientifiques.

La connaissance première et synthétique que nous avons d'abord cherché à acquérir sur la constitution générale des

ÉTUDES
SCIENTIFIQUES.

—

Science universelle.

sciences, nous a fait entrevoir cette idée, du reste très-fondée, que toutes les sections des connaissances humaines ne peuvent marcher d'un pas égal vers leur perfectionnement, que les unes semblent toucher à la perfection, tandis que d'autres ne font que de naître ; or, de ce premier fait est résulté cet autre, qu'une systématisation commune ne saurait convenir à chacune d'elles, ou du moins que chacune d'elles ne saurait être identiquement systématisée. Il a donc fallu, dans cet état des choses, renoncer à l'établissement d'un système universel. Les prétendus systèmes de la nature proposés jusqu'à ce jour n'ont été que de vaines hypothèses ; c'est vers les classifications qu'il faut se reporter, comme vers le seul lien qui puisse nous diriger dans l'étude méthodique des diverses espèces de sciences. Cette nécessité nous est à la fois imposée par l'*accumulation* même de nos connaissances, et par l'*inégalité* de leurs progrès. Nous verrons aussi, plus tard, que si quelques parties de la physique générale, par exemple, peuvent être rapportées à un petit nombre de lois, l'étude des êtres organisés en est encore réduite à de simples travaux de description et de classification. Mais ici il importe de bien nous entendre sur les caractères différentiels des systématisations, des classifications, et même des tables des matières.

Les systématisations disposent les faits recueillis par l'observation ; elles les groupent, les coordonnent ; mais elles diffèrent des classifications en ce que les différents ordres de faits sont fondés sur des déductions scientifiques, en ce que tout découle alors de quelques principes généraux; en ce que tout *s'explique* synthétiquement et mutuellement.

Dans les classifications, les faits sont encore coordonnés, arrangés méthodiquement; les groupes sont disposés en raison de dichotomies successives, de divisions et de subdivisions divergentes; mais ces faits ne s'expliquent plus synthétiquement et mutuellement, mais ils ne découlent plus de quelques lois premières.

Il y a bien encore des titres de divisions, posés comme autant de chefs de file; mais ce ne sont pas là des idées mères, des principes généraux, *explicatifs* des faits secondaires.

Quant à la table des matières, elle peut, comme la classification, donner une idée générale des acquisitions de la science; elle peut offrir aussi une sorte d'inventaire des richesses scientifiques; mais sa construction est arbitraire : elle n'est fondée ni sur des liens systématiques, ni sur des dichotomies régulières.

Ces distinctions une fois bien établies, on sent, comme je l'ai dit tout-à-l'heure, que toutes les branches des connaissances médicales ne peuvent être simultanément et synthétiquement systématisées; que nous ne pouvons encore aspirer à cette perfection scientifique. D'autre part, comme notre but est d'introduire la méthode dans l'étude de ces sciences, ce n'est pas une simple table des matières que nous devons construire : c'est vers une bonne classification, je l'ai déjà fait pressentir, que nous devons nous reporter. Mais quelle sera cette classification générale des sciences relatives à la médecine? sur

ÉTUDES
SCIENTIFIQUES.

—

Classification
des sciences.

quelle base la ferons-nous reposer? quel sera notre principe classificateur?

Pour résoudre cette question, il convient de jeter en quelque sorte un coup d'œil général sur l'édifice des sciences, afin d'en faire bien connaître aux étudiants le plan et les dispositions premières, afin de leur montrer par quel point ils doivent pénétrer dans leur sanctuaire, afin de leur indiquer de quel côté l'accès en est plus facile, quelles routes conduisent jusque dans les parties les plus profondes.

Nous avons déjà fait remarquer aux étudiants que, dans l'état actuel des connaissances médicales, il nous est impossible de procéder par l'exposition de quelques principes, puis, de là, descendre uniformément dans tous les embranchements scientifiques : des sections entières échapperaient à cette méthode. Mais si un bon système ne peut coordonner toutes ces sciences, il n'en est pas de même des principes classificateurs : ceux-ci nous offriront des ressources précieuses pour l'étude comme pour l'enseignement.

Voyons d'abord ce qui a été fait jusqu'à présent. D'après le *Système figuré des connaissances humaines*, système adopté par d'Alembert dans l'Encyclopédie, et fondé sur les principes émis bien antérieurement par Bacon, on fait d'abord trois grandes divisions; et ces trois divisions, du reste arbitrairement établies, doivent correspondre à trois facultés intellectuelles, savoir : la *mémoire*, la *raison* et l'*imagination* ; singulière idée de diviser ainsi des facultés dont le concours est nécessaire pour chaque opération de l'intelligence, et d'attribuer à chacune d'elles des sciences distinctes!!

Non-seulement, comme je viens de le dire, tout est arbitraire, tout est forcé dans cette classification; mais il est impossible que les études scientifiques, que l'enseignement, y trouvent quelque avantage, quelque ordre, quelque facilité; autant aurait valu jeter les noms des sciences dans une urne et les en tirer successivement au hasard; pour le prouver, il nous suffira de dire que la métaphysique, la logique, la morale et les mathématiques se trouvent réunies à la minéralogie, à la botanique, à la zoologie et à la chimie; que, d'autre part, l'histoire civile marche de front avec celles des minéraux et des éléments; l'astronomie se trouve intercalée entre la zoologie et la botanique!

A l'aspect de cette classification, ne vous semble-t-il pas voir ces nombreuses affiches, ces annonces de cours qui tapissent les murs du pays latin; ces placards qui tiennent en suspens l'élève à peine sorti du collège?

Depuis, d'autres classifications générales ont été proposées : mais elles ne sont guère moins défectueuses; les rapprochements en sont toujours forcés, arbitraires; les divisions y portent sur des sciences essentiellement liées entre elles.

Dans l'une des classifications tout récemment proposées, on voit que les mathématiques sont entre la chimie et l'anatomie; la physique, dont les lois générales sont presque toutes établies par des évaluations mathématiques, est placée avant ces mêmes mathématiques; d'au-

ETUDES
SCIENTIFIQUES.

—

Classification
de M. Ampère.

tre part, on trouve la zoologie et la botanique placées avant la physique ; et ces deux sciences sont elles-mêmes précédées de la minéralogie, etc.

La classification de M. Ampère a été construite de telle sorte que toutes les connaissances humaines, sans exception, doivent y trouver place ; l'auteur a cherché, en outre, à appliquer dans chaque section, et pour toutes les divisions secondaires, certains principes classificateurs que nous devons examiner sérieusement, parce que le nom de l'auteur nous impose cette nécessité, et parce que nous aussi nous aurons à faire prévaloir des principes généraux de classification.

Quoique beaucoup plus satisfaisante que les autres, la classification de M. Ampère ne saurait être adoptée par l'étudiant en médecine, en s'en tenant même aux sciences que l'auteur appelle *cosmologiques,* et qui aboutissent toutes à l'art de guérir.

Et d'abord, un vice capital dans l'arrangement scientifique proposé par M. Ampère, c'est qu'il a adopté une division arbitraire en elle-même, et que, bon gré mal gré, il l'a identiquement reproduite dans toutes ses spécialités scientifiques : pour les sciences de *mots,* comme pour les sciences de *faits ;* pour les sciences *philosophiques,* comme pour les sciences *naturelles* : ainsi, pour en citer un exemple remarquable, M. Ampère prétend, et de la manière la plus formelle, que, dans la classification des connaissances humaines, le philosophe doit considérer les *vérités* individuelles comme le naturaliste considère les diverses espèces de *végétaux* et d'*animaux*. De même que celui-ci, dit-il, pour classer les corps organisés, commence par réunir en *genres* les *espèces* les plus voisines, qu'il rapproche ensuite dans une même *famille* les genres qui ont entre eux le plus d'analogie, qu'il groupe à leur tour ces familles en *ordres*, ces ordres en *classes*, celles-ci en embranchements, et les embranchements en règnes; *de même*, poursuit-il imperturbablement, le philosophe doit former, avec les *vérités* qu'il veut classer, des groupes de différents ordres : les groupes où se trouveront réunies les vérités qui ont entre elles les rapports les plus intimes, *correspondront* aux genres des naturalistes, et seront des sciences du dernier ordre; elles se réuniront aux sciences de l'ordre immédiatement précédent, *comme* les genres se réunissent en familles; de ces nouvelles sciences se formeront des sciences plus étendues qui *correspondront* aux ordres adoptés en histoire naturelle, et ainsi de suite, jusqu'à ce qu'on arrive à *deux* grandes divisions qu'on puisse comparer au règne végétal et au règne animal. (Amp., *Phil. des Sciences.*)

M. Ampère avait adressé de justes reproches aux classifications qu'on avait proposées avant la sienne; mais, dans ce peu de mots que nous venons de lui emprunter textuellement, quels reproches lui-même n'at-il pas encourus? Arrivons d'abord au fond des choses. Comment peut-on faire correspondre de prétendues vérités, dites individuelles, à des individus végétaux et animaux? Où sont ensuite les vérités dans le monde intellectuel? En est-il une seule dont l'existence soit incontestablement prouvée en philosophie? Le grand problème tant cherché du principe de certitude est-il donc résolu? Le critérium de la vérité morale est-il découvert? Et comment les vérités, choses immatérielles, seront-elles individualisées, limitées, finies, circonscrites? Qui ne sait que c'est surtout dans le monde moral et intellectuel qu'il n'y a pas de vide, qu'il n'y a pas de limites; mais un tout à la fois harmonique et multiple, au sein duquel on ne distingue plus ni faits spéciaux ni individualités? Ainsi donc il n'y avait aucune analogie possible à établir entre des vérités abstraites et des êtres matériellement organisés.

Je dirais presque que c'est violenter les faits intellectuels que d'y établir à son gré des genres, des espèces, des familles, et jusqu'à deux règnes *bien distincts :* n'est-il pas évident que si M. Ampère eût trouvé *trois* règnes dans le monde organisé, il en aurait également *trouvé* trois dans l'ordre des faits moraux? Il y en a deux, il est vrai, dans la nature organique; mais c'est seulement dans les créations de cette nature qu'il nous a été donné de retrouver partout des divisions et des subdivisions dichotomiques: car c'est là seulement qu'on peut constater l'opposition constante de deux forces, de deux sexes, pour ainsi dire, d'une espèce de dualisme à jamais nécessaire pour la reproduction des individus. Mais dans les faits moraux, mais dans les abstractions philosophiques, où sont ces divisions, ces oppositions, ces conjonctions éternelles? N'est-ce pas forcer la nature même des choses que d'y établir ainsi arbitrairement des divisions et des subdivisions correspondantes?

En vérité, lorsque je vois M. Ampère traiter de la même manière et les sciences mathématiques, et les sciences naturelles, et les sciences médicales, et les sciences philosophiques, etc., etc., il me semble qu'il a pris à tâche de les étendre toutes, en quelque sorte, sur le lit de Procuste ; il me semble le voir mutiler celles-ci, allonger pour ainsi dire violemment celles-là ; et, s'il m'était permis de poursuivre cette comparaison, je dirais volontiers que M. Ampère ayant primordialement donné quatre divisions à toutes les connaissances humaines, c'est comme un lit de quatre pieds de longueur, sur lequel il étend successivement toutes les sciences, sans exception, j'allais dire sans miséricorde. N'avoue-t-il pas lui-même avec ingénuité que, pour beaucoup de ces sciences, il n'avait pas même *prévu* d'abord qu'elles pussent avoir ces quatre divisions primitives, mais que c'est l'analogie qui l'a conduit à les leur *donner ?*

Sans aller aussi loin que M. Ampère, d'autres savants avaient voulu appliquer les méthodes des naturalistes à quelques parties des sciences physiques : « C'est ainsi, dit M. Raspail, que M. Despretz avait voulu arranger la chimie organique en *familles naturelles* ; M. Beudant avait voulu faire la même chose pour les minéraux. On conçoit, ajoute avec raison M. Raspail, qu'on distribue les végétaux et les animaux en familles : car là il y a généra-tion, filiation, consanguinité, analogie de races ; mais quand il s'agit de molécules brutes et privées de la vie, dont toute l'analogie réside dans les réactions, toutes les idées se heurtent, et les mots hurleraient de se trouver ensemble, si le mot famille ne revenait pas exactement à celui de classe. »

M. Berzélius ne s'est pas laissé entraîner par l'exemple : il n'a pas admis la classification par familles ; mais les médecins ont été moins réservés, et cela par le désir sans doute de faire de leur science d'application une science naturelle. Quelques-uns aussi se sont mis à former des familles avec des maladies, avec des *actes* anormaux de l'économie animale ; ce n'est pas tout, pour avoir des embranchements, dans toute la force du terme, ils ont figuré des arbres morbides : ce qui leur a permis de montrer un tronc commun, puis des branches, puis des rameaux, puis des ramuscules, etc. Mais nous reviendrons plus tard sur ce sujet ; nous avons voulu seulement montrer que le mode de classification dit classification naturelle ne saurait être adopté pour la coordination de *toutes* les sciences, et encore moins pour les divisions secondaires.

Maintenant que nous avons constaté l'insuffisance du principe de classification générale adopté par les auteurs, nous allons parler des méthodes purement intellectuelles et de leur valeur sous le rapport de leur application à l'étude des sciences.

Chacun sait que dans l'enseignement, comme dans l'étude des sciences, on peut user de deux méthodes principales : méthodes désignées sous les noms d'*analyse* et de *synthèse*.

Lorsqu'on fait usage de la première de ces deux méthodes, c'est-à-dire de l'analyse, on passe du simple au

composé, du particulier au général ; on remonte des conséquences aux principes, des effets aux causes , du concret à l'abstrait. Cette méthode, nous pouvons le dire dès
à présent, est employée avec avantage dans les investigations scientifiques : *Inventori a particularibus ad ge-
neralia eundum est*; avec elle on marche d'un pas lent,
mais assuré, dans la recherche des vérités scientifiques.

L'autre méthode est, avons-nous dit, la synthèse ;
par elle on passe du général au particulier, des principes
aux conséquences, des causes aux effets, de l'abstrait au
concret, de ce qui est composé à ce qui est simple ;
méthode essentiellement didactique. *Docenti autem
procedendum est à generalibus ad singularia quæque*
(Boerrhaave). C'est un fait reconnu par tous les bons esprits : *La synthèse enseigne mieux que l'analyse,
l'analyse découvre plus sûrement que la synthèse.*

Il ne faudrait pas toutefois entendre exclusivement par
analyse toute méthode qui consisterait à passer du
connu à l'inconnu, car il n'est pas de méthode dans laquelle on ne procède ainsi : toujours on passe d'un point
démontré ou *décrit* à un point qui ne l'est pas. On ne
peut raisonnablement quitter un sujet, quelle que soit d'ailleurs la méthode qu'on emploie, qu'après avoir examiné
ce sujet, soit abstractivement, s'il est de nature abstraite,
soit physiquement s'il tombe sous les sens, et ce n'est
qu'alors qu'on passe à un autre sujet.

Mais la méthode diffère en raison du *mécanisme* suivant lequel on passe d'un sujet à un autre.

Voilà le *criterium* d'après lequel il faut juger et de la nature et de la valeur d'une méthode.

Ainsi, lorsqu'on passe des causes aux effets, on fait de la synthèse, mais une espèce particulière de synthèse; on raisonne toujours abstractivement; il peut se faire que les effets ne soient pas moins abstraits que les causes, qu'il n'y ait rien de concret : ceci dépend du sujet étudié, et ne tient nullement à la méthode, qui n'est ici qu'un instrument intellectuel, qu'une manière de raisonner.

Lorsqu'on passe des principes aux conséquences, on fait encore de la synthèse, ai-je dit tout-à-l'heure, et cependant tout peut être abstrait dans ce cas.

Nos méthodes ne seront donc ni exclusivement synthétiques, comme on l'entend en philosophie, ni exclusivement analytiques; elles seront analytiques en ce sens que nous passerons toujours du connu à l'inconnu; elles seront synthétiques en ce sens que nous décomposerons *graduellement* ce qui sera très-composé pour arriver à ce qui le sera moins; mais nos procédés seront surtout synthétiques en ce sens que nous étudierons d'abord ce qu'il y aura de plus général pour arriver aux particularités; ils seront enfin synthétiques encore en ce sens que nous passerons des causes aux effets, de l'abstrait au concret, etc.

Ainsi donc, tout en admettant que dans chaque espèce de science les méthodes peuvent être diversement combinées, il n'en sera pas de même pour notre coordination générale des sciences médicales: ici la méthode sera unique; notre principe classificateur sera uniformément appliqué; cette méthode aura un caractère éminemment synthétique; et ce qui détermine notre choix, c'est que d'une part ce caractère est exclusivement propre aux compositions didactiques, et que d'autre part il appartient à une méthode essentiellement naturelle.

Prouvons d'abord ce dernier fait; nous arriverons ensuite aux avantages didactiques de cette méthode.

Elle est naturelle, disons-nous, puisque l'esprit humain, abandonné aux seules impulsions de la nature, n'en suit pas d'autres, ne peut pas en suivre d'autres; on va voir que telle est, en effet, la méthode de la nature lorsqu'elle nous enseigne à lire les premières pages de son grand livre. Examinez l'enfant qui arrive dans le milieu qu'on nomme le monde; que fait-il? il fait de la synthèse, en ce sens que pour arriver le plus brièvement possible à la connaissance de ce monde extérieur, il passe *constamment* des généralités aux particularités; il n'analyse pas comme l'entendait Condillac: il ne s'attache pas à examiner dans un ordre *successif* toutes les qualités des objets, pour les réunir ensuite dans son esprit; ce n'est pas ainsi qu'il procède. Quels sont d'abord les faits qu'il observe, ou plutôt qui l'impressionnent, qui le frappent, car ce n'est qu'au bout d'un certain temps qu'il peut réagir intellectuellement? Ce sont les faits les plus *généraux* qu'on puisse concevoir : la lumière et les ténèbres, par exemple; le mouvement, le déplacement des corps et leur repos; leur résistance et leur non-résistance; et quant à ses sensations intérieures, elles se résument aussi dans ce qu'il y a de plus *général*, savoir : mal-être ou bien-être. A mesure qu'il avancera dans la vie, tout cela se décomposera pour lui, et il arrivera progressivement aux faits particuliers.

Ainsi, prenons pour exemple les deux faits généraux : lumière et ténèbres ; le premier de ces faits, c'est-à-dire l'apparition, l'existence du jour, de la lumière, est d'abord *unité* pour lui, c'est un fait général qu'il doit d'abord connaître : et, en effet, ses yeux se tournent instinctivement du côté d'où vient cette lumière ; mais il ignore encore comment le fait général lumière se particularise : 1° quant à son intensité, 2° quant à son mode ; ce n'est que beaucoup plus tard qu'il apprendra à distinguer ces faits secondaires : lumière vive, éclatante, faible, demi-jour, ombre, etc. ; de même pour les faits secondaires, relatifs aux modes, c'est-à-dire tous les accidents de coloration.

Il en sera de même pour le mouvement et le repos des corps, de même pour la résistance qu'ils opposent, ou n'opposent pas à ses mouvements ; avec le temps, il saura que, de ces corps, les uns forment des obstacles permanents, les autres des obstacles qu'il peut écarter.

Et pour les sensations intérieures, qui doivent devenir chez l'homme si variées, si multiples, que la langue la plus riche se refuse à les reproduire, pour l'enfant qui vient de naître, elles se résument toutes à ces deux faits : bien-être, mal-être, ou plutôt dans un seul fait : mal-être, car pour lui, sauf la satisfaction des premiers besoins, le bien-être consiste à ne rien éprouver. Pour le reste il a donc *unité*, mal-être ; qu'il soit tourmenté

par la faim ou par la soif, par la chaleur ou par le froid ;
qu'il soit contus, piqué, ou déchiré, ou meurtri, c'est
tout un pour lui ; il pousse des cris, il éprouve du mal-
être, et voilà tout. Rien, comme on le voit, de plus général, de plus complexe, de plus synthétique ; mais
au bout d'un certain temps le fait général mal-être va
se décomposer en une foule d'autres qui lui seront secondaires : la faim excitera un mal-être distinct, particulier, et il en résultera des cris particuliers aussi ; distinction qui sera comprise par les mères ; de même pour le
chaud, le froid, etc. Bientôt enfin le bien-être ne sera
plus un fait négatif : il y aura des sensations de plaisir
et un sourire pour l'exprimer ; et puis plus tard des sous-
divisions dans le plaisir, jusqu'à ces distinctions toutes
viriles de peines et de joies intellectuelles, de plaisir et
de douleurs physiques.

Les individus privés d'un sens jusqu'à l'âge adulte
et qui viennent tout-à-coup à le recouvrer procèdent
instinctivement de la même manière dans l'éducation de
ce sens : ils procèdent synthétiquement.

Ainsi, la méthode synthétique telle que nous venons
de la définir, de la décrire même, est la seule naturelle,
la seule vraiment expéditive, et partant la plus propre à
l'enseignement des sciences en particulier et des sciences
en général.

C'est cette dernière préposition qu'il convient maintenant de mettre ici en évidence.

Nous avons déjà dit pourquoi une foule de divisions
ont été faites dans ce qu'on appelait autrefois la science ;

ÉTUDES
SCIENTIFIQUES.

De la synthèse
et de l'analyse.

or, pour savoir si le procédé synthétique est applicable à l'enseignement *successif*, ou plutôt à la coordination de ces divisions scientifiques, il faut d'abord tenir compte de ce que nous avons déjà dit touchant l'*inégalité* de leurs progrès, la *diversité* des sujets qu'elles embrassent, et de plus il faut chercher si, dans les sciences secondaires, les unes ne sont pas plus *générales* que les autres.

Si toutes ces circonstances existent, on conviendra que nous emploierons ici une méthode de préférence à une autre, que nous aurons pardevers nous un principe classificateur.

Les considérations dans lesquelles nous allons entrer sont extrêmement importantes, car il n'est nullement indifférent que l'élève commence l'étude des sciences par telle ou telle branche des connaissances humaines. Pour ne citer qu'une très-petite partie des inconvénients qui résulteraient du défaut de méthode, nous ferons remarquer qu'il est un grand nombre de sciences dont l'étude *nécessite* la connaissance préalable d'une foule d'autres notions *empruntées* à d'autres sciences, de telle sorte qu'à moins de reprendre l'étude de ces dernières, il serait impossible d'acquérir des connaissances exactes et approfondies. Ceci tient, comme nous allons le prouver : 1° à ce que les sciences ont dans leurs rapports communs, dans leurs liaisons, une sorte de *dépendance* les unes à l'égard des autres ; 2° à ce qu'elles sont susceptibles de *plus ou moins de généralisation* ; 3° à ce qu'elles ont dans leurs principes plus ou moins de *simplicité*.

Personne assurément ne conteste les nombreux rapports, les liens étroits qui existent entre toutes les sciences ; on sait qu'il y a entre elles une sorte de *sororéité*, et que l'étude *isolée* de telle ou telle branche des connaissances humaines ne pourrait mener qu'à des notions imparfaites. C'est en ce sens qu'on a dit que pour *bien* posséder une science il faudrait les connaître toutes.

Mais ceci demande quelques restrictions, dans l'intérêt du moins des études *progressives* et *méthodiques*.

Cette sororéité dont j'ai parlé tout-à-l'heure n'est pas établie à un degré *égal* entre les diverses sciences : très-rapprochée, très-intime entre quelques-unes, elle s'éloigne et s'affaiblit entre les autres, ou du moins il n'y a pas *réciprocité* dans le degré d'union. Je m'explique : c'est moins une sorte de parenté qu'une *hiérarchie* qui existe entre les sciences ; il y a, en effet, *subordination* des unes à l'égard des autres ; elles ont en conséquence plus ou moins d'*indépendance*. Il y a telle science, par exemple, qui peut être assez bien étudiée et enseignée *sans le secours* d'aucune autre science ; il suffit, pour se mettre à son étude, d'avoir acquis d'abord de simples connaissances littéraires ; mais ceci est une expérience qu'on ne saurait poursuivre bien loin : tout ne tarde pas à se compliquer, et bientôt on sent la nécessité de suivre une marche méthodique.

Ainsi, dans la classification générale des connaissances médicales, il faut nécessairement prendre en considération et le degré de dépendance mutuelle qui existe entre ces sciences, et l'ordre dans lequel elles se trouvent

ÉTUDES
SCIENTIFIQUES.

—

Des vrais principes
de méthodologie.

naturellement les unes à l'égard des autres, et la hiérarchie enfin qui semble les régir.

Il faudra, en conséquence, placer en première ligne, et comme premier échelon, premier anneau dans l'étude générale et méthodique des sciences, celles dont l'indépendance est la plus grande, celles qui ont le moins besoin des autres pour être étudiées. Ceci est pour nous autres médecins une nécessité indéclinable ; notre spécialité scientifique est telle que, pour bien l'étudier, nous devons recourir à toutes les autres branches des connaissances humaines ; de telle sorte que commencer par l'étude de cette science d'application qu'on appelle médecine proprement dite, ce serait commencer les études, qu'on me passe cette expression, *à rebours* de la méthode *naturelle* : car, outre le degré d'indépendance dans lequel sont certaines sciences les unes à l'égard des autres, les sujets auxquels elles s'appliquent offrent plus ou moins de généralités, d'où résulte pour nous une nouvelle nécessité de recourir à la méthode synthétique.

Je sais bien qu'à la rigueur on pourrait employer deux méthodes pour entrer, en quelque sorte, dans le cercle synthétique, dans la sphère des connaissances médicales ; qu'on pourrait pénétrer par ses parties périphériques, par les régions les plus excentriques ou par le centre même ; en d'autres termes, la pensée humaine pourrait prendre d'abord pour sujet de ses méditations les sciences les plus générales et les plus indépendantes : c'est ce que j'appelle aller de la périphérie au centre ; ou bien elle pourrait porter ses investigations sur ses propres facultés, sur ses propres opérations : ce que j'appelle aller du centre à la périphérie ; mais le choix ne nous est réellement pas permis, puisqu'il s'agit ici d'enseignement, puisque nous cherchons quelle est la meilleure manière d'étudier.

Lorsqu'on se propose, en effet, de pénétrer dans la sphère des connaissances médicales par les parties que j'appelle les plus excentriques, on se conforme aux principes méthodologiques que j'ai établis plus haut, savoir : aux principes de graduation dans l'étude, d'indépendance dans les sciences, et de généralisation décroissante dans les notions scientifiques ; ainsi après avoir étudié d'une manière abstraite (puisque telle est notre méthode de passer de l'abstrait au concret) *l'espace* et le *temps*, on s'attachera à connaître, toujours d'une manière abstraite, ce qui *est* dans l'espace et ce qui *s'accomplit* dans le temps. On verra plus tard, et d'ailleurs je l'ai déjà fait pressentir en parlant des études de transition , que les sciences mathématiques sont particulièrement affectées à ces sortes de notions ; ceci une fois terminé, on passera à l'étude générale : 1° des propriétés essentielles à *toute* matière ; 2° des facultés ou des forces de cette même matière.

C'est alors que la pensée humaine, munie de ces connaissances , fortifiée par de hautes méditations, pourra en faire une application, non plus à des faits qui n'ont rien de réel, à des difficultés fictives, mais bien à ce qui existe réellement dans l'espace et à ce qui s'accomplit inévitablement dans le temps. Or, libre de toute entrave,

ÉTUDES
SCIENTIFIQUES.

—

Classification cycloïde
des sciences
d'observation.

comme puissance intellectuelle, dégagée de sa propre instrumentalité, que trouve-t-elle dans l'espace et dans le temps? Elle voit dans ces vastes régions qu'on nomme le *vide céleste* de grands fragments de matière systématiquement groupés et gravitant régulièrement les uns autour des autres : ce sont les systèmes dits *stellaires*. L'esprit doit partir de ce premier anneau, d'après nos principes de méthodologie, puisque là se trouvent l'indépendance la plus absolue et la généralisation la plus complète de tous les faits soumis à l'observation de la pensée humaine. Les phénomènes ne seront modifiés par aucun autre ordre de choses ; rien de plus général, rien de plus élevé, rien de plus absolu ; ils trouvent en eux-mêmes, et seulement en eux, la raison de tous leurs effets ; leurs perturbations tiennent à des causes qui sont en eux ; ils influencent tous les autres corps, ils peuvent modifier toutes les autres lois, et eux ne seront influencés par rien. Il résulte donc de ces circonstances, que les notions acquises par la pensée humaine sur ce premier ordre de faits seront des notions nécessairement complètes, quoique très-générales; des notions qu'elle pourra acquérir, remarquons bien ceci, sans le secours d'aucune autre science.

Et comment en pourrait-il être autrement, puisque les faits compris dans cette science ont une existence indépendante, puisqu'ils subsisteraient quand bien même les faits compris dans les autres sciences n'existeraient pas ou seraient anéantis?

Mais la généralisation des études va commencer à

décroître, et partant les spécialisations à s'accroître.

La pensée humaine est obligée de prendre *à part*
un seul de ces innombrables systèmes stellaires ; elle est
obligée de s'arrêter sur le système solaire, parce que sa
station naturelle se trouvera sur *l'un* des corps de ce
système, ce qui détermine de ce côté la spécialisation
commençante de ses études.

Ici donc, les mêmes faits seront à reprendre, mais
d'une manière moins générale : ainsi les accidents de la
matière seront seulement étudiés dans les corps qui composent le système solaire, en même temps que les faits
dynamiques qui se particularisent dans ce même système.

Pénétrant de plus en plus dans la sphère des sciences
d'observation, la pensée humaine est de nouveau obligée de faire une *élection* afin de poursuivre ses études :
elle prend à part un seul des corps qui entrent dans l'é-
conomie du système solaire ; elle arrive, elle retombe
tout-à-fait vers sa station naturelle, c'est-à-dire sur le
globe terrestre, et elle se trouve en mesure d'en faire une
étude plus spéciale et plus exacte ; aussi, d'une part,
elle pourra en étudier la composition matérielle, et
examiner d'autre part comment les faits dynamiques, tels
que la pesanteur universelle, la lumière, la chaleur, etc.,
se *particularisent* à sa surface et dans son sein. Ces
études tendent, comme on le voit, à se spécialiser d'une
manière très-évidente ; mais, poursuivant plus loin ses
investigations sur la matière, ne se bornant plus à de
simples observations, mais soumettant cette matière à

des expériences minutieuses, l'esprit humain l'étudie dans ses accidents de *structure* et d'arrangement *moléculaire*; en même temps il prend connaissance des *actions* qui résultent de ces dispositions, c'est-à-dire des *actions moléculaires*; enfin, et dans le but d'arriver au dernier terme de ses recherches, l'esprit humain arrive à la composition intime de la matière minérale, c'est-à-dire aux atômes, à leurs proportions diverses dans les corps, à leurs forces, à leurs lois, c'est-à-dire aux attractions électives, à l'affinité, etc.

Mais ce n'est pas tout, la matière n'a pas encore été complétement étudiée; elle va maintenant offrir à la pensée humaine un nouveau spectacle, un nouveau monde; elle va se particulariser, se spécialiser d'une manière toute nouvelle; en un mot, elle va *s'organiser:* et de là toute une grande série de sciences dont il n'avait pas encore été question jusqu'à présent.

En effet, l'esprit humain avait trouvé des sciences qu'il pouvait étudier *graduellement* et *complétement*, c'est-à-dire sans avoir besoin de demander des notions complémentaires aux sciences qui s'occupent des corps organisés; la preuve en est encore que tous les faits qui sont étudiés dans les sciences dites physiques n'en existeraient pas moins quand bien même les règnes organisés n'existeraient plus ou seraient tout-à-coup anéantis. Il y a mieux: l'histoire du globe terrestre est là pour indiquer qu'à une certaine époque, et pendant un temps qu'il ne nous est pas donné de déterminer, la nature, le monde inorganique existait déjà, avait ses lois, conséquemment ses phénomènes et tous ses accidents, qu'il n'y avait pas encore un seul être organisé à la surface incandescente du globe.

La graduation des études est donc bien observée en passant ainsi d'une science à une autre ; les études complémentaires de chacune de ces sciences ne se trouvent pas dans celles qui restent à connaître, mais bien dans celles qui sont déjà connues : principe méthodologique de la plus haute importance. A mesure, en effet, que nous allons pénétrer dans la sphère des connaissances médicales, nous les trouverons de plus en plus dépendantes de celles que nous aurons étudiées, et jamais de celles que nous n'aurons pas encore abordées.

Elles resteront donc toujours dans une indépendance complète à l'égard de ces dernières, et en ce sens, chaque division scientifique trouvera en elle-même, ou derrière elle, ses véritables compléments.

Poursuivant donc cette marche, et toujours d'après les mêmes principes de méthodologie, nous trouvons la matière, une portion de la matière de notre globe, à cet état de particularité dit d'*organisation* ; et nous avons à étudier d'abord l'organisation en général dans son ensemble, quant à sa forme, à sa structure, et quant à ses forces, à ses facultés : c'est là le premier et le plus général degré des sciences dites NATURELLES. Sans doute ce qui était physique était naturel, et ce qui est naturel est physique, puisque les mots sont identiquement les mêmes ; mais ici nous acceptons un fait de pure *convention*, savoir : que sous le nom de SCIENCES PHY-

SIQUES, on ne s'occupe que des corps inorganiques; et que sous celui de SCIENCES NATURELLES on comprend l'étude des deux règnes organisés. Ceci une fois bien arrêté, pour éviter toute discussion de mots, nous reprenons l'ordre de notre classification, et nous verrons que l'organisation, ce fait général que nous avons défini, se spécialise d'abord en deux grandes sections, en deux *règnes* si l'on veut : le règne *végétal* et le règne *animal.*

Or, ici que deux règnes vont se présenter dans l'organisation, pour faire un choix méthodique il nous suffira encore de nous rappeler nos principes de méthodologie, et en particulier celui de l'indépendance des notions à acquérir. En effet, ces deux règnes organisés ne sont pas dans une dépendance nécessaire, indispensable, mutuelle; à la rigueur, l'un de ces règnes pourrait exister sans l'autre.

Les végétaux puisent en effet les matériaux de leur existence dans le règne inorganique ; à la rigueur, ils pourraient entièrement se passer des éléments fournis pour les règnes organisés. Ainsi, dit Cuvier, l'intermède de l'eau et de la lumière leur est *indispensable ;* mais les terreaux et les fumiers ne sont pas *nécessaires*, ils leur sont plus ou moins *utiles;* c'est ce que prouvent les expériences de Sennebier, de Th. de Saussure et de Crell, puisque ces naturalistes ont pu élever des plantes dans du sable, avec de l'eau pure et de l'air atmosphérique, et que Crell a été jusqu'à faire porter des graines à ces mêmes plantes.

ÉTUDES
SCIENTIFIQUES.

—

Classification cycloïde
des sciences
d'observation.

Et d'ailleurs, la géologie nous apprend encore que le règne végétal a d'abord existé sur la croûte du globe, et que le règne animal n'est venu que postérieurement ; le premier couvrait en quelque sorte la terre, et en toute liberté ; mais bientôt le second est venu aussi acquérir droit de domicile, et dès lors ces deux règnes ont réagi l'un sur l'autre ; le règne animal est venu, pour ainsi dire, le disputer à l'autre règne plus ancien que lui sur la terre.

Mais outre cette indépendance du règne végétal à l'égard du règne animal, le principe de généralisation décroissante, et son principe corrélatif de spécialisation croissante, nous font une loi de procéder ainsi dans notre classification cycloïde. L'organisation tout entière est, après tout, un fait d'*évolution* ; nous le prouverons plus tard. Or il y a deux *degrés* dans l'échelle des êtres ; l'organisation *s'élève* progressivement ; et c'est cette *graduation naturelle* qu'il faut suivre dans une bonne classification. Aussi après l'étude des végétaux arrive celle des animaux ; et ici il est encore très-facile de voir que les êtres qui composent la grande famille animale ne sont pas dans une dépendance réciproque les uns à l'égard des autres, et surtout à un même degré d'évolution. L'histoire de notre globe est encore là pour nous enseigner que les diverses classes d'animaux n'ont pas toutes apparu en même temps, qu'elles se sont développées, organisées *successivement* et à des intervalles distincts, bien qu'on ne puisse les préciser ; cette histoire enseigne enfin que de tous les habitants du globe, l'homme est le *dernier arrivé* ; par cela seul il devrait être le *dernier étudié*, quand bien même il ne serait pas la *dernière expression* de l'évolution animale.

Mais cette étude de l'homme, par laquelle on comprend et résume les spécialisations les plus hautes, les plus complètes, est une étude très-complexe, très-vaste ; l'anthropologie comme nous la concevons, dans ses rapports avec les autres sciences, tient en partie, sans doute, aux sciences naturelles ; mais, comme science d'application, elle rentrera dans les SCIENCES MÉDICALES proprement dites, elle les constituera même, à proprement parler.

Ce sera là, si l'on veut, un fait de pure *convention* ; cette acception sera bonne dès qu'elle sera bien définie.

Ainsi cette longue série de sciences ne sera abordée qu'en dernier lieu ; nous trouverons dans l'organisation humaine, comportant d'ailleurs deux ordres de faits, des faits statiques ou purement matériels, et des faits dynamiques ou fonctionnels. Ces derniers toutefois nous offriront une nouvelle division, une division que nous aurions cherchée vainement ailleurs ; de ces faits, les uns seront des faits de pur *dynamisme*, tandis que les autres seront des faits de *rationalisme* ; je vais revenir sur ce point : de ces diverses études, c'est incontestablement par celle de l'organisation qu'il faudra commencer ; l'anatomie normale précédera l'étude des fonctions, car les organes existent indépendamment de leur mode d'action, de leur temps d'activité ; puis nous arriverons aux sciences physiologiques ; et puis enfin, après avoir examiné tout ce qui se passe dans l'ordre normal, tout ce qui constitue les sciences pathologiques, la pensée humaine arrivera à l'étude de ses propres perturbations; d'où résulte ce que nous aurions pu établir d'avance : que la pensée humaine, après avoir passé par tous les degrés scientifiques, après avoir méthodiquement parcouru tous les cercles en quelque sorte de la sphère des sciences d'observation, finit par se trouver face à face avec elle-même : c'est la pensée humaine qui enfin aboutit à la pensée humaine.

Nous venons de donner un premier aperçu, une idée très-générale et en même temps très-succincte de la sphère des connaissances nécessaires au médecin, sphère dans laquelle l'esprit humain n'a pu pénétrer qu'après avoir été pourvu de tout ce que peut donner une bonne éducation première. Cette marche était vraiment didactique, puisque nulle part elle ne s'est écartée des principes de méthodologie que nous avions posés, savoir : des principes de graduation dans les études, d'indépendance de généralisation décroissante dans les notions scientifiques, et de spécialisation croissante dans les faits étudiés.

Maintenant, et dans le but de prouver que toute bonne systématisation est un véritable *cercle* de connaissances (*in circulum abeunt*), nous allons faire voir comment on pourrait suivre une marche *inverse*.

Partant toujours du premier mobile, de la puissance nécessairement primordiale, c'est-à-dire de la pensée humaine, que nous supposerons cette fois au centre même de la sphère de toutes les connaissances à acquérir, nous allons examiner par quels nouveaux procédés, d'après quelle autre méthode, l'esprit, ainsi emprisonné pour ainsi dire dans sa propre ignorance, finit par s'ouvrir un passage vers la périphérie, ou plutôt comment il va éclairer, projeter successivement et méthodiquement comme des ondes lumineuses dans toutes les parties de cette sphère, comme par une sorte de rayonnement scientifique.

Cette marche, on le voit déjà, ne sera plus, à proprement parler, didactique; elle ne conviendra pas à l'enseignement, mais elle sera merveilleusement appropriée aux découvertes scientifiques, aux investigations laborieuses des hommes qui se plaisent à recueillir des faits particuliers, afin de s'élever progressivement aux généralités, aux rapports de ces mêmes généralités, c'est-à-dire à leurs lois.

Nous prenons donc ici, je le répète, la pensée humaine au centre de la sphère des notions scientifiques; mais, avant tout, nous savons qu'il est besoin de lui fournir des instruments d'exploitation; qu'il faut en quelque sorte jeter sur elle un premier point lumineux, afin que du moins elle puisse commencer par se considérer elle-même; or, c'est l'éducation première qui fournira ce flambeau à l'aide duquel elle va diriger ses premiers pas, ses pas encore si limités et incertains.

Ce que nous cherchons ici à faire sentir par une sorte de métaphore, pourrait être vérifié dans l'histoire de la philosophie. Plusieurs écoles dans l'antiquité, et même dans les temps modernes, ont procédé ainsi dans la recherche de la vérité; c'est le *moi* que ces philosophes ont d'abord *uniquement* considéré; et quant au monde extérieur, quelques-uns, et Georges Berkeley est de ce nombre, ont même fini par le considérer comme une dépendance du moi, comme formé par des accidents du moi, et n'ayant aucun réalisme en dehors du moi. Mais ce n'est pas sous ce rapport que nous voulons considérer la marche de l'esprit humain; nous voulons le suivre par les routes que nous avons tout-à-l'heure indiquées, et le suivre alors qu'il marche dans un sens inverse. Concentrée d'abord dans sa propre étude, ayant pour unique but de se connaître elle-même, la pensée humaine ne tarde pas à voir qu'elle a une instrumentalité matérielle, que des actes de rationalisme sont combinés avec des actes de simple dynamisme. Dès lors elle passe à l'étude de ces actes comme à un *complément* indispensable de son étude première.

Elle s'était d'abord étudiée elle-même, c'est-à-dire comme expression, comme ensemble d'actes de rationalisme; mais elle observe que la *norme* qui constitue ce rationalisme peut en certains cas être abolie; d'où des aberrations dans les actes de rationalisme, d'où étude de ce qu'on nomme les maladies mentales.

Les anciens philosophes avaient tous coutume aussi d'étudier les opérations régulières de l'intelligence humaine et les divers états d'aberration de cette même intelligence, c'est-à-dire la folie et toutes ses variétés.

Mais les actes, soit de rationalisme, soit de dynamisme pur, sont dans une intime relation avec l'instrumentalité humaine, c'est-à-dire avec l'état matériel des

ÉTUDES
SCIENTIFIQUES.

—

Classification cycloïde
des sciences
d'observation.

organes; d'où nécessité pour la pensée de passer à ce nouveau *complément* de ses études : savoir d'aborder la science dite pathologie statique et pathologie dynamique. Ce n'est pas tout, les altérations matérielles, de même que les troubles fonctionnels, ne peuvent être bien appréciées que par une comparaison attentive avec la *norme*, avec l'état régulier de ces mêmes faits ; d'où nouvelle nécessité de *compléter* l'étude des fonctions normales et anormales par l'étude des organes réguliers, c'est-à-dire sains, et altérés, c'est-à-dire malades. Tout ici, comme on le voit, s'enchaîne étroitement ; tout est lié, et il faut nécessairement passer de compléments en compléments, sous peine de laisser ses études inachevées, tronquées pour ainsi dire.

Et cependant nous ne sommes encore qu'au commencement de cette route que j'appellerais volontiers *de retour ;* l'homme a voulu d'abord se connaître lui-même, et sous le rapport de sa propre activité mentale, et sous le rapport de son instrumentalité soit normale, soit anormale ; mais cette connaissance elle-même, poursuivie dans ces limites, n'est pas encore *complète ;* l'homme n'est pas un être *isolé,* pas plus dans le monde physique que dans le monde moral ; il n'est pas *indépendant* du milieu dans lequel la création l'a jeté ; il n'est pas indépendant des êtres qui l'environnent ; et ici nous devons sentir combien le caractère de la méthode que nous suivons est différent de celle que nous suivions tout-à-l'heure : nous avions, en effet, et chaque fois pardevers nous, des notions scientifiques *complètes ;* ici nous sommes continuellement forcés d'aller chercher au delà des notions *complémentaires;* nous ne trouvons aucune science indépendante, entière ; nous sentons toujours que les notions acquises restent imparfaites, et que de toute nécessité il faut aller en demander le complément à d'autres sciences. Or, la bonne méthode ici consiste à passer progressivement aux sciences *immédiatement* complémentaires, et non à sauter par-dessus celles-ci pour arriver sans transition aux sciences les plus générales.

Mais je reviens à l'homme qui, après s'être étudié lui-même, s'aperçoit des rapports nombreux qui l'unissent aux autres êtres, et qui veut demander à ces mêmes êtres le complément de sa propre étude.

Et d'abord il sait que son organisation ne peut lui être dévoilée que par des *comparaisons* nombreuses avec les êtres qui ont *le plus* d'analogie avec lui; d'où nécessité, pour compléter son étude, d'aborder les sciences dites *physiologie comparée, anatomie comparée;* de faire enfin des études zoologiques dans toute l'extension du terme. Mais comme il est impossible d'étudier sérieusement la zoologie, c'est-à-dire toutes les séries d'animaux, sans s'apercevoir aussitôt de l'étroite dépendance dans laquelle ceux-ci se trouvent les uns à l'égard des autres, et surtout à l'égard d'un autre règne, d'un règne encore organisé, bien que très-différent, il en résulte que le champ des études se trouve encore agrandi; en effet, les animaux ne sauraient vivre, exister sans le secours d'autres animaux, et surtout sans le secours des végétaux; le caractère fondamental de toute organisation

ETUDES
SCIENTIFIQUES.

—

Classification cycloïd
des sciences
d'observation.

animale consiste dans un travail incessant d'assimilation de molécules étrangères et de désassimilation de ces mêmes molécules au bout d'un certain temps ; or, ces molécules ne peuvent être fournies aux animaux que par le règne végétal ou par la substance d'autres animaux nourris eux-mêmes aux dépens des végétaux ; et puisqu'il y a ainsi une éternelle circulation de substance dans ces êtres, le complément de l'histoire des premiers ne saurait être trouvé que dans ceux-ci. L'animalisation ne saurait être isolée de la végétation : ce sont deux opérations étroitement liées entre elles.

D'après tout ce que je viens de dire, on voit que pour compléter successivement et progressivement les études naturelles, il faut sans cesse remonter dans l'échelle des êtres, retourner vers des faits qui se simplifient et se généralisent. Une étude en nécessite une autre, et celle-ci en nécessite de nouvelles qui elles-mêmes en amèneront d'autres ; c'est comme une vaste mer dont la profondeur augmente à mesure qu'on s'éloigne du rivage.

Ainsi nous devons déjà pressentir qu'en nous en tenant à l'étude du règne organisé considéré en lui-même, nous ne pourrions réellement faire qu'une étude imparfaite ; il faut à ce règne un milieu donné, un support, des éléments de réparation, de conservation, d'existence en un mot ; or, tout cela doit se trouver complémentairement dans le règne inorganique. Et d'ailleurs, qui ne sait que les couches les plus extérieures du globe sont elles-mêmes des produits de la vie ? que ces mêmes couches attestent les formes successives par lesquelles ont déjà passé tant d'êtres vivants? «Spectacle imposant et terrible, dit Cuvier, que celui de ces débris de la vie formant presque tout le sol sur lequel portent nos pas! Aussi est-il bien difficile de retenir son imagination, et de ne point hasarder quelques conjectures sur les causes qui ont pu amener de si grands effets. »

Ainsi il y a comme un passage insensible entre les règnes organisés et le règne inorganique, et les éléments de l'organisation ne sont plus en quelque sorte confinés dans le règne jouissant aujourd'hui de tous les attributs de la vie. Pour connaître tous ces éléments, il faut dès lors poursuivre ses recherches jusque dans ce dernier règne; pour connaître les espèces qui depuis long-temps ont disparu de la surface du globe, il faut aller en chercher les vestiges jusque dans le sein de la terre. C'est làqu'il faut aller consulter les pages complémentaires de la grande histoire des animaux et des végétaux: car ceux-ci ont également couvert de leurs débris de vastes régions. «La profondeur à laquelle ils sont situés, dit Cuvier, la nature des couches pierreuses qui les renferment, tout annonce leur antiquité, et les espèces toutes étrangères de plantes que ces couches recèlent s'accordent avec les fossiles animaux pour prouver les variations que l'organisation végétale a subies sur la terre. »

C'est donc une liaison étroite et insensible qui nous fait passer de l'étude de l'organisation à l'étude de la structure du globe; cette dernière est positivement complémentaire de celle-là.

ÉTUDES
SCIENTIFIQUES.

Classification cycloïde
des sciences
d'observation.

Mais ce n'est pas tout : le globe terrestre lui-même ne saurait être considéré *individuellement* dans le système des corps célestes ; il ne saurait être considéré d'une manière absolue , puisqu'il ne constitue qu'*une* des parties intégrantes de l'univers, puisque lui aussi a des rapports, des liens nombreux avec les autres parties ; mais une fois qu'on est arrivé à l'étude du globe terrestre par les procédés, ou plutôt par le cours même de la méthode que nous avons indiquée, on trouve que cette nouvelle étude elle-même se divise naturellement en plusieurs sections, suivant que les recherches portent sur la composition intérieure du globe, ou sur son enveloppe gazeuse, ou sur les forces qui agissent à la surface, etc. ; et cette énonciation seule suffit pour nous indiquer que nous sommes en plein dans les sciences chimiques et physiques proprement dites.

Nous ne sommes pas encore arrivés cependant à ce qu'il y a de plus général, nous avons encore un degré à franchir ; mais nous y sommes naturellement conduits par le fait de nos dernières études, qui elles-mêmes seraient incomplètes sans la connaissance de tous les faits qui résultent de cette autre grande loi, savoir : la pesanteur universelle ou l'action à distance de la matière sur la matière ; ce qui constitue une nouvelle série d'études, celle des phénomènes célestes.

Ainsi donc nous voilà revenus à notre premier point de départ ; nous avons parcouru un cercle entier, une route identiquement la même, si l'on veut, mais dans un sens inverse.

Dans les deux cas nous avions une foule de phénomènes à étudier conjointement avec les faits purement matériels dont nous devions prendre connaissance. Ces phénomènes, bien que très-nombreux et très-variés, pouvaient cependant être ramenés à trois sources bien distinctes; ils pouvaient être groupés conséquemment en trois grandes sections : 1° ceux qui dépendent de la pesanteur universelle; 2° ceux qui se rattachent à la cause probablement unique de la lumière, de la chaleur, de l'électricité et des combinaisons chimiques; 3° ceux qui sont motivés par le principe de l'existence des êtres organisés, en un mot par la vie.

Bien que ces trois sources de manifestations naturelles, bien que ces trois AMES, en quelque sorte, de l'univers physique et moral, n'aient entre elles aucune communauté d'origine, malgré tant de vains efforts pour rattacher, par exemple, le principe de la vie au principe de l'électricité, ces trois causes générales sont de nature essentiellement *différente;* c'est du moins ce que tout prouve dans l'état actuel des connaissances physiques et naturelles; mais malgré cette non-communauté d'origine, il y a, nous venons de le voir, dans leurs manifestations, dans les complications diverses de leurs phénomènes, une filiation, un enchaînement incontestable; de sorte qu'une même méthode d'études doit nécessairement être appliquée à leurs investigations et à leur enseignement. Nous l'avons prouvé tout-à-l'heure d'une manière péremptoire, soit en descendant le cours des sciences de la circonférence au centre, soit en remontant, en revenant du centre

ETUDES
SCIENTIFIQUES.

—

Utilité
des classifications,

à la circonférence par le même chemin, mais en suivant une méthode opposée.

J'ai déjà cherché à faire bien apprécier la valeur relative de ces méthodes appliquées au classement et à l'étude des diverses sciences ; j'ai dit que pour les investigations scientifiques, investigations dont le caractère aujourd'hui est de porter sur les faits les plus positifs de chaque science, d'avancer timidement, si l'on veut, pas à pas, mais avec rigueur et certitude ; pour les investigations, nous en sommes maintenant bien convaincus, c'est à la méthode analytique qu'il faut avoir recours ; c'est du **centre** de la sphère scientifique, ou du moins c'est vers sa **circon-férence**, en d'autres termes, c'est vers les généralités qu'il faut sans cesse marcher, quel que soit le point attaqué.

Cette méthode est excellente, je le répète, dans les sciences d'observation, lorsqu'on l'emploie pour *augmenter* la somme des connaissances acquises.

Mais les principes méthodologiques appliqués à l'*enseignement* de ces mêmes connaissances ne sauraient être les mêmes ; il n'est plus nécessaire alors de faire passer les élèves par tous les détours, toutes les lenteurs de la méthode analytique.

Lorsqu'on enseigne purement et simplement les faits déjà recueillis et systématisés, lorsqu'on n'a pas la prétention d'en augmenter la somme, il serait tout-à-fait irrationnel de faire recueillir aux élèves des séries de faits, si ce n'est comme moyen de *vérification* ; quant aux conclusions générales, le maître doit les avoir prévues et les leur avoir indiquées d'avance.

Maintenant que nous avons fait connaître les méthodes générales d'études que nous devrons employer nous-mêmes, il nous reste à en faire véritablement l'application, c'est-à-dire à reprendre en particulier et avec détail toutes les sciences nécessaires au médecin, d'en exposer successivement la méthodologie particulière, afin que l'étudiant connaisse à la fois et l'ordre dans lequel il doit étudier les sciences considérées les unes relativement aux autres, et les matières de chaque science en particulier. Nous n'avons plus besoin de dire qu'avant d'arriver aux sciences médicales proprement dites, nous devrons d'abord passer par les sciences physiques et par les sciences dites naturelles.

SCIENCES PHYSIQUES.

De la *matière* et des *forces*, des corps et des phénomènes ; en d'autres termes, des faits statiques et des faits dynamiques : voilà ce que nous retrouverons dans toutes les spécialités scientifiques, sans exception ; voilà ce que nous aurons successivement à étudier. Mais pour contenir la matière, les corps, il faut de *l'espace* ; mais pour que ces forces puissent s'exercer, pour que les phénomènes puissent s'accomplir, il faut du *temps* : d'où deux idées générales, absolues, dont il faut bien se pénétrer, qu'il importerait de définir avant d'aborder tout autre point dans les sciences physiques, si Pascal n'avait d'avance déclaré que ces deux mots sont incapables d'être définis : « C'est, dit-il, une double infinité qui nous environne de toutes parts ; » il a donc fallu que l'intelligence humaine cherchât pour ainsi dire à rendre captive cette éternité, afin de lui appliquer la mesure et le nombre.

Autant il est facile en effet de concevoir l'espace *limité* et le temps *mesuré*, autant il est difficile de concevoir la signification de ces termes sans les conditions que nous venons de leur donner.

Lorsqu'à l'aspect des corps répandus dans les profondeurs du ciel, l'esprit cherche à concevoir l'espace le plus grand possible; lorsqu'il veut aller par delà ces mêmes corps célestes déjà placés à des distances incommensurables, il est obligé de se reposer, pour ainsi dire, dans d'autres limites fictives : car l'infini ne peut être *figuré*, ne peut être *imaginé*, idéalisé, ce qui est la même chose.

Que l'esprit place donc, par la pensée, des espaces au bout des espaces, d'une manière indéfinie, il se fatigue, il s'épuise en vain parce que ses conceptions ne peuvent prendre de netteté qu'à la condition d'être définies.

Ce que je viens de dire de l'espace peut s'appliquer au temps : nous ne pouvons nous en former une idée précise que par la *succession* des faits dynamiques; ainsi notre esprit, en raison de sa faiblesse, veut, d'une part, que des faits statiques *limitent* les espaces; et, d'autre part, que des faits dynamiques *mesurent* les temps; mais de même qu'indépendamment de tout ce qui nous environne nous pourrions avoir l'idée de l'espace par cela que notre corps a besoin d'un certain espace pour être *contenu*, de même nous pourrions avoir une idée du temps par cela que nos sensations intérieures ont besoin d'un certain temps pour se *succéder* les unes aux autres.

Ces deux idées générales, espace, temps, une fois appréciées, il faut examiner les deux sortes de faits dont nous avons déjà parlé, savoir : les faits statiques et les faits dynamiques, c'est-à-dire *ce qui est* dans l'espace

SCIENCES
PHYSIQUES.

—

De l'espace et du temps.

et ce qui se fait dans le temps, voilà toute la science : connaître ce *qui est* et ce *qui se fait*, c'est là, en effet, ce qui constitue toutes les connaissances humaines.

L'espace ne peut être limité que par de la matière ; une portion finie de l'espace, c'est-à-dire une étendue quelconque, ne peut être rendue *impénétrable* que par de la matière. Telle est l'idée la plus générale, la plus scientifique que nous puissions concevoir de celle-ci.

Mais cette matière a des formes particulières ; elle constitue des fragments disposés régulièrement dans l'espace, et en outre elle éprouve *absolument* et *relativement* des changements, des accidents ; or, pour motiver la persistance de ces formes, pour motiver ces changements, ces accidents de la matière, il faut des *causes*, il faut des *mobiles*, il faut des *puissances*, des *forces* enfin ; c'est ce dernier mot qu'on a adopté dans les sciences physiques ; et c'est là ce qui constitue ou plutôt ce qui forme le point de départ de ce que nous avons nommé faits dynamiques.

Mais comme il est impossible d'avoir des idées justes, des idées exactes, soit sur la grandeur d'un contenant ou d'un contenu, soit sur l'étendue considérée d'une manière abstraite, soit sur le mouvement en lui-même, sur ses lois générales et nécessaires, sans l'application des MATHÉMATIQUES, on devra nécessairement reprendre ces sortes d'études avant d'aborder les sciences physiques proprement dites. Nous avons dit ailleurs que les études mathématiques sont en quelque sorte des études de transition : d'une part, en effet, on y trouve de véritables procédés intellectuels, des moyens précieux de raisonnement; et d'autre part, pour les étudier il faut déjà faire quelques emprunts à l'observation; ces emprunts sont tels, à la vérité, que tout homme, par cela qu'il a des sens, ne peut pas ne pas les avoir faits. Ce sont des observations tellement générales, tellement synthétiques et en même temps si simples, que naturellement l'esprit s'en trouve pourvu. Qui ne possède, en effet, des idées de grandeur et d'étendue matérielles, de forces, de mouvement et de vitesse? Qui pourrait avoir la conscience du monde extérieur sans avoir ces notions générales? Eh bien, c'est sur ces seules notions, c'est d'après ces idées si peu nombreuses, qu'on peut opérer et profondément dans les sciences mathématiques; il suffit d'emprunts aussi généraux, aussi vagues, j'oserais dire, pour aborder toute une série d'études rigoureuses et positives: les mathématiques. Quelle que soit donc la complication des calculs auxquels on pourra s'élever, soit dans ce que Lagrange a nommé la théorie des fonctions, soit en géométrie synthétique, etc., on n'aura toujours pour point de départ que des idées relatives à la mesure et aux propriétés de l'*étendue* ; il en sera de même pour la dynamique : quelles que soient la variété, la complication des *mouvements* dont on a à se rendre compte, quels que soient les accidents de *vitesse* à déterminer, quelle que soit enfin la nature des *forces* considérées ou non indépendamment des mouvements, on a toujours pour point de départ les idées simples, quoique générales, de forces et de mouvements.

Mais ces sciences abstraites ne s'appliquent pas seulement à la mesure de ce qui est contenu dans l'espace : on peut aussi les appliquer à la mesure du temps ; de là deux sciences qui se correspondent, la géométrie et la chronologie.

Il n'y a pas enfin jusqu'à la *théorie des probabilités* qui ne puisse être ramenée aux faits d'observation les plus simples ; après avoir pris une connaissance *abstraite* de l'espace et du temps , après avoir étudié ou plutôt mesuré d'une manière également abstraite, c'est-à-dire purement mathématique , ce qui *est* dans l'espace et ce qui se *fait* dans le temps , on peut toujours d'une manière *abstraite* étudier, calculer l'éventualité , la *probabilité* des événements , c'est-à-dire des faits qui s'accomplissent dans le temps.

Mais il convient maintenant de passer à ce qui existe réellement , à ce qui s'effectue positivement dans l'ordre des faits physiques ; il est temps d'appliquer aux sciences d'observation nos principes de méthodologie.

Je n'insisterai pas davantage sur ces premières idées ; je me bornerai à dire que pour mettre de l'ordre, de la méthode dans toutes les spécialités scientifiques que nous allons parcourir rapidement, nous commencerons toujours par *décrire* purement et simplement les faits statiques ou matériels ; et puis après nous *expliquerons*, ou, si l'état de la science ne permet pas d'*expliquer*, nous ferons l'historique des faits dynamiques ou phénoménaux. Dans chaque spécialité scientifique , je le répète, qu'elle soit physique, naturelle ou médicale, toujours nous aurons à reprendre cette division, toujours **nous** aurons deux sections : d'abord exposer ce qui est, ce qui existe matériellement ; puis expliquer ou raconter ce qui se fait, ce qui s'effectue, ce qui se passe. Maintenant mettons-nous à l'œuvre, et commençons par tout ce qu'il y a de plus général et de plus indépendant, sous le double rapport de la matière et des forces.

SCIENCES
PHYSIQUES.

—

Physique générale.

L'état actuel des sciences astronomiques se prête merveilleusement à l'application de nos principes de méthodologie ; les vérités y sont tellement bien démontrées que nous n'avons pas à nous occuper des voies par lesquelles on est arrivé à leur découverte.

Nous pouvons nous supposer pour un moment jetés en quelque sorte sur un point quelconque de ce vaste univers, et assistant à ce magnifique spectacle comme au premier jour du monde. Nous y voyons des fragments de matière dispersés çà et là dans les abîmes de l'espace, et dès lors les questions qui nous viennent tout d'abord à l'esprit sont celles-ci : quelle est la nature de ces corps ? quelles sont leurs dimensions ? quelle est la distance qui respectivement les sépare les uns des autres ? Sont-ils en repos ou en mouvement ? A quel dessein ont-ils été ainsi jetés dans le firmament ? Mais la science n'en est pas à ce point de répondre d'une manière satisfaisante à toutes ces questions ; on s'est contenté d'abord de grouper, de classer tous ces corps ; encore n'a-t-on pu leur appliquer qu'une classification essentiellement arbitraire et tout-à-fait stérile quant à ses résultats scientifiques, puisque cette classification est uniquement fondée sur l'ordre de grandeur apparente des astres,

Quant à la nature matérielle des corps stellaires, la science n'a pu acquérir encore sur ce point que des notions vagues et peu certaines. Tout au plus peut-on affirmer que ce sont des amas de matière; ceci nous suffit toutefois pour que nous puissions, même à l'égard des systèmes stellaires, avoir les deux sortes de faits que nous sommes destinés à retrouver partout, savoir : des faits statiques et des faits dynamiques. Nous verrons tout-à-l'heure que dans la spécialité scientifique qui nous occupe, les faits dynamiques sont mieux appréciés, mieux connus que les faits statiques; quoi qu'il en soit, de ces corps stellaires les uns sont opaques, les autres lumineux; les uns sont sans doute beaucoup plus volumineux que les autres; dans tous les cas ils ne peuvent pas ne pas avoir les propriétés que les physiciens attribuent à toute matière.

De ces propriétés, les unes sont *essentielles*, les autres *non essentielles*. Il n'y a que deux propriétés essentielles à étudier : l'étendue et l'impénétrabilité.

Les corps qui entrent dans la composition des systèmes stellaires ont ces propriétés : ils ont conséquemment un volume donné; dès lors on a dû se demander quel est ce volume et chercher à l'évaluer; mais ces questions n'étaient pas faciles à résoudre : les étoiles semblent bien offrir un disque dans nos puissants télescopes, mais ce disque n'a rien de réel; c'est une illusion d'optique. Nous devons cependant ajouter que, dans cette impossibilité d'arriver à des indications directes, on a cherché à acquérir du moins des notions indirectes sur le volume de ces corps au moyen d'expériences photométriques. Ainsi on sait que le docteur Wollaston a trouvé, par une suite d'expériences de cette nature, que l'étoile Sirius doit équivaloir, quant à l'éclat intrinsèque, au moins à deux soleils comme le nôtre.

Mais, je viens de le dire, il est d'autres propriétés que les physiciens désignent sous les noms de divisibilité, porosité, mobilité, repos, etc. La mobilité et le repos doivent être rattachés aux faits dynamiques; ils appartiennent aux corps stellaires, puisque l'observation apprend que ces corps peuvent être en mouvement et en repos, d'une manière *relative* bien entendue.

Les étoiles dites fixes ont aussi ce qu'on appelle en astronomie des mouvements propres, mouvements très-lents, sans doute, puisqu'il a fallu des siècles pour les constater, et puisque c'est à peine s'ils ont fini par altérer l'apparence du ciel étoilé. Ils sont réels cependant, et ils donnent la certitude que dans chacun des systèmes dont les étoiles sont les centres il y a des lois dynamiques, il y a des forces qui régissent tous ces mouvements : ce sont les étoiles dites *doubles*, qui ont enfin permis de soulever ces hautes questions. Ainsi il ne peut plus y avoir de doute aujourd'hui sur la réalité des mouvements *orbiculaires* dans les systèmes stellaires ; ces mouvements ne peuvent être des effets de parallaxe, car la rotation de certaines étoiles autour de quelques autres est de la plus grande évidence ; ainsi, je le répète, dans chacun de ces systèmes reculés, l'empire de la gravitation newtonienne est encore incontestable : ce sont des soleils

SCIENCES
PHYSIQUES.

—

Théorie Newtonienne.

Physique générale.

tournant autour d'autres soleils, entraînant peut-être avec eux des séries de planètes escortées de satellites, et soustraits à nos regards par la splendeur du ciel.

Cette grande loi de Newton, loi que nous allons tout-à-l'heure énoncer, est donc ce qu'il y a de plus *universel*, de plus *indépendant* dans la nature, puisque rien n'échappe à son empire, pas même ces corps lumineux dont la distance et le nombre sont de nature à effrayer l'imagination la plus puissante.

Newton avait ainsi donné l'énoncé de sa loi de la gravitation universelle : « Toutes les particules de matière répandues dans l'univers s'attirent mutuellement en raison directe de leurs masses et en raison inverse des carrés de leurs distances. »

Mais les corps stellaires ne sont pas des particules de matière : ce sont des amas immenses de particules ; ce qui n'empêche pas que l'application de la loi newtonienne ne soit possible, car les corps stellaires sont de forme sphérique, et dès lors l'attraction est précisément la même que si la masse entière de chaque sphère était réunie à son centre, et la sphère réduite à de simples particules.

Newton a démontré, en outre, comment on peut expliquer les différents mouvements orbiculaires : « Quand deux corps sphériques, dit-il, sont sollicités par une semblable force attractive, chacun d'eux décrit autour de l'autre, considéré comme fixe, et tous deux décrivent autour de leur centre commun de gravité, des courbes concaves nécessairement comprises parmi celles que les

SCIÉNCES PHYSIQUES.

—

Théorie Newtonienne.

—

Physique générale.

géomètres désignent sous la dénomination générale de sections coniques. Ces courbes seront, dans chaque cas particulier, des ellipses, des paraboles ou des hyperboles, selon les rapports de vitesse, de distance et de direction ; et les excentricités pourront avoir des valeurs quelconques, d'après les mêmes circonstances ; mais les centres de chacune des sphères et leur centre commun de gravité occuperont nécessairement un foyer des sections coniques décrites. Dans chaque cas enfin la vitesse angulaire avec laquelle se meut la ligne qui joint les centres sera en raison inverse du carré de leur distance mutuelle, et les aires décrites par cette ligne seront égales en temps égaux (Newton, *Princip.* ; Herschell, *Astron.*).

Ainsi, les principes de Newton et les lois de Képler, sur lesquels nous aurons à revenir, peuvent être appliqués à tous les phénomènes observables des systèmes stellaires ; mais ce n'est pas tout, il est encore d'autres faits généraux de nature dynamique qu'il nous est donné de constater dans les systèmes les plus distants : je veux parler de la lumière et de la chaleur. Ici il y a même une remarque importante à faire ; c'est que la lumière qui nous vient des étoiles a été en quelque sorte spécialisée ; toute lumière blanche, nous le dirons plus tard, est nécessairement composée ; mais il y a dans la lumière stellaire des circonstances de coloration toutes particulières ; et de plus il y a des raies noires tout-à-fait différentes de celles que présentent la lumière solaire et les lumières produites artificiellement.

Mais comment nous arrive cette lumière ? Est-ce par

des mouvements de *translation* ou de *vibration?* Il n'y a que ces deux modes généraux de mouvement.

La pesanteur universelle produit dans ces systèmes des mouvements du premier ordre, c'est-à-dire de translation; mais la lumière ne peut y produire que des mouvements de vibration; il est imposible, en effet, d'admettre aujourd'hui que la lumière soit incessamment *projetée* des corps stellaires jusqu'à nous; le principe seul des interférences suffirait pour détruire cette hypothèse. C'est donc au système des ondulations qu'il faut rapporter tous les effets dynami ques lumineux; mais d'après cette hypothèse, et c'est la seule qu'on puisse admettre, il faut supposer que tous les espaces célestes sont remplis d'une substance qu'on appelle *éther*, substance dans le sein de laquelle s'opèrent ces ondulations, et qui répand ainsi uniformément la lumière dans toutes les profondeurs du ciel. L'éther serait partout : là où il n'y a rien, et là où il y a des corps qui opposent à tout, excepté à lui, une impénétrabilité absolue; il est agent propagateur, mais non producteur de la lumière; si donc le *fiat lux* n'avait pas été prononcé, jamais l'éther dans ces sombres régions n'aurait été sillonné par le moindre frémissement.

Ainsi dès à présent il faut étudier certaines lois relatives à la lumière; il faut rechercher si l'intensité de la lumière, ou, en d'autres termes, si les ondulations sont également vives, pressées, actives dans toutes les parties du milieu éthéré. Bientôt on reconnaîtra une *décroissance* dans les ondes lumineuses, et de là cette loi, que l'intensité de la lumière d'un point lumineux quelconque décroît comme le carré de la distance augmente.

L'immatérialité de la lumière est donc bien constatée ; c'est un fait purement dynamique, c'est un mouvement, non pas d'émission sans retour, mais bien d'ondulation, et qui s'exécute dans le sein d'une substance essentiellement différente de toute matière pondérable.

Outre la lumière, il y a encore ici à étudier d'une manière générale un autre fait dynamique, et qui ne peut pas non plus ne pas exister dans les systèmes stellaires : nous voulons parler de la *chaleur*. Il y a en effet aussi des ondes calorifiques qui se comportent comme les ondes lumineuses, qui se propagent aussi avec une rapidité prodigieuse : ce fait seul rapprocherait déjà singulièrement la chaleur de la lumière, si l'on ne savait que leur origine est la même, qu'il y a identité de marche et de propagation. Puisque toute chaleur rayonnante se propage avec une vitesse du même ordre de grandeur que celle de la lumière, les lois sont donc les mêmes et quant à la propagation et quant à la décroissance d'intensité.

Ceci posé, il resterait à étudier quelle est la température dans le sein des systèmes stellaires et en dehors de leurs orbes. Au moyen de plusieurs indications fournies par le calcul, Fourrier a été en mesure de prouver que la température des espaces célestes n'est guère moindre que 50 ou 60° au dessous de zéro.

Puisque la lumière et la chaleur existent ainsi et répandues avec abondance dans les systèmes stellaires, des

SCIENCES PHYSIQUES.

Théorie Newtonienne.

Physique générale.

phénomènes électriques doivent aussi s'y manifester ; mais cette question sera traitée là seulement où elle pourra trouver sa vérification, c'est-à-dire dans une autre spécialité scientifique.

Ainsi, pour nous résumer, par delà les systèmes stellaires, il y a de la lumière, il y a de la chaleur ; mais l'une et l'autre vont en décroissant d'après des lois connues. Y aurait-il encore d'autres phénomènes dans ces abîmes qui vont sans cesse en se refroidissant et en s'assombrissant ? Rien ne le fait présumer ; car pour la production du moindre *son*, par exemple, il faut des fluides bien moins ténus, bien moins subtils que l'éther ; si celui-ci suffit pour la propagation des vibrations lumineuses et calorifiques, vibrations dont l'amplitude est si petite et dont la succession est si rapide, il ne suffirait pas, l'expérience directe le prouve, pour la propagation des rayons sonores ; ainsi tous les bruits meurent à la surface des globes stellaires ; et quels que soient leur volume et la rapidité de leurs mouvements, ceux-ci accomplissent silencieusement dans l'espace leurs orbes éternels.

Cependant, parmi tous ces systèmes il en est un dans le sein duquel toutes nos théories pourront être vérifiées avec bien plus de facilité et bien plus de rigueur ; ce système c'est le nôtre, c'est le système solaire ; il est en quelque sorte perdu dans cette vaste accumulation d'étoiles désignée sous le nom de voie lactée.

Les puissants télescopes fabriqués au commencement de ce siècle ont permis d'entrevoir avec plus de précision qu'on ne l'avait fait jusqu'alors la constitution du

ciel étoilé. Il y a comme une vaste couche d'étoiles
d'une largeur immense, et bifurquée en deux lames principales ; or, c'est vers le milieu de l'épaisseur de cette
couche et vers le point où elle se partage qu'il faut chercher notre système solaire. Arrivés là, nous devrons
procéder à l'étude de son économie intérieure, et diviser
les faits en deux séries bien distinctes, c'est-à-dire en
faits statiques ou matériels, et en faits dynamiques ou
phénoménaux.

Admettant comme irréfragablement prouvée la théorie
Copernicienne, il serait au moins superflu de se mettre à
énumérer les faits qui ont porté les astronomes à fixer définitivement le soleil au centre de tous les mouvements exécutés dans ce système; on devra donc se mettre immédiatement à étudier d'abord les particularités physiques propres
au soleil, puis aux planètes, puis à leurs satellites, puis
enfin aux comètes. Ce n'est qu'après avoir obtenu ces
premiers renseignements statiques, qu'après s'être appuyé sur cette base d'études, qu'on cherchera à se former une idée exacte des lois qui régissent le système
solaire.

Placé majestueusement au centre de cet univers limité, particularisé, et choisi nécessairement par nous au
milieu de tant d'autres, parce que seul il nous est bien
connu, le soleil occupe constamment un des foyers des
ellipses parcourues par les corps planétaires et cométaires ;
c'est de là qu'il dissémine à tout son cortége une chaleur
et une lumière incessantes.

Les planètes ont été successivement découvertes,

comme on le pense bien ; il en a été de même pour leurs satellites ; c'est Galilée qui a découvert ceux de Jupiter ; époque à jamais mémorable dans l'histoire des sciences, car c'est à partir de là qu'il n'a plus été possible de révoquer en doute la théorie Copernicienne. Irrécusable pour l'explication des faits dynamiques relatifs à ce système en miniature, cette théorie, en vertu de la méthode analytique, a pu être appliquée au système solaire tout entier ; et cette généralisation a été justifiée ; puis enfin elle a pu être étendue aux systèmes stellaires, dernière généralisation qu'il a été possible de vérifier, et par l'énoncé abstrait de laquelle nous avons dû commencer, suivant notre méthode.

C'est encore à cette précieuse découverte que la physique générale doit toutes les notions qu'elle possède sur la prodigieuse vitesse de la lumière et sur les phénomènes de l'aberration, toutes choses sur lesquelles nous aurons à revenir dans un autre lieu.

Après avoir étudié les faits statiques relatifs aux planètes, à leurs satellites et aux comètes ; après avoir examiné la constitution physique de tous ces corps, il faut en étudier la dynamique.

Si dans les systèmes stellaires on pouvait déjà distinguer, par le fait de la pesanteur universelle, des mouvements d'ensemble et des mouvements particuliers, dans le système solaire les effets de cette loi seront vérifiés avec bien plus d'étendue, de rigueur et de précision.

Ce n'était d'abord qu'une sorte de *causation* essentielle ; nous savions déjà que la matière seule, et par le fait de sa propre nature, par une *faculté* dont aucune autre puissance ne pourrait la dépouiller, exerçait ainsi un *effort* tel sur d'autres corps matériels placés à *distance*, que ceux-ci étaient obligés de *dévier* de la ligne droite et de suivre des *courbes*.

Ces courbes, véritables moyens de vérification et de l'existence d'un tel effort, et de la mesure et du mode de ces efforts; ces courbes, dis-je, n'étaient que peu apparentes pour nous; ici elles vont être appréciées, suivies, décrites, calculées avec une rigueur, une exactitude qui ne laisseront rien à désirer.

Il y aura d'une part des mouvements propres au centre d'attraction, puis à chacune des planètes, puis aux satellites, puis aux comètes; d'autre part il y aura à examiner les grands effets de lumière et de chaleur produits par le centre d'attraction, et reçus par les corps en gravitation.

Il sera facile de voir qu'une merveilleuse concordance existe dans le premier ordre de faits dynamiques; les planètes ne sont plus jetées au hasard autour de leur centre commun, elles sont unies entre elles par des liens systématiques, elles forment un ensemble harmonique, elles n'ont plus une existence individuelle : c'est un tout dont il faut étudier simultanément toutes les pièces.

Mais en voici assez sur cette majestueuse mécanique céleste en vertu de laquelle tous les astres accomplissent leurs fonctions; nous avons dû nous borner à donner une idée générale de l'ordre qu'on doit suivre pour acquérir méthodiquement les notions astronomiques;

SCIENCES PHYSIQUES.

—

Physique générale.

—

Théorie Copernicienne.

mais ces phénomènes ne suivent pas toujours une marche exactement régulière ; il nous reste à examiner quelles sont les *perturbations* qui peuvent altérer la norme de ces grandes fonctions.

C'est à dessein que nous nous servons ici du terme perturbation, car les altérations, les modifications, portent presque uniquement sur la distribution du mouvement. A quoi tiennent cependant ces perturbations ? à quelles causes faut-il les rapporter ? car c'est en quelque sorte la *pathologie* du système solaire que nous allons faire ; mais on va voir en quoi cette pathologie diffère de celle que nous aurons plus tard à traiter.

Ces perturbations tiennent en effet à l'économie même de notre système principal et de nos systèmes secondaires ; elles tiennent à la *réciprocité* d'action des forces ; sans cette réciprocité d'attraction des planètes les unes sur les autres, les mouvements elliptiques seraient à jamais réguliers, les lois de Képler n'éprouveraient pas la moindre altération.

Mais il n'en est pas ainsi : les mouvements des planètes autour du soleil, et celui des satellites autour des planètes, ne sont point parfaitement uniformes et réguliers ; les attractions mutuelles et essentiellement différentes amènent des inégalités très-minimes, il est vrai, mais qui, s'accumulant de siècle en siècle, finissent par modifier d'une manière très-notable les éléments elliptiques du système tout entier.

Ainsi, et comme l'avait du reste remarqué Newton, les perturbations qu'on observe dans la mécanique céleste ne tiennent point à des causes étrangères ; circonstance bien remarquable, et qui nous a permis de placer l'astronomie en tête de toutes les sciences, comme étant parfaitement indépendante ; ainsi, des forces de leur nature immuables, des forces essentiellement régulatrices, peuvent devenir et deviennent en effet *perturbatrices* par le fait seulement de l'arrangement et de la complication d'un système.

La nature de ces forces perturbatrices nous est donc bien connue ; elle n'est autre que celle des forces normales ; elles restent même normales dans leur essence ; mais, par la réciprocité de leur action, il en résulte des effets anormaux dans un système multiple comme l'est le nôtre.

Ce n'est donc pas tant la nature que le mode d'action des forces perturbatrices qu'il faut étudier, et ceci est d'autant plus important, que ces perturbations, par leur continuité, par l'accumulation de leurs effets, peuvent, en certains cas, aller au point de modifier réellement l'économie du système, d'en altérer en quelque sorte l'équilibre. Ces études seront *simples* néanmoins, et il faut dire ici pourquoi.

Nous avons déjà posé en principe que les actes anormaux, de même que les actes normaux qui ont lieu dans la mécanique céleste, trouvent en eux-mêmes leur cause, leur raison, qu'ils ne sont influencés par aucune cause étrangère ; conséquemment, dans leur étude la plus approfondie on n'a pas à sortir des faits déjà connus, on n'a pas à remonter au delà pour trouver la source des perturbations.

J'ajoute qu'il importe de remarquer cette circonstance, car dans d'autres sciences les choses ne se passeront plus de la même manière ; les causes des perturbations viendront le plus souvent d'une autre source : il faudra les chercher dans d'autres sphères d'activité; il y aurait encore d'autres remarques à faire et qui ne peuvent encore s'appliquer qu'aux faits en question ici. En effet, lorsque nous en serons à des phénomènes moins généraux, plus particularisés, plus compliqués par conséquent, nous verrons que ces phénomènes pourront être tout-à-coup perturbés par l'intervention de causes étrangères ; et cela d'une manière soudaine, inopinée, imprévue; ce seront, à proprement parler, des faits *accidentels*, des événements en dehors de l'ordre normal ; événements qu'on ne pourra pas toujours prévoir, et dont on ne connaîtra pas toujours l'issue.

Ici les choses se passent d'une manière toute différente ; tout peut être prévu, tout peut être soumis au calcul : ceci tient à ce que les perturbations elles-mêmes ont été ramenées par les géomètres à des lois fixes; à ce que toutes leurs conséquences ont été prévues; et il en est résulté cette conviction scientifique, qu'elles ne pourront jamais altérer la stabilité de notre système : tout, en effet, ici est connu, calculé, vérifié dans le passé, et vérifiable dans l'avenir. Magnifique histoire que celle qui déroule à nos yeux tout ce qui s'est passé à l'égard de notre système, dans les âges les plus reculés, et qui nous apprend ce qui se passera dans la suite des siècles ! !

Mais assez et trop long-temps, peut-être, nous nous

sommes transportés par la pensée dans les sphères célestes; il convient maintenant, par une sorte de retour
sur nous-mêmes, de chercher ce qui se passe à proxi-
mité de notre véritable station; de prendre des notions
scientifiques sur tout ce qui nous entoure immédiatement;
de voir enfin comment les faits vont se particulariser,
se spécialiser à notre portée, pour ainsi dire.

A peine jusqu'ici nous sommes-nous occupés de notre
globe, si ce n'est pour mentionner l'ordre de ses fonctions générales dans la mécanique céleste; maintenant
nous allons faire pour cette planète ce que nous avons
déjà fait pour le système solaire.

Dans l'ordre universel des systèmes stellaires, nous
avons fini par *prendre à part* le système solaire, par la
raison toute simple que nous avions des relations plus
particulières avec ce système qu'avec les autres : d'où
des connaissances plus étendues qu'il fallait exposer;
maintenant, dans l'ordre de ce système solaire, nous avons
une planète à *prendre à part*, par la raison toute simple encore que nous avons aussi des relations plus particulières avec cette planète qu'avec les autres : d'où des connaissances plus étendues aussi que nous devons également exposer. C'est ainsi que dans cet enchaînement, cet
emboîtement naturel des faits, il nous est permis de passer
méthodiquement d'une série de notions scientifiques à une
autre série.

Les notions dans ce nouvel ordre de choses que l'élève
aura ici à aborder seront donc bien plus étendues, et en
même temps elles pourront être plus approfondies; d'abord

les objets à étudier seront dans un rapport immédiat pour la plupart, ils seront presque tous à sa portée ; on ne sera plus réduit à la simple *observation* : on pourra y joindre l'*expérience*. Qu'étions-nous, en effet, jusqu'ici dans le sein de cette vaste nature, dont nous osions sonder les replis les plus cachés ? Qu'étions-nous, si ce n'est de simples observateurs occupés à saisir çà et là quelques indices des lois qui régissent l'univers ? Ici, du moins, notre rôle sera plus actif ; nous pourrons être à la fois observateurs et expérimentateurs ; nous pourrons renouveler à volonté certains actes, reproduire les phénomènes et les séparer de toute complication, c'est-à-dire *isoler chaque couple de force et d'effet ;* mais ici la classification sera tout entière à créer ; pour s'en convaincre il suffit d'ouvrir les livres de physique. Nulle part les attributions scientifiques ne sont définies, ne sont circonscrites ; les professeurs eux-mêmes semblent se disputer entre eux les matières.

Quant à nous, pour nous guider nous n'aurons qu'à nous rappeler nos principes méthodologiques et qu'à en faire l'application à ce nouvel ordre de faits. Ainsi nous aurons d'abord à reprendre l'étude des faits statiques les plus généraux, l'examen des propriétés physiques de la matière, mais de la matière telle qu'elle nous est offerte dans la composition du globe, c'est-à-dire à l'état solide, à l'état liquide et à l'état gazeux ; puis nous aurons à reprendre, avec plus de détails que nous n'avions pu le faire jusqu'à présent, tous les phénomènes dus à ces grandes causes connues sous les noms de pesanteur, de chaleur, de lumière, d'électricité, de magnétisme et d'électro-magnétisme ; ce sera encore l'étude de la matière, mais de la matière en action.

Dans une seconde section nous passerons à des sujets plus particularisés, et ici il y aura encore deux sous-divisions : la première aura de nouveau pour objet l'examen de la matière ; mais un examen plus particularisé, puisqu'il portera sur toutes les circonstances de *structure* des corps ; la seconde reprendra les faits dynamiques en tant qu'ils résulteront des circonstances de la structure : ainsi on trouvera là les faits d'élasticité, les vibrations et les phénomènes de la capillarité.

On voit donc qu'après avoir étudié la matière par grandes *masses*, par *couches* dans la composition du globe, nous aurons à la reprendre par *fragments*, et enfin par *arrangement moléculaire*, et toujours avec des fonctions relatives à ces différents états, avec des fonctions explicables à l'aide de semblables notions. Mais ce n'est pas tout : de l'état, de l'arrangement moléculaire, il faudra passer à l'*arrangement atomique* : c'est ce qui formera le sujet de notre troisième et dernière division.

Deux sous-divisions y resteront encore : l'une portant toujours sur des faits statiques, c'est-à-dire sur la composition atomique des corps ; l'autre comprenant les faits dynamiques, c'est-à-dire les lois des attractions électives, des affinités ; en un mot, la chimie minérale tout entière ; c'est par là que nous terminerons le règne inorganique.

SCIENCES PHYSIQUES.

—

Physique générale et expérimentale.

—

Classification.

SCIENCES
PHYSIQUES.

—

Physique générale
et expérimentale.

—

Géogonie.

Ceci enfin dit sur l'ordre de nos études, reprenons.

Quelle est l'origine première du globe terrestre ? Cette question a occupé des hommes éminents dans la science ; il serait bon d'examiner rapidement les idées émises à ce sujet.

Burnet, Leibnitz, Descartes, Guillaume Whiston, Buffon et Laplace ont apporté des opinions diverses ; presque tous cependant s'accordent en ce point, que la terre aurait été primitivement un corps en ignition ; c'est même ainsi qu'ils cherchent à expliquer toutes les particularités de sa conformation et la température progressive de ses diverses couches. On cherche encore à établir qu'il y aurait eu incandescence d'abord, puis un refroidissement progressif ; refroidissement qui nécessairement aurait commencé par les parties périphériques ; de telle sorte que suivant quelques-uns il y aurait eu deux périodes : l'une d'incandescence, l'autre de refroidissement ; nous en serions encore aujourd'hui à la période de refroidissement. Mais ce n'est pas tout, ces suppositions, qui d'ailleurs peuvent être très-vraisemblables, en raison même de ce qui existe aujourd'hui ; ces suppositions, dis-je, portent sur des faits de bien long-temps antérieurs aux traditions humaines ; mais d'après ces mêmes traditions et d'après la disposition des couches les plus extérieures du globe, une ou plusieurs *révolutions* seraient venues bouleverser sa surface ; un grand cataclysme au moins, un immense déluge, aurait, à une certaine époque, recouvert d'eau la majeure partie des continents ; c'est là ce qui paraît attesté par les annales de la plupart des peuples, et ce qui peut expliquer jusqu'à un certain point des faits géologiques très-importants. Quoi qu'il en soit, c'est, comme je l'ai déjà dit, par l'étude plus particularisée de la matière, et de la matière à ses trois états, qu'il faut commencer cette nouvelle série de spécialités scientifiques.

Et d'abord, les différences matérielles les plus formelles, les plus distinctes, et en même temps les plus générales, sont celles qui résultent de l'état de solidité et de l'état de fluidité. Dans le premier cas, la matière a un arrangement déterminé; une force, que nous aurons plus tard à faire connaître, retient toutes ses particules dans un ordre fixe, et il faut le concours d'autres forces pour altérer cet ordre. Dans les fluides, au contraire, et par là il faut entendre les liquides et les gaz, la mobilité est extrême; il suffit des plus petites causes pour déplacer toutes les molécules, que ces causes soient d'ailleurs mécaniques ou calorifiques.

Mais nous ne pouvons en dire davantage sur ce sujet; un examen plus approfondi de ces dispositions physiques de la matière à ses différents états nous entraînerait dans des faits de structure; d'un autre côté, toute recherche sur les causes de la permanence de ces états ou sur le passage de la matière de l'un à l'autre nous ferait anticiper sur les faits principaux de dynamisme.

Il faut donc s'en tenir pour le moment aux dispositions générales de la matière solide dans la composition du globe, aux dispositions de ses parties liquides et de son enveloppe gazeuse dite atmosphère. Nous aurons

SCIENCES
PHYSIQUES.

—

Physique génér^{ale}
et expérimentale

—

Géognosie

SCIENCES
PHYSIQUES.

—

Physique générale
et expérimentale.

—

Géologie.

à prendre connaissance des diverses couches dont se compose la croûte extérieure de notre planète, ce qui nous fera méthodiquement entrer dans les sciences qu'on nomme géologie et minéralogie, sciences essentiellement descriptives, toutes de faits statiques, et qui doivent par conséquent précéder l'étude des faits dynamiques, qui jettent en quelque sorte la vie et le mouvement sur notre planète.

Sous le nom de minéraux, on a compris tous les corps dits *bruts*, tous les corps enfin dans lesquels on ne trouve aucune trace d'organisation. Que ces corps soient solides, liquides ou gazeux, on ne les en a pas moins appelés corps bruts, et comme tels on les a fait rentrer dans les divisions minéralogiques.

Ceci était une affaire de convention : il n'y a pas à discuter sur le fond ; il importe plutôt d'examiner comment on a procédé dans les études minéralogiques. Or, la première remarque à faire sous ce rapport, c'est que la place même de cette science spéciale a été arbitrairement et diversement déterminée. On a dit qu'il ne fallait pas confondre la minéralogie avec la chimie, et en même temps on a donné des classifications minéralogiques fondées sur des caractères chimiques, et en même temps on décrit dans cette science tous les procédés de décomposition chimique.

Les uns n'ont voulu voir dans la minéralogie qu'une partie de la chimie, tandis que d'autres ont voulu faire rentrer la chimie, comme art d'application, dans la science minéralogique.

Il est certain que d'après les définitions les plus récentes, la minéralogie comprendrait la chimie tout entière, puisqu'elle embrasse, est-il dit, non-seulement toutes les substances solides, telles que les pierres et les métaux, mais encore les corps liquides et gazeux. Toutefois on ajoute, comme restriction, que pour rentrer dans les études du minéralogiste, il faut que les corps solides, liquides ou gazeux existent *naturellement* à la surface du globe : ainsi voilà une science qui aurait pour limite l'existence dite naturelle des corps, de telle sorte que si ces corps venaient à *se décomposer* en produits nouveaux, ils rentreraient dans une autre science, dans la chimie.

D'un autre côté, le chimiste qui ne s'est pas laissé imposer, lui, des barrières artificielles, des limites fictives, ne s'arrête certainement pas là où les corps se trouvent exister *naturellement :* arrivé au gaz acide carbonique, par exemple, au gaz acide hydro - sulfurique, il ne se dit pas ceci appartient au minéralogiste ; il étudie ces gaz avec autant de soin que ceux qu'il produit artificiellement : ainsi il fait de la minéralogie. Ces rapprochements nous montrent combien sont peu fondées les divisions établies entre la physique proprement dite, la minéralogie, la géologie et la chimie.

Mais comment a-t-on procédé dans les études minéralogiques elles-mêmes?

Après avoir posé en principe que le minéralogiste ne doit s'occuper que des corps inorganiques existant *naturellement*, soit à l'état de simplicité, soit à l'état com-

SCIENCES
PHYSIQUES.

—

Physique générale
et expérimentale.

Géologie.

8

plexe, on a divisé cette science en deux autres, savoir : la minéralogie proprement dite et la *géologie*.

Pour être exclusivement minéralogiste d'après cette distinction, il faut étudier *isolément* les minéraux, il faut s'occuper de leur classification, distinguer pour cela leurs différences et leurs analogies, soit par la simple observation de leurs caractères extérieurs, soit par des procédés chimiques.

Pour être géologiste, il faut les étudier en masse et d'une manière générale, il faut aller chercher leurs gisements, leurs dispositions dans les diverses couches du globe, l'ordre de leur superposition dans les assises de l'économie terrestre, et enfin déduire de cette inspection générale les révolutions que notre planète a pu éprouver.

Une première division étant arbitraire, toutes les subdivisions doivent l'être aussi. La méthode que nous cherchons à faire prévaloir dans cet ouvrage, afin de faciliter les études du médecin, ne peut s'accommoder de toutes ces divisions : il faut assigner une nouvelle place à la géologie et une autre à la minéralogie dans la série des connaissances physiques. Voici nos idées à ce sujet. On se rappelle comment nous avons procédé jusqu'à présent ; on sait qu'arrivé, par voie d'exclusion méthodique, à l'étude du globe terrestre, nous l'avons examiné sous deux rapports principaux, celui des faits matériels et celui des faits dynamiques.

Notre étude des faits matériels a débuté par un examen général des formes, des dimensions, de la figure *du tout*, c'est-à-dire du globe en masse. parties solides, liquides. gazeuses.

Maintenant nous devons. toujours de la même manière, pénétrer dans les couches superficielles du globe, en faire une sorte d'*anatomie cutanée*, c'est-à-dire connaître les dispositions de ses couches, leur nombre, leur nature, et les catastrophes qui ont pu les bouleverser ; en conséquence, c'est de la géologie que nous avons à faire.

D'après les principes de notre méthode, nous ne pouvons faire autre chose pour le moment ; plus tard nous particulariserons les faits ; au lieu de ne voir que des masses, des couches, des assises, des monts, des vallées, des pics, etc., nous nous mettrons à rechercher si on peut *individualiser* les corps bruts, si on peut du moins en faire méthodiquement des groupes, des séries, si enfin on peut faire de la minéralogie sans y mêler de la chimie : car les sciences vivent de distinction, et non de confusion.

Dès qu'on entame un peu largement le globe, on voit que les parties solides qui le composent ne forment pas un tout homogène, mais que des substances très-diverses, très-variées quant à leur forme, leur volume, leur poids spécifique, leur couleur, leur saveur, leur odeur, etc., sont disposées tantôt en *amas* plus ou moins considérables, tantôt en *couches* plus ou moins épaisses, tantôt en *filons* diversement prolongés, ou en *veines* ramifiées, ou en *grains,* en *paillettes,* en *cristaux,* etc., etc. Or, c'est cela qu'il faut étudier afin de marcher du général au particulier, même dans une série de faits purement matériels.

SCIENCES PHYSIQUES.

Physique générale et expérimentale.

Géologie,

Mais, comme dans l'étude des faits matériels , il ne faudrait pas se borner à l'examen des corps à l'état solide; on doit, tout en suivant les mêmes principes , étudier la matière à l'état liquide et à l'état gazeux ; chercher du moins quels rôles la matière est appelée à jouer sous ces deux autres formes dans la composition générale du globe.

Ainsi c'est de l'*hydrographie* générale qu'il faudra faire d'abord ; on reprendra les opinions des physiciens sur l'origine première des parties aqueuses du globe, on recherchera si la situation des mers n'a pas été différente en d'autres temps ; puis on passera à la partie purement descriptive.

Pour l'atmosphère, on déterminera sa hauteur, ses divers degrés de condensation , ses propriétés générales enfin, et c'est par là qu'on terminera tout ce qui a rapport aux faits matériels généraux.

Ce n'est qu'après ce premier travail qu'il sera permis d'aborder méthodiquement une nouvelle étude , étude bien plus scientifique, bien plus satisfaisante pour l'esprit, puisqu'elle embrassera tous les *actes* physiques qui ont lieu dans le monde, puisqu'elle aura *des lois* à faire connaître, des *rapports* à établir, des faits *systématiques* enfin à exposer didactiquement.

La nature purement minérale, purement physique, va en effet nous offrir des actes nombreux à observer; nous avons étudié la scène passive du monde terrestre, nous allons en avoir sous nos yeux la scène active. Les éléments dynamiques vont animer ce monde et y déployer une foule de phénomènes. L'homme aurait donc bien tort de se croire l'agent unique ou du moins principal de tout ce qui se passe à la surface du globe; tout au plus est-il destiné à y produire quelques épiphénomènes; lui-même, dans beaucoup de cas, n'est que le jouet de forces bien autrement puissantes et générales que celles qu'il lui a été donné de produire; et si parfois il semble manifester de grands effets, c'est qu'il a su, par son intelligence, donner une direction particulière aux forces propres de la grande nature. Mais ne parlons pas encore de l'homme, ne parlons pas encore des êtres doués de la vie : il ne pourrait en être question ici sans déroger aux principes de notre méthode; nous en sommes encore à cette partie des sciences qu'on peut étudier abstraction faite de l'organisation. Restons donc dans le monde physique, et cherchons à énoncer ce que nous avons pu découvrir sur les lois qui le régissent.

La matière minérale étant, de sa nature, inerte comme toute matière, ne pourrait prendre d'elle-même aucun mouvement; elle ne pourrait tomber perpendiculairement à la surface des eaux tranquilles si elle n'était *sollicitée* à le faire par une puissance, par une force générale; or, cette force existe, elle agit à la surface de la terre comme elle agit partout ailleurs, et nous la connaissons déjà : c'est *la pesanteur universelle particularisée*.

Nous avons vu que cette force fait mouvoir dans les espaces célestes les grands corps sphériques qui en peuplent toutes les profondeurs. Eh bien! c'est cette même force qui va présider à des phénomènes très-divers en

SCIENCES PHYSIQUES.

—

Aérographie générale.

SCIENCES
PHYSIQUES.

—

Théorie de la pesanteur
particularisée.

apparence dans l'étendue de la sphère terrestre : ainsi la chute des corps solides, les mouvements des liquides qui s'écoulent des vases, des fleuves, d'une mer à l'autre, des courants sous-marins, des vapeurs qui s'élèvent dans l'atmosphère, des corps qui tendront à surnager soit dans les plaines liquides, soit dans celles de l'air, etc., tout cela sera produit par cette même force.

Quelle immense série de faits dynamiques n'aura-t-on pas ici à rassembler et à grouper sous l'empire d'une seule faculté ! Tout-à-l'heure le monde physique était comme frappé d'inertie ; il nous a suffi de faire intervenir un premier élément d'activité pour être témoin d'une foule d'actes aussi majestueux par leur étendue que par leur durée, et pour nous rendre de ces mêmes faits un compte satisfaisant.

L'ordre qu'il faudra suivre dans cette nouvelle étude sera toujours l'ordre synthétique, en passant des corps solides aux corps liquides, puis aux corps gazeux ; on procédera enfin pour les faits dynamiques comme pour les faits statiques ou matériels.

Ainsi après avoir admis en principe que les corps graves suivent dans leur chute une direction verticale, on étudiera ce mouvement en lui-même, et on arrivera à cette proposition : qu'il est uniformément varié, et que c'est une *force accélératrice constante* ; on verra ensuite que dans les mouvements que la pesanteur imprime à un corps, la vitesse croît proportionnellement au temps, et que l'espace parcouru est comme le carré de ce même temps.

Si on veut arrêter la chute d'un corps grave, il faut opposer à ce mouvement un obstacle fixe; il en résulte un certain degré de pression exercée par le corps pesant sur le même obstacle; or, cette pression, qui est appelée *poids*, n'est autre chose que la résultante des actions exercées par la pesanteur sur toutes les parties du corps. Aussi les poids des corps sont-ils proportionnels à leurs masses.

Mais les actions que la pesanteur cause sur chaque point d'un corps, bien que concourant au centre de la terre, peuvent être prises pour *parallèles*, à moins qu'on ne suppose aux corps pesants des dimensions immenses. Or, le centre de ces forces parallèles ou égales est ce qu'on nomme *centre de gravité*. Ce centre est invariable, et dès qu'on a trouvé moyen de le soutenir les corps sont en équilibre: tels sont les principes qui serviront de guide pour la solution d'une foule de questions relatives à l'équilibre des solides.

Après avoir examiné comment se comporte en quelque sorte la pesanteur universelle dans les cas particuliers des solides à la surface de la terre, il conviendra de voir comment elle agit dans les liquides, c'est-à-dire de passer à l'*hydrostatique*.

Ainsi on verra quelles sont les conditions d'équilibre pour les fluides en général, la question n'étant plus la même que pour les solides; et puis ensuite quels sont les principes du mouvement des fluides; en un mot, quels sont les principes de cette science spéciale dite *hydrodynamique*; on abordera seulement après l'*hy-*

SCIENCES PHYSIQUES.

—

Hydrostatique.

draulique, c'est-à-dire qu'on fera l'application pratique des principes d'abord étudiés.

Cette marche rentre tout-à-fait dans notre méthode ; les liquides ont d'abord été examinés dans leurs conditions purement matérielles, conditions désignées par nous sous le nom de conditions *statiques* ; ce qui ne veut pas dire qu'il faudrait les confondre avec ce qu'on appelle hydrostatique, puisque cette science est restreinte aux conditions d'équilibre des fluides ; or, ces conditions forment en quelque sorte le passage de l'état matériel, de l'état de repos, aux conditions du mouvement.

Pour maintenir les liquides dans un repos *nivelé,* si je puis m'exprimer ainsi, il fallait des forces : c'était déjà de la dynamique ; mais pour les mettre en mouvement il faut une dynamique en quelque sorte plus active : c'est celle-ci qu'on doit aussi étudier.

Nous avons dit dans un autre lieu que le globe terrestre est environné de toutes parts d'une couche d'air dit atmosphérique : c'est cet air qui soutient les nuages et qui les emporte au loin, comme l'Océan entraîne des flots d'écume ; c'est lui qui donne au ciel sa belle couleur d'azur ; cette couche, évaluée à douze ou quinze lieues d'épaisseur, on l'a étudiée matériellement ; il faut ici l'étudier dynamiquement.

Mais, pour les gaz comme pour les liquides, il faudra tenir compte de deux sortes de forces, de deux sortes d'éléments dynamiques : d'abord de la pesanteur qui agit sur les gaz de même que sur tous les autres corps matériels ; et puis ensuite des forces moléculaires.

Comme certaines propriétés de l'air ne tombent pas naturellement sous nos sens, sa pesanteur est un fait dynamique qu'il a fallu *découvrir* scientifiquement ; il a même fallu s'assurer d'abord de son existence ; sa pesanteur, longtemps soupçonnée, n'a été mise hors de doute que par les expériences de Galilée, de Torricelli et de Pascal.

Quant aux forces moléculaires, *adhésives* à l'égard des solides et des liquides, elles sont *répulsives* à l'égard des gaz ; de leur action combinée résulte la force élastique, ou *la tension* des gaz.

Ici on n'aura qu'une seule condition d'équilibre à étudier ; quant à l'écoulement des gaz, les lois seront les mêmes que pour les liquides ; on en fera l'application, et alors on pourra examiner les conditions d'équilibre des corps flottants et des corps plongés dans les fluides.

Maintenant que nous avons su mettre en quelque sorte la matière en action par un premier élément dynamique et par celui qui tient à sa condition même d'existence, c'est-à-dire par la pesanteur universelle, le monde qui nous entoure a reçu une sorte d'*animation*. Mais cette science va prendre une bien autre vie lorsque nous y aurons fait intervenir un agent dynamique non moins actif, non moins puissant : je veux dire la *chaleur*.

Jusqu'à présent les faits présentaient une grande simplicité, soit qu'on les considérât sous le rapport purement statique ou matériel, soit qu'on les observât sous le rapport dynamique ; la source de toute pesanteur émanait des corps eux-mêmes, ou plutôt de chaque particule

SCIENCES PHYSIQUES.

—

Aérométrie générale.

matérielle de ces mêmes corps ; la pesanteur, de même que les forces moléculaires, était une propriété inhérente à l'existence de la matière.

Ainsi, au moyen des forces qui leur étaient propres, les corps agissaient et réagissaient les uns sur les autres à des distances diverses : ils étaient donc à la fois agents et sujets ; ils commandaient et ils obéissaient suivant la somme de leurs forces, ou, ce qui est la même chose, suivant leurs masses et leurs distances.

Il n'y avait donc pas à s'éloigner de leur propre observation pour remonter aux sources de cette première classe de phénomènes ; mais nous allons entrer dans une question qui ne sera plus la même ; l'agent que nous allons étudier va modifier la composition intime des corps, et pourra en changer complétement l'*état ;* de solide il pourra les faire passer à l'état liquide, et de l'état liquide à l'état de vapeur.

La chaleur, nous le savons déjà, long-temps admise comme un corps particulier, comme un fluide distinct, a été en quelque sorte *immatérialisée* dans ces derniers temps ; on se borne aujourd'hui à la définir : la cause inconnue des changements de densité et d'état des corps pondérables.

Ceci posé en principe, il faudra rechercher quelles sont les *sources* de la chaleur. L'*insolation* est une source intarissable de chaleur : nous l'avons appris ailleurs ; mais il y a d'autres sources, des sources plus immédiates : ainsi le globe terrestre lui-même a un pouvoir d'émission incontestable ; que cela tienne d'ailleurs à une chaleur *primitive* qui irait en s'affaiblissant, ou à des actions chimiques qui se passent dans son sein.

SCIENCES PHYSIQUES.

Théorie de la chaleur particularisée.

Les changements de capacité des corps sont encore une source de chaleur; il en sera de même des vibrations de leurs molécules. L'ignition spontanée, l'électricité, et enfin les combinaisons chimiques, peuvent aussi produire des dégagements de chaleur; il faudrait donc s'en occuper.

La théorie de la chaleur peut être méthodiquement divisée en deux parties bien distinctes, sous-divisées elles-mêmes en deux autres parties.

Ces divisions sont fondées sur les différents modes de manifestation de la chaleur.

Ainsi on étudiera d'abord les propriétés dynamiques de la chaleur, en d'autres termes, son action sur les corps.

Ces actions seront de deux sortes : 1° elles s'exerceront sur les variations de volume des corps; 2° elles opéreront des changements d'état dans ces mêmes corps.

On passera ensuite à l'étude des propriétés essentielles de la chaleur, et on trouvera que ces propriétés se diviseront en deux classes : 1° elles consisteront dans le mode de propagation de la chaleur; 2° elles seront relatives aux quantités de chaleur et à la mesure de ces mêmes quantités.

Ce sont bien là, je le répète, de simples modes de manifestation qui ne révèlent rien sur la nature essentielle de la chaleur; ce sont ou des *actes* dynamiques qui se passent dans les corps, mais qui ne leur appartiennent pas, ou des faits relatifs à la propagation et à la mesure de l'intensité de ces actes. Ainsi, toujours des actes, des faits dynamiques dont la cause nous est inconnue ; mais, après tout, que nous importe ? nos principes méthodologiques n'en sont pas moins applicables ici dans toute leur rigueur.

Jusqu'à présent nous n'avions pu apprécier aucun des effets du calorique ; nous n'avions que des notions générales sur son mode de propagation dans le vide, ou plutôt dans le sein de l'éther ; mais maintenant que nous nous sommes mis en rapport avec les corps matériels qui nous entourent, nous pourrons apprécier les influences qu'ils éprouveront de la part des rayons de chaleur, et nous assurer de ce fait dynamique très-important, savoir : que *le calorique dilate tous les corps.*

Ainsi, dire, en parlant d'un système de corps matériels, qu'il est à tel degré de dilatation, c'est comme si l'on disait qu'il est à tel degré de température, et *vice versâ.*

Ceci est très-important, et forme dans les sciences physiques le passage le plus remarquable, logiquement parlant, de l'*abstrait* au *concret.*

Qu'est-ce ici, en effet, que l'abstrait ? c'est la température, c'est le degré de chaleur considéré en lui-même et d'une manière absolue ; c'est un fait dont les êtres organisés ne peuvent se rendre compte que par des sensations équivoques. Or, nous ne pourrions avoir rien de positif, rien de mesurable, si nous restions dans le terme abstrait ; mais nous passons au concret, nous pouvons *matérialiser* le fait, nous pouvons le rendre mesurable.

calculable même, en le transformant en cet autre fait : la dilatation des corps : n'est-ce pas un admirable rapport que celui qui nous a permis de passer avec autant de rigueur du terme abstrait au terme concret, et de trouver celui-ci équivalent au premier?

Dans quelles incertitudes, dans quel vague ne serions-nous pas restés, sans cette métamorphose intellectuelle, sans cette conversion d'un fait immatériel en un fait matériel?

En vertu du principe que nous venons de poser, c'est-à-dire de l'identité qui existe entre les degrés de dilatation des corps et les degrés de chaleur, il résultera que pour avoir la mesure, la détermination du degré de chaleur, il suffira d'avoir le degré de dilatation, et dès lors les questions à étudier seront celles-ci : Comment peut-on arriver à déterminer la mesure de la dilatation des corps? Quelles seront les meilleures formules de dilatation linéaire et de dilatation cubique?

Après avoir étudié tous ces faits expérimentalement, on pourra arriver à ce principe : que la puissance de dilatation des corps est égale à la résistance de compression : on trouvera ensuite la même loi dans le sens inverse, c'est-à-dire que la puissance de contraction des solides est égale à la résistance de traction qu'ils peuvent opposer; c'est, enfin, une des lois du refroidissement des corps.

Quant à la dilatation des liquides, il fallait aussi en rechercher les lois générales; on savait que l'eau se dilate moins que l'alcool, l'alcool beaucoup moins que l'é-

SCIENCES PHYSIQUES.

—

Théorie de la chaleur particularisée.

ther, etc.; mais ce n'est que tout récemment qu'on est arrivé à ce résultat général : que la concordance entre les degrés de contraction est liée à la densité des vapeurs.

Après les liquides viennent les gaz; ceux-ci éprouvent aussi des dilatations proportionnées à leur degré de température : aussi est-ce avec des thermomètres à air que M. Gay-Lussac est arrivé à des faits généraux importants à connaître.

Mais la chaleur va bien au delà d'une simple dilatation lorsqu'elle s'élève à un haut degré sur les corps pondérables ; elle va, je l'ai déjà dit, jusqu'à changer complétement l'*état* de ces mêmes corps.

Ainsi l'état de solidité et de fluidité n'est plus pour les corps qu'un état *relatif;* il ne tient plus à leur nature : c'est un fait accidentel et continuellement modifiable par la chaleur.

Mais sous ce rapport, il y a des différences très-notables entre les corps : à ne considérer que les solides, les uns sont facilement *fusibles,* les autres difficilement ; d'autres infusibles, fixes, réfractaires, du moins eu égard à nos moyens de produire de hautes températures ; aussi, à mesure que les moyens se perfectionnent, le nombre des substances fixes va en diminuant. Quoi qu'il en soit, il faut connaître les conditions de la fusion, puis après celles de la transformation des liquides en fluides élastiques, c'est-à-dire de la *vaporisation.* Quand les vapeurs se forment au sein de la masse ou sur les parois des vases qui contiennent les liquides, on dit que la vaporisation a lieu par *ébullition ;* quand, au contraire, les vapeurs se forment à la surface des liquides, c'est l'*éva-poration*.

On étudiera cette évaporation à la surface des rivières, des fleuves, des lacs, des mers, et même à la surface du sol et de ses productions, ce qui formera une première partie des études météorologiques.

Après avoir ainsi pris des notions exactes tant sur les sources de la chaleur que sur les effets de cet agent, il conviendra de rechercher son *mode de communication*, car tous les corps de la nature, sans exception, sont capables d'absorber la chaleur et de la répandre dans leurs masses.

Ces dernières propriétés sont connues en physique sous le nom de *conducibilité*. Celle-ci est de deux sortes, extérieure et propre : d'où la *pénétrabilité* et la *perméabilité*. Suivant les principes de notre méthode on examinera cette conducibilité dans les corps solides d'abord, puis dans les liquides, puis dans les gaz.

Mais le calorique ne se propage pas seulement par voie de continuité des corps ou de contiguité, en un mot, par le fait de ce que nous avons nommé *conducibilité*; il se propage d'une manière bien plus active, bien plus rapide, c'est-à-dire par *rayonnement*, ce qui constituera une nouvelle série d'études.

Alors on entrera positivement dans l'explication d'une foule de phénomènes compris dans la *météorologie*, tels que ceux relatifs à la gelée, au givre et à la rosée, etc.

Ce n'est qu'après avoir étudié ces faits qu'on s'occupera de déterminer la *mesure*, non plus seulement des

SCIENCES
PHYSIQUES.

—

Théorie de la lumière
particularisée.

effets de chaleur, mais bien de la *capacité* des corps pour le calorique.

Ici se terminent les remarques que nous avions à faire sur l'agent le plus puissant qui existe dans la nature, sur la chaleur ; nous avons non-seulement indiqué dans quel ordre on doit étudier cette grande cause de phénomènes, mais encore les divisions de cette étude spéciale. Maintenant on prévoit sans doute à quelle autre cause de phénomènes physiques on doit passer. Dans la section précédente il nous est arrivé plusieurs fois de dire que tel corps émissif de rayons caloriques était obscur ou *lumineux* ; il y a donc au moins des rapports de coïncidence entre les faits relatifs à la chaleur et ceux relatifs à la lumière : conséquemment l'ordre naturel des choses demande qu'après avoir étudié la théorie de la chaleur on s'occupe de la théorie de la lumière. Celle-ci, toutefois, offrira des différences remarquables.

Au moyen de la pesanteur, les corps agissent les uns sur les autres ; la chaleur agit sur les corps ; ici, au contraire, ce sont les corps qui agiront plutôt sur la lumière, ou mieux sur la direction des rayons lumineux.

Nous savons déjà que les mouvements lumineux, même lorsque rien ne tend à les modifier, vont sans cesse en s'affaiblissant, et d'après certaines lois.

Mais tous les corps matériels, tous les milieux tendent à modifier la direction de ces mouvements, ou, pour parler le langage ordinaire, le mode de propagation de la lumière.

Quand le milieu est homogène, cette direction est toujours en ligne droite ; mais les corps hétérogènes et des différences de densité impriment des modifications nombreuses soit à la marche, soit même à la nature des rayons lumineux ; et c'est l'étude de ces modifications, c'est leur systématisation qui constitue toute la théorie de la lumière, théorie qui embrasse ainsi deux sortes de faits dynamiques, suivant que la *direction* seule des rayons est altérée, ou que les modifications portent sur la nature de ces mêmes rayons : de là plusieurs divisions scientifiques secondaires : 1° systématisation spéciale des faits relatifs à la réflexion de la lumière, ou *catoptrique*; 2° systématisation spéciale des faits relatifs à la réfraction de la lumière, ou *dioptrique*; 3° systématisation spéciale des faits relatifs aux altérations essentielles des rayons lumineux, ou *polarisation* de la lumière.

Tel est l'ordre suivant lequel on doit étudier la théorie générale de la lumière ; théorie dominée par ce fait, je l'ai déjà dit, que ce n'est plus un agent qui vient ici modifier les corps : ce sont les corps pondérables qui viennent modifier la lumière. Or, cette puissance, cette propriété des corps leur viendra de leurs formes et de leur composition.

Mais ce n'est pas tout, il y a encore un autre fait dominant : c'est que la matière n'agit pas *seule* sur les rayons lumineux ; des observations répétées ont prouvé dans ces derniers temps que, malgré son immatérialité, la lumière contrariée, pour ainsi dire, par la rencontre de certains corps, finit par agir *sur elle-même.*

C'est Fresnel qui a donné des preuves directes et irré-

SCIENCES PHYSIQUES.

Théorie de la lumière particularisée.

fragables de l'action *mutuelle* des rayons lumineux. De là le principe des interférences, principe d'autant plus précieux qu'il a fait prévaloir une théorie générale à l'exclusion de toutes les autres.

Après la théorie de la chaleur et de la lumière vient celle de l'*électricité* ; ici on a cru devoir admettre l'existence d'un fluide, ou plutôt d'un double fluide. Dans l'*état naturel* des corps, ces deux fluides seraient tellement *combinés* entre eux qu'il en résulterait une *neutralisation* complète ; décomposés, séparés, ils établissent dans les corps un état électrique tantôt *résineux* et tantôt *vitré*.

Ici encore les phénomènes seront mieux connus que la cause première et que la raison de leur mode de production ; on soupçonne que le double fluide est répandu dans les espaces interstitiels des corps, et assez libre toutefois pour traverser rapidement leurs masses, en sortir ou s'y accumuler.

Après ces premières définitions on recherchera quelles sont les diverses *causes* qui développent de l'électricité, et on verra que sous ce rapport la science ne donne guère que des énumérations, et qu'elle nous laisse dans une ignorance absolue sur les causes premières de la séparation des deux fluides.

Je le répète, on aura à parcourir une simple énumération ; ainsi on examinera les effets de la *pression*, de la *chaleur*, du *contact*, de la *pile de Volta*, des *piles sèches*, etc. On examinera ensuite les *forces électriques*, cette loi, par exemple, découverte par Coulomb, que les attractions et les répulsions électriques sont en raison composée des quantités de fluides et en raison inverse du carré des distances.

On étudiera en même temps tous les faits relatifs à la *communication* de l'électricité, c'est-à-dire, à la conductibilité des corps et à l'étendue de leur surface.

La communication *à distance* offrira le phénomène curieux de l'*étincelle électrique*.

L'étude des phénomènes électriques conduit à celle du *magnétisme;* on sait que certaines substances minérales jouissent de la propriété d'attirer le fer : c'est déjà, comme on le voit, une *attraction élective*, mais d'un ordre particulier, qui n'agit pas d'atôme à atôme, et qui ne doit pas être confondue avec les affinités chimiques ; c'est d'ailleurs une sorte de *gravitation*. Tout aimant a une ligne moyenne et deux pôles, et le fer se trouve à son égard dans les mêmes conditions que les corps à l'égard du globe terrestre. Ce n'est pas tout, l'étude des phénomènes magnétiques, bien qu'il y ait attraction élective, ne doit pas être séparée de celle de l'électricité : car il y a un double fluide à examiner dans la théorie du magnétisme, avec cette différence, que les fluides électriques peuvent éprouver des déplacements , s'accumuler dans les corps, en sortir; tandis que les fluides magnétiques ne peuvent éprouver dans les corps qu'un déplacement insensible.

Nous avons dit que les aimants ont deux pôles ; or, il faut savoir que les pôles de même nom se repoussent , tandis que ceux de noms contraires s'attirent.

SCIENCES PHYSIQUES.

Magnétisme terrestre.

Ces attractions et ces répulsions ont été formulées; il y a ici une loi fondamentale, et c'est encore à Coulomb que la science en est redevable : les attractions et les répulsions magnétiques sont en raison inverse du carré de la distance.

Je disais plus haut qu'il ne faut pas séparer l'étude du magnétisme de celle de l'électricité, et j'en donnais les raisons ; en voici une nouvelle et tout-à-fait péremptoire : c'est qu'il y a réciprocité d'action entre ces deux ordres de phénomènes. Ainsi les fluides électriques peuvent agir sur le magnétisme, et pour cela il suffit qu'ils soient en mouvement.

Ce n'est pas tout, les courants peuvent être à leur tour impressionnés par l'influence du magnétisme terrestre et par les aimants : il y a donc nécessité d'étudier d'abord isolément la théorie de l'électricité et la théorie du magnétisme ; puis de les étudier simultanément, d'examiner enfin tous les phénomènes compris en physique sous le titre d'électro-magnétisme.

Ceci étant fait dans l'ordre que nous avons indiqué, on aura terminé méthodiquement toute une série d'études, c'est-à-dire qu'on aura vu, d'une part, les faits matériels nécessaires à l'intelligence des lois générales de la physique ; et, d'autre part, tous les grands faits dynamiques eux-mêmes ; on a d'abord reconnu la composition générale du globe, la disposition de ses couches, et les matières qui entrent dans la composition de ces mêmes couches, mais d'une manière encore très-générale. Il n'en fallait pas davantage pour étudier avec fruit les théories générales de la pesanteur, de la chaleur, de la lumière, de l'électricité et du magnétisme.

Maintenant que nous allons avoir à étudier *les actions moléculaires*, il faut bien commencer par prendre connaissance des *individus* minéraux, des agrégations de molécules ; c'est alors une nouvelle série de faits matériels que nous allons avoir à aborder ; les actions moléculaires en constitueront la partie dynamique.

SCIENCES PHYSIQUES.

—

Minéralogie.

Classification.

Voyons donc comment on a coordonné ici les faits matériels ; nous savons déjà que les minéraux, abstraction faite des liquides et des gaz, sont extrêmement variés et nombreux : c'est pour cela, sans doute, qu'on a senti le besoin d'établir en *minéralogie* de bonnes classifications. Nous allons énumérer ces classifications, puis nous dirons un mot de la *structure* des corps.

Les classifications minéralogiques comprennent-elles réellement des *individus ?* A proprement parler, on ne trouve des individus que dans le règne organique ; c'est là que nous trouverons les véritables caractères de l'individualité. En minéralogie, au contraire, il a été à peu près impossible de s'entendre sur la définition de l'individu ; on n'a su où s'arrêter pour ne pas aller au delà de l'individualité. Quelques-uns auraient voulu qu'on descendît jusqu'à la molécule intégrante, parce que celle-ci, disaient-ils, ne peut être décomposée qu'en éléments *hétérogènes ;* d'autres ont proposé de s'en tenir à cette définition : *l'individu minéral consiste dans une agrégation de molécules identiques, quel que soit d'ailleurs le volume sous lequel elle se présente.*

Ainsi l'*espèce* minéralogique serait une collection de corps identiques par leur nature, par les proportions et l'arrangement de leurs éléments, quelle que soit la forme sous laquelle ils se présentent.

On ne peut se dissimuler les vices de ces définitions ; le sujet y répugne ; l'individualité dans le règne minéral n'est pas constituée de toutes pièces, comme dans le règne organique ; il en résulte qu'elle est devenue l'œuvre arbitraire des minéralogistes.

Dans l'ordre de nos études, d'après nos principes méthodologiques, nous ne saurions aller chercher l'individu jusque dans la molécule intégrante ; nous nous arrêterons aux agrégations de molécules, et nous les étudierons d'après leur mode de structure, afin de chercher si ces modes divers ne nous donneront pas la raison des *actions moléculaires*, autrement dit, des faits dynamiques que nous aurons tout-à-l'heure à étudier.

Les classifications minéralogiques ne sont guère plus satisfaisantes, dans l'état actuel de la science, que les définitions de l'individualité minérale ; il y a même cela de remarquable, que plus on a voulu rendre ces classifications savantes et positives, plus on les a rendues arbitraires, plus on s'est éloigné des caractères réellement minéralogiques.

On avait d'abord voulu fonder les classifications sur les caractères extérieurs des agrégations de molécules, et, suivant nous, on avait raison : on ne sortait pas de la spécialité scientifique dite minéralogie. Ajoutons que Brunner avait ainsi divisé les matériaux en quatre classes, et puis en sous-ordres, toujours d'après les caractères de la texture, qui est tantôt *terreuse*, tantôt *écailleuse*, *feuilletée*, *fibreuse*, etc.

C'était faire de la minéralogie dans toute la rigueur du terme, mais rien que de la minéralogie.

Mais à ces classifications primitivement adoptées on a bientôt voulu substituer des classifications empruntées à une autre science, c'est-à-dire à la *chimie;* on n'a plus voulu s'en tenir aux caractères physiques des agrégations de molécules minérales; on a voulu prendre pour base la composition chimique, et, suivant nous, on a eu tort : on a été au delà des limites de la minéralogie, on a fait entrer dans cette science des notions qu'elle ne demandait pas. Nous devons d'autant plus nous élever contre cette manière de procéder qu'elle est tout-à-fait contraire à nos principes de méthodologie scientifique; si on adopte ces classifications, on ne peut plus étudier isolément la minéralogie; ou, plutôt, *il n'y a plus de minéralogie*, la chimie comprendra tout ; les minéralogistes seront des chimistes égarés, des chimistes à connaissances limitées, bornées.

Aussi voyez ce qui est arrivé : Haüy avait été obligé de modifier ses classifications; Berzélius, en sa qualité de chimiste, ne voit plus de limites dans la matière; il comprend dans une vaste classification, et d'après leur élément le plus électro-négatif, les agrégations purement minérales et les substances fossiles d'origine organique.

Sa première classe comprend les minéraux qu'il dit composés *à la manière* des substances inorganiques ;

SCIENCES.
PHYSIQUES.

—

Minéralogie.
—
Classification.

La seconde, les minéraux composés à la manière des substances organiques dont ils paraissent tirer leur origine.

Mais alors quelle sera la ligne de démarcation entre les substances originairement organiques et les substances actuellement organiques ?

Un minéralogiste plus récent, M. Beudant, vint introduire de nouveaux perfectionnements dans les classifications minéralogiques ; on a admis des individus, pourquoi, dès lors, n'introduirait-on pas les principes de la méthode naturelle, de cette méthode employée pour classer les individus végétaux et les individus minéraux ?

M. Beudant a cherché à réaliser cette idée, et on prétend qu'il l'a fait avec autant de talent que de bonheur.

Nous nous sommes expliqués ailleurs sur l'impossibilité d'appliquer au règne inorganique les méthodes employées dans la classification des végétaux et des animaux ; nous n'y reviendrons pas. Il nous suffira de faire remarquer que tout en croyant faire de l'histoire naturelle, on a fait de la chimie ; les étudiants ne doivent pas se laisser prendre avec des mots ; les limites des sciences naturelles sont définitivement tracées ; ce qui leur est applicable ne saurait convenir aux sciences physiques ; sous le titre de familles on ne verra que des classes ; sous le titre d'individus, que des agrégations de molécules purement minérales, du moins en minéralogie, car nous verrons qu'en chimie on descend beaucoup plus avant dans les élémens de la matière.

Je répète qu'avec des dénominations empruntées à l'histoire naturelle, les classifications les plus récentes sont essentiellement chimiques ; ceci est tellement vrai que tout en nous disant que M. Beudant a eu le mérite d'appliquer à la minéralogie les méthodes des naturalistes, on finit par avouer que ce qui distingue ses classifications c'est la préférence qu'il a accordée à un certain mode de composition chimique pour grouper ses espèces, ses genres et ses familles ; de telle sorte que les bases de sa classification sont *empruntées* à la chimie, et que les dénominations de ses dichotomies sont *empruntées* à l'histoire naturelle.

Ces classifications ne sauraient nous convenir, puisqu'elles vivent d'*emprunts* faits à des sciences que nous ne connaissons pas encore ; et, d'ailleurs, pour l'étude des faits dynamiques que nous allons avoir à faire, c'est-à-dire pour l'étude des actions moléculaires, il n'est nullement nécessaire de connaître la composition chimique des agrégations de molécules ; il faut plutôt en étudier la *structure physique :* donc la classification qui nous conviendrait serait une classification fondée sur les accidents de cette structure.

Ceci a été tenté plus d'une fois, mais avec peu de succès : tantôt on a voulu s'appuyer sur les formes cristallines, et on a trouvé que *seules* elles ne peuvent fournir les bases d'une bonne méthode minéralogique ; tantôt on a voulu s'en tenir aux caractères extérieurs, et on les a trouvés encore insuffisants. Suivant nous, on aurait dû s'appuyer à la fois sur tous les caractères physiques, ceux de forme comme ceux de structure ; et alors on serait resté dans les limites de la minéralogie.

La minéralogie n'est qu'une science de faits matériels, elle n'est qu'une géologie plus particularisée ; elle se borne à décrire des faits statiques, comme le fait la géologie, mais en entrant dans des particularités plus nombreuses, en descendant un peu plus avant dans la composition physique des corps.

Il résulte de tout ce que nous venons de dire, que la classification de Mohs rentre plus que toute autre dans nos principes de méthodologie. Mohs exclut formellement les caractères chimiques : ceux-ci servent en effet de bases à d'autres spécialités scientifique s ; il ne veut considérer que les caractères tirés des propriétés actuelles des corps, de celles qu'ils manifestent dans leur état naturel, avant toute altération de leur véritable nature ; c'est-à-dire *uniquement* les caractères de *formes*, de *couleurs*, de *tissu*, de *structure*, *d'arrangement des parties*, etc. ; en un mot, les caractères physiques.

Dans le système de Mohs, le caractère cristallographique a la prééminence, et on devait s'y attendre, puisque des classifications tout entières ont été fondées sur ce seul caractère ; mais Mohs tient compte ensuite des caractères tirés de l'éclat, de la pesanteur spécifique, de la dureté, de la structure, etc. Je l'ai déjà dit, assurément cette classification a besoin de nombreux perfectionnements ; ce sont les principes seuls qui nous paraissent devoir être admis, parce que ces principes sont les nôtres ; ils concordent avec notre méthode générale ; ils n'empruntent rien aux sciences que nous n'avons pas encore étudiées ; ils sont moins généraux que ceux de la géologie, et ils sont suffisants pour l'explication des faits statiques qui nous restent à connaître en physique générale.

Ainsi, après avoir bien compris ces principes classificateurs, on passera à la description des minéraux en particulier ; on examinera chacun d'eux sous le rapport de sa forme, de sa couleur, de sa saveur, de son poids, de la force de cohésion de ses molécules, etc. ; on parcourra enfin toute la série des études minéralogiques, mais dans les limites que je viens d'indiquer.

C'est ainsi, d'ailleurs, que l'ont entendu les physiciens lorsqu'ils ont voulu étudier plus *particulièrement* les corps : après l'examen des théories générales de la chaleur, de la pesanteur, de la lumière, etc., ils se sont attachés, non à la composition chimique, mais aux formes extérieures des corps, mais aux propriétés physiques ; c'est de cette base qu'ils se sont élevés aux lois générales qui président aux accroissements successifs et réguliers des corps, ou à la disposition de leurs molécules. Cette manière de procéder nous paraît tout-à-fait méthodique ; c'est donc ici qu'on abordera l'étude des formes régulières et variées que prennent les minéraux, c'est-à-dire qu'on entrera dans la spécialité scientifique nommée *cristallographie.*

L'arrangement moléculaire sera examiné, conformément à nos principes, d'abord dans les corps solides, puis dans les liquides, puis dans les gaz.

Sous ce rapport, il n'y a encore dans la science aucune théorie générale ; on se borne à *énumérer* les faits,

SCIENCES
PHYSIQUES.

—

Cristallographie.
—
Actions moléculaires.

tout en cherchant à rapprocher ceux qui paraissent dépendre des mêmes causes.

Il est des propriétés essentiellement dynamiques qui sont le point de départ des actions moléculaires, et qu'on doit étudier plus particulièrement lorsqu'on est arrivé au point où nous en sommes ; l'élasticité appartient à tous les corps ; mais il ne suffit pas de donner cette propriété comme appartenant en général à la matière : ici il faut examiner cette propriété sous tous ses rapports ; il faut, en quelque sorte, la décomposer, et dès lors on trouvera, comme objets d'études, plusieurs espèces d'élasticités : on aura l'*élasticité de compression*, l'*élasticité de tension*, l'*élasticité de torsion*, etc.

Ce n'est qu'après une étude approfondie des corps, comme agrégations moléculaires, et de leurs propriétés intimes, qu'on mettra en jeu, pour ainsi dire, ces mêmes corps, qu'on ébranlera toutes leurs parties, qu'on **fera** exécuter aux molécules qui les composent des oscillations, des mouvements de vibrations très-rapides, afin de produire du *bruit*, du *son ;* ce qui nous fera entrer dans une nouvelle spécialité scientifique désignée sous le nom d'*acoustique.*

Pour bien connaître l'étendue et la durée des vibrations sonores, pour connaitre l'harmonie que ces mouvements peuvent avoir entre eux, il faut avoir acquis des notions exactes sur l'arrangement moléculaire des **corps,** sur leurs formes, leur structure, leur degré d'élasticité ; il faut enfin, ici comme ailleurs, avant de passer aux faits dynamiques, avoir bien étudié les faits matériels du même ordre.

SCIENCES PHYSIQUES.

—

Élasticité.
Capillarité.

L'acoustique, en effet, n'est-elle pas une science de faits purement dynamiques? Qu'est-ce que le son, si ce n'est un mouvement particulier produit dans la matière pondérable? Et qu'est-ce que ce mouvement en lui-même, si ce n'est un mouvement de vibration? Mais ce mouvement n'est point isolé; il se propage : sans cela nous n'en aurions souvent aucune conscience; il excite dans l'air une ondulation d'une longueur déterminée.

Tous les sons, quel que soit leur ton, leur timbre ou leur intensité, se propagent dans l'air avec la même vitesse. Ces propositions sont positives, on devra les étudier; les vibrations seront appréciées dans les corps solides et dans les masses fluides; puis on recherchera leur mode de propagation dans les différents milieux; on arrivera ensuite à l'évaluation numérique des sons par les vibrations des cordes, des tuyaux cylindriques, des lames, de la sirène, etc., etc.

Une fois ces études terminées, et avant de descendre plus avant dans la composition intime des corps, on aura à examiner encore un ordre particulier d'actions moléculaires, actions qui doivent être étudiées ici, parce qu'elles tiennent à la structure de certains corps : nous voulons parler des *phénomènes capillaires*. Ces phénomènes tiennent à la nature moléculaire, à l'état de certains corps, et surtout à leur structure, ai-je dit : en effet, leur première observation a été faite dans des tubes étroits; ce sont toujours ou des phénomènes d'*ascension*, ou des phénomènes de *dépression* ; et les longueurs des colonnes soulevées ou déprimées dans les tubes sont toujours en raison inverse de leurs diamètres : tant il est vrai que ces effets sont sous la dépendance de la structure des corps dans lesquels ils ont lieu. On admet toutefois ici une cause première, une force spéciale à laquelle on a donné le nom d'*action* ou d'attraction capillaire.

Ce n'est pas tout : comme ces faits se passent entre des corps à différents états, on admet entre les solides et les liquides une force dite d'*adhésion* ; on admet en outre dans les liquides une force de *cohésion* particulière. C'est sur ces principes que les géomètres ont établi leurs calculs : car la théorie des phénomènes capillaires appartient à l'analyse mathématique, sauf certaines extensions qu'on a proposé de leur donner, telles que l'absorption dans les êtres organisés, soit végétaux, soit minéraux ; questions tout-à-fait différentes, comme nous le dirons bientôt.

Telles sont les actions mutuelles des molécules que nous avions à indiquer, actions totalement différentes de celles qui s'opèrent sous l'influence des forces chimiques, bien que s'exerçant à des distances à peu près semblables.

Les actions moléculaires ne tendent pas, en effet, à constituer de nouveaux corps ; elles ne font que donner de la stabilité aux corps naturellement existants ; elles les retiennent dans l'état d'agrégation ou d'équilibre qu'ils avaient déjà ; tandis que les forces chimiques président à des faits d'une nature toute différente, comme nous allons le voir.

Ces faits ont d'abord cela de particulier, qu'ils sont bien plus compliqués que tous ceux que nous avons étudiés jusqu'à présent ; la raison principale de cette complication et conséquemment de la difficulté de leur étude, consiste dans l'extrême rapprochement, dans l'exiguité des limites de leur sphère d'activité ; je m'explique : nous avons trouvé dans nos premières études des faits simples, indépendants, mesurables et généraux ; il s'agissait de grandes masses moléculaires placées à des distances immenses les unes des autres ; il s'agissait conséquemment de faits dynamiques également simples, car ils étaient effectués par des systèmes matériels assez éloignés les uns des autres pour que l'inégalité des forces émanées des divers points de leur masse pût être considérée comme insensible.

Mais lorsque quittant ces premières généralisations scientifiques, nous sommes entrés dans l'étude des corps placés à des distances moindres, nous avons trouvé que l'inégalité des forces élémentaires devenait physiquement comparable à leur intensité absolue, et rendait leur résultante sensiblement *dépendante* du *mode* d'agrégation des particules : on voit que dès lors l'étude des faits tendait à se compliquer singulièrement. Mais ce n'est pas tout : dans la nouvelle série d'études que nous avons ensuite ici abordées, sous le nom d'actions moléculaires, les distances étaient moindres encore ; la forme même des particules constituantes ne pouvait plus être négligée : aussi

SCIENCES
PHYSIQUES.

—

Chimie minérale.
—
Actions atomiques.

les difficultés du calcul devenaient extrêmes. Maintenant nous avons à examiner la matière et ses forces sous un point de vue bien plus particularisé encore ; il ne s'agit plus de systèmes matériels séparés par de grands espaces ; il ne s'agit plus de masses , d'agrégations moléculaires, de molécules même : il s'agit d'*atomes*, de *groupes atomiques*, et d'attractions électives s'exerçant d'atome à atome, c'est-à-dire de forces qui ne deviennent sensibles qu'à de très-petites distances ; telle est la sphère matérielle et dynamique dans laquelle devront se formuler tous les problèmes chimiques.

Combien, dès lors, cette étude, pour être rigoureuse et précise, n'offre-t-elle pas de difficultés? Que l'on imagine, a dit quelque part M. Biot, de semblables forces s'exerçant de plus près entre des groupes moléculaires de natures diverses, et les forçant brusquement en un seul système, avec des mutations soudaines d'état relativement à tous les agents impondérables , on aura les combinaisons chimiques , c'est-à-dire des phénomènes près desquels ceux de la précession des équinoxes ne sont que des jeux d'enfants !

Quoi qu'il en soit, nous voici amenés, par le cours même de nos études, par l'application constante de nos principes méthodologiques, à l'examen des deux sortes de faits les plus particularisés qu'il soit possible d'imaginer dans le monde physique, c'est-à-dire d'une part aux derniers éléments de la matière, à ce qui ne peut plus être divisé, c'est-à-dire aux atomes ; et, d'autre part, aux attractions électives, aux affinités, aux actions enfin qui s'exercent d'atôme à atôme, et à des distances aussi rapprochées que possible.

Ici donc nous retrouvons encore ce double objet d'étude que nous avons trouvé partout ; nous retrouvons des faits statiques ou purement matériels, et des faits dynamiques ou des actes, des phénomènes.

C'est par l'étude des faits statiques qu'on devra commencer, comme on l'a fait dans toutes les autres spécialités scientifiques ; on étudiera les *atômes* et les *groupes atomiques* ; on saura que dans ceux-ci les atômes ne se touchent pas, que le volume apparent d'une masse d'atômes est conséquemment plus grand que le volume absolu de ces atômes ; on saura que des propriétés que nous avons attribuées à la matière, c'est l'impénétrabilité que les atômes possèdent d'une *manière absolue ;* on saura en conséquence que les atômes ne peuvent être anéantis et que la divisibilité *s'arrête* à ces mêmes atômes ; on saura enfin que la pesanteur existe pour les groupes atomiques, pour chaque atôme en particulier ; mais que si dans le monde physique il n'existait plus qu'un seul atôme, cet atôme ne pourrait plus avoir de pesanteur.

Mais les atômes ne sont pas tous de la même nature ; il est des groupes atomiques qui n'ont jamais pu être transformés, transmutés les uns dans les autres ; quelle que soit l'énergie du traitement qu'on leur ait fait subir, la constance qu'on ait mise dans ce traitement, les substances sont restées identiques à elles-mêmes, elles ont toujours reparu avec les mêmes propriétés, et dès lors ces substances, ces corps ont été appelés *simples* ou *élé-ments*. Il y a en conséquence des atômes de nature diffé-rente, atômes qui, se groupant rarement dans la nature à l'état de simplicité, forment par leur réunion en pro-portions diverses tous les corps qui nous entourent et la partie matérielle de notre propre instrumentalité.

On a parfois confondu les atômes avec les molécules; il faudrait bien définir ces termes, ne plus même donner comme des atômes les molécules dites constituantes ; que celles-ci soient constituantes ou intégrantes, il faudrait toujours les considérer comme des groupes atomiques.

Nous savons déjà, pour l'avoir appris en physique, que, sous des volumes égaux, les matières, lorsque leur nature n'est pas la même, ont des poids différents. Les différences de volume tiennent à ce que l'espace qui sé-pare les atômes n'est pas le même pour toutes les espè-ces de matières ; mais le poids de chaque atôme est inva-riable quand cet atôme est d'une nature déterminée.

En avançant dans les études chimiques on verra qu'il y a autant d'atômes sous un poids donné de telle ma-tière, que sous un poids connu de telle autre matière ; que ces poids sont entre eux comme les poids des atômes constituant les matières. Au reste, ce n'est pas la somme des atômes entrant dans une combinaison qu'on cherche à formuler en chimie, mais bien leur rapport.

C'est au nombre et à l'arrangement des atômes qu'il faut rapporter la forme des cristaux ; les études portent donc moins sur les atômes eux-mêmes que sur les groupes atomiques et sur leurs rapports de quantité et de poids.

Les atômes, en effet, sont tellement petits qu'ils échappent à tous nos moyens d'investigation ; on ne peut ni les voir ni les compter individuellement ; mais on a pu néanmoins arriver à ce fait statique très-important pour la théorie atomique, savoir : que sous un certain poids d'une matière simple ou composée, il y a *autant* d'atômes (peu importe le nombre) que sous un certain poids d'une autre matière également simple ou composée; on a étendu ces résultats à tous ces corps simples ; pour cela il a suffi de prendre l'un d'eux pour terme de comparaison. En effet, les poids que l'on a trouvés étant proportionnels à ceux des atômes, il a été possible d'établir une échelle numérique et d'exprimer ainsi le rapport qui existe entre les poids et les atômes.

Mais on ne bornera pas ces premières études de chimie générale aux propriétés statiques des atômes; on étudiera toujours en général les lois dynamiques qui les régissent. Nous savons déjà, pour l'avoir examiné ailleurs, ce que c'est que la *cohésion* ; cette propriété générale doit être reprise ici, puisque c'est elle qui unit entre eux les atômes de même nature, ou les atômes intégrants ; il faut l'étudier plus particulièrement que nous ne l'avons fait lorsqu'il était question de la structure apparente des corps; il faut l'examiner en tant qu'elle agit, non plus seulement sur les molécules perceptibles, mais sur les atômes qu'elle retient à des distances réelles bien que très-rapprochées.

Cette force de cohésion peut être en quelque sorte mécaniquement appréciée, mesurée ; elle est en propor-

SCIENCES
PHYSIQUES.

Chimie minérale.
Théorie atomique.

tion *directe* avec l'effort *nécessaire* pour désunir les atômes.

Cette proposition, d'ailleurs très-simple et tout-à-fait logique, suffit pour nous faire sentir combien la force de cohésion diffère dans les corps en raison de leurs différents *états*. Il faut des efforts souvent considérables pour rompre l'union des atômes intégrants dans les solides ; il en faut beaucoup moins pour les atômes qui entrent dans la composition des substances à demi liquides ; pour les liquides il ne faut plus d'effort ; et quant aux gaz, il faut plutôt s'opposer aux forces répulsives. Nous savions déjà tout cela ; mais ce qu'il y aura de particulier ici, c'est cet autre fait dynamique que la *cohésion* peut être souvent un obstacle à l'exercice de l'*affinité*. Qu'est-ce, en effet, que l'affinité chimique ? N'est-ce pas cette force, cette attraction élective en vertu de laquelle des atômes tendent à se réunir, à se *combiner* avec des atômes de nature différente ?

Eh bien ! puisqu'elle doit, en certains cas, agir sur des atômes déjà en état de cohésion avec d'autres, ne faut-il pas que cette cohésion soit rompue pour que la combinaison s'opère ? Il faut donc conclure de ce fait que les combinaisons, si elles ne sont aidées par des procédés particuliers, ne pourront presque jamais avoir lieu d'atômes, de particules solides, à particules solides.

Nous venons d'énoncer le caractère de l'affinité ; nous savons en quoi elle consiste : c'est une attraction vérita-blement élective. Mais d'où vient que tel atôme tend à se réunir étroitement à tel autre, tandis que, mis en contact avec tel autre, il ne manifeste pas la moindre tendance à s'y agréger? Quelle est, en un mot, la raison du *choix* de ces attractions? C'est ce qu'il ne nous est pas donné de pénétrer. Nous en sommes réduits à une simple énonciation du fait général, et puis nous avons à étudier toutes les affinités particulières.

On voit encore ici un exemple de cette complication croissante des lois dynamiques dans le monde physique en raison du rapprochement de plus en plus intime des limites dans lesquelles s'exercent ces lois. Lorsque l'attraction s'effectuait à de grandes distances elle méritait le nom d'*universelle*, elle agissait sur tous les systèmes matériels sans exception : son étude était bien simple. Ici il n'y a plus une seule et générale attraction des corps les uns à l'égard des autres en raison directe de leurs masses, et inverse du carré de leurs distances, il y a des attractions et des attractions électives, attractions qui se manifestent en raison de la *nature diverse* des atômes et de leur rapprochement.

Ce n'est pas tout; ces attractions particulières que nous avons à étudier ici sans connaître la raison de leurs élections ; ces attractions seront *modifiées* par une foule de causes qu'il sera bon d'étudier, causes qui ne pouvaient avoir aucun effet sur l'attraction universelle, mais qui en auront de très-grands dans la sphère d'activité des atômes les uns sur les autres.

Ainsi, et comme nous l'avons dit tout-à-l'heure, les attractions électives ou, pour n'employer qu'un seul

SCIENCES
PHYSIQUES.

—

Chimie minérale.
—
Attractions électives.

mot, l'affinité sera nécessairement modifiée dans ses résultats par la cohésion : ces deux forces, en effet, pourront se trouver opposées l'une à l'autre ; il en résultera qu'en certains cas la force de cohésion mettra tout-à-fait obstacle au jeu de l'affinité, ou sera surmontée par elle.

Nous avons établi que l'affinité ne peut se manifester qu'à des distances très-rapprochées ; si donc une autre cause physique tend à éloigner les atômes les uns des autres, il est évident que l'affinité en sera d'autant plus affaiblie que même elle ne pourra plus exister. Or, le *calorique* est cette cause physique ; il éloigne les atômes, puisqu'il dilate les corps : il peut donc mettre les atômes en dehors de la sphère d'activité chimique.

Cependant il y a des cas qui pourront paraître exceptionnels, et il faut en tenir compte. Nous avons dit tout-à-l'heure que la cohésion peut, à l'égard de certains corps, former obstacle au jeu de l'affinité : si donc on détruit cette cohésion, on favorise l'affinité. Eh bien ! le calorique peut agir en ce sens, il peut affaiblir la cohésion ; dès lors on sent que dans ces cas, loin d'empêcher l'affinité par la distance à laquelle il met les atômes les uns des autres, il favorise au contraire les effets de cette même force.

L'affinité pourra encore être modifiée dans ses résultats par l'existence de certaines *combinaisons* dans les corps ; ceci se conçoit facilement : ces combinaisons se sont formées entre les substances par des attractions électives ; si donc on veut rompre chimiquement ces combinaisons, il faudra que l'attraction s'exerce à un degré supérieur, afin de former de *nouvelles* combinaisons ; mais il n'en reste pas moins vrai que l'affinité eût été bien plus facile s'il n'y avait pas eu déjà des combinaisons à détruire. Ainsi, en raison de cette loi que les attractions électives ne sont pas *également* puissantes, l'affinité peut opérer des décompositions ; mais elle n'en est pas moins modifiée dans ses effets par l'existence d'autres combinaisons.

SCIENCES PHYSIQUES.

—

Chimie minérale.
—
Attractions électives.

Mais non-seulement les attractions électives ne sont pas également puissantes, circonstances qui borneraient singulièrement leurs effets, mais elles n'amènent pas des combinaisons en *proportions égales ;* cette seconde circonstance n'est pas moins remarquable que la première, car il en résulte que l'affinité se trouve modifiée dans ses résultats par une nouvelle cause, savoir : par la quantité *relative* des corps entre lesquels doivent avoir lieu les combinaisons.

Ce n'est pas tout encore ; si le calorique met obstacle en certains cas au jeu des affinités chimiques, on peut en dire autant de l'état *électrique ;* et ceci est une nouvelle preuve de la bonté de notre méthode d'études, puisque si le sujet se complique ici, c'est par l'influence d'agents que nous avons déjà étudiés ; nous empruntons des notions à d'autres sciences, mais à des sciences, je le répète, déjà étudiées. Je reviens à l'état électrique ; nous savons que des corps électrisés de la même manière se *repoussent ;* or il ne peut y avoir d'attraction, en conséquence de combinaison, entre deux corps électrisés de la même manière : c'est une force qui a été détruite par une autre force diamétralement opposée.

Enfin, il est encore une circonstance qui peut modifier puissamment les effets des combinaisons chimiques, c'est la *pression ;* dans certains cas elle agira de manière à rendre l'affinité *prépondérante* ; elle sera adjuvante de cette même affinité. Telles sont les causes modificatrices qu'il faudra étudier pour connaître méthodiquement tous les incidents qui peuvent avoir lieu dans les combinaisons chimiques ; de là cette définition récente de la chimie : science qui a pour objet la connaissance de tous les phénomènes qui dépendent de l'action atomique et réciproque de tous les corps les uns sur les autres. (Thénard, *Élém. de Chim.*, tom. 1, pag. 12.)

Cette science, bien que très-abstraite sous une foule de rapports, sera singulièrement favorisée par une langue scientifique bien faite, par la bonne nomenclature que l'on doit à Guyton de Morveau.

Chacun connaît les bases de cette nomenclature. Les corps simples ont reçu des dénominations insignifiantes, courtes, et susceptibles de former d'autres dénominations composées, circonstance qui présente de nombreux avantages. Et d'abord pour ce qui est du mot radical, par cela qu'il est insignifiant, il ne donnera pas de fausses idées, ce qui n'aurait pas manqué si l'on avait cherché à rendre ces premières expressions trop significatives. Quant aux mots composés, ils rappellent nécessairement les principes constituants du corps lui-même.

Les corps simples sont au nombre de cinquante-quatre ; on conçoit que celui des corps composés est très-considérable ; et, comme le remarque M. Thénard, il doit paraître infini, puisqu'une différence dans la proportion des éléments suffit pour en apporter une très-grande dans les propriétés.

SCIENCES.
PHYSIQUES.

—

Chimie minérale.
—
Nomenclature.

M. Berzélius a divisé les corps simples en *métalloïdes*, en *métaux électro-résineux* et en *métaux électro-vitrés*.

Les premiers, c'est-à-dire les métalloïdes, sont : l'*oxygène*, le *soufre*, l'*azote*, le *phtore*, le *chlore*, le *brôme*, l'*iode*, le *phosphore*, le *bore*, le *carbone* et l'*hydrogène*.

Les métaux électro-résineux sont : le *sélénium*, l'*arsenic*, le *chrôme*, le *molybdène*, le *vanadium*, le *tungstène*, l'*antimoine*, le *tellure*, le *tantale*, le *titane*, et le *silicium*.

Les métaux électro-vitrés sont : l'*or*, l'*osmium*, l'*iridium*, le *platine*, le *rhodium*, le *palladium*, le *mercure*, l'*argent*, le *cuivre*, l'*urane*, le *bismuth*, l'*étain*, le *plomb*, le *cadmium*, le *cobalt*, le *nickel*, le *fer*, le *zinc*, le *manganèse*, le *cérium*, le *thorinium*, le *zirconium*, l'*aluminium*, l'*yttrium*, le *glucynium*, le *magnésium*, le *calcium*, le *strontium*, le *baryum*, le *lithium*, le *sodium* et le *potassium*.

Voilà pour la dénomination des corps simples ; quant aux composés inorganiques, comme ils résultent pour la plupart : 1° de la combinaison de l'oxygène avec chacun des autres corps simples ; 2° de la combinaison de deux métalloïdes entre eux, ou de deux métaux aussi entre eux, ou d'un métalloïde avec un métal ; 3° de la com-

SCIENCES
PHYSIQUES.

Chimie minérale.
Nomenclature.

binaison d'un métalloïde ou d'un métal uni à l'oxygène avec un métal également uni à l'oxygène ; 4° quelquefois de la combinaison d'un métalloïde uni à un métal avec le même métal oxygéné ; 5° quelquefois enfin de la combinaison d'un métalloïde uni à un métal avec ce même métalloïde uni à un autre métal ; ici les dénominations ne sont plus insignifiantes, car, comme le dit M. Orfila, la mémoire la plus heureuse ne pourrait se les rappeler si elles étaient arbitraires, si elles ne disaient rien à l'esprit : ces dénominations rappelleront donc et les combinaisons des différents corps, et les proportions diverses de ces combinaisons, etc. Au reste, voici avec détail, et d'après M. Thénard, les bases de cette nomenclature, posées d'abord, comme nous l'avons dit, par Guyton de Morveau, en 1780, puis modifiées de concert avec l'auteur par Lavoisier, Fourcroy et Berthollet, et aujourd'hui universellemement adoptée.

Tous les composés formés d'oxygène et d'un autre corps simple prennent le nom générique d'*acides* ou d'*oxydes* ; d'*acides* s'ils rougissent la couleur bleue de tournesol, etc. ; d'*oxydes* s'ils ne la rougissent pas, etc. Les oxydes et les acides se désignent ensuite, chacun en particulier, comme il suit : Lorsqu'un corps simple en se combinant avec l'oxygène ne peut former qu'un oxyde, on désigne celui-ci par le nom de ces corps même : ainsi l'oxyde composé d'oxygène et de carbone porte le nom d'*oxyde de carbone* ; mais si le corps simple peut se combiner en plusieurs proportions avec l'oxygène et former plusieurs oxydes, par exemple, deux, le premier s'appelle *protoxyde* et le second *sesquioxyde* ou *bioxyde*, suivant qu'il contient une fois et demie ou deux fois autant d'oxygène que le protoxyde pour la même quantité de métalloïde ou de métal, ce qui a ordinairement lieu; de là, pour désigner les deux oxydes de mercure, et les deux oxydes de fer, les expressions de *protoxyde*, de *bioxyde de mercure*; de *protoxyde*, de *sesquioxyde de fer*. Ce n'est que dans le cas où les oxydes ne sont point soumis à cette loi de composition, que les dénominations de *protoxyde*, *deutoxyde*, *tritoxyde*, *peroxyde*, sont employées. Ces dénominations équivalent à celles de premier oxyde, deuxième oxyde, troisième oxyde, dernier oxyde ou oxyde le plus oxygéné.

Des règles aussi faciles à concevoir servent à la dénomination des acides. Un corps simple oxygénable ne peut-il donner lieu qu'à un seul acide, le nom de ce dernier se forme du mot générique *acide*, auquel on joint le nom français ou latin du corps simple même terminé en *ique;* nous citerons pour exemple l'*acide borique*, qui est le seul acide que produit l'oxygène en s'unissant au bore. Le corps simple peut-il, au contraire, se combiner en plusieurs proportions avec l'oxygène, et former deux acides, le plus oxygéné se désigne par la terminaison *ique*, comme le précédent, et le moins oxygéné par la terminaison *eux*, exemple: *acide arsénieux*, *acide arsénique*. Les acides sont-ils au nombre de trois comme ceux de l'*azote*, ou de quatre comme ceux du *soufre* ou du *phosphore?* alors on se sert de la préposition grecque *hypo* (sous), et l'on dit: *acide hypo-sulfureux*,

SCIENCES PHYSIQUES.

—

Chimie minérale.
—
Nomenclature.

acide sulfureux; acide hypo-sulfurique , acide sulfu-
rique.

Quel que soit, au reste, le nombre d'oxydes ou d'acides qu'un corps puisse produire en s'unissant à l'oxygène, il est à remarquer que le *peroxyde,* ou l'oxyde le plus oxygéné , contient toujours moins d'oxygène que l'acide le moins oxygéné. Ces sortes de composés ne diffèrent donc, dans leur composition, que par les quantités d'oxygène ; le métalloïde ou le métal est en quelque sorte le radical, et l'oxygène le principe acidifiant.

Tous les acides ne contiennent pas de l'oxygène ; il en est quelques-uns qui sont formés seulement de deux métalloïdes, et dont l'existence n'a été bien constatée que depuis 20 à 25 ans. On ne savait trop d'abord comment les nommer ; enfin on s'est décidé à composer leurs noms de ceux de leurs principes constituants et à leur donner la même terminaison qu'aux autres acides: celui que formeront l'hydrogène et le chlore s'appellera donc *chlorhydrique ;* et celui que formeront l'iode et l'hydrogène, *acide iodhydrique.* Il faudrait d'après cela, dans un langage rigoureux, ajouter aux dénominations des acides oxygénés l'expression *oxy,* pour les rendre plus exactes, et dire *acide oxy-sulfurique, acide oxy-carbonique.*

Ce que nous venons de dire sur la dénomination des oxydes et des acides suffit ; examinons maintenant celle des composés que les acides forment avec les oxydes métalliques.

Ces composés, qui sont très-nombreux, portent le nom de *sels,* et se désignent en changeant et variant la terminaison de l'acide et en faisant suivre le nouveau nom, dont on retranche quelquefois une syllabe, du nom de l'oxyde qui entre dans la composition du sel. Si le nom de l'acide est terminé en *eux*, il prend la terminaison *ite*; s'il est terminé en *ique*, il prend la terminaison *ate*. Par conséquent les expressions de *carbonate de protoxyde de fer*, de sulfate, de *sulfite de protoxyde de potassium*, représenteront les combinaisons du protoxyde de fer avec l'acide carbonique, et du protoxyde de potassium avec les acides sulfurique et sulfureux. Mais comme le même acide se combine quelquefois non-seulement avec les divers oxydes d'un même métal, mais encore avec le même oxyde en diverses proportions, il faut distinguer assez bien les noms des variétés de sels qui en résultent pour qu'il n'y ait pas confusion. Ces variétés de sels nous en donnent le moyen par leurs propriétés : les uns sont *neutres*, c'est-à-dire tels que les propriétés de l'acide et de l'oxyde disparaissent; d'autres sont acides, et les autres avec excès d'oxydes.

Or, on sait aujourd'hui que dans les sels acides et dans les sels avec excès de base, la quantité d'acide ou la quantité de base se trouve être un multiple ou un sous-multiple par 2, 3, 4, rarement par un 1/2, de la quantité d'acide ou de base du sel neutre du même genre; en conséquence les mots, *bi, tri, quadri, sesqui*, placés devant le nom générique pour les sels acides, et après le nom pour les sels basiques, feront connaître précisément leur composition relative; on aura donc pour désigner les cinq sels que forment l'acide phosphorique et la

SCIENCES PHYSIQUES.

Chimie minérale.

Nomenclature.

chaux, les dénominations de *phosphate neutre de chaux*, *sesqui-phosphate de chaux*, *bi-phosphate de chaux*, *phosphate sesqui-basique de chaux*, et *phosphate bibasique de chaux*, qui indiquent : la première, que la chaux et l'acide phosphorique se neutralisent; la seconde et la troisième, que, pour la même quantité de base, les phosphates acides contiennent 1 1/2 et 2 fois autant d'acide que le phosphate neutre ; la quatrième et la cinquième, que, pour la même quantité d'acide, au contraire, les phosphates basiques contiennent 1 1/2 et 2 fois autant de base que le phosphate neutre auquel on compare tous les autres.

Nous venons de voir qu'un oxyde métallique en s'unissant à un acide formait un sel; mais il est quelques autres substances qui, comme les oxydes métalliques, s'unissent aux acides, les neutralisent et forment des composés dont les propriétés ont tant d'analogie avec les sels qu'on doit les assimiler à ceux-ci; ces substances, bien différentes des oxydes métalliques, et dont on ne connaissait qu'une seule il y a quelques années, sont aujourd'hui en assez grand nombre. L'une, appelée *ammoniaque*, est composée d'hydrogène et d'azote ; les autres, qui appartiennent aux corps organisés, le sont d'hydrogène, d'oxygène, de carbone et d'azote. Chacune d'elles porte un nom particulier qu'il est inutile de citer ici; toutes prennent celui de base salifiable, et par suite, les oxydes métalliques qui peuvent faire partie des sels reçoivent aussi ce dernier nom; de sorte que sous le nom de *base salifiable*, on comprend une substance quelconque capable de neu-

traliser plus ou moins complétement les propriétés des
acides; et réciproquement, sous le nom d'*acides*, une
substance qui neutralise plus ou moins des bases.

SCIENCES
PHYSIQUES.

—

Chimie minérale.
—
Nomenclature.

Beaucoup d'oxydes métalliques forment ensemble des
composés binaires et s'unissent de telle manière que l'un
d'eux joue le rôle d'*acide* et l'autre celui de *base* : tels
sont, entre autres, l'oxyde d'aluminium, l'oxyde de
zinc, etc., relativement au protoxyde de *potassium* et à
celui de *sodium*, etc. On donne alors à ces sortes de
composés des noms analogues à ceux des sels : ils s'appellent *aluminates*, *zincates* de protoxyde de potassium, de sodium, etc.

Mais si beaucoup d'oxydes métalliques peuvent se
combiner entre eux, il n'en est pas de même des oxydes
métalloïdes ou des divers acides les uns avec les autres;
ou bien encore des oxydes des métalloïdes avec les
oxydes métalliques; il n'y a guère que l'eau qui se combine avec ceux-ci : de là des *hydrates*.

Les règles de nomenclature relatives à la dénomination des composés formés de deux métalloïdes ou de
deux métaux, ou d'un métalloïde et d'un métal, sont
très-simples.

Le composé a-t-il des métaux pour éléments, il prend
le nom d'*alliage*, et chaque alliage se distingue par les
métaux qui en font partie; exemple : *alliage de plomb
et d'étain*. Quelquefois cependant l'alliage prend le nom
d'*amalgame;* mais ce n'est que dans le cas où le mercure est un des métaux alliés : alors la dénomination
d'*amalgame d'argent*, *d'or*, etc., remplace celle

d'alliage de mercure et d'argent, de mercure et d'or, etc.

Le composé résulte-t-il de la combinaison d'un métal avec un métalloïde, l'on donne à celui qui est négatif la terminaison *ure*, en le faisant suivre du nom du métal même : ainsi se forment les noms de *phosphure de plomb, sulfure de cuivre, chlorure de mercure*, etc., et, par suite, ceux de *bi-sulfure de cuivre, bi-chlorure de mercure*.

Des dénominations analogues s'appliquent également aux composés de deux métalloïdes ; on dira donc : *chlorure de soufre, chlorure de phosphore*, et non *sulfure de chlore, phosphure de chlore*, parce que le chlore est négatif relativement au phosphore et au soufre.

Enfin, pour désigner les composés qui pourraient résulter d'un métalloïde uni à un métal avec le même métal oxygéné, par exemple, du sulfure d'antimoine avec l'oxyde d'antimoine, du chlorure de mercure avec l'oxyde de mercure, on aura les dénominations de *oxy-sulfure d'antimoine, oxy-chlorure de mercure ;* et pour désigner les composés formés d'un métalloïde uni à un métal avec le même métalloïde uni à un métal différent, comme le sulfure d'antimoine et le sulfure de potassium, on nommerait le premier celui des deux métaux qui est négatif par rapport à l'autre.

On voit que tout l'artifice dont on s'est servi consiste principalement à réunir les noms des éléments d'un composé, en en variant la terminaison. Les terminaisons en *ure* rappellent des composés d'un métalloïde avec un autre métalloïde ou un autre métal ; les terminaisons en *eux* et en *ique*, des acides ; les terminaisons en *ites* et *ates*, des sels.

Il est évident d'ailleurs que si de nouveaux composés venaient à être découverts, il serait facile, d'après ce qui précède, de les désigner par des noms qui indiqueraient leur nature. (Thénard, *Traité de Chimie*, tome I, page 19.)

Maintenant que nous connaissons les principes qui ont servi de base à la nouvelle nomenclature chimique, comment et dans quel ordre doit-on étudier chacun des corps simples, métalloïdes et métaux ? Comment doit-on étudier leurs diverses combinaisons ?

Suivant M. Orfila, il convient d'étudier les substances simples non métalliques dans l'ordre suivant : oxygène, hydrogène, bore, carbone, phosphore, soufre, sélénium, iode, brôme, chlore, phtore, azote et silicium.

Cet ordre, dit ce professeur, est propre à rappeler un fait important, savoir : que l'affinité de l'oxygène pour les six corps qui le suivent est d'autant plus grande à une température élevée, qu'ils sont placés plus près de lui. Quant à l'iode, au brôme, au chlore et à l'azote, ils ont beaucoup moins de tendance à s'unir avec l'oxygène ; le silicium ne se combine que très-difficilement avec ce corps. Le phtore n'ayant jamais été isolé, on ne connaît guère la mesure de son affinité pour l'oxygène. Si nous avions voulu classer ces corps, ajoute M. Orfila, d'après les analogies qu'ils ont entre eux, nous eussions fait huit groupes : 1° oxygène, 2° hydrogène, 3° bore et silicium,

4° carbone, 5° phosphore, 6° soufre et sélénium, 7° iode, brôme, chlore et phtore ; 8° azote. On voit donc que cet ordre serait exactement le même que celui que nous adoptons, et qui est basé sur l'affinité de chacun de ces corps pour l'oxygène, si toutefois on en excepte le silicium, qui paraît en avoir très-peu, et le phtore, que nous ne connaissons pas du tout à l'état libre.

Quant aux substances simples, métalliques ou métaux, M. Orfila, dans ses cours, adopte la classification de M. Thénard. De toutes celles qu'on a proposées, dit-il avec juste raison, aucune n'a rempli d'une manière aussi satisfaisante cette grande condition de l'enseignement, savoir : faciliter l'étude.

Les métaux y sont divisés en plusieurs classes, suivant leur degré d'affinité pour l'oxygène : les caractères de plusieurs de ces classes, ajoute M. Orfila, ont le grand avantage d'appartenir à tous les métaux qui les composent, et d'être choisis parmi ceux qu'il importe le plus de retenir, de sorte qu'en se les rappelant, les histoires particulières des substances métalliques sont beaucoup plus courtes et moins fastidieuses.

NOMBRE DES MÉTAUX.

Première classe.

Calcium.	Lithium.
Strontium.	Sodium.
Baryum.	Potassium.

Les métaux de cette première classe absorbent le gaz

oxygène à toutes les températures ; ils décomposent l'eau à froid, s'emparent de son oxygène, et l'hydrogène est mis à nu quelquefois avec effervescence.

Deuxième classe.

Magnésium.	Yttrium.
Aluminium.	Arsenic.

Les métaux de cette seconde classe ne décomposent pas l'eau à froid, mais ils en opèrent la décomposition à la température de l'ébullition ; ils absorbent l'oxygène à la température la plus élevée.

Troisième classe.

Manganèse.	Cadmium.
Zinc.	Cobalt.
Fer.	Nickel.
Étain.	

Cette troisième classe renferme les métaux qui ne décomposent pas l'eau à froid lorsqu'ils agissent seuls ; qui la décomposent à une chaleur rouge, qui absorbent le gaz oxygène à la température la plus élevée, et dont les oxides sont irréductibles par la chaleur seule.

Quatrième classe.

Glucynium.	Urane.
Molybdène.	Cérium.
Vanadium.	Titane.
Chrôme.	Bismuth.

Tungstène.   Plomb.
Columbium.   Cuivre,
Antimoine.   Osmium.
Tellure.

Dans cette quatrième classe sont placés les métaux qui ne décomposent l'eau ni à froid ni à chaud lorsqu'ils agissent seuls, mais qui absorbent le gaz oxygène à la température la plus élevée.

Cinquième classe.

Mercure.   Iridium.
Rhodium.   Argent.

Cette cinquième classe est formée par les métaux qui ne décomposent l'eau à aucune température, et qui n'absorbent le gaz oxygène qu'à un certain degré de chaleur, passé lequel ils abandonnent celui avec lequel ils s'étaient combinés.

Sixième classe.

Or.   Palladium.
Platine.

Cette dernière comprend les métaux qui ne peuvent opérer la décomposition de l'eau ni absorber l'oxygène à aucune température. (Orfila, *Éléments de Chimie*, tome I, page 385.)

Tel est l'ordre suivant lequel on étudie généralement la chimie minérale; il s'accorde en partie avec les principes appliqués à l'étude des autres sciences. Et d'abord, étudier.

comme le prescrit M. Thénard, les principales propriétés *physiques* des corps, c'est se livrer à l'étude des faits *statiques ;* étudier ensuite leurs propriétés *chimiques,* c'est se livrer à l'étude des faits *dynamiques,* puisque, comme l'explique fort bien encore M. Thénard, *c'est faire une étude spéciale de tous les phénomènes qui dépendent de leur action réciproque et atomique.*

SCIENCES PHYSIQUES.

Chimie minérale.

Classification.

Nous retrouvons donc encore ici nos deux ordres de faits. Maintenant, pour passer à l'étude successive de chaque corps, on a pris pour base un fait dynamique général, savoir : l'affinité directe de chacun d'eux pour l'oxygène. Dans l'état actuel des connaissances chimiques, ce principe est bon ; il faut le suivre : il n'y en a pas d'ailleurs de plus général, de plus synthétique.

Ici nous ne pouvons nous empêcher de faire remarquer un singulier rapprochement dans le sujet de nos études.

Lorsque nous avons entrepris d'étudier tous les corps et tous les actes physiques de la nature, nous avons trouvé pour premier sujet d'études des corps tellement vastes et tellement distants, que nous étions forcés de nous borner presque uniquement à l'étude des *forces,* des *lois* qui les régissent : nous voulons parler de l'ensemble des fragments de matière qui gravitent dans l'espace. Maintenant que nous voici arrivés aux dernières divisions de la matière, aux atômes, ceux-ci sont tellement rapprochés et ténus qu'on les suppose par la pensée, et qu'à moins d'étudier des *amas* d'atômes, il faut encore se borner à l'étude des forces, des lois qui les régissent. C'est que dans ces deux circonstances l'esprit humain se trouve placé devant l'infini : infini en distance, en grandeur ; infini en ténuité, en rapprochement.

Quoi qu'il en soit, avant d'entrer dans l'étude particulière des corps simples, on recherchera quelles sont les lois générales suivant lesquelles ces corps peuvent se combiner ; de ces lois, les unes seront très-simples, les autres beaucoup plus complexes ; les substances gazeuses seront dans le premier cas, elles se combinent en volume dans des rapports simples, et de telle manière que leur contraction apparente est aussi en rapport simple avec leur volume primitif.

Les autres lois générales pourront également être vérifiées ; mais la théorie atomique une fois bien comprise, il en est qu'on pourra poser à priori , sauf à en chercher ensuite la vérification dans les expériences ; ainsi, d'après les lois suivant lesquelles les corps se combinent, il est possible d'exprimer par des nombres les rapports des principes constituants des composés ; ce sont ces nombres qu'on appelle nombres proportionnels ou équivalents chimiques.

Ces études générales et synthétiques abrégeront singulièrement l'étude particulière des agents chimiques ; c'est donc par là qu'il faudra commencer, puisque l'état actuel de la science le permet ; on examinera ensuite et successivement, comme nous l'avons dit plus haut, chacun des corps simples ; cet examen comprendra , comme de coutume, deux sortes de faits : les faits statiques et les faits dynamiques, c'est-à-dire, que chaque corps simple sera examiné en lui-même, soit tel qu'on le trouve dans la nature, ou tel que l'art le produit ; ce qui constituera la première étude ; puis on fera un examen spécial de tous les phénomènes qui dépendront de l'action réciproque ou atomique de ces mêmes corps.

SCIÈNCES PHYSIQUES.

—

Chimie minérale.

—

Lois générales.

Quand on aura terminé ces études, on aura poursuivi la nature minérale ou inorganique jusque dans ses dernières limites ; on ne peut aller au-delà, en effet, de l'étude des atômes et de leurs propriétés ; tout n'est pas épuisé cependant ; pour nous autres médecins, il y a bien d'autres sujets d'études, et celles que nous avons faites ne sont en quelque sorte qu'une simple préparation ; nous n'avons vu qu'un seul règne, nous n'avons en conséquence parcouru qu'une seule série de spécialités scientifiques ; série bien distincte toutefois, bien limitée, et par laquelle nous devions nécessairement passer avant daborder les sciences qui ont pour objet des êtres tout différents, c'est-à-dire, les êtres organisés.

Nos études, comme on le voit, sont progressives ; nous connaissons maintenant l'histoire de la nature purement minérae, histoire *antérieure* à celle des êtres organisés ; il faut donc passer à cette dernière.

Ce qui a dû paraître bien étrange aux personnes peu familiarisées avec l'étude des sciences, dit Cuvier, c'est cette assertion aujourd'hui mise hors de doute par les travaux des géologues, qu'il y a eu des révolutions dans le monde physique, *antérieures* à l'existence des êtres vivants. Ce fait est digne, en effet, des plus hautes méditations, et par lui-même il rentre merveilleusement dans nos principes de méthodologie scientifique ; il confirme surtout d'une manière irréfragable le principe d'indépendance que nous avons rappelé si souvent dans le cours de cet ouvrage.

Les êtres vivants, les végétaux comme les animaux, l'homme aussi, ne sont donc plus des pièces indispensables, nécessaires même dans ce tout harmonique, qu'un même univers extérieur ! Des siècles se sont écoulés pendant lesquels la nature était purement minérale, du moins dans l'économie de notre planète ; celle-ci poursuivait les phases de son double mouvement de rotation et de translation autour de l'astre du jour, sans qu'aucun être vivant vînt mêler sa voix au bruit des éléments ; un soleil radieux épanchait sur la terre des flots de lumière et de chaleur ; aucun être organisé n'était là pour en ressentir les bienfaits ; les phénomènes astronomiques n'en existaient pas moins ; il y avait des années, des saisons, des jours ; un matin, un midi, des ténèbres pendant les nuits, et tout cela ne servait pas encore à marquer les périodes de la vie des êtres végétaux et animaux : c'était là cependant des faits scientifiques, des matériaux d'études ; antérieurs à l'existence des êtres organisés, ils *coexistent* aujourd'hui avec ces derniers, mais ils peuvent être étudiés *isolément* et dans tous leurs incidents ; en veut-on des exemples ? nous choisirons de préférence ceux dont l'existence paraît en quelque sorte *confondue* avec notre instrumentalité ; nous choisirons la lumière, la chaleur, le son, etc.

On s'est parfois demandé si la lumière existe *par elle-*

même, si elle pourrait exister abstraction faite de l'impression qu'elle produit sur l'un des sens des animaux, sur celui de la vue; on s'est demandé si, tous les animaux doués de la vue en étant tout-à-coup privés, il y aurait encore de la lumière, ou s'il n'y aurait que des ténèbres; si, enfin, les moyens de manifestation de la lumière pourraient être autres que ceux accusés par le sens de la vue.

Eh bien! pour nous toutes ces questions sont déjà résolues, et cela, par l'ordre même de nos études; nous savons que la production de la lumière et que ses divers modes de propagation ne sont que des faits dynamiques de l'ordre le plus simple, c'est-à-dire des *mouvements*, ou plutôt des modes de mouvement. Il y a donc de la lumière, même pour les aveugles, et les voyants ne sont pas le jouet d'hallucinations perpétuelles; que si chez l'aveugle le sens de la vue n'*accuse* plus l'existence de la lumière, cette existence n'en persiste pas moins; donc elle peut être étudiée, abstraction faite de l'étude des corps organisés; mais pour cela il faut, comme nous l'avons fait, s'arrêter à certaines limites; il ne faut pas comprendre la *vision* dans la théorie de la lumière; l'étude de la vision doit être différée; c'est là une question de physique organique qui trouvera sa place méthodique ailleurs, c'est-à-dire dans l'étude spéciale de l'économie des animaux.

Quant à la chaleur, nous savons fort bien aussi que sa théorie peut être étudiée isolément, c'est-à-dire

SCIENCES
PHYSIQUES.

Chimie minérale.
Lois générales.

abstraction faite des sensations qu'elle nous fait éprouver ; nous savons que les corps purement minéraux sont modifiés par la chaleur, de telle sorte que pour juger de son intensité, il n'est nullement nécessaire d'interroger les sens, qu'il faut tout simplement mesurer les divers degrés de dilatation des corps ; c'est donc là encore une étude indépendante, *isolable*.

Nous savons enfin qu'il en est de même pour l'étude de tous les faits compris dans la spécialité scientifique dite *acoustique*, mot aussi vicieux dans l'ordre des sciences physiques que le mot *optique* ; le son n'est encore en lui-même qu'un *mouvement*, mouvement qui peut n'avoir rien de commun avec le sens de l'*ouïe* ; son étude peut donc également être considérée comme absolue, être suivie dans toutes ses conséquences dynamiques, mais il faut encore ici savoir s'arrêter là où finit le monde physique, c'est-à-dire ne pas embrasser l'*audition* dans cette étude ; l'audition, comme la vision, peut et doit être différée ; c'est une question qu'il faut rattacher à la vitalité, qu'il faut reporter dans l'histoire de l'économie des animaux.

Mais en voici assez sur ce sujet ; les limites sont désormais bien tracées, pour nous, entre les sciences physiques et les sciences dans lesquelles nous allons entrer, c'est-à-dire les sciences naturelles ; sans doute nous aurons encore à traiter des questions et de physique et de mécanique et de chimie, etc. ; mais ces questions seront spécialisées dans les limites de l'organisation ; elles seront conséquemment parfaitement distinctes ; et c'est à bon

droit que nous les aurons non pas rejetées, abandon-
nées, comme *étrangères* à la physique générale, à la
chimie générale; mais *différées*, en raison des nouveaux
éléments qui viendront les compliquer.

SCIENCES NATURELLES.

SCIENCES
NATURELLES.

—

Idées générales.
De l'organisation.

Les sciences naturelles, si on voulait s'en tenir à l'acception rigoureuse du mot, devraient avoir pour objet la nature tout entière, anorganique et organique, minéraux, végétaux et animaux ; mais cette acception a été restreinte, on *est convenu* de ne s'occuper des minéraux en histoire naturelle que sous un point de vue particulier ; on a laissé aux physiciens et aux chimistes une partie de l'étude de ces corps ; ainsi on ne recherche ni leurs propriétés générales, dit-on, ni les phénomènes qui résultent de la mise en jeu de ces phénomènes ; ni l'action de leurs molécules les uns sur les autres ; bref, on a fait une division là où il n'y en a pas dans la nature ; comment, en effet, faire une étude à part de l'origine des minéraux, de leurs formes extérieures, de leur mode d'accroissement, etc., et reléguer dans d'autres sciences l'étude plus approfondie des mêmes faits ?

Pour nous les sciences naturelles sont parfaitement distinctes des sciences physiques ; pour nous ces sciences sont bien limitées, bien définies ; jusqu'à présent nous avons étudié, soit dans les détails matériels de leur économie, soit dans leur fonctions générales, les grands systèmes qui composent l'univers ; ainsi nous avons étudié les systèmes stellaires, puis le système solaire, puis l'économie du globe que nous habitons ; mais ce globe était resté désert pour nous, et, sauf l'action des grandes lois physiques, il eût été pour ainsi dire frappé de mort. Maintenant nous allons le voir fecondé ; la vie va se répandre à sa surface sous une foule de manifestations nouvelles ; la vie va se phénoméniser sous des formes et par des actes que nous ne connaissons pas encore, mais qu'on résume par un seul mot, savoir : L'ORGANISATION.

Mais dans l'ordre général de l'univers qu'est-ce que l'organisation ? Quelles sont les lois fondamentales de ce nouveau mode d'existence de la matière ?

La matière jusqu'à présent ne s'était guère *particularisée* que par rapport à l'ordre de nos investigations, en raison de la faiblesse, des bornes de nos connaissances ; si parmi tous les corps, parmi tous les systèmes stellaires, nous finissions par en étudier *plus particulièrement* un seul, c'est-à-dire le système solaire, ce n'est pas parce que les faits se *particularisent* réellement dans ce système, c'est parce que de tous ces systèmes c'est celui que nous *connaissons* plus particulièrement ; si de tous les corps qui forment l'économie du système solaire, nous avons étudié plus particulièrement le globe terrestre, ce n'est pas non plus parce que la matière se particularise dans la composition de ce globe, du moins nous ne le savons pas ; mais c'est parce que nous connaissons plus particulièrement les minéraux ter-

restres ; ainsi, comme je viens de le dire, la particularisation de la matière était plutôt dans l'ordre de nos
études que dans la réalité des choses ; mais pour ce qui
est de l'organisation, c'est vraiment un fait merveilleux
de particularisation de la part de la matière, fait qui
existe peut-être aussi ailleurs, mais que nous ne pouvons constater qu'à la surface de notre planète et dont
nous sommes nous-mêmes de simples modes.

Comment se fait-il, maintenant, qu'après de longs siècles la matière se soit ainsi particularisée à la surface de
notre terre ?

D'où vient que jusque là inerte, douée des simples
propriétés de toute matière, elle ait reçu tout-à-coup
l'ensemble de ces facultés qui constituent la vie ? quelle a
été la raison pour laquelle ce fait s'est passé à une époque plutôt qu'à une autre ? Ce sont là des questions auxquelles il est impossible de répondre scientifiquement ;
nous n'avons sur ce sujet, soit dans la tradition des peuples, soit dans les annales écrites, que de simples *croyances* ; et comment pourrait-il en être autrement ? Le règne
végétal aura précédé de long-temps le règne animal ; celui-ci n'est lui-même qu'un fait d'*évolution* et l'espèce
humaine n'en est que la *dernière* expression.

Aujourd'hui même que, par la pensée, nous cherchons
à remonter les siècles, il nous est impossible de concevoir
comment certaines portions de matières si long-temps homogènes dans leur composition, plongées dans un repos qui
paraissait devoir être éternel, se sont tout-à-coup *arran-
gées*, se sont *particularisées* enfin de telle sorte, qu'au-

cunes de leurs molécules ne restent en place, que toutes, comme le dit Cuvier, entrent et sortent successivement, de telle sorte qu'il y a comme un tourbillon continuel, dont la direction, toute compliquée qu'elle est, demeure constante, ainsi que l'espèce des molécules qui y sont entraînées, mais non les molécules individuelles elles-mêmes ; au contraire, ajoute Cuvier, la matière actuelle des corps vivants n'y sera bientôt plus, et cependant *elle est dépositaire de la force qui contraindra la matière future à marcher dans le même sens qu'elle.*

Nous serons forcés de reconnaître plus tard que, pour le simple passage, non pas seulement d'un règne organisé à un autre règne encore organisé, mais d'un degré d'organisation à un degré plus élevé, l'intervention d'une puissance créatrice a été nécessaire ; que penser dès lors de ce passage bien plus inexplicable encore de la matière inerte, minérale, à la matière douée de toutes les propriétés de la vie? Est-ce que par hasard notre globe lui-même serait aussi soumis dans son ensemble à des lois générales d'évolution? Est-ce qu'après être restée inerte en apparence, pendant des milliers d'années, son temps de *maturité organique* serait arrivé pour lui? Devait-il, par les lois même de son économie, produire un jour des corps organisés? Ce sont des questions qu'il est à peine permis de poser.

Mais il en est d'autres qui nous paraissent en quelque sorte plus insolubles encore ; ce sont celles qui ont trait à la *moralité* de ce fait même, de l'existence des êtres organisés à la surface de la terre, et surtout des moyens

SCIENCES NATURELLES.

—

De l'organisation.

à l'aide desquels cette existance est entretenue dans la plupart des espèces animales. Qui pourrait, en effet, nous indiquer les *causes finales* de l'organisation toute entière d'abord, et puis ensuite de chacun des degrés de cette organisation ?

Nous n'aurions encore à ce sujet que des *croyances;* mais rien de scientifique, rien qui puisse satisfaire l'esprit, c'est-à-dire aucune raison morale. Et cependant, placés que nous sommes entre deux sortes d'*infini*, l'un que nous avons trouvé dans les profondeurs célestes, dans des espaces et des temps incalculables; l'autre que nous constaterons bientôt dans l'évolution des êtres organisés, dont nous ne sommes que le terme *actuel;* ainsi placés, dis-je, ne nous sentons-nous pas portés à demander la raison providentielle de tous ces faits?

En supposant, comme je le faisais tout-à-l'heure, qu'un temps de maturité ait enfin amené notre monde physique dans des conditions telles que l'organisation dût avoir nécessairement lieu. d'où vient que de nouvelles révolutions physiques. que de grandes convulsions de la matière minérale aient ensuite de temps à autre enseveli tant d'êtres vivants?

Mais laissons là toutes ces questions, puisqu'il ne nous est pas même permis d'en entrevoir la solution; ne demandons à la science que ce qu'elle peut nous donner; l'organisation existe dans l'espace *limité;* ses actes s'accomplissent dans un temps *mesuré;* de nouveaux champs scientifiques nous sont ainsi ouverts; c'est à nous d'y pénétrer; nous n'avons d'autre but à présent que d'y chercher des routes faciles; que d'y trouver des voies directes et accessibles, en un mot d'en exposer la méthodologie.

L'organisation, en effet, pourra être étudiée suivant une méthode générale, car tout est lié en elle, tout est harmonique, et en même temps suivant une méthode réellement progressive; car cette organisation étant naturellement disposée sur une vaste échelle, nous pourrons facilement nous conduire à travers toutes ses variétés. Mais si nous trouvons dans ces nouvelles études des classifications pour ainsi dire toutes faites, si les descriptions sont en général faciles, combien les problèmes ne deviennent-ils pas nombreux et compliqués ! « Dans les minéraux, dit Cuvier, il n'existe qu'une donnée de forme, celle de la molécule primitive, d'où tout le reste se laisse déduire ; dans les corps vivants, il faut recevoir comme des données indispensables la forme générale de l'ensemble et les moindres détails des formes des parties; rien n'en explique l'origine, et la génération est encore un mystère sur lequel tous les efforts humains n'ont rien obtenu de plausible. »

« Les minéraux, poursuit ce grand naturaliste, n'offrent qu'une composition constante et homogène dans chaque espèce, et des masses qui restent en repos tant qu'elles ne sont point altérées dans l'ordre de leurs éléments. Dans les corps vivants, chaque partie a sa composition propre et distincte ; aucune de leurs molécules ne reste en place; toutes entrent et sortent successivement : aussi la forme, la structure de ces corps leur est plus essentielle que leur matière, puisque celle-ci change sans

SCIENCES
NATURELLES.

Du règne végétal
et du règne animal.

cesse, tandis que l'autre se conserve, et que d'ailleurs ce sont les formes qui constituent les différences des espèces, et non les combinaisons de matières, qui sont presque les mêmes dans toutes. » (*Rapport sur les Sciences naturelles.*)

Ce n'est donc plus la matière que nous aurons à considérer en elle-même, ni les propriétés qui appartiendraient essentiellement à cette matière; c'est, avant tout, l'arrangement matériel, arrangement à la fois permanent et transitoire, de même que les facultés qui en résultent, facultés à la fois accidentelles et sans cesse reproduites.

Ainsi il y aura ici deux sortes de faits dominants, et qui serviront de base à toutes nos études sur l'organisation. D'abord, et comme faits matériels, la *forme*, la *structure* de tous les corps vivants; puis ensuite, et comme faits dynamiques, les *fonctions* en vertu desquelles s'accomplissent ces deux grands actes de la vie : l'assimilation des substances étrangères et la reproduction de tous les corps vivants. La première de ces études comprendra l'anatomie soit générale, soit particulière, soit comparée; la seconde, la physiologie soit générale aussi, soit particulière, soit comparée.

Il y aura donc d'abord à étudier une anatomie *éminemment* générale ; c'est celle qui a pour objet la description de tout ce qui est commun à l'organisation des végétaux et des animaux : c'est l'anatomie générale des deux règnes organisés. On aura à étudier des éléments de diverses natures, combinés de manière à former des fibres ou de simples filaments, des membranes ou de simples pellicules, des tubes, des loges, des cellules dans lesquelles on trouvera des fluides de diverse nature. Ces parties, ainsi composées et combinées entre elles-mêmes, concourront à certaines fonctions : d'où le nom d'organes, qui leur sera donné. Ainsi le dynamisme des corps organisés ne sera plus seulement un fait accidentel à étudier ; ce sera un fait nécessaire, un but pour ainsi dire inévitable et providentiel. Ces deux sortes de faits seront inséparables les uns des autres ; partout où il y aura des études d'organisation il y aura des fonctions à remplir, des actes à exécuter.

Après avoir étudié anatomiquement ce qu'il a de général, de commun dans l'organisation des deux règnes, on passera à la physiologie générale. Dans tous les corps vivants on aura à étudier les deux ordres de fonctions dont nous avons déjà parlé, c'est-à-dire celles qui concourent à la *nutrition* et celles qui concourent à la *génération*.

Des matériaux puisés au dehors doivent être introduits dans l'intérieur de tous les corps vivants ; il y a en eux des forces qui agissent sur les molécules, qui *assimilent* un certain nombre d'entre elles, et puis ensuite qui les désassimilent et les rejettent au-dehors : c'est un double travail qui s'opère dans ces êtres tant qu'ils sont doués de la vie ; travail singulièrement varié, quant à ses modes, dans les différentes classes d'êtres organisés, mais universel, incessant, sans lequel il ne peut y avoir accroissement, intussusception persistante de la vie : tel est le premier ordre de fonctions. Mais il y en a un second également général , et sans lequel les espèces périraient. Tous les êtres organisés ont, en effet, une *origine* : ils sont *nés*, *issus* d'individus semblables à eux ; à une certaine époque ils se sont détachés sous forme de graine, d'œuf ou de germe : c'est ainsi seulement que le principe de vie a pu être communiqué, passer d'individus à individus, de manière à perpétuer les espèces.

De ces premières données nous pouvons déjà conclure que les corps organisés ont une durée limitée, un temps d'accroissement et de déclin, et que tous jouissent de propriétés spéciales; propriétés surajoutées à celles qu'elles possèdent déjà comme corps matériels.

Voilà quels seront les objets des premières études en histoire naturelle ; c'est ce qu'il y a de plus général, comme on le voit, soit sous le rapport statique, soit sous le rapport dynamique. Mais les êtres organisés devront être ensuite étudiés, suivant qu'ils appartiennent au règne végétal ou au règne animal : d'où une anatomie et une physiologie générales de la *végétalité*, une anatomie et une physiologie générales de l'*animalité* : car les différences sont assez distinctes pour établir ici ces deux sortes d'études. Mais par quelle série d'études devrons-nous commencer? Les principes méthodologiques qui nous ont servi de guide dans les sciences physiques pourront-ils encore nous conduire dans les sciences de l'organisation? Ces principes, on se le rappelle, sont fondés sur le degré d'indépendance des notions scientifiques, sur la graduation des études et sur leur généralisation décroissante.

Or, on va voir que dans nos nouvelles études ces principes seront encore applicables, qu'ils s'adapteront merveilleusement à ces mêmes études. Et d'abord, il est évident que d'après le principe d'indépendance des notions scientifiques, c'est par l'étude des végétaux que nous devons commencer ; toutes les notions relatives à ce règne pourront être acquises sans que nous ayons rien à emprunter à la science de l'animalité. Si pour compléter nos études nous devons faire des emprunts, ceux-ci seront faits à des sciences que déjà nous avons étudiées : ainsi la physique et la chimie pourront être appliquées à l'étude des végétaux ; ce sera une sous-division de la physique et de la chimie organique.

Quant à la graduation des études, c'est ici surtout qu'elle sera bien évidente, puisque nous avons, comme nouveau principe de classification naturelle, *la complication progressive des éléments de l'organisation.*

C'est un principe de plus, je le répète, qui nous manquait dans les sciences physiques, mais qui va paraître de plus en plus évident dans les sciences de l'organisation.

Ainsi, et pour tracer en même temps une ligne de démarcation entre les végétaux et les animaux, il est facile de reconnaître que la *structure* des végétaux est bien moins *compliquée* que celle des animaux, et cette circonstance seule suffirait pour établir l'ordre naturel de leurs études ; il faut partir de ce qui est à la fois plus *général* et plus *simple.* Il n'y a que deux sortes de tissus dans les végétaux, et ce sont les plus généraux qu'il nous soit donné de connaître dans l'organisation : le tissu cellulaire et le tissu vasculaire. Ainsi l'anatomie

SCIENCES
NATURELLES.

—

Du règne végétal
et du règne animal.

générale des végétaux sera bien simple. La chimie organique générale appliquée au règne végétal sera très-simple aussi, puisque toujours il y aura dans les analyses un principe de moins (l'azote) et des combinaisons moins compliquées. Il est donc bien évident qu'en vertu du principe de graduation il n'aurait pas été possible de commencer par l'étude du règne animal.

La botanique, néanmoins, est une science immense, non pas tant à cause de la difficulté d'en bien concevoir les éléments scientifiques, d'en résoudre les problèmes, car sous ce rapport presque rien n'a été proposé; mais à cause du nombre effrayant des végétaux qu'elle prétend décrire et classer. On n'estime pas à moins de soixante mille les végétaux qui ont été découverts à la surface du globe; de sorte que tout en se bornant à un simple travail de classification et de description, les études en sont considérables.

Je viens de dire que c'est presque uniquement dans ce cercle que les travaux des botanistes ont été limités : décrire et classer. Mais je dois ajouter que dans les sciences d'*application* on a été beaucoup plus loin. Ce n'est pas seulement pour établir spéculativement les différents degrés de l'échelle des êtres que les végétaux ont été étudiés : les arts industriels, la médecine, font sans cesse des emprunts à la botanique; tous les jours ils en font d'utiles applications; ainsi, bien que limités dans des travaux de description et de classification, les efforts des naturalistes n'en sont pas moins éminemment utiles.

Mais avant d'étudier les différentes classifications proposées en botanique, il faut de toute nécessité étudier, d'une part les faits statiques généraux, c'est-à-dire l'anatomie végétale; et d'autre part ce que l'on connaît sous le rapport des faits dynamiques, c'est-à-dire la physiologie végétale. Les classifications, en effet, sont fondées sur des faits de structure tantôt générale et tantôt particulière; or, pour connaître ces détails, ces analogies ou ces différences de structure, il faut en avoir fait l'anatomie. C'est donc ici, comme dans toutes les autres sciences, par l'étude des faits matériels, par l'anatomie générale qu'on devra commencer; puis par l'étude des phénomènes généraux de la végétation, c'est-à-dire par la physiologie végétale. Quand on aura terminé ces premières études, on examinera les diverses classifications.

Il n'y a plus de doute aujourd'hui sur la classification qu'on doit préférer dans l'étude des végétaux; il faut néanmoins prendre une idée générale des classifications proposées par Tournefort et par Linnée, puis on étudiera les familles naturelles.

C'est un naturaliste français, Tournefort, qui, le premier (en 1694), entreprit avec succès de classer méthodiquement l'immense série des végétaux; sa classification repose sur des principes faciles à saisir : conservant d'abord cette ancienne et primordiale division des végétaux, en *herbes* et en *arbres;* il distingue les herbes en celles qui sont avec ou sans *corolle ;* s'il y a une corolle, elle est unique ou multiple dans chaque *calice ;* unique, elle peut être d'une seule ou de plusieurs pièces, régulière ou irrégulière dans les deux cas, avec des graines à nu ou renfermées dans un *péricarpe :* d'où autant de classes différentes.

Ce n'est pas tout : les fleurs à plusieurs *pétales* son ou en *croix*, ou en *rose*, ou en *ombelles*, ou en *entonnoir ;* à pétales irréguliers, elles sont *papilionacées* ou *légumineuses ;* composées, elles sont *flosculeuses* ou *semi-flosculeuses.*

Quant aux plantes herbacées qui n'ont point de pétales, les unes ont des étamines, les autres n'ont ni fleurs ni fruits.

Les plantes ligneuses sont divisées comme les plantes herbacées ; certains arbres n'ont point de pétales, d'autres en sont pourvus ; leurs fleurs sont régulières ou irrégulières.

En résumé, cette classification, sauf la grande distinction des plantes herbacées et des plantes ligneuses, des plantes pourvues d'organes sexuels et des plantes qui en sont privées, ne repose sur aucun fait d'évolution plus ou moins avancée, c'est sur des accidents, des dispositions des fleurs, des corolles, que reposent surtout les divisions. Elle a ensuite l'immense inconvénient de grouper ensemble des plantes entièrement dissemblables soit par leurs caractères physiques, soit par leurs propriétés ; circonstance importante dont Jussieu a tenu compte, comme nous le verrons tout-à-l'heure.

Linnée, vers le milieu du xviiie siècle, a proposé une classification extrêmement ingénieuse, comme chacun sait ; les organes de la génération en font la base : aussi l'a-t-on nommée, et avec raison, *système sexuel.*

La classification de Linnée comprend vingt-quatre classes ; la dernière, désignée sous le nom de *cryptogamie*, renferme toutes les plantes qui n'offrent aucun vestige de fleurs, telles que les champignons, les fougères, les mousses, les varecs, etc. ; les vingt-trois autres sont établies en raison du nombre des étamines, de leur mode d'insertion, de leur longueur respective, de leur réunion ou de leur séparation.

Mais ces vingt-quatre classes, comme l'a fort bien remarqué M. Duméril, ne sont que le premier pas de l'étude de la botanique. D'après le système de Linnée, il y a cinq ou six degrés à descendre avant d'arriver à la connaissance du genre : aussi les ouvrages de Linnée et ceux des botanistes qui ont adopté sa classification sont-ils devenus des espèces de dictionnaires, dans lesquels on va chercher le nom, la description, l'histoire et les usages des végétaux.

Cette comparaison est très-juste, et il en résulte que cette classification, toute ingénieuse qu'elle est, offre les avantages et les inconvénients des dictionnaires ; ses avantages consistent dans cette facilité d'arriver à la classe, à l'ordre et au genre des végétaux, pourvu encore qu'ils soient en fleurs ; mais, sauf les dispositions diverses des organes sexuels, on n'apprend rien sur l'histoire des végétaux, sur leur degré d'importance dans l'échelle végétale, sur leurs propriétés générales, etc. ; et, en outre, cette classification a l'inconvénient de réunir les végétaux les plus différents, les plus disparates. Ce dernier reproche, Buffon l'avait fait à Linnée dès que son système a été connu ; mais

SCIENCES NATURELLES.

—

Botanique.

peut-être ce grand homme a-t-il été trop loin, peut-être s'est-il laissé entraîner par son aversion pour les systèmes, et enfin, il faut bien le dire, par un peu de jalousie à l'égard du naturaliste suédois.

Buffon sentait lui-même qu'on pourrait lui reprocher d'avoir aussi amèrement insisté sur les vices de la classification proposée par Linnée : aussi prétend-il que c'est pour défendre Tournefort qu'il fait ainsi le procès au savant suédois : « Ce méthodiste, dit-il (pour ne pas le nommer), méprisant la sage attention de Tournefort à ne pas forcer la nature au point de confondre, en vertu de son système, les objets les plus différents, comme les arbres avec les herbes, a mis ensemble, et dans les mêmes classes, le mûrier et l'ortie, la tulipe et l'épine-vinette, l'orme et la carotte, la rose et la fraise, le chêne et la pimprenelle : n'est-ce pas se jouer de la nature et de ceux qui l'étudient? Et si tout cela n'était pas donné avec une certaine apparence d'ordre mystérieux, et enveloppé de grec et d'érudition botanique, aurait-on tant tardé à faire apercevoir le ridicule d'une pareille méthode, ou plutôt à montrer la confusion qui résulte d'un assemblage si bizarre? Mais ce n'est pas tout, ajoute Buffon, et je vais insister, *parce qu'il est juste* de conserver à Tournefort la gloire qu'il a méritée par un travail sensé et suivi, et parce qu'il ne faut pas que les gens qui ont appris la botanique par la méthode de Tournefort perdent leur temps à étudier cette nouvelle méthode, où tout est changé, jusqu'aux noms et aux surnoms des plantes. Je dis donc que cette nouvelle méthode, qui rassemble dans la même classe des genres de plantes entièrement dissemblables. a encore, indépendamment de ces disparates, des défauts essentiels et des inconvénients plus grands que toutes les méthodes qui ont précédé.

SCIENCES NATURELLES.

Botanique.

» Comme les caractères des genres sont pris de parties presque infiniment petites, il faut aller le microscope à la main pour reconnaître un arbre ou une plante; la grandeur, la figure, le port extérieur, les feuilles, toutes les parties apparentes ne servent plus à rien; il n'y a que les étamines; et si l'on ne peut pas voir les étamines, on ne sait rien. on n'a rien vu. Ce grand arbre que vous apercevez n'est peut-être qu'une pimprenelle; il faut compter ses étamines pour savoir ce que c'est; et comme ses étamines sont souvent si petites qu'elles échappent à l'œil simple ou à la loupe, il faut un microscope. Mais malheureusement encore pour ce système, il y a des plantes qui n'ont point d'étamines, il y a des plantes dont le nombre des étamines varie: et voilà la méthode en défaut comme les autres. malgré la loupe et le microscope. » (*De la manière d'étudier l'histoire naturelle.* Buffon.)

Ce passage, où perce bien certainement l'envie de Buffon à l'égard de Linnée, exagère les défauts et en invente quelques autres; c'est une tache sur le nom glorieux de ce grand naturaliste. Non, la méthode de Linnée n'est pas en défaut quand les plantes n'ont pas d'organes sexuels, car elle les comprend dans sa vingt-quatrième classe; non, elle n'est pas en défaut quand les étamines varient soit en grandeur. soit en nombre.

car elle les comprend dans les treizième, quatorzième et quinzième classes ; mais laissons là ce sujet. Si Linnée est resté bien loin de Buffon dans le genre descriptif et dans ses considérations générales, s'il n'a pas su peindre la nature avec autant de magnificence et de grandeur, il n'en a pas moins embrassé aussi le vaste plan de l'univers et régulièrement classé tous les êtres de la nature, sans exception ; ces deux grands hommes étaient faits pour s'admirer et pour s'estimer mutuellement.

Au reste, tout ce que Buffon regrettait de ne pas voir dans le système de Linnée, savoir : la prise en considération des caractères généraux et communs des plantes, tels que leur port, leur aspect, leur grandeur, leur figure, la disposition des tiges, des feuilles, leurs propriétés, etc. , tout cela a été fait depuis. En effet, Bernard de Jussieu, puis son neveu Antoine Laurent de Jussieu, ont établi une classification qui a véritablement mérité le nom de classification *naturelle ;* mais ce qui prouve que le système de Linnée n'était pas aussi arbitraire qu'on pouvait le croire, c'est que Jussieu a conservé sous le nom de plantes sans cotylédons, les cryptogames de Linnée, dont il a formé cinq familles ; et dans ses caractères il a soin de comprendre la disposition des étamines et les variétés que présente le périanthe ; ainsi il a profité, comme il devait le faire, des travaux de Tournefort et de Linnée.

Quoi qu'il en soit, comme nous le disions tout-à-l'heure, Jussieu ne s'est pas borné à un seul caractère ; il les a tous compris, même ceux tirés de la forme de l'embryon. Ses trois premières divisions sont fondées sur ce fait que certaines plantes n'offrent ni graines ou cotylédons, ni feuilles primordiales lors de la germination ; que d'autres, lorsqu'elles germent, n'ont qu'une seule feuille séminale ; que d'autres, au contraire, ont deux lobes : de là des plantes *acotylédones*, *monocotylédones* ou *unilobées*, et *dicotylédones* ou *bilobées*.

Mais ce n'est pas seulement en raison de cette disposition des formes embryonnaires que diffèrent ces trois grandes classes de végétaux, car alors la méthode serait aussi arbitraire que celle fondée uniquement sur les organes sexuels ; elle serait même plus défectueuse encore, car, à l'aspect des plantes en végétation, il serait impossible de distinguer celles dont la germination a eu lieu avec un ou deux ou sans cotylédons.

Mais les plantes acotylédones n'ont ni fleurs ni fruits perceptibles à l'œil nu. Ces plantes se reproduisent au moyen de petits corps particuliers nommés *sporules* ou *gongyles*, analogues aux gemmes, aux bulbilles de certains végétaux embryonnés. Les plantes cotylédonées ont, au contraire, des fleurs visibles et des organes sexuels apparents. Leur organisation est plus compliquée, des organes nouveaux sont surajoutés. Il n'y avait dans les premiers que du tissu cellulaire ; ici il y a des vaisseaux pour l'ascension des fluides dans toutes les parties du végétal. Dans les monocotylédones les fibres sont toujours longitudinales, le tronc presque toujours simple, uniformément cylindrique, et surmonté d'un bouquet de feuilles dont les nervures sont parallèles.

SCIENCES
NATURELLES.

—

Botanique.

M. Richard a formé deux groupes de familles dans cette classe : le premier comprend les familles de plantes monocotylédonées dont l'ovaire est libre (ÉLEUTHÉROGYNIE) ; le second groupe se compose des familles qui offrent un ovaire infère et adhérent avec la base du calice (SYMPHYSOGYNIE). Les plantes dicotylédonées, outre les caractères tirés de la structure de l'embryon, ont des tiges dont le centre est occupé par un canal médullaire ; entre ce canal et l'écorce il y a des couches ligneuses concentriques. Les organes sexuels sont nus, ou du moins n'ont qu'une seule enveloppe florale ; sur d'autres le périanthe est double. Les végétaux pétalés ont une corolle monopétale ou polypétale : de là trois divisions dans les dicotylédonées : l'apétalie, la monopétalie et la polypétalie ; toutes trois encore subdivisées par M. Richard, en raison de la disposition de l'ovaire, tantôt libre et tantôt adhérent.

Cuvier a exposé en peu de mots les principes d'où l'on est parti, et la marche que l'on a suivie pour arriver à cette distribution naturelle des plantes. « Il y a parmi les végétaux quelques familles reconnues universellement pour naturelles, suivant l'acception donnée précédemment à ce terme : les graminées, les ombellifères, les légumineuses sont de ce nombre. Les botanistes observent dans chacune de ces familles les organes constants et ceux qui varient, et trouvent que ceux qui sont constants dans l'une le sont aussi dans les autres ; jugent que les premiers sont plus importants, et que l'on doit y donner plus d'attention dans les formations des familles moins évidentes.

» Ayant ainsi classé les organes d'après l'importance qu'ils leur ont reconnue, ils mettent d'abord ensemble toutes les plantes qui s'accordent par les organes de première classe ; ils subdivisent ensuite d'après ceux de seconde, et ainsi de suite.

» C'est ce calcul de l'importance des organes et son application aux divers végétaux, qui ont guidé Jussieu dans la formation de ses cent familles primitives, et qui guident encore aujourd'hui ceux qui travaillent, d'après ses vues, à perfectionner ce bel édifice.

» L'ordre admirable qu'il a en quelque sorte introduit dans le règne végétal a en effet changé en grande partie la marche de la botanique, et les plus habiles naturalistes adoptent cette méthode dans leurs écrits ; tous travaillent à l'étendre. »

Ajoutons que les idées de Jussieu, relativement à la distribution des familles naturelles, sont tout-à-fait d'accord avec les principes de notre méthode : en effet, ce grand botaniste a établi qu'on doit commencer l'exposition, ou plutôt l'étude de ces familles ainsi groupées, par celles dont l'organisation est la plus simple, la plus générale, et que de là on doit progressivement s'élever à celles dont l'organisation devient de plus en plus compliquée. La méthode de Jussieu remplit donc nos conditions : elle est à la fois fondée sur l'anatomie, sur les faits de structure, mais en grande partie aussi sur les propriétés des plantes. En passant ainsi de familles en familles, on suit le propre plan de la nature, on ne laisse aucun vide, on passe de transitions en transitions ; et,

SCIENCES
NATURELLES.

—

Botanique.

d'ailleurs, la science des végétaux, grâce à cette méthode, est devenue très-simple et très-facile.

Pour nous résumer sur tout ce qui est relatif à la science des végétaux, nous disons que la première étude portera sur l'anatomie générale du règne végétal et sur sa physiologie. On passera ensuite aux classifications, et on reprendra l'anatomie de chaque classe en particulier, ce qui rentre dans notre principe de généralisation décroissante ; puis on passera aux caractères de chaque famille en particulier, ce qui n'est encore qu'une spécialisation de l'anatomie végétale ; puis, enfin, on recherchera la description des individus végétaux, ou l'anatomie descriptive dans ce qu'elle a de plus particulier, de plus spécial ; les propriétés des plantes seront en même temps recherchées ; ce qui ramène toujours à ce principe méthodologique : que l'étude de plus en plus spéciale des faits dynamiques doit suivre parallèlement l'étude de plus en plus spéciale des faits statiques.

Nous avons déjà exposé les motifs qui nous ont portés à n'étudier les animaux qu'après avoir passé par l'étude des végétaux ; c'était, nous l'avons dit, pour *graduer* nos études, pour les rendre *indépendantes* de celles que nous n'avons pas encore faites, pour passer de faits *très-généraux* à d'autres qui le sont moins ; mais c'est surtout dans l'étude particulière du règne animal que nous allons sentir toute la valeur de ces principes.

Les végétaux s'offraient à nous, bien entendu, comme transition entre le règne anorganique et le règne animalement organisé ; mais dans toutes les divisions végétales c'était, à peu de choses près, *la même simplicité* d'organisation. Nous avons bien compris pourquoi ce règne avait été distribué en quatre-vingt-treize familles ; les caractères distinctifs étaient fondés , ils justifiaient toutes ces sous-divisions ; mais de la première famille à la dernière, l'organisation ne s'élève pas à une haute complication. Quelles grandes différences y a-t-il , en effet, entre les trois groupes, les trois embranchements qu'on appelle *primitifs*, c'est-à-dire les *acotylédons*, les *monocotylédons* et les *dicotylédons?* Dans les plantes acotylédonées il n'y a pas, dit-on, d'organes sexuels *apparents*, point de fleurs conséquemment, ni graines, ni embryons *apparents*. Ces plantes se reproduisent néanmoins ; elles accomplissent les deux grandes fonctions que nous avons attribuées à tous les êtres organisés, savoir : la nutrition et la génération ; et c'est pour cela qu'on est forcé de dire que les organes sexuels (sur lesquels on ne peut véritablement se prononcer) ne sont pas *apparents* dans ces plantes : ce qui implique, il est vrai, moins de complication dans l'organisation, mais toujours en *apparence* et dans des limites peu considérables.

D'un autre côté, M. Decandolle aurait cru voir aussi plus de simplicité d'organisation, en ce sens que beaucoup de ces plantes sont dépourvues de vaisseaux et ne sont formées que de tissu cellulaire : c'est pour cela qu'il les nommait des *végétaux cellulaires*. Mais ce fait a été révoqué en doute. D'autres botanistes ont retrouvé des vaisseaux dans ces plantes, et dans quelques familles aco-

SCIENCES NATURELLES.

Botanique.

tylédonées ces vaisseaux sont évidents. En admettant donc que l'organisation s'élève dans ces groupes à un certain degré de complication, ce degré sera toujours peu considérable : aussi voyez quelle contradiction parmi les botanistes ! Quelques-uns nous disent que les *algues*, par exemple, sont les végétaux de l'ordre le plus simple en fait d'organisation, que quelques-unes ne consistent qu'en filaments capillaires, et en même temps ils affirment que c'est dans cette famille des algues que l'on observe les points de contact les plus rapprochés entre les végétaux et les animaux, de sorte qu'à ce compte, plus l'organisation végétale se simplifierait, plus elle se rapprocherait des derniers degrés de l'organisation animale !

Il n'y en a pas moins sans doute une grande différence d'organisation entre les plantes acotylédonées et les plantes cotylédonées ; l'organisation, dans ces dernières, se *phénoménise* par des fleurs *visibles* et par des organes sexuels *apparents*, par des vaisseaux plus évidents, diversement groupés ; mais toujours est-il qu'il y a plutôt des différences dans le mode des manifestations organiques, que complication croissante. Remarquons, en outre, que dans tous les cas, un règne immense, un règne composé au moins de soixante mille individus, n'offrirait dans sa série entière qu'un seul accroissement de complications organiques, consistant dans le passage des plantes dont les organes sexuels ne sont pas apparents à des plantes dont ces mêmes organes sont évidents, sauf à établir dans ces dernières une seconde division fondée sur le nombre des lobes séminaux offerts par l'embryon au moment de la germination.

Ces différences, comme on le voit, sont dans tous les cas bien peu marquées, surtout passant à travers une série de soixante mille individus. J'étais donc fondé à me demander tout-à-l'heure quelle grande différence il y a de la première famille du règne végétal à la dernière ; entre les fougères, par exemple, et les linacées. Objectera-t-on les organes sexuels? Mais même sur ce dernier point les botanistes ne sont pas d'accord, puisque Hedwig regarde les capsules des fougères comme des fleurs femelles, et qu'il voit des fleurs mâles dans les filaments renflés qu'on trouve sur les nervures des frondes avant le déroulement des volutes.

Dans le règne animal nous allons avoir un bien autre spectacle, et nos principes de méthodologie recevront une application bien plus importante, bien plus manifeste. Il y a plus, nous allons avoir un nouveau principe de méthodologie, et ce principe sera *corrélatif* d'un de ceux que nous avons déjà posés. Nous avions en effet disposé jusqu'à présent les objets de nos études sur une échelle de progression telle que, tout en observant la graduation de ces études, les généralisations allaient sans cesse en *décroissant*. Maintenant, comme principe corrélatif, nous allons avoir une *spécialisation* croissante des objets à étudier, et cette spécialisation sera en raison inverse, bien entendu, de la généralisation. Mais ce n'est pas tout encore, indépendamment de ces deux grandes fonctions assignées par nous à tous les êtres organisés sans exception, savoir : 1° leur propre conservation au moyen de

SCIENCES NATURELLES.

—

Zoologie.

l'assimilation de substances hétérogènes, au moyen de la nutrition ; 2° la conservation des espèces au moyen de la génération ; il y aura encore dans les animaux un autre ordre de fonctions générales : ce sont celles des *rapports* qu'ils auront, en diverses proportions, avec le monde extérieur. Assurément, les végétaux ne peuvent être considérés comme des être isolés, comme étrangers avec le milieu dans lequel ils sont plongés, car ils *vivent*, et dès lors ils ont des *rapports* avec le monde extérieur ; mais ces rapports ne vont pas en s'*accroissant* suivant une échelle de proportion ; ils sont à peu de chose près les mêmes pour tous les végétaux. Dans la série des animaux les choses se passent autrement : non-seulement ceux-ci ont une sphère d'action et de réaction bien plus grande, bien plus compliquée ; mais leurs rapports avec le monde extérieur vont sans cesse en s'accroissant, depuis les degrés les plus bas de l'échelle animale jusqu'à l'homme, dont les rapports sont les plus grands, les plus nombreux possibles. Eh bien ! ces rapports avec le monde extérieur, les animaux ne peuvent les acquérir de plus en plus grands qu'à l'aide d'organes de plus en plus spécialisés en eux, en d'autres termes, d'organes de moins en moins généraux, et ceci se conçoit très-facilement.

Dans les derniers degrés de l'échelle animale, nous trouvons la plus grande simplicité possible d'organes, des tissus peu nombreux et très-généraux, exécutant néanmoins des fonctions multiples, mais très-générales, et par cela ayant peu de portée, si je puis m'exprimer ainsi ; un seul organe remplira plusieurs fonctions, mais celles-ci seront peu marquées, peu actives; elles pourront être suspendues, se suppléer l'une à l'autre; tandis que vers l'autre extrémité de la chaîne des animaux les fonctions seront bien divisées, bien distinctes, et remplies par des organes particuliers.

Ainsi, comme je le disais tout-à-l'heure, à mesure que la généralisation décroîtra, la spécialisation devra s'accroître; et en même temps les rapports des animaux avec le monde extérieur iront sans cesse en s'agrandissant; pourquoi cela? parce que les fonctions sont d'autant mieux exécutées, ont d'autant plus de portée, qu'elles sont remplies par des organes spéciaux, par des organes créés uniquement pour accomplir ces mêmes fonctions : ce sera là l'indice de la perfection de l'animalité.

Ceci enfin bien compris, nous allons voir comment on doit procéder dans l'étude des animaux; conformément à l'ordre que nous avons suivi jusqu'à présent, on pense bien que c'est par l'examen des faits statiques, c'est-à-dire par *l'anatomie comparée*, qu'on devra débuter, et par l'anatomie générale. Ainsi on étudiera d'abord les tissus les plus généraux, ceux qui entrent dans la composition de tous les animaux sans exception, se réservant d'étudier plus tard les tissus moins généraux, ceux qui n'existeront que dans certaines classes d'animaux. On passera ensuite à la *physiologie comparée* générale, c'est-à-dire à l'étude des faits dynamiques, des phénomènes qu'on retrouve dans tous les animaux, sans exception, des phénomènes généralisés : car ce n'est que dans l'étude successive des diverses classes

SCIENCES
NATURELLES.

—

Zoologie.

qu'on pourra étudier la spécialisation croissante de ces phénomènes.

Telles seront les premières études à faire dans la science de l'animalité. Maintenant, comment faut-il entrer dans l'étude particulière, dans l'étude successive de la série? dans quel ordre faudra-t-il procéder à l'anatomie ou à la physiologie de chaque classe? Ceci ne doit plus faire question pour nous : nous savons de quel côté de la série se trouve la plus grande simplicité, la plus grande généralité organique ; de quel côté se trouve la plus grande complication et les plus nombreuses spécialités organiques. Nous commencerons par l'étude des animaux dont l'organisation est tellement simple qu'on serait porté à la confondre avec les êtres du règne végétal ; de là nous nous élèverons dans l'immense série des animaux, tout en suivant la complication progressive des éléments de l'animalité, la spécialisation de plus en plus évidente des organes et des fonctions, la prédominance de plus en plus marquée des rapports des êtres vivants avec le monde extérieur, afin d'arriver, en dernière synthèse, à la pensée humaine, c'est-à-dire à ce principe immatériel qui embrasse et résume en lui-même tous les sujets d'études.

Cette *succession* d'études était ici réclamée par la nature même des sujets; deux sortes de fonctions, en effet, nous l'avons déjà dit, pouvaient être d'abord étudiées d'une manière générale, comme appartenant à tous les êtres vivants : c'étaient les fonctions relatives à la nutrition et à la reproduction. On pouvait, dis-je, en prendre une idée générale, sauf à les étudier dans leurs divers degrés de complication, en suivant la série des animaux ; on les aurait d'abord trouvées très-simples, puis de plus en plus compliquées jusqu'à l'homme, qui fait en quelque sorte contribuer tout l'univers à la satisfaction de ces deux sortes d'appétits.

On aurait eu à faire la vérification particulière de ces deux faits généraux, leur recherche dans chaque espèce animale, l'examen de leurs modes, de leurs manifestations diverses ; mais ce qui nécessite une *succession* d'études, c'est que des organes et des fonctions complémentaires des deux grandes fonctions que nous venons d'indiquer, viennent se *surajouter* à mesure qu'on s'élève dans l'échelle des animaux.

La classification de Georges Cuvier, toute fondée, comme on sait, sur l'organisation, sera choisie de préférence ; elle a d'ailleurs pour elle l'assentiment presque unanime des naturalistes ; mais il est bien entendu qu'on commencera par étudier l'organisation toute simple des zoophytes, pour arriver en dernier lieu à l'organisation si compliquée de l'espèce humaine ; qu'on suivra une marche ascendante ; qu'on mettra enfin dans les études la même graduation qui existe dans la nature.

Cette marche toute graduée est, disons-nous, dans la nature : en effet, quels ont été les premiers habitants du globe ? nous le savons : les animaux qu'on place au bas de l'échelle, ceux dont l'organisation est rudimentaire et simple.

« A l'époque où la vie voulait s'emparer de notre globe, dit Cuvier, elle semblait lutter avec la nature

SCIENCES NATURELLES.

—

Zoologie.

inerte, qui dominait auparavant ; ce n'est qu'après un temps assez long qu'elle a pris entièrement le dessus, qu'à elle seule a appartenu le droit de continuer et d'élever l'enveloppe solide de la terre. » (*Rév. du Globe.*)

Or, quels sont les premiers produits de la vie? quels sont ceux qu'elle a déposés dans les dernières couches des terrains primitifs, ou dans cette portion de l'écorce du globe qu'on nomme terrains de transition? Ces premiers produits appartiennent aux zoophytes, puis aux mollusques ; les reptiles et les poissons ne viennent que beaucoup plus tard : ainsi la nature à *gradué* elle-même ses productions ; dans le règne animal comme dans le règne végétal, elle a commencé par produire des plantes acotylédonées, puis des monocotylédonées.

Dans le règne animal, elle débute par ce qu'il y a de plus simple aussi sous le rapport de l'organisation. Les zoophytes contemporains des plantes monocotylédonées paraissent dans les terrains de transition : c'est par eux que la vie commence ses manifestations organiques, puis par les mollusques et par certains crustacés ; puis on découvre des restes de poissons ; ce n'est qu'au-dessus des couches de houille, de troncs de palmiers et de fougères, qu'on commence à apercevoir des vestiges de quadrupèdes ovipares ; il faut arriver jusqu'aux couches meubles et superficielles pour constater l'arrivée des pachydermes gigantesques. « Où était donc alors le genre humain? s'écrie Cuvier (*op. cit.*); ce dernier et le plus parfait ouvrage du créateur existait-il quelque part? Ce qu'il y a de certain, poursuit ce naturaliste célèbre, c'est que nous

SCIENCES
NATURELLES.

Zoologie.

sommes maintenant au moins au milieu d'une quatrième *succession* d'animaux terrestres, et qu'après l'âge des reptiles, après celui des palæotheriums, après celui des mammouths, des mastodontes, des mégathériums, est *venu* l'âge où l'espèce humaine, aidée de quelques animaux domestiques, domine et féconde puissammment la terre. »

Il y a donc eu *succession* dans toutes les manifestations organiques de la vie, et *succession graduée ;* de telle sorte qu'en suivant dans nos études l'ordre de cette succession, nous suivrons à la fois un ordre *chronologique* et un ordre de graduation ; notre marche sera celle du temps, elle sera celle de la nature, et en même temps accommodée à la faiblesse de l'esprit humain, puisqu'elle est éminemment synthétique.

Cette marche, comme l'a récemment remarqué M. Hollard (*Préc. d'Anat. comp.*), est familière aux anatomistes allemands ; cette méthode, toutefois, est suivant lui la plus difficile à suivre, parce qu'il se trouve qu'au lieu de correspondre, comme dans d'autres sciences, à la marche du connu à l'inconnu, elle nous conduit au contraire de ce que nous connaissons le moins à ce que nous connaissons le plus ; de ce qui demeure sous plusieurs rapports vague et indéfini, à ce qui est pour nous bien défini.

Mais ceci, je crois déjà l'avoir prouvé plus d'une fois, ne diminue en rien le mérite, la valeur de la méthode synthétique ; par cela qu'un fait est général, il est vaguement défini ; mais à mesure que les faits secondaires se particularisent, leur définition plus nette concourt à mieux faire connaître les faits généraux ; c'est en quelque sorte une lumière qui rétrograde sur ceux-ci. Comment pourrait-on trouver des notions de détails là où il n'y a pas de détails? des notions particularisées là où il n'y a pas de particularités? des notions spéciales, enfin, là où il n'y a pas de spécialisations ?

A mesure que les faits se circonscrivent, se particularisent, se spécialisent, ils sont mieux connus, assurément ; les autres faits primordiaux, par cela qu'ils n'offrent que des généralités, ne donnent lieu qu'à des notions générales, et par cela un peu vagues dans leur définition.

Mais nous n'avons pas à rentrer ici dans le choix d'une méthode générale : ce choix est fait depuis long-temps ; c'est la méthode synthétique que nous avons appliquée dans toutes nos spécialités scientifiques ; c'est elle que nous appliquerons ici à l'étude de l'organisation animale.

Entrons maintenant dans les sous-divisions scientifiques de l'anatomie comparée.

Ce qui prouve combien la méthode que nous avons adoptée est naturelle, c'est l'espèce de contradiction qui ressort des termes mêmes de ceux qui suivent une marche contraire. Un naturaliste distingué, M. A. Richard, s'exprime ainsi, après avoir passé en revue le règne animal : «Nous arrivons au *dernier* embranchement de ce règne (les zoophytes ou animaux rayonnés); c'est ici que nous allons voir se montrer *les premiers* signes de l'animalité ; c'est dans les êtres de cette division que

nous allons voir successivement *disparaître* les organes
les plus importants de la vie, etc. » (*Élém. d'Hist.
natur. méd.*)

Comment accorder, en effet, cette idée d'arriver en *dernier* lieu à un fait qui naturellement se déclare, se manifeste en *premier* lieu? comment peut-on se décider à
suivre une *disparition successive* d'organes, au lieu
d'une *apparition successive* de ces mêmes organes ?
Mais ne revenons pas sur une justification déjà complète;
reprenons plutôt l'organisation dans ses premières
ébauches. c'est-à-dire dans les classes des zoophytes ou
animaux rayonnés.

Cette première classe d'animaux sera étudiée dans le
même esprit philosophique. On se pénétrera d'abord de
cette idée, que ce n'est pas à cause de l'identité de leur
structure que les rayonnés. que les zoophytes ont été réunis en un seul groupe ; ce n'est pas non plus tout-à-fait
par voie d'exclusion ; nous avons. en effet, nos deux grandes fonctions qui s'accomplissent à ce degré de l'organisation, suivant des modes distincts et déjà en suivant
quelques graduations.

L'absorption alimentaire se fait d'abord à l'intérieur
d'un sac dont les parois sont homogènes et représentent le
reste du corps. La surface interne peut devenir externe
sans que les fonctions de l'individu en soient arrêtées; une
même ouverture reçoit la nourriture et rejète les fèces ;
c'est encore par les mêmes ouvertures que se fait l'absorption aérienne. Quant à la reproduction, elle n'a pas lieu
au moyen d'organes particuliers : c'est une simple multi-

plication par gemmes ou bourgeons, mode de génération analogue à ce qui se passe dans les végétaux. Voilà
à peu près à quoi se réduit l'organisation dans ces premiers essais de manifestation. Les deux actes de la nature sont déjà exécutés : ces êtres vivent et se reproduisent, ont une vie individuelle et une vie comme espèce ;
mais ces deux faits généraux ne résultent d'aucune spécialisation. Il n'y a pas même de téguments ; il y a une
surface interne qui peut devenir externe, et *vice versâ*,
sans altérer ses fonctions, à cause de la nullité des spécialisations; mais aussi, réactionnellement, il n'y a rien non
plus ; je m'explique : ces individus n'ont pas plus de rapport avec le monde extérieur que les végétaux ; ils n'ont
aucun organe propre à les faire réagir sur les êtres qui
les environnent; ils absorbent, et voilà tout.

Mais j'ai déjà dit que même dans cet ordre il y a un
commencement de spécialisation dans les organes, en
conséquence dans les fonctions : ainsi, chez les polypes
composés, le sac est multiloculaire, il y a un certain nombre de canaux aveugles. Dans les échinodermes les parois
du sac alimentaire sont distinctes du parenchyme ; chez
quelques-uns la cavité alimentaire n'est plus même un sac,
c'est un *canal* ayant une entrée et une issue , c'est-à-
dire une bouche et un anus; ce qui implique une digestion moins simple ; ce qui implique enfin un commencement de spécialisation digestive.

Il y a bien de la *confusion* encore, néanmoins, dans
le peu de fonctions que remplissent ces animaux ; et il y
a *absence* d'une foule d'autres. Ainsi les mêmes canaux

sont à la fois organes d'absorption alimentaire et d'absorption aérienne ; ils sont creusés dans un simple parenchyme, et ce parenchyme exécute des mouvements de contraction et de dilatation alternatives, et ce parenchyme, coupé par morceaux, se reproduit : telle est la confusion, ou, si l'on veut, la simplicité du premier degré de l'organisation. Quant à tout ce qui pourrait mettre cette organisation en rapport avec le monde extérieur, nous n'en voyons aucune trace.

Que si maintenant nous nous élevons d'un degré dans l'échelle animale, toujours en suivant nos anciens principes de généralisation décroissante, d'indépendance dans les notions, et celui de spécialisation croissante, nous arrivons à la seconde classe, savoir, aux *mollusques*, sous-divisés en six ordres : les céphalopodes, les ptéropodes, les gastéropodes, les acéphales, les brachiopodes et les cirrhipodes. Ici le canal digestif se complique et se spécialise lui-même ; ainsi on distingue en général deux portions dans ce conduit : l'une destinée à l'élaboration des matières alimentaires, l'autre à l'absorption et à l'excrétion. La respiration commence à s'effectuer au moyen d'organes qui se spécialisent aussi; mais comme elle est encore aquatique, ce sont de simples expansions branchiales qui apparaissent dans ces animaux; cela suffit néanmoins, nous voulons dire la localisation, la spécialisation organique de la respiration, pour qu'il y ait une autre fonction également localisée, c'est-à-dire la circulation : en effet, il y a dans les mollusques un système vasculaire, et ce système est déjà double : une section est des-

SCIENCES NATURELLES.

—

Zoologie.

tinée au transport du sang artériel et l'autre à celui du sang veineux. Il y a donc aussi déjà un double mouvement, l'un centrifuge et l'autre centripète; c'est pour cela qu'il y a un organe central et que cet organe a deux cavités : l'une qui se contracte pour pousser le sang à la périphérie, et l'autre qui se dilate pour aspirer ce même fluide.

Ce n'est pas tout, bien qu'élevés seulement d'un degré dans l'échelle animale, les mollusques nous offrent des organes nouveaux, des fonctions complémentaires, adjuvantes du grand œuvre de la nutrition. Les matières qui doivent être éliminées, excrétées; le *caput mortuum* de l'acte digestif, ne sera plus expulsé en masse; il y aura des organes spéciaux pour l'expulsion de la matière solide, et d'autres également bien spécialisés pour l'émission de la partie fluide ou de l'urine.

Chez les mollusques la génération résulte d'actes qui déjà se compliquent et se spécialisent sans cesser d'être mystérieux; elle est *ovipare;* mais souvent, dans cette classe d'animaux, le sexe est unique; il réagit sur lui-même et se féconde. D'autres fois il y a des sexes distincts soit sur un seul individu, soit sur plusieurs. Ainsi l'hermaphrodisme appartient aux classes inférieures; il consiste dans un défaut de spécialisation, dans un manque de dualisme; l'accouplement n'est pas encore de rigueur.

Pour ce qui est des appareils propres à mettre les animaux en relation avec le monde extérieur, c'est à peine si, dans cette seconde classe, nous en trouvons même les *ébauches;* le derme des mollusques n'est pas même distinct des parties parenchymateuses ou contractiles; tantôt il y a à leur périphérie un dépôt calcaire connu sous le nom de *coquilles*, tantôt une enveloppe simplement cartilagineuse, tantôt enfin de simples expansions désignées sous le nom de *manteaux*.

Il faut remarquer, cependant, comme ébauches premières d'organes qui vont se perfectionner en se spécialisant, des prolongements *tentaculiformes* : c'est le commencement de ce qui étendra plus tard la sphère d'activité des animaux sur ce qui les environne ; mais ici il n'y a pour ainsi dire qu'un premier essai dans ces fonctions : aussi le toucher, comme l'a fort bien dit M. Hollard dans son *Anatomie comparée*, le toucher n'est encore que *passif*; ce n'est pas encore là *la portée* d'un *sens ;* sans doute, chez les brachiocéphalés il y a de longs tentacules garnis de ventouses, au moyen desquels ces animaux peuvent s'appliquer sur de larges surfaces; mais je nie qu'ils puissent ainsi *discerner* la configuration des corps : ce sont là des moyens de reptation, mais non des moyens de *discernement :* car le discernement suppose un toucher actif.

Ainsi, M. Hollard que je viens de citer aurait pu se dispenser de faire une exception sous ce rapport en faveur des brachiocéphalés.

Le même anatomiste nous semble encore avoir été trop loin en accordant aux mollusques des organes d'olfaction : ce sont de simples tentacules ; la membrane qui les revêt n'est pas différente du reste des téguments, et rien n'autorise à penser que cette portion de membrane,

SCIENCES NATURELLES.

—

Zoologie.

par cela qu'elle couvre les tentacules, serait tellement modifiée dans ses propriétés sensitives, qu'elle transmettrait les qualités odorantes des corps.

Ce n'est que dans les mollusques supérieurs, dans les brachiocéphalés, qu'on commence à bien distinguer les organes de *la vue*. Il y a une membrane d'enveloppe, une sclérotique; il y a une couche choroïdienne et des milieux dioptriques.

Ce n'est encore que dans cette même classe de mollusques que nous trouvons les premières ébauches de l'organe de l'ouïe; je dis premières ébauches, car l'oreille ne consiste encore que dans un simple sac ovale membraneux et rempli d'une sorte de pulpe diffluente.

D'après ce que nous venons de dire sur l'état rudimentaire des sens, dans la classe la plus élevée des mollusques, il est facile de prévoir que l'organe central sensitif ne sera encore que très-peu développé; en effet, on ne distingue le plus souvent que des ganglions indépendants les uns des autres, sans harmonie dans leurs fonctions bien entendu, et rarement placés au-dessus du canal digestif. Ces ganglions sont à peu près isolés les uns des autres; c'est à peine si on peut suivre entre eux quelques faibles filets anastomotiques.

Dans les mollusques qu'on appelle céphalés, il y a deux ganglions similaires qu'on est convenu de regarder comme un cerveau rudimentaire; mais il faut remarquer que ces ganglions ne sont pas précisément au-dessus du tube digestif; au moyen de leurs prolongements, ils entourent l'œsophage. Ils ne dominent pas les fonctions digestives, ils aident ces fonctions ; ils ne sont pas non plus logés dans un véritable crâne, c'est tout au plus s'ils se trouvent protégés par une lame cartilagineuse.

A de pareils centres sensitifs il faut bien peu de moyens de réaction ; il y a bien un commencement de tissu musculaire, mais ce tissu est mou, comme gélatineux ; il n'y a d'autres points d'attache que la peau elle-même ; car je ne compte pas même comme rudiment de squelette les faibles lames cartilagineuses qui entourent les ganglions supérieurs dans l'ordre des céphalés.

Les moyens de réaction ne consistent donc chez les mollusques que dans deux sortes d'actes, actes de locomotion et actes de préhension.

La locomotion, la translation du corps de ces animaux ne peut guère s'effectuer que par une sorte de reptation. Dans les acéphalés, il y a des faisceaux de fibres charnues, réunis en forme de masses, de prolongements, qu'on appelle pieds ; d'autres faisceaux, dits adducteurs, ont pour office de fermer les valves. Il en est à peu près de même dans les céphalés, les faisceaux musculaires sont ou rétracteurs ou reptateurs ; dans les brachiocéphalés les moyens de préhension sont plus énergiques que chez les autres espèces ; ils agissent vivement sur le liquide qui les entoure par des mouvements assez prononcés de systole et de diastole.

Maintenant que nous voici élevés d'un nouveau degré dans l'échelle des animaux, nous allons voir l'organisation prendre de nombreux développements.

Les animaux ARTICULÉS, ainsi dénommés à cause des

SCIENCES
NATURELLES.

Zoologie.

SCIENCES
NATURELLES.

Zoologie.

articulations successives des diverses parties de leurs corps et de leurs membres, sont divisés en quatre sections : les annélides, les crustacés, les arachnides et les insectes.

Pour bien constater le progrès toujours croissant de l'organisation animale, les subdivisions successivement et progressivement amenées par les spécialisations des fonctions, nous poursuivrons toujours notre examen dans le même ordre, c'est-à-dire que nous verrons d'abord les spécialisations nouvelles des fonctions ayant pour but l'acte nutritif, puis celles qui concourent à la reproduction des êtres, puis enfin celles qui établissent leurs rapports, leur sphère d'activité avec les corps environnants ; ceci une fois rappelé, voyons en quoi l'appareil digestif s'est perfectionné dans l'ordre des articulés.

Les divers actes fonctionnels qui se passent dans le tube digestif ne sont plus confondus comme ils l'étaient dans les premières classes, ils sont ici bien distincts, et cela à cause des différences organiques que présente ce même tube. Il y a un renflement gastrique pour la digestion proprement dite, une portion plus rétrécie et allongée pour l'absorption alimentaire, et une portion plus courte et contractile pour l'acte excrémentitiel. Voilà donc trois portions bien distinctes, et dans lesquelles s'accomplissent les trois phases des fonctions digestives.

Mais ce n'est pas tout : il y a à l'entrée même du tube des organes de mastication, et cela existe toutes les fois qu'un acte mécanique est nécessaire pour la section ou la trituration des aliments solides. C'est ce qu'on remarque chez les crustacés, les myriapodes et les héxa-

podes ou insectes proprement dits. Il y a aussi deux lèvres : l'une antérieure et supérieure qu'on nomme *gla-
bre*, et une inférieure qu'on ne désigne que sous le nom
de lèvre. Au reste, les dispositions organiques de l'entrée du canal alimentaire diffèrent en raison des aliments
qui doivent être introduits dans ce canal : si ces aliments
sont solides, il y a des mâchoires ou des mandibules, ou
même tout simplement un rostre ; s'ils sont liquides, il y
a des suçoirs ou des trompes membraneuses.

Ainsi, comme on le voit, le canal alimentaire a
éprouvé des perfectionnements remarquables dans la
classe des animaux articulés. Si même on ne le considérait que dans les divisions les plus élevées de cette
classe, c'est-à-dire chez les crustacés et les insectes, on
verrait que ce canal forme déjà des circonvolutions très-
prononcées, qu'il ne marche plus directement de la bouche
à l'anus, qu'il est enfin reployé sur lui-même, et contenu
dans un abdomen. Ce canal, en outre, a des parois
composées de plusieurs couches, et déjà on remarque
qu'il y a des rudiments d'organes annexes, d'organes accessoires de la digestion ; ainsi on remarque ou de petits
vaisseaux aveugles, ou de véritables glandes qui versent
dans le canal digestif une liqueur de couleur jaunâtre ;
c'est un commencement de l'appareil biliaire qui se
montre sous les formes rudimentaires.

Mais il ne faudrait pas aller trop loin sous ce rapport, et
accorder à cette classe des organes et conséquemment
des facultés qui n'existent pas encore. Ainsi c'est à tort,
suivant nous, qu'on a cru à l'existence positive des or-

SCIENCES
NATURELLES.

—

Zoologie.

ganes du goût dans l'ordre des articulés ; ce qu'on a pris pour une modification de la langue n'est qu'un suçoir ; rien ne porte encore à soupçonner, si ce n'est par analogie, dans cette classe une sensibilité gustative.

Ce n'est même que par analogie qu'on a accordé aux héxapodes des organes urinaires. Il y a bien des canaux aveugles annexés à la dernière moitié de l'intestin et qui versent un liquide dans le cloaque, mais on ne connaît pas suffisamment la nature de ce liquide ; on ne sait si c'est là un acte dépurateur ; en un mot, c'est une fonction qu'on a plutôt soupçonnée que constatée chez les animaux articulés.

Mais en voici assez sur ce qu'on nomme les *premières voies* et leurs annexes. Examinons maintenant quel est l'état de l'appareil circulatoire à ce même degré de l'échelle animale. Ici, il faut le reconnaître, nos principes méthodologiques seraient en défaut si un fait exceptionnel pouvait infirmer une loi, non pas absolue, mais générale ; l'appareil circulatoire, loin d'avoir éprouvé des perfectionnements en passant des mollusques aux articulés, paraît plutôt avoir subi une véritable *dégradation ;* cette dégradation, toutefois, ne se montre que dans les rangs les plus inférieurs des articulés, dans ceux où l'appareil respiratoire est resté à l'état tout-à-fait rudimentaire ; tandis que dans les autres, si la circulation n'a pas fait de progrès, du moins elle n'a pas rétrogradé. Ainsi il y a toujours un renflement central, un cœur contractile et expansif qui imprime aux fluides leurs mouvements ; cet organe d'impulsion ne manque jamais.

Au reste, comme je le disais tout-à-l'heure, l'appareil circulatoire suit pas à pas, pour ainsi dire, les perfectionnements des organes de la respiration ; là où la respiration est trachéenne, il y a un vaisseau dorsal pour agent de la circulation ; là où il y a des branchies, le cœur est aortique. Chez les crustacés, la circulation se complique, se subdivise, se spécialise enfin de nouveau ; le cœur est régulièrement organisé, il a des mouvements bien distincts, et il y a deux ordres de vaisseaux : des canaux centrifuges ou artériels, et des canaux centripètes ou veineux.

On prévoit déjà, par ce que nous venons de dire, que la respiration, que l'absorption gazeuse a dû faire aussi un pas rétrograde chez quelques animaux de la classe des articulés ; intimement liée à la circulation des fluides, elle a dû s'accommoder à la marche de cette dernière ; toutefois, les anatomistes ne sont pas d'accord sur ce point. Suivant quelques-uns, il en serait ici comme pour l'appareil circulatoire, les animaux placés aux derniers rangs des articulés feraient un pas rétrograde ; ils seraient, sous le rapport des organes de la respiration, au-dessous de certains mollusques. M. Carus, comme le fait très-bien remarquer M. Hollard, n'admet pas cette dégradation dans les articulés. Si l'on en croit M. Carus, les annélides et les lombrics seraient pourvus d'organes respiratoires spéciaux ; les petits canaux qui, chez les sangsues, s'ouvrent de chaque côté de la fente abdominale, et chez les lombrics sur les côtés du dos, seraient destinés à l'acte de la respiration. Quoi qu'il en soit, il suffit

SCIENCES
NATURELLES.

—

Zoologie.

de s'élever un peu dans l'ordre des articulés pour retrouver des organes respiratoires évidemment en progrès ; que ces organes soient d'ailleurs destinés à fonctionner dans le sein des eaux ou dans l'air, qu'ils constituent des branchies, ou des trachées, ou des sacs pulmonaires.

Ces trois modes de respiration subissent eux-mêmes des perfectionnements plus ou moins marqués, en raison du rang des animaux dans la classe qui nous occupe, en raison de leurs mœurs, de leurs besoins, de leurs rapports, enfin, avec les corps environnants. Ainsi le système trachéen, subordonné, d'ailleurs, au mode de distribution du sang, n'est jamais confondu avec le tissu sous-jacent : les trachées sont ici bien distinctes ; elles restent béantes, et elles sont soumises à des mouvements alternatifs de contraction et de dilatation pour l'entrée et la sortie de l'air destiné à la respiration.

Je viens de dire que le système trachéen est subordonné au mode de distribution du sang : en effet, là où le sang n'est en quelque sorte qu'*épanché* dans les parties centrales du corps des animaux, les trachées sont disposées de telle sorte que l'air va à la rencontre des fluides sanguins ; là, au contraire, où la circulation est établie, le sang va chercher l'influence de l'air dans des organes spéciaux ; aussi la respiration, dans ce dernier cas, tend à se localiser, à se spécialiser davantage.

Mais quand la respiration n'est plus entièrement aérienne, quand elle est tantôt aquatique et tantôt aérienne, les organes sont adaptés à ce double mode de respiration. Il y a des branchies d'une nature particulière, des branchies conformées de telle sorte que, plongées dans l'eau, elles sont en contact avec des courants liquides, et que, placées dans l'air, elles peuvent conserver une certaine provision d'eau en réserve dans des cellules spongieuses, des poches ou des rigoles.

SCIENCES NATURELLES.

Zoologie

Ainsi on voit que les organes de la respiration sont dans un rapport étroit avec l'état des organes de la circulation et avec la nature du milieu dans lequel sont plongés les animaux : de simples branchies pour la respiration aquatique, des branchies et des poches et des réservoirs pour le double mode de respiration, des trachées pour la respiration aérienne, et, enfin, un commencement de poumons pour ceux dont la circulation s'est perfectionnée.

Chez les octopodes, en effet, il n'y a plus seulement de simples trachées, il n'y a plus seulement de simples canaux aveugles ; il y a une foule de petits sacs vasculaires, des cellules à parois vasculaires qui s'ouvrent au-dehors par des stygmates : c'est, comme on le voit, une première ébauche de ce qui va se spécialiser dans des classes plus élevées ; il semble que la nature prélude à de nouveaux perfectionnements, qu'elle s'essaie à un nouveau mode de spécialisation pour l'absorption aérienne.

Mais passons actuellement à l'examen de cette autre grande fonction sans laquelle l'animalité ne pourrait perpétuer son espèce, la génération, et voyons si les organes destinés à cette fonction auront fait des progrès bien marqués dans la classe des animaux articulés.

Les progrès, sans être très-sensibles dans certaines

divisions, sont néanmoins incontestables; les exemples d'hermaphrodisme complet sont rares, et il suffit de s'élever quelque peu dans cette même classe pour ne plus retrouver ce qu'on nomme hermaphrodisme monoïque.

Mais ce qu'il y a de plus remarquable, et ce qui indique en même temps une nouvelle perfection, c'est que, d'une part, le produit de l'acte générateur, chez les articulés, est un *œuf;* et que, d'autre part, l'instrumentalité de cet acte offre des différences très-prononcées, très-spécialisées.

Toutefois, pour arriver à des progrès aussi évidents, il faut passer par diverses transitions. Ainsi, chez les annélides, on trouve encore des restes d'une première confusion; les deux sexes sont réunis sur un même individu, et l'hermaphrodisme est insuffisant. L'appareil mâle, composé de deux testicules et d'un organe excitateur, est placé en avant de l'appareil femelle; appareil composé lui-même d'une matrice, de deux oviductes et de deux ovaires.

A mesure qu'on s'élève dans la classe des articulés, on voit l'appareil de la génération s'éloigner des parties centrales des animaux, se rapprocher peu à peu des organes dépurateurs, et enfin se confondre en partie avec ceux-ci : ainsi, chez les hexapodes, l'appareil génital se termine dans le cloaque; ce n'est que par une sorte d'exception qu'on le trouve parfois situé un peu plus haut.

Nous avons déjà dit que l'hermaphrodisme cesse à partir du groupe des crustacés; que les organes de la génération s'individualisent , se séparent d'une manière distincte ; ajoutons que ces organes, par cela qu'ils président à une sorte d'élimination, tendent de plus en plus à se rapprocher des parties inférieures et postérieures, là où sont déjà d'autres organes d'élimination. C'est là une tendance qui mérite d'être remarquée : dans les premiers degrés de l'échelle animale, les organes d'épuration, d'élimination, d'excrétion, sont, en effet, confondus avec les voies d'absorption, d'introduction ; peu à peu la séparation s'effectue, puis les voies d'introduction, d'admission se localisent vers les parties antérieures, du côté où se trouveront plus tard les organes les plus nobles ; tandis que les voies d'excrétion , d'élimination , soit pour le caput mortuum de l'acte digestif , soit même pour l'expulsion des germes, se localisent peu à peu vers les parties postérieures des animaux , comme pour indiquer qu'une sorte d'intelligence devra présider au choix des matières à introduire, tandis que les phénomènes d'expulsion s'effectueront d'eux-mêmes, et le plus loin possible de l'appareil de réaction.

Nous voici amenés naturellement à parler de l'appareil de réaction, dans les articulés, appareil déjà très-complexe, puisque tel que nous le concevons il est constitué par les appareils secondaires de sensations externes, par les centres nerveux et par les agents de la locomotion.

Le tégument externe, dans cette classe d'animaux, est moins un organe de sensation externe qu'un organe de protection pour la plupart d'entre eux ou de locomotion.

SCIENCES NATURELLES.

—

Zoologie.

La peau, d'abord molle, est presque confondue avec le tissu contractile sous-jacent; enduite souvent d'un pigmentum, elle se solidifie à partir des myriapodes, par le dépôt d'une matière calcaire; des fibres contractiles groupées en faisceaux adhèrent à cette couche, y trouvent des points d'appui en même temps que des leviers plus ou moins mobiles, puisque les couches cornées ou calcaires sont divisées en pièces *articulées* les unes avec les autres.

Ainsi rien ne porte à croire qu'un organe ainsi constitué, chargé déjà de fonctions locomotives et défensives, puisse servir en quelque chose aux sensations externes, au toucher, soit actif, soit même passtif.

Nous devons nous rappeler que pour trouver les premiers organes de la vue, nous avons dû nous élever presque jusqu'aux premiers rangs des mollusques, jusqu'aux céphalés; dans le type des articulés, à l'exception des entozoaires, ces organes existent constamment; il y a plus, ces organes ne sont plus seulement doublés, ils sont parfois très-nombreux; ils n'augmentent pas, si l'on veut, l'intensité de la vue, son acuité; mais ils en augmentent le champ; les animaux qui sont pourvus de cette multiplicité d'organes visuels peuvent mieux veiller à leur conservation, puisqu'ils aperçoivent *à la fois* un plus grand nombre d'objets. Il faut dire cependant qu'il est des articulés chez lesquels les organes visuels restent un peu en arrière. La sclérotique et la cornée ne sont plus suffisamment spécialisées, l'œil est plus rudimentaire chez eux que chez les brachiocéphalés.

Il résulterait, en outre. d'observations très-minutieuses, que la partie dioptrique des yeux, chez les articulés, se réduirait souvent à la cornée ; mais en revanche, comme je le disais tout-à-l'heure. la multiplicité de ces organes vient, en quelque sorte. compenser leur imperfection ; ainsi. ceux qu'on nomme composés occupent plusieurs points à l'entour de la tête, surtout vers ses régions latérales ; leur structure offre de même une collection de petites cornées diversement colorées, et au centre desquelles vient aboutir un petit filet nerveux.

Ce n'est donc pas par la graduation de leur organisation, de leur structure. que les yeux des articulés offrent des différences ; mais bien par leur existence isolée ou multiple, par le lieu qu'ils occupent à la périphérie, et enfin par leur volume.

L'imperfection des organes de l'ouïe est très-remarquable dans la classe des articulés ; sous ce rapport, il n'y aurait aucun progrès dans l'organisation ; tout ce qu'on peut dire, c'est que les rudiments de ces organes sont moins rares chez les articulés que dans la classe précédente ; presque toujours c'est par analogie, c'est en raison des mœurs de certains animaux articulés, qu'on est porté à soupçonner en eux ces sortes d'organes ; on doute et de leur existence et des lieux qu'ils occupent ; ce n'est guère enfin que dans une seule famille, dans celle des astacoïdes, qu'on a pu définitivement les vérifier ; mais alors ce sens est réduit à ses parties les plus essentielles, à ses parties rudimentaires, c'est-à-dire qu'il n'y a qu'un sac membraneux, rempli d'une humeur

SCIENCES
NATURELLES.

—

Zoologie.

SCIENCES
NATURELLES.

—

Zoologie.

aqueuse, dans laquelle on voit flotter un mince filet nerveux, voilà tout.

Avec des organes des sens aussi peu développés, nous
ne devons pas nous attendre à trouver un appareil de l'innervation essentiellement différent de ce qu'il était dans
la classe précédente ; les deux grandes fonctions de l'économie animale, celles qui pourraient s'effectuer, à la
rigueur, sans l'intervention des centres nerveux de relation, s'exécutent à peu près de la même manière dans
les deux séries ; il n'y a ici qu'une grande différence ;
c'est celle qui consiste dans la perfection des organes de
la locomotion ; aussi allons-nous voir des modifications
organiques dans l'appareil de l'innervation amenées ou
plutôt nécessitées par le fait même de cette perfection.

Dans les rangs inférieurs, là où il y a moins de centralisation, où les mouvements sont uniformément exécutés par tout le corps, le système nerveux ne tend pas
encore non plus à se centraliser ; il consiste en une série
de petits ganglions distribués dans toute la longueur du
corps ; on est convenu, comme je l'ai dit ailleurs, de
donner le nom de cerveau aux deux premiers ganglions,
à cette première paire située au dessus de l'œsophage ;
mais cette paire œsophagienne n'acquiert réellement quelque importance, ne commence à mériter le nom de masse
cérébrale, qu'à partir des crustacés jusqu'aux insectes.
En effet, il n'y a plus seulement ici un conduit supérieur, une cavité buccale à diriger dans ses mouvements ;
il y a des sens, il y a une direction générale à imprimer, des sensations à percevoir, et des déterminations à

prendre ; il y a enfin un commencement de véritable centralisation nerveuse.

SCIENCES
NATURELLES.

—

Zoologie.

Ainsi, et nous le verrons encore mieux lorsqu'il sera question des vertébrés, à mesure que l'organisation générale se perfectionne, se complique, l'organe central tend à prendre des proportions d'autant plus fortes ; c'est comme un régulateur qui devient d'autant plus puissant que les organes subordonnés deviennent nombreux et chargés de fonctions d'autant plus spéciales.

Si jusqu'à présent il nous est souvent arrivé de ne constater que peu de progrès dans l'organisation des articulés, comparés aux mollusques sous plusieurs rapports, il n'en sera pas de même pour ce qui est des moyens de réaction, des organes de la locomotion ; nous allons avoir à constater sous ce dernier rapport des progrès incontestables, surtout dès que nous nous éleverons un peu dans la classe des articulés.

Nous avons déjà dit en parlant des téguments de ces animaux, qu'ils étaient à la fois organes de défense dans beaucoup d'espèces et organes passifs de locomotion ; ceci n'existe pas encore pour ceux dont la peau est molle et flexible, tels que les annélides ; il est impossible que la peau dans cet état puisse fournir les éléments d'un squelette ; mais à partir de là les segments tégumentaires prennent une grande consistance, et dans l'âge adulte cette solidification est telle qu'il en résulte véritablement un squelette extérieur pour ces animaux.

Ce squelette se compose de plusieurs pièces, articulées les unes avec les autres ; les faisceaux musculaires y trouvent pour leur insertion des apophyses, et eux-mêmes sont contenus dans des espèces d'étuis.

Cette locomotion toutefois est encore très-simple quoique d'une grande énergie ; les membres n'ont que des muscles de deux ordres, des fléchisseurs et des extenseurs. Ceux qui servent à la fois à la locomotion et à la préhension sont armés de fortes pinces à leurs extrémités.

Mais cet appareil se complique nécessairement dans les insectes dont les mouvements sont si rapides et si variés ; il se complique surtout chez ceux qui ont un nouveau mode de locomotion ajouté à celui que nous connaissons déjà, la faculté de voler : ceux-ci sont pourvus d'ailes, tantôt au nombre de deux paires, tantôt d'une seule.

Il faut nécessairement de nouveaux faisceaux musculaires pour mouvoir ces ailes, et des faisceaux assez compliqués, puisque les insectes exécutent aussi des mouvements d'abaissement et d'élevation, de protraction et de rétraction ; ces mouvements, comme on le voit, sont plus variés que ceux des pattes ; ce sont les faisceaux musculaires du thorax qui en sont les agents actifs. Mais en voici assez sur la classe des animaux articulés ; nous devons maintenant aborder la grande série des vertébrés, série dans laquelle les progrès de l'organisation marcheront en quelque sorte à pas de géant, et où nous trouverons la pleine et entière confirmation de tous les principes de méthodologie que nous avons déjà vu si souvent vérifiés dans le cours de nos examens scientifiques.

Arrivés que nous sommes maintenant à la classe des vertébrés, nous allons avoir à constater deux ordres de faits ; les uns relatifs au progrès général de l'organisation dans cette classe prise dans son ensemble ; les autres relatifs aux nouveaux progrès qui se manifesteront dans chacune des sections des vertébrés, à mesure que nous nous éleverons des rangs les plus inférieurs au summum de complication organique.

La nutrition et la génération, ces deux grandes fonctions conservatrices des individus et des espèces, ont acquis, chez les vertébrés, tous leurs développements, toute leur perfection : les organes se sont multipliés, ils se sont distribués en nouvelles séries ; le travail organique s'est partout spécialisé, et cependant, chose merveilleuse, l'harmonie générale n'en a pas été troublée ; il n'y en a pas moins un ensemble, un consensus, une harmonie également en progrès ; c'est qu'aussi, et nous l'avons déjà fait présager, à mesure que les organes se sont multipliés, à mesure que les fonctions se sont compliquées, le système chargé de coordonner tous les efforts de l'organisme a pris lui-même de nouveaux développements, une plus grande énergie, il est devenu dominateur par excellence ; nous allons, au reste, démontrer ces faits.

Les premières voies sont définitivement partagées en plusieurs sections spéciales et très-importantes chez les vertébrés ; il n'y a plus de retour possible vers l'état rudimentaire. La cavité buccale est armée de mâchoires ou du moins de bords tranchants et cornés ; son

SCIENCES
NATURELLES

—

Zoologie.

plancher est garni d'un corps charnu, d'une langue diversement organisée; le conduit œsophagien aboutit à une vaste dilatation, c'est-à-dire à l'estomac, qui est tantôt simple et tantôt multiple. Puis on trouve un long tube intestinal, replié sur lui-même, garni de villosités, de cryptes, de glandes, et divisé lui-même en deux sections principales; l'une grêle, et l'autre d'un calibre plus considérable; dans la première a lieu plus particulièrement l'absorption alimentaire; dans la seconde sont contenues les matières excrémentitielles.

Indépendamment de cette perfection dans l'organisation propre du tube digestif, il y a des annexes largement développés, un appareil salivaire, un appareil biliaire, et un appareil pancréatique. Voici les premières voies.

Mais le système vasculaire n'est pas moins développé, et d'abord il s'est divisé en trois grandes sections, en deux si l'on veut, avec une subdivision; ainsi, indépendamment d'un organe central multiloculaire, il y a des vaisseaux centripètes et des vaisseaux centrifuges, il y a ensuite un nouvel ordre de vaisseaux destinés à charrier des fluides blancs.

L'organe central et actif de la circulation est garni de larges replis, de valvules qui empêchent tout reflux des liquides; ces replis existent aussi dans une portion des conduits, et rendent la circulation beaucoup plus parfaite qu'elle ne l'était dans les autres classes; aussi la respiration est-elle définitivement localisée; existe-t-elle dans un lieu déterminé de l'économie, c'est-à-dire vers son extrémité antérieure; il résulte de cette dernière disposition que

pour suffire à l'absorption alimentaire et à l'absorption gazeuse, les matériaux venus du dehors doivent entrer dans
l'économie par un *même* orifice. Ainsi il y a là une double
rentrée tégumentaire. Nous avons omis de dire que, pour
faire cheminer les matières alimentaires, le canal digestif a l'une de ses trois tuniques garnie de plans musculeux plus ou moins prononcés, plus ou moins énergiques, en raison des espèces animales ; ces fibres musculaires, à l'exception des lieux d'entrée et de sortie, sont
hors de la dépendance de la volonté ; pour l'acte respiratoire, pour l'introduction et pour l'expulsion de l'air, il
y a un emprunt fait au système locomoteur actif et passif ; ce sont des muscles distincts et spéciaux qui dila-
tent et resserrent ces cavités aériennes.

La génération va maintenant nous offrir des progrès
aussi marqués que les fonctions propres à l'acte nutritif ;
et d'abord il ne peut plus y avoir d'hermaphrodisme chez
les vertébrés ; la séparation des sexes est désormais une
loi générale, absolue ; mais ici les progrès ne s'effectuent,
pour ainsi dire, que dans la série elle-même, comme
nous le dirons tout-à-l'heure, car il est nécessaire, dans
une classe aussi vaste, de reprendre les développements
de l'organisation, du moins dans les principales espèces.
Nous n'ajouterons rien à ce que nous avons dit de l'organisation du tube digestif ; mais, revenant à la circulation, nous ferons remarquer que les sous-divisions de cet
appareil ne sont pas également bien établies dans les différentes espèces animales ; ainsi, chez celles qui sont destinées à vivre dans l'eau, c'est le système veineux qui

prédomine ; le cœur n'a encore qu'un ventricule et qu'une oreillette ; il ne reçoit que du sang veineux, il le pousse vers les branchies, et ce sont les canaux partis de ces branchies qui forment, en se réunissant, le système artériel. Ainsi, le sang passe en totalité à travers l'organe de la respiration. Mais dès qu'on s'élève jusqu'aux reptiles, le cœur commence de nouveau à se dichotomiser.

Nous devons nous rappeler que, dans les premiers degrés de l'animalité, il n'y avait que des mailles dans lesquelles le fluide sanguin éprouvait une sorte d'oscillation ; puis il n'y avait que des canaux, et dans ces canaux un commencement de circulation ; puis, enfin, un renflement, premier indice du cœur ; un simple renflement *uniloculaire*, susceptible déjà de se dilater et de se contracter ; nous avançons encore dans les séries animales ; et aussitôt le cœur se dichotomise comme pour se conformer à nos méthodes d'études ; il devient à deux cavités, l'une dite ventricule, pour chasser le sang ; l'autre dite oreillette, pour recevoir ce fluide ; nous sommes arrivés aux vertébrés, aux reptiles, et là s'opère, comme je le disais tout-à-l'heure, une nouvelle dichotomie cardiaque, la cavité auriculaire se double, et dès lors le sang n'est plus projeté qu'en partie dans l'organe respiratoire. La récapitulation que nous venons de faire était nécessaire pour justifier encore une fois nos principes méthodologiques ; bien des fois aussi il nous est arrivé, dans le cours de notre examen des sciences physiques, de revenir sur cette vérification de leur valeur ; nous faisons de même actuellement qu'il est question des sciences naturelles, et nous en ferons autant pour les sciences médicales proprement dites.

Je reviens à l'appareil circulatoire : l'organe central, le cœur dans les oiseaux et dans les mammifères, éprouve une dernière dichotomie qui quadruple ses cavités, qui établit une double circulation, et qui isole complétement le sang noir du sang rouge.

Ce système étant ainsi définitivement organisé, le sang est contraint de passer en totalité par le poumon : alors il revient au cœur pour être projeté de nouveau dans toute l'économie.

On voit combien ces perfectionnements successifs sont adaptés aux études, lorsqu'on sait bien en suivre la filiation ; d'abord les faits sont généraux et peut-être un peu confus ; ils sont simples néanmoins, et c'est pour cela qu'il faut commencer par les étudier. Ces faits ne tardent pas ensuite à se diviser, à se dichotomiser ; alors aussi et graduellement les études se divisent, se multiplient et se spécialisent. On va voir que pour les autres appareils il en sera de même.

Des poissons aux amphibiens, il y a peu de progrès dans l'organisation de l'appareil génital ; il n'y a guère que des organes de sécrétion ; mais chez les autres vertébrés ovipares il y a un organe excitateur disposé de telle sorte que la semence peut être introduite dans l'appareil de la femelle ; il y a en outre chez le mâle des testicules, avec des canaux déférents ; ceux-ci viennent d'abord s'ouvrir dans le cloaque ; mais lorsque la fonction est mieux spécialisée, ils s'ouvrent dans des poches particulières.

A mesure donc que nous nous élevons dans la série des vertébrés, nous voyons la confusion cesser peu à peu dans l'organisation de l'appareil génital. Les faits se compliquent, mais cette complication est pour ainsi dire compensée par la distinction, par la netteté de la spécialisation ; chez les serpents, et même chez les oiseaux, il y a des restes de cette confusion ; le pénis simple ou double reste habituellement dans le cloaque ; il n'en sort que pour exercer ses fonctions ; les canaux déférents s'ouvrent dans ce même cloaque : de sorte que, s'il n'y avait des temps distincts pour les diverses excrétions, tout serait confondu dans la fonction comme dans l'organisation.

Enfin, il n'est pas jusque chez les mammifères où on ne trouve aussi quelques vestiges de cette confusion première ; ainsi, chez les ornithorhynques, les canaux déférents et les oviductes se terminent encore dans ce cloaque ; mais bientôt toute confusion cesse, et de nouveaux éléments organiques viennent, en se surajoutant, spécialiser nettement la génération des mammifères ; ces nouveaux éléments, nous devons les indiquer dès à présent : ils consistent dans le double mode de nutrition, c'est-à-dire dans la nutrition *placentaire* et la nutrition *mammaire*.

L'appareil des sensations externes, quoique déjà très-avancé dans cette classe, n'arrive aussi que graduellement à son summum d'organisation, suivant les dispositions de tel autre appareil qui s'opposera d'abord à l'exercice d'un sens ; ainsi malgré les progrès du système sensitif, les téguments et la forme générale du corps sont tels dans les derniers rangs des vertébrés, que le toucher ne peut encore être

actif et qu'il ne peut donner que des sensations très-ob-
scures ; chez les poissons, par exemple, les écailles forment un obstacle complet à l'exercice de ce sens; chez les
reptiles, le derme est encore très-dur, épais et presque
dépourvu de nerfs. Ces dispositions deviennent moins
défavorables dans l'ordre des oiseaux ; mais c'est surtout
chez les mammifères que le sens du toucher commence
véritablement à acquérir de la finesse. Certaines parties
de leur corps, les extrémités de leurs membres, leurs lèvres, leur museau deviennent aptes à transmettre au cerveau les impressions tactiles.

L'appareil de la vision n'est pas d'abord arrêté par
tant d'obstacles ; chez les vertébrés les yeux sont seulement au nombre de deux, placés sur les parties latérales
et antérieures de la tête ; le nombre ne vient plus ici suppléer à l'imperfection des organes ; c'est un appareil tout-
à-fait perfectionné chez les poissons eux-mêmes ; on peut
distinguer les diverses membranes du globe oculaire ; le
cristallin est sphérique est très-volumineux, en raison du
milieu habité par ces animaux ; chez les ophidiens, le
cristallin a une forme analogue, et toujours il y a six
muscles pour faire mouvoir l'œil, quatre droits et deux
obliques ; il en était de même, au reste, pour les yeux des
poissons ; mais pour pouvoir se faire une idée de la perfection merveilleuse de cet instrument, il faut l'examiner
chez les oiseaux ; là il est à son summum d'organisation;
il est supérieur même à ce qu'on observe chez les mammifères. Cette supériorité, cette singulière perfection,
était nécessaire pour les oiseaux, en raison des distances

qu'ils doivent mesurer, de l'étendue et de la rapidité de leurs courses. Or, il fallait qu'il y eût harmonie entre l'organisation de ces animaux, et leurs habitudes et leur manière de vivre.

Il ne faudrait pas croire toutefois qu'il y a chez les mammifères une véritable dégradation des organes de la vue; les différences ne portent pas sur un retour à l'état rudimentaire, soit dans les parties essentielles de l'œil, soit dans ses parties accessoires; il n'y a que des différences de volume et quelques modifications de formes; ainsi l'œil est en général plus petit proportionnellement, l'iris moins large et un peu moins érectile ; il n'y a plus cette partie qu'on nomme *le peigne ;* voilà tout; l'œil conserve toute sa perfection, toute sa délicatesse.

Le sens de l'ouïe n'est pas à beaucoup près aussitôt développé que celui de la vue dans la série des vertébrés; les poissons n'ont encore qu'un appareil auditif très-simple, le sac acoustique n'a encore que peu de développement. Dans les amphibiens cet appareil se perfectionne, se complique, une caisse tympanique vient s'y adjoindre ; mais toujours encore l'oreille est complètement interne. Il faut arriver jusqu'aux batraciens pour trouver une oreille moyenne et la chaîne des osselets. Les oiseaux nous offrent pour la première fois un commencement d'oreille externe, des traces évidentes d'organe de recueillement des sons. Mais pour trouver une spécialisation réelle dans les diverses parties de l'organe auditif, il faut remonter jusqu'aux mammifères ; c'est à ce point seulement de l'échelle animale qu'on trouvera trois sections bien distinctes dans cet appareil. Le vestibule, les canaux demi-circulaires et le limaçon complètent l'oreille interne ; la caisse ou l'oreille moyenne est en communication avec l'arrière-bouche ; enfin l'oreille externe est éminemment perfectionnée ; c'est un organe de recueillement pouvu de muscles, et dont la forme et les mouvements sont en rapports avec les besoins de l'audition.

Nous aurions encore à signaler les mêmes progressions dans les autres appareils sensitifs, mais nous avons hâte d'arriver à l'organisation des centres nerveux eux-mêmes, afin de constater si la marche est également progressive dans la série des vertébrés.

Ce qu'il y a avant tout de bien remarquable dans le développement du système nerveux chez les vertébrés, c'est que, d'une part, chaque partie de ce système se formule pour ainsi dire en appareil, pour mieux se spécialiser, et d'autre part, un centre cérébral qui a progressivement plus de volume, plus de complication dans ses formes, et conséquemment plus de puissance, plus de suprématie ; il résulte de ces deux sortes de faits que tout en multipliant ses spécialités, le système nerveux n'en constitue pas moins un tout unique, un tout véritablement harmonique.

Ceci est tellement vrai, qu'à mesure qu'on s'élève dans la série des vertébrés, il devient d'autant plus difficile de détruire l'association organique ; dans les rangs les plus bas on peut tronquer encore le système nerveux, on peut enlever aux animaux des parties impor-

SCIENCES
NATURELLES

—

Zoologie.

tantes de leur économie, sans détruire immédiatement la
vie; des reptiles vivront des mois entiers après l'ablation
de la tête ; mais pour peu que vous vous éleviez dans la série , la dépendance naturelle devient tellement étroite
qu'il n'est plus possible d'opérer une semblable dissocia-
tion sans détruire immédiatement la vie ; ceci tient,
comme je viens de le dire, à la prédominence progressive du centre cérébral , à son action coordinatrice de plus
en plus générale, forte , absolue. Mais cherchons à vérifier cela organiquement.

Ce n'est pas l'appareil ganglionnaire qui subit les
changements les plus remarquables dans la classe des
vertébrés ; déjà cet appareil existait ; les ganglions restent à peu près également nombreux chez les poissons et
chez les autres ovipares ; il n'y a pas non plus de différences
bien marquées des poissons aux mammifères ; mais il
n'en sera pas de même pour les centres nerveux de la vie
de relation ; les différences les plus formelles, les plus
caractéristiques, vont surtout se montrer avec d'autant
plus d'évidence que nous remonterons dans la série des
vertébrés. Et d'abord, ce n'est plus une masse ganglionnaire située au-dessus ou au pourtour de l'œsophage,
destinée seulement à présider aux fonctions alimentaires ;
c'est une masse, un renflement supérieur suivi d'un long
cordon ; c'est un rudiment de cerveau, d'encéphale, et
un cordon médullaire, une moelle épinière ; organes protégés par plusieurs enveloppes, les unes membraneuses
et les autres osseuses. Ces deux portions du système
nerveux de la vie de relation ne se développent pas de

la même manière : à mesure qu'on s'élève même dans la sous-classe des ovipares, on voit la masse cérébrale prendre des dimensions proportionnellement beaucoup plus considérables que la moelle épinière. Ce n'est pas tout : ces diverses parties de la masse cérébrale elle-même prennent aussi des développements disproportionnés ; dans les mammifères c'est encore et surtout la portion hémisphérique qui tend à compléter son organisation. Cette masse finit enfin par couvrir toutes les autres parties de l'encéphale.

Que si maintenant nous passons aux instruments destinés à obéir à ces masses nerveuses, nous les verrons aussi acquérir d'autant plus de perfection dans leur développement que les premiers moteurs auront plus de force et de prédominence.

La locomotion présentera, en outre, des différences relatives aux milieux habités par les animaux; ainsi cette locomotion, chez les poissons, n'est exécutée que par les inflexions du tronc, de la portion caudale, et par les appendices ou les nageoires; il en résulte que la couche musculaire est disposée assez uniformément sur les parties latérales de ces animaux.

Chez les amphibiens, les membres se détachent et nécessitent déjà des systèmes musculaires particuliers, pour leur imprimer des mouvements plus variés : des amphibiens aux reptiles écailleux, l'appareil locomoteur ne paraît pas faire de grands progrès; mais dès qu'on arrive aux vertébrés à respiration complète et à sang chaud, cet appareil acquiert une perfection merveilleuse; ce n'est

SCIENCES
NATURELLES.

—

Zoologie.

SCIENCES
NATURELLES.

—

Zoologie.

plus seulement le rachis qui, par ses diverses inflexions, suffira à tous les mouvements de progression et de préhension , ce sont les membres qui reprendront la suprématie qui leur est due sous ce rapport.

Chez les oiseaux, l'office des membres est d'autant plus important qu'ils ont un double mode de locomotion : une locomotion à la surface du sol et une locomotion aérienne : la station, la marche et le vol, telles sont les fonctions que les membres ont alors à remplir.

Les mammifères sont toujours pourvus de quatre membres ; les muscles garnissent, en outre, le thorax et l'abdomen ; ils viennent en aide aux opérations mécaniques de la digestion, soit pour l'introduction des aliments, soit pour l'expulsion du caput mortuum ; ils viennent également en aide aux fonctions respiratoires ; mais cette série des mammifères est tellement nombreuse et variée, que l'appareil locomoteur offre les plus grandes différences.

Nous n'avons pas ici à signaler ces différences, qui, d'ailleurs , ne sont pas toujours progressives ; il nous suffira de faire remarquer que c'est surtout par le développement des membres que les mammifères l'emportent sur les autres vertébrés ; qui ne connaît, en effet, la variété et l'énergie de leurs mouvements, soit pour se prêter à la locomotion aquatique, soit pour aider la locomotion aérienne ?

Que l'on s'en tienne même aux espèces terrestres, et ce sont d'ailleurs les plus nombreuses dans cet ordre : quelle prodigieuse diversité de fonctions exécutées encore par les membres , tantôt pour les courses les plus rapides, les sauts ou l'action de grimper, ou les divers modes de préhension ; soit enfin pour les combats, pour la défense, l'attaque ou la fuite, etc., etc. ! tout a été prévu dans cette admirable construction de la charpente osseuse, et dans les faisceaux musculaires qui doivent en mouvoir les pièces. Mais en voici assez sur les progrès de l'organisation dans la classe des mammifères ; il est temps d'arriver à l'homme en particulier, le type le plus élevé de l'animalité, celui dans lequel nous allons constater la norme la plus parfaite et en même temps la plus compliquée de toute organisation.

Bientôt nous aurons à examiner l'homme sous le rapport médical ; ici nous ne voulons le voir que sous le rapport de son histoire naturelle.

Nous avons dit ailleurs, et d'après Cuvier, que nulle part on ne trouve des débris humains à l'état fossile ; les pièces de son squelette n'ont été constatées que dans les couches les plus superficielles du globe, dans les terrains d'alluvion, les couches meubles, dans les tourbières ; il n'a été témoin que des révolutions les plus récentes ; il est le *dernier arrivé* sur le globe, et cette circonstance a été pour nous un nouveau motif de réserver son étude pour couronner toutes les autres. De degré en degré, l'organisation en est venue à constituer le type humain ; elle s'est arrêtée là, marchant du simple au composé, du général au spécial, du confus au distinct, de l'indépendant à un tout harmonique ; l'organisation en est arrivée là, je le répète : faut-il en conclure qu'elle ne pourrait aller plus loin ? C'est ce qu'il ne nous est pas donné de pénétrer.

Si nous considérons l'organisation comme une sorte de véhicule indispensable à la manifestation du principe immatériel de la vie; si elle ne porte pas dans ses formes et dans la nature de ses agrégations la raison dernière de son activité; si, enfin, c'est une simple instrumentalité, qui nous dira, qui oserait affirmer qu'elle est définitivement arrivée à son summun de perfection? Nous avons donné comme l'un des caractères de sa progression, de son élévation, la spécialisation des diverses fonctions, et nous avons montré qu'en effet cette spécialisation va sans cesse en s'accroissant dans toute la chaîne des animaux, depuis le zoophyte jusqu'à l'homme; mais chez l'homme cette spécialisation est-elle définitivement complète? n'y a-t-il réellement plus de traces des premières confusions organiques? On ne saurait l'affirmer : l'imperfection de notre nature physique se montre encore à chaque pas. Prenons un exemple parmi beaucoup d'autres : nous avons dit plus haut que chez les oiseaux l'appareil génital se confondait encore avec la fin de l'appareil alimentaire ; que l'organe excitateur, que les conduits déférents étaient encore dans le cloaque ; mais dans l'espèce humaine cette confusion n'a pas complétement cessé; les voies urinaires ne sont-elles pas encore en partie voies séminales? La fin du gros intestin n'a été qu'à peine éloignée, et ne suffit-il pas de maladies assez légères pour ramener anormalement l'existence du cloaque chez certaines femmes? et les voies aériennes ne sont-elles pas d'abord confondues avec les voies alimentaires? et cette confusion n'est-elle pas encore une cause de nombreux accidents? Ainsi, il est permis de supposer qu'on pourrait encore ajouter à l'excellence de notre nature. On conçoit que l'échelle de progression sur laquelle toute l'organisation est disposée pourrait avoir quelques degrés de plus ; que la spécialisation des fonctions pourrait aller plus loin qu'elle ne l'est dans l'homme. Ce n'est pas tout : qui oserait affirmer que la sphère d'activité des appareils destinés à mettre l'animal en rapport avec le monde extérieur ne pourrait plus recevoir d'extension ? Nous avons vu que l'organe de la vue, ce sens éminemment intellectuel, subit une sorte de dégradation en passant des oiseaux aux mammifères ; nous avons vu que le thorax de ceux-ci n'a plus, dans sa partie sternale, le développement qu'il avait chez les oiseaux, et cela parce que les membres antérieurs des mammifères n'ont plus cette puissance d'action, cette énergie nécessaire pour soutenir le poids du corps dans les espaces aériens : nous aurions pu encore constater que, sous le rapport de l'odorat, l'homme est moins bien partagé que certains animaux : ce sont là autant de dégradations qui nous prouvent que l'homme aurait pu du moins conserver ce qu'il a perdu ; mais j'ai déjà été plus loin ; j'ai dit qu'à bien considérer toutes les transformations au moyen desquelles les dispositions organiques sont liées les unes aux autres, qu'à bien considérer le mode des progrès offerts par l'instrumentalité animale, rien ne prouve qu'un nouveau type, qu'un type plus parfait que le nôtre ne pourrait pas apparaître à la surface du globe, par suite d'une autre révolution, d'un autre cataclysme. Si nous n'avons pas l'idée

SCIENCES NATURELLES.

—

Anthropologie.

nette de nouvelles perfections organiques, du moins nous avons celle de nos imperfections, et d'imperfections de la nature de celles qui se sont progressivement corrigées dans la série animale ; nous avons, en effet, prouvé tout-à-l'heure que nous aurions encore à gagner sous le rapport de la spécialisation des fonctions, et de l'agrandissement de notre sphère d'activité.

On l'a dit avec raison, l'apparition de chaque type nouveau à la surface de la terre, a nécessité l'intervention directe de la puissance créatrice ; chaque type une fois créé reste indéfiniment le même, ou il est détruit ; le nôtre le sera peut-être un jour aussi ; et qui nous dit qu'alors la puissance créatrice n'interviendra pas pour faire apparaître un type plus parfait sur nos propres débris ?

On pourra, si l'on veut, se récrier contre une supposition aussi étrange ; mais l'animalité toute entière est un fait d'*évolution*, et rien ne nous dit que cette évolution soit définitivement achevée.

Quoi qu'il en soit de ces idées que j'ai voulu hasarder, je m'arrête à l'espèce humaine, et je vais dire quelques mots sur son histoire naturelle.

Nous savons déjà pourquoi, organiquement parlant, l'homme est supérieur aux autres animaux ; mais ce n'est pas seulement à cause de cette perfection dans son instrumentalité que sa prédominance est aussi formellement établie sur les autres êtres : à quoi se réduisent, en effet, ces perfections, ces additions organiques ? A quelques différences de volume et de formes dans le système nerveux, à une plus grande délicatesse dans l'enveloppe té-

gumentaire ; et encore y aurait-il bien à dire sur les avantages dus à ces différences d'organisation.

On a encore accordé à l'homme le privilége exclusif de
se tenir habituellement et naturellement dans la station
verticale, d'être bipède, de pouvoir se tenir couché sur le
dos, de se tenir assis et appuyé sur son fémur, placé
dans une direction horizontale, ayant les jambes perpen-
diculaires ; mais n'est-il pas évident que c'est en dehors
de ces circonstances qu'il faut chercher les causes de la
grande, de l'immense supériorité de l'homme sur les autres animaux? Rien, dans ce que nous venons d'énumérer, ne pourrait rendre raison du développement moral
de l'homme.

Cette nécessité de recourir à d'autres dispositions est
tellement évidente, qu'elle se fait même sentir dans tout
ce qui tient à cette belle faculté que l'homme possède exclusivement, c'est-à-dire le langage intellectuel.

En effet, la faculté d'émettre des sons, de pousser des
cris et même d'articuler la voix, est commune à plusieurs
animaux ; mais il faut quelque chose de plus pour que le
langage soit intellectuel, pour qu'une série de sons con-
ventionnellement articulés exprime une série d'idées ; ce
n'est pas tout : le langage ne sert pas seulement à exprimer des désirs, des besoins, des idées enfin, il est encore nécessaire pour l'acquisition, pour la formation de
ces mêmes idées ; or, l'organisation ne peut rendre compte
du privilége exclusif accordé sous ce rapport à l'espèce
humaine.

La source première de cette précieuse faculté a paru

SCIENCES
NATURELLES.

—

Anthropologie.

tellement en dehors, tellement au-dessus des particulari-tés de notre propre organisation matérielle, que certains philosophes n'ont pas hésité à admettre l'intervention de la divinité pour en rendre raison.

Ainsi, ce qu'il y a de bien remarquable dans l'espèce humaine, ce qu'on ne saurait trop méditer, c'est l'exi-stence d'un langage intellectuel : langage qui ne peut être rattaché à la structure de ses organes, mais bien à l'exi-stence préalable du principe immatériel de l'intelligence : principe dont l'organisation, comme je l'ai déjà dit, n'est que le véhicule, n'est que le moyen de manifestation.

Là est le cachet de la suprématie incontestable ; ce n'est donc point parce que l'homme se tient debout, parce qu'il a la faculté d'opposer le pouce aux autres doigts, qu'il est supérieur à toutes les œuvres de la création : c'est parce que seul il a les moyens d'acquérir des idées, de les comparer, de les juger, et de prendre des déterminations rationnelles, en vertu de son libre arbitre : c'est parce que, seul, il peut *perfectionner son espèce*.

Aussi on pourrait définir l'homme, abstraction faite de son organisation matérielle, *un animal perfectible dans l'espèce*.

Il avait donc raison celui qui s'écriait, à l'aspect de figures de géométrie tracées sur le sable : Il y a ici des hommes, *hominum agnosco vestigia !* Ce n'était point là en effet des traces, des empreintes équivoques que des pieds humains auraient laissées sur le sol : c'étaient des œuvres de l'esprit humain . c'était la signature de l'intel-ligence : donc il y avait là des hommes !

Mais revenant à l'organisation de notre espèce, nous devons nous demander s'il y a réellement un type unique, si ce type est aujourd'hui tel qu'il était autrefois, s'il n'a pas dégénéré, ou s'il n'est pas susceptible de se détériorer.

C'est un fait bien connu de tous ceux qui se sont occupés d'histoire naturelle, que l'espèce humaine offre plusieurs *races* bien distinctes : races, suivant quelques-uns ; *variétés*, suivant d'autres ; on aura donc d'abord à étudier l'homme sous ces nouveaux rapports : ici nous nous bornerons à faire remarquer que le type humain n'est pas précisément unique, puisque les caractères des races sont indélébiles, puisque, malgré des croisements multipliés, ces caractères finissent toujours par reparaître. Ainsi dans chaque race il y a un type particulier, un certain degré de perfection.

On conçoit cependant que par des croisements bien proportionnés, par des mélanges exactement pondérés en quelque sorte, on pourrait arriver, après quelques générations, à trouver l'homme véritablement *moyen*, pour notre espèce toute entière ; mais cette supposition ne peut être faite, cet homme moyen ne serait plus un type ; il faut s'en tenir à ce qui existe, savoir, à la diversité des races, et conséquemment à la multiplicité des types.

Les peuples de chaque race s'attribuent exclusivement non seulement les caractères d'un type primordial, ce qui est vrai, mais les caractères du *beau ;* cette prétention ne doit pas nous occuper ; voyons plutôt si le type hu-

SCIENCES
NATURELLES.
—
Anthropologie.

SCIENCES
NATURELLES.

—

Anthropologie.

main n'a pas dégénéré, s'il s'est conservé le même à travers tant de générations, tant de vicissitudes.

Pour constater s'il y a eu réellement détérioration générale dans l'espèce humaine, on a cherché à évaluer la durée normale de la vie humaine, et cela à différentes époques, afin d'établir des comparaisons sur ce premier fait.

Mais je ferai d'abord remarquer que sous ce rapport il est assez difficicle d'établir des calculs rigoureux ; ce n'est que dans des temps très-rapprochés de nous qu'on a pu rechercher d'une manière satisfaisante la nature des lois de la mortalité humaine.

Toutefois, en remontant aux premiers documents historiques, on peut acquérir la certitude que l'époque normale de la mort est aujourd'hui ce qu'elle a été dans les temps les plus reculés.

« La fable seulement, dit Frédéric Burdach, donne à ses héros, pour les élever au-dessus des autres hommes, une durée de vie peu ordinaire, que l'humanité ne peut atteindre ; où l'histoire commence nous trouvons aussi la durée de la vie en rapport avec la durée actuelle. Ainsi Nestor avait atteint deux âges d'homme lorsqu'il marcha contre Troie, et régna pendant un troisième âge ; il avait par conséquent de soixante-dix à quatre-vingt-dix ans ; car les Grecs ainsi que les Égyptiens et nos nouveaux statisticiens, placent une génération de trente à trente-cinq ans. Comme cela doit être à cet âge, il ne prit plus part aux combats ; mais, *assis* aux conseils des guerriers, exempt d'intérêts personnels, il prit les intérêts des peuples en éclairant les conseils par de sages discours.

» Mais nous n'avons pas besoin de tels exemples, car les paroles de deux poètes, dont l'un était roi et l'autre législateur, sont parvenues jusqu'à nous. David dit: Notre vie dure soixante-dix ans; lorsqu'elle est plus élevée, elle est de quatre-vingts. Solon a dit plus tard la même chose.

» Ainsi donc, il y a plus de deux ou trois mille ans que chez deux peuples entièrement différents la durée ordinaire de la vie était si bien connue que, sans y comprendre les cas particuliers, on arrivera à un même résultat après un examen approfondi. »

La force physique était très-estimée dans les temps anciens; Homère cherche toujours à relever la force et l'adresse de ses héros; Tite-Live, Salluste, Végèce, préconisent les mêmes avantages; il n'y avait rien d'extraordinaire toutefois dans tout ce que rapportent à ce sujet les historiens de l'antiquité.

Les soldats romains étaient exercés à aller le pas militaire, c'est-à-dire à faire vingt milles en cinq heures, et pendant ces marches on leur faisait porter un poids de soixante livres; les soldats d'infanterie, dans les temps modernes, sont parfois soumis à des exercices plus pénibles; la force humaine n'était pas plus grande autrefois qu'aujourd'hui; mais il y avait cette différence, comme le remarque Montesquieu, que les Romains semblaient se conserver par un travail immense, au lieu que nos soldats passent sans cesse d'un travail extrême à une extrême oisiveté.

SCIENCES
NATURELLES.
—

Anthropologie.

Tout tend à prouver que les forces primordiales de l'organisation sont, de leur nature, inaltérables; que ces forces sont invariablement transmises, dans chaque nation, dans chaque peuplade, par voie de génération; que toujours enfin elles sont les mêmes, à quelques variations près, dépendantes de la constitution *accidentelle* des parents, et des particularités des climats.

Pour peu que vous rendiez les conditions humaines favorables, pour peu que les lieux soient salubres, que la forme du gouvernement soit modérée, que la misère ne vienne pas accabler les peuples, il en surgira toujours des lignées aussi fortes, aussi vigoureuses, aussi belles que jamais.

Il y a même cela de remarquable, que l'homme pour conserver la beauté de ses formes, la vigueur de sa constitution, n'a pas besoin de croisements aussi fréquents, aussi prononcés que les autres espèces animales; pour peu que les familles évitent de s'allier trop fréquemment entre elles, la pureté du type se perpétue; rien ne décroît, rien ne se détériore.

Aussi l'espèce humaine jouit de ce précieux avantage qu'elle peut comme se retremper à chaque génération, et retrouver ainsi toute sa fraîcheur et toute son énergie; les dégradations sont toujours passagères; elles restent sous la dépendance de leurs causes: faites disparaître celles-ci, et aussitôt les prétendues dégénérations disparaissent. Je le répète, les auteurs qui ont cru à la dégénération physique de l'homme ont mal vu les faits, ou ils les ont mal interprétés; il y a dans l'espèce humaine des forces primordiales d'organisation, incorruptibles, inaltérables en elles-mêmes; il y a dans les forces de la vie une tendance admirable à revenir au type normal, type que rien ne peut aller changer dans sa source première.

Mais avant de terminer, faisons remarquer que tout ce que nous venons de dire ne peut s'appliquer qu'aux facultés physiques : c'est dans leurs limites qu'on a pu ainsi constater une norme; car, pour ce qui est de la puissance morale, qui pourrait nous dire en quoi consiste sa norme?

La norme physique, je l'ai dit ailleurs, peut être assez facilement déterminée : sa limite pourrait être appréciée, et, *moyennement* parlant, on peut dire sans hésiter, l'humanité n'ira pas plus loin! dans son type toutefois, car un nouveau mode d'évolution pourrait amener des faits imprévus.

En philosophie intellectuelle, l'appréciation de l'*homme moyen* n'est guère utile que pour constater les *progrès* successifs de l'esprit humain.

Chez les différents peuples, l'ignorance absolue, la nullité morale, si jamais elle a existé, serait le point de départ; puis les moyennes successivement observées seraient comme autant de jalons dans les routes humanitaires.

S'il y a une norme dans les faits intellectuels, cette norme ne peut s'appliquer qu'au mode suivant lequel s'exerceront les facultés de l'intelligence, et non *à leur portée*. Ainsi, le médecin dans ses estimations ne cherchera pas à calculer la *portée* des forces mentales ; il devra s'en tenir à constater la *régularité* de l'exercice de ces mêmes facultés ; la rectitude du jugement est le seul fait qu'il pourra rapprocher d'une norme, celle qu'il a supposée chez l'homme moyen. Le jugement médical ne pourra pas aller plus loin, parce que d'une part le génie ne se mesure pas, et parce que, sous ce rapport, l'homme moyen à une époque quelconque de la civilisation ne peut pas être dit l'homme normal.

C'est là un point de doctrine qui appellerait peut-être de nouveaux développements ; mais je me hâte d'arriver à ce qui doit former le corps même de cet ouvrage, c'est-à-dire à la méthodologie des sciences médicales proprement dites.

SCIENCES MÉDICALES.

Il y a dans chacune de ces trois grandes séries de sciences dont nous voulons exposer la méthodologie, des faits tellement supérieurs et dominants, qu'ils pourraient à eux seuls rallier toutes nos idées ; pour les sciences physiques, en effet, comment avons-nous marché? quels sont les principes qui nous ont servi de guide? C'était principalement, avons-nous dit, la décroissance de la généralisation nécessitée par les limites mêmes de nos connaissances actuelles ; c'était l'accroissement de la spécialisation des faits, résultat corrélatif, rendu également ment inévitable pour l'état de nos connaissances ; il nous semblait que ce vaste univers était comme systématisé par *emboîtement*, depuis cette marche orbiculaire de tous les corps célestes jusqu'aux derniers atômes de la matière minérale.

Pour les sciences naturelles, nous avions avec ces mêmes principes un principe d'animation qui les coordonnait virtuellement dans le même ordre; ce n'était plus seulement par le fait de la faiblesse de l'esprit humain, à cause des limites de nos connaissances, que nous étions

SCIENCES
MÉDICALES.

Principes
classificateurs.

forcés d'être méthodiques, d'aller des faits généraux aux faits particuliers : c'était l'ordre, la disposition même des choses qui nous conduisait ainsi; cette marche, qu'on désigne sous le nom d'ÉVOLUTION, et qui se serait effectuée, abstraction faite de nos efforts intellectuels; nous n'étions plus ici créateurs de cette décroissance dans la généralisation des faits et de cette intensité croissante des spécialisations : nous n'étions que de simples observateurs, nous suivions la nature : c'était elle qui conduisait nos pas; et si nous n'avions pas voulu la suivre, elle aurait marché quand même : elle nous eût laissés en arrière.

L'ordre de nos études était tout tracé dans le grand livre de la nature, elle avait dressé elle-même l'échelle des êtres : de degré en degré elle s'était élevée jusqu'à ses œuvres les plus compliquées; de sorte que, comme je l'ai déjà dit, les deux règnes organisés n'étaient, après tout, qu'un fait d'évolution : fait dont nous ne sommes nous-mêmes que la dernière expression; c'est sous ce rapport que notre propre étude a terminé tout ce qui avait trait à l'histoire naturelle.

Mais maintenant que toutes ces études sont terminées, que nous devons aborder celles qui ont pour objet les SCIENCES MÉDICALES proprement dites, quelles seront les *idées-mères* de ce nouveau travail? A quels principes nouveaux pourrons-nous désormais nous rallier? Nous verrons tout-à-l'heure que, pour le fond, notre méthodologie sera la même; mais nous aurons de plus, et pour justifier ce titre de sciences médicales proprement dites, nous aurons deux ordres fort bien distincts, la *norme* et l'état *anormal ;* nous aurons à mettre continuellement ces deux sortes de faits en opposition les uns avec les autres, et nous verrons en dernier lieu quels secours nous offriront toutes les autres sciences pour constituer ce qu'on nomme l'art de guérir, savoir, le maintien de la norme, ou le rétablissement de cette même norme. Tous nos travaux vont désormais tendre vers ce double but, et ainsi se trouvera justifié ce titre de sciences médicales, qui, après tout, ne sont en partie que des sciences d'application.

Ce n'est donc plus seulement comme observateurs, comme physiciens ou comme naturalistes que nous allons parcourir les sciences relatives à l'économie humaine ; ce n'est plus pour admirer en quelque sorte l'ensemble de certains phénomènes, de certains actes ; c'est pour apprendre à guérir ; or, pour cela nous aurons deux grandes sections à examiner ; l'une qui comprendra toutes les sciences relatives à l'économie considérée dans l'état normal, et l'autre toutes celles qui s'occupent des anomalies de cette même économie ; mais il est temps d'indiquer la méthodologie de chacune de ces sciences.

Conformément aux principes que nous avons suivis jusqu'à présent dans toutes nos études, nous commencerons par choisir dans la série des sciences médicales proprement dites, celle dont l'étude peut être entreprise sans rien emprunter à celles qui seront ultérieurement étudiées : c'est notre premier principe, celui d'indépendance dans les notions scientifiques. Un autre principe sera simultanément observé, principe qui dérive de la méthode

SCIENCES
MÉDICALES.

—

Principes
classificateurs.

synthétique, savoir. de commencer par les notions les plus générales pour finir par celles qui seront les plus spéciales ; c'est notre double principe de généralisation décroissante et de spécialisation progressive. Enfin, il est un dernier principe qui dérive de ceux-ci, c'est le principe de graduation dans les études ; il dérive des autres, dis-je, puisque les faits sont d'autant plus simples qu'ils sont plus généraux. et d'autant plus compliqués qu'ils sont plus dépendants les uns des autres et plus spéciaux ; ainsi, dans l'application de ces principes, nous graduons les études, nous nous conformons à l'ordre naturel des faits et aux développements de l'esprit humain.

Passant ainsi des généralités aux particularités dans nos nouvelles études, nous verrons encore les faits scientifiques se dichotomiser, se subdiviser sans cesse pour arriver à des spécialisations nombreuses.

Notre première dichotomie sera donc fondée comme de coutume sur ces deux grandes séries de faits, 1° faits statiques ou matériels ; 2° faits dynamiques ou phénoménaux. Je sais bien que les faits matériels sont eux-mêmes des modes de phénoménisation, en tant que ce sont des faits d'évolution ; mais on entendra parfaitement cette distinction, lorsqu'on se rappellera la différence qui existe entre le cadavre et l'économie fonctionnant. Nous aurons ensuite une autre dichotomie, savoir, les faits statiques normaux et anormaux, les faits dynamiques normaux et anormaux ; mais n'anticipons pas sur l'ordre de nos études, bornons-nous pour le moment à l'étude de l'homme sain, de l'économie à l'état normal.

Nous avons, venons-nous de dire, deux sortes de faits à étudier dans l'homme à l'état normal ; des faits statiques ou matériels, et des faits dynamiques ou fonctionnels. Les premiers constituent les sciences ANATOMIQUES ; les seconds les sciences PHYSIOLOGIQUES. Nous plaçons, comme on le voit, l'anatomie en tête des *sciences médicales* proprement dites ; et nous pensons tout-à-fait comme M. Cruveilhier, que ce serait étrangement méconnaître l'anatomie que de ne la regarder que comme la première des *sciences accessoires de la médecine;* sans elle, ajoute avec raison cet anatomiste, le physiologiste bâtit sur le sable, car la physiologie n'est au fond que l'anatomie interprétée ; c'est elle qui conduit l'œil et la main du chirurgien, et lui inspire cette heureuse audace qui va chercher à travers des parties dont la lésion serait dangereuse ou mortelle, ce vaisseau qu'il faut lier, cette tumeur qu'il faut extirper. Elle n'est pas moins indispensable au médecin, auquel elle révèle le siège des maladies et les changements de forme, de volume, de rapports et de texture que les organes malades ont subis. C'est donc par l'anatomie, et par l'anatomie normale, qu'il faut débuter dans l'étude médicale de l'homme; mais comme l'anatomie est elle-même une étude complexe, nous devons en établir la méthodologie.

La première question qui se présente ici est celle-ci : pour étudier l'homme soit dans son ensemble, soit dans chacune de ses parties, faut-il prendre un *type idéal* dans une race déterminée, ou choisir dans un *petit* nombre de sujets un *type approximatif*, ou, enfin, avec des grands nombres, de très-grands nombres, chercher à constituer un *type moyen ?*

Les partisans de la statistique médicale, on le sait, veulent qu'on use exclusivement de ce dernier procédé scientifique ; ils prétendent qu'on ne peut avoir une idée exacte de l'organisation qu'à l'aide de tableaux statistiques. Examinons un peu ici la valeur de ces prétentions. On a dit et souvent répété, toujours avec raison, qu'une seule feuille d'arbre une fois bien décrite, on a une idée assez exacte de toutes les feuilles de la même famille d'arbres, bien qu'il n'y ait pas deux feuilles dans la nature qui se ressemblent de tout point.

Or, je demande maintenant ce qu'on penserait d'un botaniste qui soutiendrait que pour bien connaître les feuilles d'arbres, que pour approfondir tous les accidents de leur structure, il faut commencer par faire d'immenses tableaux synoptiques, les diviser en colonnes primitives et colonnes secondaires ; puis distribuer dans ces milliers de colonnes ce que la nature a éparpillé sur toutes ces feuilles avec une variété, avec une fécondité désespérante? Que penserait-on de cet observateur qui rangerait, par exemple, dans une première colonne la coloration, la nuance plus ou moins foncée de cinq cents feuilles; puis, dans une autre colonne, l'âge de chacune de ces feuilles et de ces follicules; puis les dimensions en longueur et en largeur, puis la direction des nervures, etc., etc, ?

Ne serait-on pas désolé de voir un homme de quelque intelligence se consumer en de pareils travaux? Eh bien!

c'est là le travail que M. Louis voudrait imposer à la génération médicale actuelle.

« L'anatomie normale, a dit en effet cet auteur, doit être étudiée d'après ces principes.... On ne saurait avoir des notions sûres qu'en réunissant ainsi des faits analogues bien constatés, c'est-à-dire qu'on ne peut marcher qu'à l'aide de la méthode numérique. »

De sorte que, jusqu'à présent les grands anatomistes auraient été dans l'erreur lorsque, confiants dans la constante répétition de cette norme que tend sans cesse à reproduire la nature, ils basaient leurs descriptions anatomiques sur la dissection savante d'un sujet pris comme *type*, soit d'une variété de l'espèce humaine, soit d'un sexe, soit d'un âge. D'après M. Louis, ils auraient tous été dans une mauvaise voie : comme il y a parfois quelques variétés d'organes, quelques anomalies, quelques différences individuelles, oscillations limitées entre lesquelles marche l'évolution des êtres, cet auteur veut des nombres, et de grands nombres, pour constituer *la moyenne* de toutes ces oscillations.

Ainsi, après avoir bien et dûment disséqué cinq cents cadavres, par exemple, et ce nombre serait encore bien faible, on disposera en colonnes régulières tous les accidents de l'organisation.

On aura une colonne pour les *dimensions* du cœur, une colonne pour celles des poumons, une autre pour la capacité des estomacs, et puis d'autres pour la longueur des intestins, pour le volume du foie, de la rate, etc. Que dis-je? on aura des milliers de colonnes,

SCIENCES MÉDICALES.

—

Anatomie.
—
Principes didactiques.

puisque, d'après M. Louis, il en faudra pour le calibre de tous les vaisseaux artériels, veineux, lymphatiques, etc., etc.

Ombres des Albinus, des Sœmmering, des Mascagni, des Meckel, des Bichat et des Cuvier! comment se fait-il qu'on ait aujourd'hui à regretter de ne rien trouver de semblable dans vos ouvrages? comment se fait-il que cette méthode ait échappé à vos intelligences? Et M. Louis se figure que de tous ces nombres on pourrait déduire *un homme anatomique moyen* qui servirait de règle, de patron dans les études médicales. Qui ne voit que la moyenne qu'on en déduirait serait une abstraction anatomique, un être de raison, une norme fictive, en un mot une sorte de *monstre* enfanté par les tableaux statistiques?

Lors d'une célèbre discussion qui naguère a eu lieu dans le sein de l'Académie royale de Médecine, j'avais fait toutes ces objections à M. Louis. Que m'a répondu cet honorable collègue? Que l'analyse numérique est aussi nécessaire dans les études anatomiques que dans les études pathologiques; que si jusqu'ici on n'a pas senti le besoin d'y revenir, c'est à cause de la *constance* assez grande de la nature dans le développement régulier de nos organes, et parce que la science en était encore à son *début. (Bulletin de l'Académie*, tome I, page 740.)

Ainsi M. Louis reconnaît cette constance de la nature à reproduire les mêmes faits d'évolution : resterait seulement les variations que tout chirurgien doit connaître, et dont il importerait d'énumérer, d'apprécier le degré de fréquence.

C'est un point sur lequel je serai d'accord avec M. Louis. Mais qui ne sait que ces variations ne sont importantes à connaître que pour un très-petit nombre d'organes? pour l'artère fémorale profonde, si l'on veut; pour l'artère nourricière du tibia et quelques autres; mais là s'arrête l'application de la méthode numérique en anatomie; aller plus loin ce serait retomber dans cette étrange prétention de constituer, comme norme, comme patron, la *moyenne* du développement de tels ou tels organes; c'est donc à la méthode ordinaire qu'il faut avoir recours, c'est-à-dire au choix *d'un sujet* comme type *approximatif;* aller au delà c'est chercher l'idéal. Ainsi les élèves peuvent, en toute sécurité et avec pleine confiance, poursuivre leurs études anatomiques comme ils l'ont fait jusqu'à présent, disséquer avec soin, avec entente, avec courage *un sujet donné;* ils apprendront tout autant, ils s'instruiront tout aussi profondément qu'avec des centaines de cadavres; et sauf quelques variations, ce qu'ils auront bien observé chez un sujet se retrouvera immanquablement chez tous les autres. Au reste, la science de l'anatomie n'en est plus à son *début*, bien qu'elle n'ait pas encore usé de la méthode statistique; les grands maîtres en anatomie ne sont pas ceux qui ont disséqué le plus de cadavres, mais bien ceux qui ont le plus et le mieux disséqué, abstraction faite du nombre des sujets; et nous verrons qu'il en sera de même pour les autres études médicales.

SCIENCES
MÉDICALES.

—

Anatomie.
—
Principes didactiques.

Pour la partie iconographique de leur grand ouvrage, MM. Bourgery et Jacob disent qu'ils ont dû se créer un type idéal de la forme la plus belle et du parfait développement de l'espèce : dans ce but, ils sont convenus de décrire l'homme de race caucasique, d'une taille de cinq pieds, âgé de trente-trois ans, et doué des plus heureuses proportions. A son étude ils ont rattaché celle de l'enfant et du vieillard ; en d'autres termes, c'est toujours le même individu idéal qu'ils décrivent tel qu'il a dû être et tel qu'il serait par les progrès de l'âge. La femme, qui n'est que l'homme modifié pour l'accomplissement de certaines fonctions, doit être décrite en même temps pour chacune des parties de son organisation qui offre des dissemblances. (*Anatomie de l'Homme*, Introduction.) Ici, bien entendu, il a fallu concevoir les choses sous le point de vue artistique ; il fallait aussi, et de toute nécessité, créer un type idéal, un type comme l'entendaient les grands artistes de l'antiquité ; type approximatif sans doute, et d'autant plus beau qu'après avoir été pris de toutes pièces dans la nature, il se constituait, il s'épurait pour ainsi dire en traversant le creuset de l'intelligence humaine, pour ensuite être reproduit dans de belles créations artistiques.

Ainsi il y a cette différence pour les élèves, que s'ils étudient l'anatomie sur un sujet, sur un cadavre à eux distribué au hasard dans nos amphithéâtres, ils auront sous leur scalpel un type approximatif plus ou moins régulièrement conformé, mais suffisant pour les initier à toutes les merveilles de l'organisation ; que si, au con-

SCIENCES
MÉDICALES.

—

Anatomie.
—
Principes didactiques.

traire, ils étudient l'anatomie dans l'ouvrage de M. Bourgery, ils auront sous les yeux un type approximatif encore, mais aussi beau, aussi régulier que peut le concevoir l'intelligence humaine. Dans tous les cas, ces sources d'études seront suffisantes ; plus près du vrai même, si en cela il y a un vrai, qu'à l'aide de l'homme fictif produit par des tables statistiques. Mais en voici assez sur ce sujet ; établissons l'ordre des études anatomiques.

Il y a dans l'économie animale des faits statiques généraux, et d'autres qui sont particuliers ; d'où deux sortes d'anatomies ; l'une *générale*, l'autre *spéciale* ou *descriptive*. La première a été en quelque sorte créée par notre immortel Bichat ; elle précédera naturellement la seconde.

Tel n'est pas le plan suivi par quelques anatomistes. M. Bourgery, qui nous fournira du reste des documents précieux, a adopté un autre cadre dans son magnifique ouvrage sur l'anatomie de l'homme ; il établit d'abord quatre divisions principales ; 1° l'énoncé de la forme et des propriétés physiques des organes tels que la nature nous les présente ou l'*anatomie descriptive* ; 2° l'examen des rapports de ces mêmes organes entre eux, tant dans l'état de santé que dans l'état de maladie ; en d'autres termes, l'*anatomie chirurgicale* ; 3° l'étude spéciale des tissus, ou l'*anatomie générale* ; 4° l'histoire des modifications que subit la forme animale sous l'influence des causes physiques et morales ; M. Bourgery désigne cette partie sous le nom d'*anatomie philosophique*.

Ce plan, malgré ses avantages analytiques, nous ne pouvons l'adopter ici, mais nous nous plaisons à reconnaître que chaque partie est judicieusement et parfaitement traitée par M. Bourgery, de telle sorte que rien n'empêchera l'élève de les consulter dans l'ordre que nous indiquerons, et d'en retirer les plus grands fruits.

Notre plan à nous est déjà sans doute pressenti par nos lecteurs ; nous aurons d'abord à exposer quelques considérations très-générales sur l'organisation considérée dans son ensemble, et encore un peu sous le point de vue de l'histoire naturelle, puis, et en même temps, à nous occuper de sa composition générale. L'anatomie générale formera notre seconde section des études anatomiques ; cette partie comprendra l'histoire de tous les *systèmes* de l'économie, aussi bien des systèmes généraux que des systèmes secondaires ou partiels.

Dans une troisième section nous trouverons l'histoire des *éléments* qui composent le corps humain en particulier, c'est-à-dire qu'après avoir étudié les systèmes comme tissus généraux, comme tissus entrant dans la formation de tous les organes, nous aurons à poursuivre l'étude de ces tissus jusque dans leur composition élémentaire ; or, pour cela nous ferons de la chimie organique, de la *chimie animale.*

Après cela seulement nous passerons à l'*anatomie descriptive*, c'est-à-dire à l'étude des organes dont les séries forment les divers appareils de l'économie animale.

C'est ainsi que nous compléterons tout ce qui aura trait aux sciences anatomiques. Mais reprenons avec plus de détails la méthodologie de ces études.

L'homme, venons-nous de dire, doit d'abord être considéré dans son ensemble.

Nous avons vu que dans les premiers degrés de l'échelle animale il y avait une indépendance presque complète des organes et des fonctions les uns à l'égard des autres ; chez l'homme il n'en est plus de même : toutes les parties qui constituent l'organisme, au contraire, sont dépendantes les unes des autres ; la vie est véritablement ici une résultante générale ; toute partie séparée de l'organisme est nécessairement frappée de mort. Quelque complexes néanmoins que soient les fonctions, nous savons déjà qu'on peut les grouper en deux grandes classes, suivant qu'elles ont pour but la conservation des individus ou la conservation de l'espèce. Celles qui ont pour objet la conservation de l'individu deviennent d'autant plus complexes et multiples que l'évolution est plus parfaite. Chez l'homme elles sont à leur summum de développement ; c'est que, chez l'homme, les rapports les plus nombreux existent entre l'organisme et le reste de la nature. Il ne faut pas oublier, en effet, qu'il y a en lui deux sortes de rapports : 1° rapports des parties ou organes avec l'ensemble ; 2° rapports de l'organisme lui-même avec la nature.

Pour constituer ces organes, des parties communes entrent dans leur composition. Formées d'une trame particulière, on leur a donné le nom de *tissus*, et c'est parce que leur identité reste la même dans les divers organes, que Galien les a appelées parties *similaires*, par opposition avec les parties dissemblables

SCIENCES
MEDICALES.

—

Anatomie générale.

qui constituent tels ou tels organes. Le nombre de ces tissus va sans cesse en s'augmentant en passant d'un règne à l'autre, et en s'élevant dans l'échelle animale. C'est de l'association de ces parties similaires que résultent les organes ou instruments de la vie, comme les appelait encore Galien; et c'est de l'association de ces mêmes instruments que r ésultent les appareils. J'ai dit que les parties similaires ou tissus élémentaires deviennent d'autant plus nombreux qu'on se rapproche de l'espèce humaine : nous nous rappelons, en effet, que dans le règne végétal il n'y a que deux systèmes organiques : un système cellulaire et un système vasculaire ; dans l'embranchement des animaux rayonnés ou zoophytes il n'y a pas encore de trace du système nerveux; chez l'homme le système nerveux paraît à son summum de développement : il constitue tout l'homme ; les autres appareils lui paraissent entièrement subordonnés ; les uns veillent à sa conservation, les autres servent à le perpétuer; lui-même se formule en deux grands appareils : le ganglionnaire et l'encéphalique.

Mais avant tout il faut prendre une idée de la constitution extérieure de l'homme , de ce qui nous frappe tout d'abord à son aspect; en un mot, de sa configuration générale.

L'homme est bipède et bimane ; nous avons vu que c'est à l'aide de ce dernier caractère qu'il a été spécialisé en histoire naturelle; son corps peut être partagé en deux moitiés latérales parfaitement symétriques; il offre comme partie centrale une masse irrégulièrement quadrilatère, c'est le *tronc* ou *le torse*; à ses angles, des appendices cylindroïdes, nommés *membres*, distingués en supérieurs ou thoraciques, et en inférieurs ou abdominaux.

Une partie sphéroïdale surmonte le tronc, c'est *la tête*. Des articulations nombreuses permettent à ces diverses parties d'exécuter les mouvements les plus variés, soit pour la translation de l'individu, soit pour la locomotion partielle et relative.

Les principales différences entre tous les individus qui composent l'espèce humaine tiennent à la diversité des races, des nations; nous avons vu cela en histoire naturelle : le sexe et l'âge apportent des différences plus formelles encore.

Chez la femme, le tronc est manifestement plus long que chez l'homme; il est surtout beaucoup plus large inférieurement : les formes plus arrondies, les articulations plus volumineuses, la taille beaucoup moins élevée; on estime qu'il y a sous ce dernier rapport une différence proportionnelle de 4 à 6 pouces.

Le terme moyen de la taille humaine est de 5 pieds 5 pouces.

Quant aux dimensions des diverses parties, elles sont très-variées : toutefois chacun sait que la tête est proportionnellement d'autant plus volumineuse que le sujet est plus jeune ou sa taille moins élevée. D'autres différences tiennent encore au sexe des individus : ainsi la tête étant le huitième du corps, le tronc en forme le tiers dans la femme, et un peu moins dans l'homme. Le

SCIENCES MÉDICALES.

Anatomie générale.

membre inférieur au pli de la cuisse est environ la moitié, et le membre supérieur les 9/20ᵉ dans les deux sexes ; la largeur du tronc est dans l'homme les trois quarts , et dans la femme les deux tiers de sa hauteur. (Bourgery, *Anatomie de l'Homme.*)

Pour donner une idée générale de tous les accidents de sa configuration, on a divisé sa surface en plusieurs plans (*op. cit.*). Le plan antérieur offre tout-à-fait en haut la fossette du cou, ou sterno-claviculaire, d'où un sillon vertical conduit à une autre fossette dite creux de l'estomac , qui sépare la poitrine de l'abdomen ; puis un enfoncement circulaire désigné sous le nom de nombril ou ombilic ; six pouces environ plus bas , une éminence soutenue par le pubis, et au-dessous les organes extérieurs de la génération.

Les parties symétriques de ce même plan sont, du haut en bas, les saillies claviculaires, les seins surmontés des mamelons, les saillies des os des îles et le pli de l'aine.

Le plan postérieur est coupé verticalement par un sillon profond qui correspond au rachis ; latéralement se trouvent les saillies scapulaires, puis des saillies nombreuses formées par des faisceaux musculaires , puis deux grandes éminences latérales et inférieures. Le plan latéral offre supérieurement l'articulation des membres thoraciques, puis le creux de l'aisselle, puis une série d'éminences transversales formées par des digitations musculaires ; plus bas une saillie due aux cartilages des côtes sternales , puis la courbe irrégulière de l'os des îles.

A l'intérieur de l'économie ses accidents de structure

SCIENCES
MÉDICALES.

—

Anatomie générale.

sont trop variés pour qu'il soit possible d'en donner une idée générale un peu exacte ; il nous suffira de dire que les principaux viscères et organes sont contenus dans trois grandes cavités dites cavités splanchniques : la tête, la poitrine et l'abdomen ; la première destinée à contenir les centres nerveux de la vie animale, la masse encéphalique ; la seconde, ou le thorax, livre passage à la portion supérieure des voies alimentaires, et contient principalement les organes de la respiration, le centre circulatoire et les gros vaisseaux qui en partent ou qui s'y rendent. Séparé de la poitrine par la cloison diaphragmatique, l'abdomen est surtout destiné à contenir la presque totalité des organes de la digestion avec leurs annexes, et en même temps les organes intérieurs de la génération. Quant aux membres, ils sont constitués par les organes actifs et passifs de la locomotion. Mais en voici assez sur l'homme considéré dans son ensemble ; pour entrer plus avant dans son étude, il est nécessaire de le décomposer en quelque sorte en systèmes généraux et partiels, d'étudier enfin les divers tissus, ou, comme le disait Galien, les parties similaires.

Chaque tissu devra être étudié dans son ensemble comme système séparé de l'organisme. A l'anatomie descriptive est réservée l'étude de ces mêmes tissus par fractions pour chacun des lieux dans lesquels ils se rencontrent, et comme partie intégrante d'un appareil fonctionnel. C'est ainsi que Bichat a considéré l'étude des systèmes. Ce n'est pas tout, en anatomie générale on devra encore étudier les liquides qui entrent dans la composition de l'organisme, que ces liquides soient destinés à former le sang, qu'ils soient sécrétés, exhalés ou rejetés en partie au dehors. Quant à l'ordre dans lequel on devra étudier les systèmes organiques, voici nos idées à ce sujet : L'organisme est constitué par la réunion de ces divers *systèmes ;* mais ces systèmes, comme je l'ai dit ailleurs (*Trait. de Path. génér.*), n'ont pas tous une importance égale ; ils sont diversement étendus.

Bichat avait admis des systèmes *généraux* et des systèmes *particuliers ;* les premiers, suivant ce grand physiologiste, étaient au nombre de sept : le *cellulaire*, l'*artériel*, le *veineux*, l'*exhalatoire*, l'*absorbant*, le *nerveux* de la vie animale, et le *nerveux* de la vie organique. Meckel a réduit ces systèmes à trois, et avec raison : car les systèmes artériel, veineux, exhalatoire et absorbant rentrent, après tout, dans un système unique, dans le système *vasculaire ;* et quant au système nerveux, il n'était divisé que secondairement par Bichat lui-même.

Meckel fait voir ensuite que Bichat a trop multiplié les autres systèmes ; il n'en admettait pas moins de quatorze ; de sorte que le nombre total des systèmes s'élevait à vingt-et-un.

Walter, tout en regardant les systèmes comme dérivant du cellulaire, en avait encore admis un très-grand nombre. Dupuytren, qui s'est aussi occupé de cette question, avait repris les systèmes de Bichat, mais il les avait réduits à onze seulement. Chaussier en voulait douze, M. Cloquet (Hipp.) quinze ; mais Leuhossek et Mayer n'en admettent plus que huit, etc. Pour nous, nous admettrons qu'on aura d'abord à étudier trois systèmes généraux dans l'économie animale : le système cellulaire, le vasculaire et le nerveux. Le système cellulaire devra occuper la première place, parce qu'il est le plus général, le plus répandu dans l'économie ; parce qu'il est, comme on l'a dit, la véritable *matrice* de tous les organes, et parce qu'il paraît avant tous les autres, soit dans la série animale, soit dans l'évolution de l'organisme humain. On étudiera en second lieu le système vasculaire dans toutes ses divisions, dans toutes ses modifications, soit que les canaux affectant une disposition organique particulière, ne charrient que des fluides blancs, soit qu'ils ne charrient que du sang noir, soit enfin qu'ils ne livrent passage qu'à du sang rouge et rutilant ; en d'autres termes, on examinera successivement et d'une manière générale, bien entendu, les vaisseaux lymphatiques, les veines, les capillaires et les artères ; on s'occupera ensuite du système nerveux, parce que ce système est encore très-étendu, et qu'on peut démontrer sa présence dans presque tous les tissus.

Après avoir ainsi examiné la constitution physique de ces trois grands systèmes, de ces systèmes qu'on retrouve dans toute partie vivante, on passera aux systèmes secondaires, c'est-à-dire à ces systèmes que l'on ne retrouve plus que dans quelques régions de l'économie : ainsi on étudiera le système osseux et le système cartilagineux ; ces deux systèmes secondaires sont naturellement

SCIENCES
MÉDICALES.

Anatomie générale.

réunis par ordre de génération et d'analogie : ce sont des systèmes passifs de la locomotion. On en viendra aussitôt après aux systèmes actifs, c'est-à-dire aux systèmes musculaires et fibreux ; puis aux systèmes séreux et synovial, puis enfin aux systèmes cutanés interne et externe. Maintenant, pour résumer ces premières études d'anatomie générale, voici la méthodologie qu'on aura à suivre :

1°. Étude de l'homme considéré dans son ensemble.
2°. Histoire générale des solides et des liquides.
3°. Histoire anatomique des systèmes divisés ainsi qu'il suit :

1°. *Systèmes généraux ou primitifs de l'économie.*

A. Système cellulaire de Bichat, muqueux de Meckel.

B. Système vasculaire
- 1° à fluides blancs ; vaisseaux lymphatiques.
- 2° à sang noir ; veines.
- 3° à sang rouge ; artères.

C. Système nerveux
- de la vie organique.
- de la vie animale.

2°. *Systèmes partiels ou secondaires de l'économie.*

A. Système osseux cartilagineux.
B. Système musculaire fibreux.
C. Système séreux synovial.
D. Système muqueux de Bichat, cutané intér. de Meckel.
E. Système cutané extér. de Meckel, dermoïde de Bichat.

Reprenons chacun de ces systèmes en particulier. Il y a deux opinions différentes, avons-nous dit dans un autre ouvrage (*Pathol. gén.*), sur la nature du tissu cellulaire : celle de Bordeu et celle de Bichat. Suivant Bordeu, et Meckel a entièrement adopté cette idée, le système cellulaire est formé par un fluide coagulable à l'état de coagulation. Lorsqu'on l'examine de près, dit Meckel, on ne trouve qu'une substance cohérente, homogène, visqueuse, à peine solidifiée et dénuée de forme. Meckel n'est pas le seul anatomiste qui ait soutenu cette opinion ; elle a encore été partagée en Allemagne par Wolft, Autenrieht, Prochaska, Blumenbach, Rudolphi, Treviranus et Hensinger. L'école anatomique française voit, au contraire, dans le tissu cellulaire un assemblage, une multitude de lamelles, de fibrilles molles et blanchâtres, dont l'arrangement, d'ailleurs très-varié, forme des cellules, des vacuoles de figure et de grandeur différentes, mais qui communiquent toutes ensemble de manière à former une cavité unique subdivisée de toutes parts. Telle était l'opinion de Haller, de Bichat, de Chaussier, de Béclard, etc... Il est bien vrai, comme le remarque Meckel, qu'à l'œil nu on ne voit ni lamelles, ni fibrilles, ni cellules, ni vacuoles; la viscosité de cette substance est telle que ce sont les tractions qu'on exerce sur elle qui forment des lames et des fibres. Quoi qu'il en soit, ce tissu est abondamment répandu dans toutes les parties du corps; il forme une sorte d'atmosphère autour de tous les organes, et il entre comme élément de composition dans leur propre texture; il les unit entre eux, comble leurs intervalles, accompagne les vaisseaux qui les pénètrent, et constitue à lui seul un ensemble complet.

Il n'a pas partout la même consistance, le même degré de cohésion; tantôt il maintient les organes avec fixité, et tantôt il permet des mouvements étendus et faciles; système essentiellement primitif et organisateur, il compose presque à lui seul les systèmes secondaires dont nous aurons à nous occuper. Ainsi condensé, aplati, étendu sous forme de toiles, il forme presque toutes les membranes de l'économie; disposé en filaments, il forme la base des tendons, des ligaments et des aponévroses. Lorsqu'on le soumet à l'ébullition, on voit qu'il est presque entièrement composé de gélatine.

Le système vasculaire comprend ce vaste ensemble de canaux membraneux destinés à faire cheminer les fluides dans toute l'économie, et affecte surtout la forme d'arbres qui, à partir du tronc, se divisent en branches, rameaux, ramuscules, etc. On le divise en plusieurs ordres en raison des fluides que ces canaux contiennent : ainsi les uns sont dits chylifères et lymphatiques; les autres sanguins, subdivisés en veineux et artériels. Les chylifères et lymphatiques sont des canaux dont la paroi est formée de deux membranes et garnie de valvules à l'intérieur; tous absorbent des liquides blancs; ils sont fréquemment interrompus par des petits corps rougeâtres nommés ganglions lymphatiques. On les étudiera ainsi d'une manière générale quant à leur texture, se réservant d'examiner plus tard ce qui est relatif à leurs usages.

Les vaisseaux veineux, ou système à sang noir de Bichat, affectent la forme de cylindres légèrement apla-

tis ; leur paroi n'est encore formée que de deux membranes, dont l'interne forme d'espace en espace des replis ou valvules qui s'opposent à la marche rétrograde du
liquide du tronc vers les capillaires. Les vaisseaux artériels, ou artères, sont des conduits cylindriques dont la paroi est formée de trois membranes superposées : l'une extérieure, de nature celluleuse ; une moyenne composée
d'un tissu jaunâtre élastique ; l'autre interne, mince, té-
nue et sans cesse lubréfiée. Tels sont les vaisseaux dont
on aura à faire l'étude générale.

De là on passera au système nerveux en commençant
par les nerfs de la vie organique. Ceux-ci, aplatis, procèdent de petits corps d'un gris rougeâtre et de formes variées nommés ganglions nerveux ; puis ils se répandent
dans le tissu des viscères. Un seul ganglion pourvu de quelques nerfs suffira pour donner une idée générale de ce mode
d'organisation. De là on passera aux nerfs de la vie animale, cordons blanchâtres formés de filaments déliés, et
revêtus d'une enveloppe assez dense qu'on nomme névri-
lème. De distance en distance les filaments se divisent
à angle aigu pour s'épanouir dans les organes ; tous ont
pour point de départ le cerveau et la moelle épinière.
Aucun de ces nerfs ne sera étudié en particulier, puisqu'on n'aura ici à s'occuper que de leur tissu et des dispositions d'ensemble.

L'étude générale des trois grands systèmes de l'économie une fois achevée, l'élève sera prémuni de notions précieuses ; il saura du moins distinguer ce qui entre nécessairement dans la composition de toute partie animale.

SCIENCES
MÉDICALES.

—

Anatomie générale.

Mais ce n'est pas tout, il est des systèmes qui, bien que partiels, bien que secondaires, n'en doivent pas moins être étudiés avec beaucoup de soin. Avant de se mettre à disséquer un cadavre, pour connaître la structure et prévoir les usages de tels ou tels organes, l'élève doit savoir discerner non-seulement le tissu cellulaire du tissu nerveux, le tissu nerveux du tissu vasculaire; mais il faut encore qu'il sache ce que c'est que le tissu cartilagineux, le tissu musculaire, le fibreux, les membranes, etc., etc. De là la nécessité d'étudier d'une manière générale chacun de ces systèmes.

Les os, les cartilages et les fibro-cartilages pourront être étudiés simultanément quant au tissu qui les compose et quant à leurs dispositions générales. Les os composés d'un réseau cellulaire dont les aréoles contiennent des sels calcaires, et par cela même doués d'une grande solidité, sont destinés à supporter tout le poids des parties molles, à contenir et à protéger les organes; ils sont en outre les organes passifs de la locomotion. Les cartilages moins résistants que les os, d'un aspect nacré, lisses, polis et très-élastiques, sont destinés, les uns à encroûter les surfaces articulaires des os, d'autres à unir certaines extrémités articulaires; d'autres enfin entrent dans la composition des organes. Les fibro-cartilages seront ensuite étudiés comme servant d'intermédiaires entre le système cartilagineux et le système fibreux proprement dits. Ce dernier sera étudié en même temps que le système musculaire. Les ligaments et les tendons sont composés de fibres serrées, peu extensibles, d'un blanc opaque. Les tendons sont toujours disposés en faisceaux cylindriques; les

ligaments affectent la forme funiculaire et membraneuse.
A cet ordre de tissus on rattachera les membranes fibreuses désignées sous le nom d'aponévroses, de périoste et de
tuniques ou feuillets fibreux, à l'égard de certains organes.

Le tissu musculaire affecte les formes les plus variées ;
en général il est composé de fibres de couleur rougeâtre,
extensibles et rétractiles. Les muscles forment les organes
actifs de la locomotion. Ceux destinés à la vie organique
appartiennent aux viscères ; leurs fibres parallèles ou
obliques forment des masses ou s'étendent en membranes.

Le tissu cellulaire en se condensant forme des membranes de plusieurs ordres. On étudiera à la fois les membranes séreuses et les membranes synoviales, à cause de
leur analogie de structure et de fonctions. Les premières
destinées, d'une part, à tapisser les parois des cavités
splanchniques, et d'autre part à se réfléchir sur les viscères pour les envelopper, laissent exsuder un liquide particulier dans leurs cavités. Les membranes synoviales sécrètent un liquide onctueux qu'on
nomme synovie. Toutes sont lisses, polies, dia-
phanes, formant des sacs sans ouverture, d'un tissu
très-mince. On a été jusqu'à nier leur vascularité ;
mais des injections bien faites ont prouvé qu'elles étaient
pénétrées de capillaires très-déliés. Après ces membranes
on étudiera les deux systèmes cutanés, l'interne d'abord,
puis l'externe. Sous le nom de système cutané interne on
comprendra toutes les membranes muqueuses; celles-ci,
d'une texture vasculaire formant la continuation de la
peau, tapissent toutes les cavités intérieures qui s'ouvrent

au dehors. Les mucosités dont elles sont sans cesse lubré-
fiées sont fournies par des follicules contenus dans l'épaisseur de ces membranes. Leur étude sera suivie de celle du
système cutané externe, ou de la peau, membrane destinée
à former l'enveloppe générale du corps, protégée à sa surface par une pellicule nommée épiderme, formée elle-
même d'un tissu serré, pouvue de mailles celluleuses et
parsemée par un grand nombre de vaisseaux et de nerfs.

Quant au système glanduleux de quelques auteurs, il
ne doit pas en être question en anatomie générale ; ce système et composé d'organes très-complexes, organes dans
la composition desquels entrent les autres systèmes, et
qui eux-mêmes entrent dans la composition des appareils.
L'histoire anatomique de ces organes se trouvera donc classée tout naturellement dans l'histoire de chaque appareil.

Ainsi on retrouvera la description des glandes salivaires, du pancréas, du foie, etc., dans l'histoire de l'appareil digestif; la description des reins, des testicules, etc.,
dans l'histoire de l'appareil génito-urinaire. Nous avons
dû, en effet, ne comprendre parmi les systèmes que les tissus généraux qui entrent dans la composition de la plupart des organes, et dont la description est par cela même très-générale. Ajoutons que l'étude de ces systèmes
embrassera toujours les faits d'organisation propre, les
faits purement physiques et les faits chimiques; c'est
ainsi d'ailleurs que nous avons compris toutes les questions
d'anatomie générale. Après avoir exposé l'organisation,
la structure de chaque système, ce qui, après tout, n'est
que la physique de ces parties de l'économie, on les exa-

minera sous le rapport chimique ; ainsi en anatomie générale, je le répète, il y a lieu d'appliquer des données
physiques et chimiques, bien que dans nos écoles les
physiciens et les chimistes aient à peu près dédaigné ces
questions pour rester presque toujours dans la physique
générale et dans la chimie minérale.

Ici donc se trouvera l'étude de ce qu'on nomme les
éléments organiques.

Nous avons déjà dit que des solides et des liquides
entrent dans la composition de l'organisme ; nous aurions
dû ajouter et des gaz; d'où trois spécialités scientifiques, la
stéréologie, l'*hygrologie* et la *pneumatologie*.

Les solides sont tous imprégnés de liquides, et quelques-uns gonflés de gaz ou de vapeurs. Les liquides cou-
lent dans des conduits, séjournent dans des réservoirs ou
pénètrent dans les interstices des organes : leur proportion
dans l'homme a été évaluée approximativement au $9/10^{es}$
du poids total du corps. Ces liquides vivent, bien entendu, et ils sont susceptibles d'altérations diverses.

Les gaz sont tantôt libres, en mouvement continuel,
en vapeurs plus ou moins condensées dans des canaux ou
dans des aréoles. La matière se trouve donc dans l'homme
à ces trois états de solides, de liquides et de gaz. L'anatomie en considère les accidents sous le point de vue
physique, *éléments de forme ;* et sous le point de vue
chimique, *éléments de composition.* (BOURGERY, *Prolégomènes.*)

« L'étude des éléments de forme constitue ce qu'on
pourrait appeler l'anatomie microscopique; on étudie

18

SCIENCES
MÉDICALES.

—

Anatomie générale.

alors particulièrement le globule et la matière qui lui sert de véhicule. On admet comme basé sur l'observation, dit M. Bourgery, que les globules unis par la matière coagulable, et disposés suivant la ligne droite, forment une fibre que l'on a nommée élémentaire. De la juxtaposition parallèle ou fasciculation des fibres élémentaires naît la disposition fibreuse si commune dans un grand nombre de tissus. La disposition lamellaire, ajoute cet anatomiste, établit une autre espèce de forme secondaire. On a beaucoup disserté sur la lame élémentaire, mais sans pouvoir même déterminer de quels éléments primitifs elle se compose, dans quelle proportion et suivant quel arrangement.

» Au reste, qu'il existe ou qu'il n'existe pas de fibre et de lame élémentaires; que la pensée, en les concevant, ait ou non saisi ce que les sens mieux armés sont seuls appelés à faire admettre irrévocablement; que la différence existant entre les parties que le scapel peut isoler tienne à la présence de principes immédiats distingués par des proportions chimiques différentes, ou qu'il n'existe dans la constitution de ces mêmes parties qu'un autre équilibre moléculaire et spécial à chacune d'elles, toujours est-il certain que la disposition fibreuse prédomine dans des fractions particulières de l'organisation, que constamment les fibres se présentent unies par des lames, que ces lames superposées en couches étendues et relativement peu épaisses produisent des membranes, des poches, des canaux, et que les formes tertiaires, dont quelques-unes se prêtent facilement à l'explication de certains phénomènes vitaux, coïncident communément avec des caractères physiques de couleur, de consistance, etc., caractères attribués à la présence des divers principes immédiats. »

Après avoir ainsi examiné les systèmes organiques dans leur composition générale comme tissus, dans leur composition intime comme assemblage de filaments, de fibres et de lamelles, il conviendra d'en étudier les éléments de composition ou les éléments chimiques ; ce sera donc ici le lieu de faire de la chimie organique normale. Ainsi, d'après nos principes méthodologiques, ce n'est pas en étudiant les sciences physiques qu'on a dû s'occuper de chimie organique ; on a dû se borner à la chimie minérale, puis, lorsqu'il était question du règne végétal, est venu le moment d'en faire la chimie, d'étudier la chimie végétale proprement dite. On n'avait garde encore de s'occuper de chimie animale, puisqu'il n'avait pas encore même été question des animaux. Maintenant que nous avons suivi l'évolution animale dans toutes ses phases, qu'à l'égard de l'homme nous avons étudié l'ensemble de son organisation, que nous avons étudié les systèmes ou les tissus sous le rapport physique, nous voulons en pénétrer la composition chimique, et pour cela nous faisons la chimie animale.

Mais disons d'abord quelques mots sur les liquides de l'économie. Ces liquides ont été partagés en trois séries : 1° le sang ; 2° les liquides qui concourent à le former ; 3° ceux qui n'en sont que des produits. Le sang est un liquide rouge, onctueux, tenant en suspension des globules colorés : refroidi, il se sépare en deux parties, le sérum et le coagulum. Le sérum se compose d'eau, d'albumine, de chlorures de soude et de potasse, d'acétate, sous-carbonate et phosphate de soude, et peut-être de soude libre ; le coagulum contient du sérum, de la fibrine, de l'hématosine et du soufre. L'hématosine ajoute aux éléments déjà connus de l'oxyde et du sous-phosphate de fer, de la magnésie, de la chaux, de l'acide carbonique et de la neurine toute formée. L'urée et la matière de la bile ont été signalées dans le sang.

Les liquides qui concourent à former le sang sont : la sérosité, la lymphe et le chyle ; mais le chyle, d'après les expériences de M. Magendie, est très-différent de lui-même, suivant l'espèce d'aliments dont il est le produit.

Les liquides sécrétés ou produits du sang sont de trois sortes : 1° liquides qui sont résorbés en totalité ; 2° liquides en partie résorbés et en partie rejetés au dehors ; 3° liquides entièrement rejetés.

Les liquides exhalés, puis résorbés, sont : la graisse, la synovie, l'ovarine, l'humeur plastique ou lymphe coagulable.

Les liquides en partie résorbés et en partie rejetés au dehors sont : le sperme, le lait, la salive, le fluide ou suc pancréatique, la bile, le fluide ou suc gastrique, les fluides muqueux ou mucus, les larmes et le liquide amniotique.

Les liquides qui doivent être complétement rejetés au-dehors sont : l'urine, la sueur, les matières sébacées et le cérumen.

Les gaz ne sont pas tous identiques à eux-mêmes : on n'en a fait que des analyses imparfaites.

Après avoir étudié la composition physique et chimique des liquides et des gaz, on passera aux éléments organiques, dits principes immédiats des solides. Les tissus sont entièrement formés de composés binaires et ternaires alliés en plus ou moins grand nombre, et sous des proportions variées. L'oxygène, l'hydrogène et le carbone se rencontrent dans tous les éléments organiques. Combinés entre eux, ils forment les composés ternaires, et ceux-ci deviennent quaternaires, quinternaires et sexenaires par l'addition successive de l'azote et du soufre et du phosphore. Tous les éléments organiques sont compris dans trois ordres établis d'après les rapports de leur quantité proportionnelle d'oxygène et d'hydrogène pour la formation de l'eau : 1° hydrogène en excès par rapport à l'oxygène ; 2° oxygène en excès par rapport à l'hydrogène ; 3° oxygène et hydrogène dans les proportions convenables pour la formation de l'eau. Et c'est ainsi que, combinés diversement deux à deux, trois à trois, quatre à quatre, ces principes donnent lieu à ce qu'on nomme les *éléments organiques,* c'est-à-dire la gélatine, la fibrine, la matière grasse, l'urée, l'osmazôme, le picromel, la matière verte de la bile, la cholestérine, etc.

Les principes immédiats une fois étudiés, on poursuivra l'étude des éléments chimiques. Il y a d'abord cela de bien remarquable que, sur les cinquatre-quatre corps simples que nous connaissons pour les avoir étudiés en chimie minérale, il n'y en a que six qui puissent se spécialiser de telle sorte qu'ils donnent lieu à l'organisation ; en un mot, il n'y en a que six qui soient organisables. Ces éléments sont précisément ceux dont les affinités sont les plus nombreuses et qui opèrent, même dans le règne inorganique, les combinaisons les plus variées. Déjà dans le règne végétal nous avons vu que l'oxygène, l'hydrogène et le carbone s'organisaient de manière à revêtir les propriétés de la vie ; dans le règne animal, ils forment de nouveaux composés, et le degré de vitalité augmente par l'adjonction progressive de l'azote, du soufre et du phosphore. Ce qui reste des corps simples a été divisé en deux séries sous le rapport de l'utilité organique ; la première comprend le chlore, le magnésium, le calcium, le sodium, le potassium et le fer ; les corps de la deuxième série sont : le silicium, l'aluminium et le manganèse, dont il n'existe que des traces dans les parties solides. Nous n'irons pas plus loin dans l'exposition des études relatives à la chimie. Examinons maintenant comment on doit étudier l'anatomie descriptive.

En vertu de notre double principe de spécialisation progressive et de généralisation décroissante, l'anatomie générale une fois bien comprise, bien étudiée, on aura par devers soi pour sujet d'étude l'anatomie spéciale ou *descriptive*. Or, ici il y a une méthodologie particulière à exposer.

Les systèmes généraux et partiels que nous avons étudiés tout à l'heure se sont formulés, spécialisés pour fonctionner ; ils ont formé des *séries d'organes* concourant au même but, c'est-à-dire des *appareils*. Ainsi,

les organes ne sont pas disposés au hasard dans l'économie, ils sont naturellement groupés, rangés par séries
comme dans des familles naturelles : de telle sorte que,
pour qui connaît bien l'ordre et les limites des divers appareils, la méthodologie anatomique est également connue.
Il y a cependant, comme je l'ai dit dans ma *Pathologie générale*, une première difficulté qui pourrait frapper quelques esprits dans une classification de cette nature ; c'est que, si certains systèmes restent véritablement générateurs, par exemple les systèmes cellulaire,
séreux et muqueux, etc., il en est d'autres qui sont à la
fois systèmes et appareils, comme le système nerveux ;
et alors comment distinguer la description du système
nerveux de celles de l'appareil sensitif? A cela nous répondrons que la distinction anatomique, que la distinction physiologique existe naturellement encore. Il faut, en
effet, distinguer ces systèmes comme éléments généraux
entrant dans la composition de *tous* les autres organes ; et
ces systèmes *se formulant* en appareils, c'est-à-dire en
séries d'organes, et alors exécutant à eux *seuls* les fonctions qui leur sont dévolues. Ainsi le système nerveux,
comme système, entre *élémentairement* dans la composition de tous les organes de l'économie, et là il n'a pas
de fonctions *spéciales* ; mais dès que ce système nerveux
s'est formulé en appareil, il fonctionne à lui seul, il a des
fonctions qui appartiennent à chacun des organes qui
le constituent appareil, fonctions du cerveau, du cervelet,
des sens, etc.

Il y a encore une autre difficulté ; celle-ci n'est plus

SCIENCES
MÉDICALES.

—

Anatomie descriptive
ou spéciale.

une difficulté de *conception*, mais une difficulté d'*application*. Par la pensée il est très-facile d'isoler ainsi des appareils; mais au milieu des travaux d'amphithéâtre il n'en est plus de même, il faut savoir mettre en quelque sorte un cadavre à profit en faisant le plus d'études possibles sur un même sujet; c'est ce que M. Cruveilhier a parfaitement senti dans l'exposition de sa méthode. Il restait convaincu des grands et incontestables avantages de l'ordre physiologique, mais le matériel des dissections l'a obligé, dans l'intérêt des élèves, de modifier son plan, tout en conservant *autant que possible* la marche physiologique; ainsi il s'est efforcé de rétablir, en la modifiant, cette ancienne division de l'anatomie qui traite des viscères et de *certains* organes, et qui est connue sous le nom de *splanchnologie*.

Mais par le fait même de sa tendance scientifique, M. Cruveilhier a enlevé à cette incohérente splanchnologie le cerveau et les organes des sens, bien que les anatomistes antérieurs à Sœmmering et à Bichat ne les en eussent pas distraits; il a rattaché ces organes à l'appareil des sensations, et il a bien fait; le cœur était dans le même cas, M. Cruveilhier l'a rattaché à l'appareil circulatoire.

Ce n'est pas tout, l'ancienne et indigeste classification distribuait les viscères par ordre de région, c'est-à-dire suivant qu'ils occupent la tête, le cou, la poitrine, etc. M. Cruveilhier les a replacés dans l'ordre physiologique.

La splanchnologie, comme l'entend M. Cruveilhier, comprend l'appareil de la digestion et ses annexes, l'appareil de la respiration , à la suite duquel il a cru devoir placer le larynx, organe de la voix , et les organes génito-urinaires. (*Op. cit.*)

Quant à nous, on verra les motifs qui nous ont portés à moins déroger encore à l'ordre physiologique ; la splanchnologie n'existe même plus pour nous, puisque tout rentre dans les appareils.

L'existence des appareils est incontestable ; on a surpris en quelque sorte la nature groupant ainsi des séries d'organes pour les grandes fonctions animales ; mais le nombre et les dernières limites des appareils ont été établis un peu arbitrairement ; ceci tient à deux causes principales ; d'abord parce que les fonctions de l'économie ne sont ni toutes, ni entièrement connues , et ensuite parce que les fonctions sont liées entre elles par une sorte de consensus général. Nous nous en tiendrons donc à ce qui est aujourd'hui communément admis ; et comme il faut autant que possible , dans des études de cette nature, prendre en considération certaines difficultés d'exécution pour les élèves, au lieu de commencer par l'appareil sensitif qui, après tout , constitue réellement l'instrumentalité humaine dans ce qu'elle a d'essentiel , nous nous conformerons à cette coutume généralement admise d'étudier d'abord l'appareil passif de la locomotion, le squelette, dont les pièces peuvent se conserver, et sont d'abord entre les mains de tous les élèves. C'est donc l'appareil locomoteur, et en particulier les organes passifs de la locomotion qu'on prendra pour premier sujet d'études en anatomie spéciale ou descriptive. Cette spécialité scientifique est dite *squelettologie*, quand elle comprend tous les organes assemblés; *ostéologie*, quand on ne s'occupe que des os en particulier; et ici il n'y aura plus qu'une simple description à connaître, puisqu'en anatomie générale nous avons étudié tout ce qui est relatif au système osseux comme système. Peu importe dès lors qu'on commence par la tête ou par le tronc, c'est une étude spéciale, et, je le répète, toute descriptive.

Toutefois il est certains faits généraux dont il faudra encore prendre connaissance avant de se mettre à étudier chaque os en particulier.

La nomenclature des os est toute arbitraire; rien de plus varié, de plus bizarre, que les diverses dénominations qu'on leur a imposées; les uns empruntent leurs noms de leur forme, ou des objets auxquels on les a comparés en raison de cette forme; *unguis*, *vomer*, *cunéiforme*, etc.; les autres, à raison de leurs usages; d'autres ont pris le nom de l'anatomiste qui le premier en a donné une bonne description. Y aurait-il beaucoup d'avantage à changer cette nomenclature? nous ne le pensons pas; malgré tous ses défauts, elle ne nuit en aucune manière aux progrès des études anatomiques; et si ce n'est pour soulager peut-être la mémoire, on ne conçoit guère, du moins dans l'état actuel de nos connaissances, l'utilité d'une nomenclature uniforme; je dis uniforme, car on n'inventerait pas alors un nouveau principe nomenclateur; on prendrait, à l'exemple de Chaussier, un fait particulier, pour le généraliser, pour l'appliquer uniformément à toutes la nomenclature, on prendrait pour

base, ou la forme des os, par exemple, ou leurs
usages, etc. Mais je le répète, ceci pour le moment
paraît fort peu important.

Comme on n'a encore étudié les os que sous le rapport de leur tissu, de leur composition intime et générale, l'élève remarquera d'abord à l'aspect de cette multitude de pièces osseuses qui composent le squelette,
remarquera, dis-je, que les uns sont *longs*, les autres
larges ou *plats*, les autres *courts*, et quelques-uns
mixtes. C'est une division admise dans les écoles, il
sera très-facile de reconnaître les os qui appartiennent à
ces diverses catégories.

En général, rien de plus varié que leurs dispositions
extérieures : les uns offrent des éminences nombreuses ;
soit comme prolongement de leurs tissus, *apophyses* ; soit
par la réunion consécutive d'un autre point d'ossification,
épiphyses.

On remarque sur certains points de leur surface d'autres éminences dites *articulaires*, des tubérosités, des
protubérances, des bosses, des crêtes, des saillies et de
simples empreintes ; on étudiera d'abord tous ces accidents de conformation extérieure, puis on considérera le
squelette humain dans son ensemble.

On appelle, dans les amphithéâtres, squelette *naturel*
celui dont toutes les pièces sont réunies par leurs ligaments et leurs capsules ; le squelette *artificiel* est assem-
blé par des fils métalliques.

On divise le squelette en six parties principales, le
tronc, la tête, et les membres, distingués en supérieurs

SCIENCES
MÉDICALES.

Anatomie descriptive
ou spéciale.

SCIENCES
MÉDICALES.

—

Anatomie descriptive
ou spéciale.

et inférieurs. On examinera combien de pièces osseuses entrent dans la composition de chacune de ces parties ; puis enfin on prendra chaque pièce osseuse en particulier, et on en fera une étude spéciale, méthodique, bien entendue ; c'est-à-dire qu'après avoir reconnu la *situation* d'un os dans le squelette, on en étudiera la *configuration*, la *structure*, le *mode de développement*, et les *usages*.

Quand il y a plusieurs os de la même espèce, comme les *côtes*, les *vertèbres*, on étudiera d'abord les caractères *communs*, puis les caractères *différentiels*, puis les caractères *individuels*.

Mais toutes les parties osseuses ont entre elles des rapports dans l'économie ; elles sont diversement *articulées*, et c'est là une nouvelle étude à faire, désignée sous le nom de *syndesmologie*.

La syndesmologie a donc pour objet l'étude de toutes les parties qui concourent à former les articulations ou connexions osseuses.

Les articulations seront étudiées dans leurs diverses espèces ; les unes sont mobiles, ce sont les *diarthroses*, les autres fixes ou immobiles, ce sont les *synarthroses*.

On examinera successivement les parties dont elles se composent, c'est-à-dire, 1° les surfaces articulaires, en y comprenant les parties qui les revêtent, et qui sont destinées à en favoriser le glissement ; 2° les moyens d'union.

Pour les surfaces articulaires, on étudiera les plans divers, les configurations, on apprendra ainsi pourquoi telle articulation est nécessairement immobile, pourquoi telle autre n'a que des mouvements très-obscurs, pourquoi telle autre enfin jouit des mouvements les plus libres et les plus variés. Il y aura à voir en même temps les cartilages, ou les fibro-cartilages, et les capsules synoviales.

Les moyens ou organes d'union, c'est-à-dire les ligaments, sont très-importants à connaître; plus tard on aura, en effet, de nombreuses applications à faire de ces connaissances. Les ligaments sont de diverses sortes à raison de leurs formes, de leur texture; les uns sont funiculaires, les autres fibro-cartilagineux, les autres sont appelés jaunes.

Nous avons dit que les articulations ont été divisées en mobiles et en fixes ou immobiles; il en est d'autres qui sont mixtes, ce sont les *amphyarthroses*, ou diarthroses de continuité.

On a sous-divisé ensuite ces mêmes articulations; ainsi les diarthroses de contiguité ont été distinguées d'après la disposition des surfaces articulaires ou *énarthroses*, lorsqu'une tête est reçue dans une cavité, ou *arthrodie*, quand il y a contact de deux surfaces planes, et en *ginglyme* quand une sorte de poulie est reçue dans une cavité correspondante.

Tantôt le gynglime est *angulaire*, tantôt il est *latéral*, suivant qu'il n'y a que des mouvements opposés de flexion et d'extension, ou qu'il y a rotation sur l'axe de l'os.

Les synarthroses se subdivisent, 1° en *sutures*, qui sont en queue d'aronde ou écailleuses; 2° en *harmo-*

SCIENCES MÉDICALES.

Anatomie descriptive ou spéciale.

SCIENCES
MÉDICALES.

—

Anatomie descriptive
ou spéciale.

niques, formées par la juxtaposition de surfaces légèrement engrénées.

3° *Schindylèses*, dans lesquelles un sillon reçoit une lame osseuse.

Les *amphyarthroses* et les *symphyses* ne s'appliquent qu'à des articulations spéciales : celles des vertèbres entre elles, et des os du bassin.

La nomenclature des articulations est très-simple, les dénominations sont toujours destinées à rappeler les noms des parties articulées. Quant aux ligaments, ils empruntent également leurs noms aux os sur lesquels ils sont fixés, sauf à ajouter une épithète pour indiquer leur emplacement.

Sans sortir encore de l'appareil locomoteur, nous savons qu'il y a des organes actifs, organes qui mettent en mouvement les pièces passives et les organes ; il faut en suivre la description ; nous voulons parler de l'étude des muscles ou de la *myologie*, étude qui comprendra, outre les muscles proprement dits, les tendons, les aponévroses et les gaînes fibreuses.

Comme muscles, nous n'entendons ici toutefois que ceux destinés aux mouvements volontaires ; l'étude des plans musculeux qui entrent dans la composition des viscères reviendra bien entendu dans l'examen des autres appareils.

Nous connaissons déjà le tissu musculaire, nous savons que c'est un composé de fibres molles, rougeâtres, éminemment contractiles et vasculaires.

On a divisé les muscles comme les os, en *longs*, *lar-*

ges et *courts ;* les muscles longs, destinés aux grands et alternatifs mouvements d'extension et de flexion, sont pour la plupart parallèles aux os longs ; les muscles larges sont des muscles pariétaux ; ils concourent à former de grandes cavités et à les diviser comme cloison. Les muscles courts entourent ordinairement les articulations.

Au reste les muscles affectent les formes les plus variées et échappent souvent à ces divisions scolastiques ; les uns sont *rubanés*, d'autres *cylindriques ;* ceux-ci *triangulaires*, ceux-là *quadrilatères*, ou *fusiformes*, ou *trapézoïdes*, etc. etc.

Leur volume offre aussi les plus grandes différences, et leur structure et loin d'être la même dans leurs diverses parties.

On étudiera les dispositions générales de leurs insertions, ainsi que leurs rapports avec les organes voisins.

Nous savons déjà que leurs implantations ont lieu au moyen de tissus fibreux ; ceux-ci paraissent être la continuation des tissus musculaires.

Les adhérences celluleuses diffèrent des insertions ; les premières n'empêchent pas d'individualiser les muscles ; car la gaîne celluleuse est le moyen d'isolement. Quant aux attaches proprement dites, elles sont fixes ou mobiles ; fixes quand la contraction du muscle n'entraîne aucun déplacement relatif ou absolu, ce qui est rare ; mobile quand cette attache est entraînée par le fait de cette même contraction ; presque toutes les insertions ont lieu obliquement sur les os et sous des angles très-variés.

SCIENCES MÉDICALES.

Anatomie descriptive ou spéciale.

on verra la différence qu'il y a à cet égard entre les muscles longs et les muscles courts. On verra aussi comment les aponévroses d'enveloppe contribuent aux insertions musculaires.

Une étude qu'on ne devra pas omettre, c'est celle des connexions ou rapports des muscles avec les parties environnantes; nous ne parlons plus des attaches, soit avec les os, les aponévroses, ou même la peau; mais bien comment les muscles se comportent à l'égard des vaisseaux et des nerfs qui les pénètrent ou qui ne font que les traverser, et enfin les rapports qu'ils ont entre eux.

La nomenclature des muscles est extrêmement confuse; tantôt ils doivent leurs noms à leur situation, tantôt à leur direction, à leurs formes, à leurs dimensions, à leurs usages, etc. etc. Sylvius et Riolan avaient complété cette nomenclature; de notre temps Chaussier a voulu la réformer; il avait pris pour base de nomenclature les insertions de chaque muscle; cette méthode offrait des avantages incontestables; il faut la connaître; mais de préférence il faut user de celle qui est la plus généralement adoptée.

Maintenant quel sera l'ordre de description pour chacun des muscles en particulier? Cette question a été traitée par plusieurs auteurs, et en particulier par M. Bourgery, qui du reste a mis à profit, comme il le dit lui-même, les travaux et les idées de M. Cruveilhier. Nous citerons donc ici les remarques de M. Bourgery; elles renferment d'excellentes idées sous le rapport de la méthodologie anatomique. « Il existe, pour décrire les mus-

cles, deux méthodes de classification : l'une où ces organes sont considérés par ordre de superposition ou par
régions ; et l'autre où ils sont groupés d'après leurs
usages. La première, léguée par Galien, depuis long-
temps oubliée, reproduite par Albinus, adoptée et plus ou
moins modifiée par Sabatier, Vicq-d'Azyr et Bichat, a
continué de régner dans nos écoles et dans tous nos traités d'anatomie, chaque jour de plus en plus étendue et
subdivisée ; la seconde, créée par Vésale, avait été suivie
par Winslow, et négligée depuis. La classification par
région, image du cadavre, est plus *anatomique* et en
même temps, comme elle donne les rapports, elle est *chirurgicale*, ce qui explique le succès qu'elle a obtenu surtout dans ces derniers temps. La classification d'après les
usages offre des inconvénients, le même muscle remplis-
sant parfois des usages très-différents ; mais d'un autre
côté elle présente de grands avantages, elle est *physiologique*, et sous ce point de vue elle entre mieux dans
l'esprit du sujet, l'étude des muscles en eux-mêmes; aussi
ne sommes-nous pas étonnés qu'elle ait été reproduite
tout récemment par M. Cruveilhier, dans son Cours d'é-
tudes anatomiques, ouvrage excellent, plein de rapprochements ingénieux, d'aperçus utiles et de faits bien observés. »

Dans son traité d'anatomie descriptive, M. Cruveilhier en est revenu à l'ordre topographique, par la seule
raison, dit-il, qu'il permet d'étudier tous les muscles sur un
même sujet. J'ai déjà fait remarquer que M. Cruveilhier
ne s'est écarté de l'ordre physiologique que dans l'intérêt

des élèves et exceptionnellement ; ce sont des difficultés d'exécution qui l'ont encore ici arrêté ; toutefois, comme il le dit lui-même (*op. cit.*), pour concilier autant que possible les avantages non contestés de ces deux modes d'exposition, il a présenté à la fin de sa myologie un tableau général des muscles classés dans l'ordre de leurs rapports physiologiques ; alors, groupant les muscles, non d'après l'ordre de superposition, mais d'après l'ordre d'action, il les a ralliés autour de l'articulation pour laquelle ils sont destinés et il en a indiqué le mode d'action.

Mais pour M. Bourgery il y avait une autre difficulté, comme il le dit aussi lui-même, dans le choix d'une bonne classification : comme il était forcé de faire concorder son texte avec ses planches, il a dû adopter une classification en quelque sorte *iconographique ;* toutefois dans la succession des muscles il a eu soin de rapprocher autant qu'il lui a été possible les muscles qui ont des fonctions analogues ; aussi ce n'est pas une classificaiton qu'il présente, mais seulement un ordre spécialement adapté à la forme même de son travail. Mais, comme cet auteur désirait être complet, après chaque section , en traitant du mécanisme d'une partie, il a replacé dans l'ordre physiologique les muscles qui y concourent. (*Anatomie de l'homme*, tome 2, page 5 et *passim.*)

Quant à nous, ceci ne peut faire question ; c'est assurément l'ordre physiologique que nous recommandons aux élèves ; c'est un ordre lumineux, éminemment scientifique, par lui-même il donne des notions qui trouveront leur complément dans les études immédiatement consécutives ;

il en ouvre l'accès; donc c'est cet ordre qu'il faut suivre.

Sous le titre d'*aponévrologie*, M. Cruveilhier a proposé de réunir tout ce qui a trait à l'histoire anatomique des aponévroses; il est de fait que, si on y trouve l'avantage, comme le pense cet auteur, de simplifier la science et de permettre de saisir des lois générales de formation, il faut adopter cette division, cette nouvelle spécialité scientifique; sinon rattacher la description de chaque aponévrose à celle des parties musculaires circonvoisines.

Ce n'est qu'après s'être livré à ces recherches, ainsi graduées, qu'on attaquera les appareils qui concourent au grand acte de la nutrition, en commençant par l'*appareil digestif* et ses annexes, appareil qui comprendra nécessairement plusieurs sous-appareils, tels que les appareils salivaire, biliaire, pancréatique, urinaire, etc. C'est une longue série d'organes qu'on aura à parcourir depuis la bouche jusqu'à l'anus, et depuis les reins jusqu'au canal de l'urètre.

On verra en conséquence les organes de la mastication et de la déglutition, les organes de la chymification, puis ceux de la chylification, en y rattachant les vaisseaux lactés ou chylifères, bien entendu, et les sous-appareils biliaire et pancréatique, et la rate, puis enfin les organes dépurateurs et excréteurs, c'est-à-dire d'une part les gros intestins, et d'autre part le sous-appareil *urinaire*; car ce qu'on nomme *premières voies* n'embrasse rien moins que cette longue série d'organes.

Or, dans cette même série d'organes on verra comment se spécialisent les systèmes, les tissus déjà étudiés

SCIENCES MÉDICALES.

Anatomie descriptive ou spéciale.

en anatomie générale ; on verra, dis-je, comment ces parties cessant, sous certains rapports, d'être *similaires*, modifient et leur structure et leurs propriétés.

Ainsi, pour ce qui est des membranes muqueuses, on verra comme se comporte celle qui, à partir des lèvres, tapisse tout l'intérieur de la bouche ; comment ensuite, par une espèce de duplicature, elle forme le voile du palais, comment elle se continue avec la membrane pituitaire, s'enfonce dans les trompes d'Eustachi, etc. ; dépourvue ici de villosités, mais remplie de follicules mucipares et parsemée d'une multitude de vaisseaux capillaires ; on suivra cette membrane le long de l'œsophage ; dans l'estomac on la trouvera fongueuse, molle, d'un blanc rougeâtre et comme marbrée, couverte de villosités tomenteuses et enduite d'un fluide visqueux, inodore et abondant.

Dans les intestins grêles on la trouvera plus blanche et plus épaisse que dans l'estomac ; par des replis elle forme ce qu'on nomme des *valvules conniventes ;* les villosités y sont encore nombreuses, les follicules contenus dans son épaisseur sont des deux ordres, ceux qu'on appelle communément *glandes de Brunner,* et ceux qu'on désigne sous le nom de *glandes de Peyer.*

Dans les gros intestins d'autres modifications se remarquent ; les villosités deviennent moins apparentes, il n'y a presque plus de valvules conniventes ; dans le rectum la membrane muqueuse se colore et est plus épaisse, plus fongueuse, et enduite d'une mucosité abondante, etc.

Ce que nous venons seulement d'indiquer, on l'étudiera

à l'égard des autres membranes ou tuniques, et dès lors on connaîtra bien la structure des voies digestives.

SCIENCES
MÉDICALES.

Anatomie descriptive
ou spéciale.

Nous avons rattaché à cette même étude l'examen des glandes salivaires, du foie, des canaux biliaires et du pancréas; dans la plupart des traités d'anatomie, on fait un ordre à part des *organes de sécrétion ;* cette manière de procéder est peu physiologique; nous avons préféré indiquer comme un même sujet d'études tout ce qui concourt à l'accomplissement d'une fonction; or les fluides salivaire, biliaire, pancréatique, sont sécrétés dans un but spécial, celui d'aider à l'acte de la digestion; donc il faut en étudier les organes comme annexes du tube digestif.

C'est par les mêmes raisons que l'étude de l'appareil urinaire est indiqué par nous comme devant suivre immédiatement celle de l'appareil de la digestion. Les liquides sont digérés comme les solides; il faut donc les suivre dans toutes leurs voies. On commencera ici, bien entendu, par étudier les reins, puis les uretères, puis la vessie, puis les rapports divers de ce réceptacle dans les deux sexes, la conformation du canal excréteur, diverse aussi dans les deux sexes.

Après ces appareils arrive naturellement le double appareil de la circulation et de la respiration; ce dernier comprendra un sous-appareil, celui de la phonation, sous le rapport de son instrumentalité.

On étudiera donc le cœur et ses enveloppes, les artères et les veines en particulier; les vaisseaux lymphatiques proprement dits seront rattachés à l'histoire des veines; puis en suivant pour ainsi dire le cours du sang, on arrivera aux organes respiratoires, c'est-à-dire aux poumons, aux plèvres, aux conduits aérifères, et on sera enfin conduit à étudier la structure des organes de la voix, bien qu'ici la fonction se rattache à la vie de relation.

Revenons un peu sur ces sujets d'études ; partout, comme on a pu le remarquer, nous suivons un lien systématique dans nos recherches d'anatomie ; ce lien est physiologique, il est pris dans l'ordre même des actes, c'est-à-dire dans la nature ; ici encore on va voir que naturellement nous sommes conduits à l'étude de la circulation et de la respiration ; nous venons d'étudier ce qu'on nomme les *premières voies*, tant alimentaires qu'urinaires ; mais il y a des secondes voies ; mais un ordre particulier de vaisseaux va puiser dans les premières voies ce qui doit passer dans les secondes, ce sont les vaisseaux lactés ou chylifères ; on verra comment, transversalement étendus sur les intestins, ils s'anastomosent et s'entrecroisent un grand nombre de fois, gagnent les ganglions mésentériques et mésocoliques, et arrivent enfin à l'origine du *canal thoracique ;* mais avant d'étudier ce canal, il faut en connaître les sources, c'est-à-dire, tous les lymphatiques qui s'y rendent, ainsi que les lymphatiques qui se rendent seulement en partie dans ce canal, et en partie dans des troncs particuliers ouverts dans les veines droites ou gauches ; lui aussi, le canal thoracique, s'ouvre dans une veine ; dans la sous-clavière gauche ; donc nous voici en plein dans l'étude spéciale des canaux veineux, dans l'étude des vaisseaux sanguins.

L'appareil circulatoire n'embrasse rien moins, nous le

savons déjà, que des milliers de canaux sans cesse ra—
mifiés et anastomosés, tous destinés à charrier les fluides
nutritifs et dépuratoires, la lymphe et le sang. Cette
étude est désignée sous le nom d'*angéiologie*.

Ce vaste ensemble de vaisseaux lymphatiques, veineux
et artériels, se décompose suivant la nature des
liquides en circulation, et d'après l'étendue, le trajet de
cette même circulation ; ainsi, il y a un *centre* circulatoire et des parties *périphériques* ; une portion centripète et une portion centrifuge ; ce n'est pas tout, il y a
une *grande* circulation, ou circulation générale, c'est
celle qui embrasse l'économie entière ; il y a une *petite*
circulation, ou circulation pulmonaire ; c'est celle qui ne
va pas au-delà des poumons ; chacune de ces deux circulations a un organe d'impulsion, l'une des moitiés du
cœur. Bichat a comparé ces deux circulations collatérales
à un 8 de chiffres, dont le petit anneau, ou anneau
supérieur, figurerait la circulation pulmonaire, et dont
le grand représenterait le trajet de la circulation générale.

Revenons aux veines ; leur texture nous est connue,
ainsi que toutes les dispositions générales de leur structure ; c'est donc à l'étude de chaque veine en particulier
qu'on devra se mettre ; étude vers laquelle nous ont
d'ailleurs ramenés dans ces derniers temps, ainsi que le
fait remarquer M. Cruveilhier, les beaux travaux de
M. Dupuytren, sur les veines du rachis, et la planche
si remarquable de M. Breschet, sur le même ordre de
vaisseaux. La nomenclature des veines profondes est, à

SCIENCES
MÉDICALES.

Anatomie descriptive
ou spéciale.

peu de chose près, la même que celle des artères; les veines superficielles connues de tout temps ont reçu par cela même des dénominations peu scientifiques; ce qui n'apportera toutefois aucun obstacle à leur étude.

Le cœur est un organe très-important à connaître; c'est un muscle creux qui aspire le sang des veines, et qui le chasse dans les artères. Il est quadriloculaire; par sa moitié droite il reçoit le sang de la totalité de l'économie et le chasse dans l'organe pulmonaire; par sa moitié gauche il le reçoit des poumons avec de nouvelles qualités, et le renvoie dans tout l'organisme.

On étudiera donc attentivement sa configuration générale, sa situation dans le thorax, sa direction, ses connexions, son volume, son poids, puis on passera à l'examen de sa conformation intérieure.

Les dimensions du cœur ont été données par plusieurs anatomistes, par M. Cruveilhier avec beaucoup de précision, et par M. Bouillaud dans son beau traité des maladies de cet organe; M. Bouillaud a pris ses mesures sur un certain nombre de sujets, nombre très-limité d'ailleurs; M. Cruveilhier avait préalablement injecté un cœur de volume *ordinaire*. On s'est beaucoup élevé dans ces derniers temps sur cette manière de procéder; on a reproché à M. Bouillaud d'avoir opéré sur un trop *petit nombre* de sujets; à M. Cruveilhier on a demandé ce que c'est qu'un cœur de volume *ordinaire*. Je crois avoir déjà prouvé que ce sont là de mauvaises chicanes; ces deux professeurs n'ont entendu prendre que des types *approximatifs*, et ils ont eu raison; quand on aura me-

suré des milliers de cœurs, puisque tel est le projet de
quelques anatomistes de la nouvelle école, on aura encore un type approximatif comme moyenne, et jamais de
moyenne définitive; ainsi les dimensions données par
MM. Bouillaud et Cruveilhier ont une valeur équivalente;
et puis où est, après tout, la nécessité, l'utilité d'avoir
des mesures plus précises, plus ingénieuses, pour savoir
quand un cœur est malade ou quand il est sain, pour savoir si son volume est anormal ou naturel? Vous ne le
saurez pas davantage, parce que tel individu, quoique
très-sain, très-vigoureux, peut se trouver très en dehors
de la norme fictive, et quant au volume du cœur, et quant
aux dimensions des cavités de cet organe. Ainsi, en ce
sens encore, ces études seraient oiseuses; mais nous en
avons dit assez sur ce point dans notre préambule sur les
études anatomiques.

Après avoir étudié le cœur, on en verra les dépendances, et particulièrement son enveloppe séro-fibreuse,
ou le péricarde, qu'on étudiera quant à sa texture, son
dédoublement pariétal, ses vaisseaux particuliers, etc., etc.

L'étude des artères une fois achevée, pour terminer
tout ce qui est relatif à l'appareil circulatoire, on examinera l'appareil respiratoire, et on fera pour les poumons,
organes essentiels de la respiration, ce qui a été fait pour
le cœur, c'est-à-dire qu'après s'être formé des idées
exactes sur leur situation, leur volume, leur couleur et
leur poids, on recherchera leur degré de densité et de
perméabilité, car ici ce sont des questions spéciales, leur
élasticité, leur capacité tant aérienne que sanguine; puis

SCIENCES
MÉDICALES.

—

Anatomie descriptive
ou spéciale.

enfin on passera, comme pour tous les autres organes, à leur configuration et connexions diverses.

Les dépendances des poumons devront être étudiées avec autant de soin que celles du cœur. Car ici aussi, indépendamment de ce dynamisme dont on ne trouve pas les raisons dans tous les accidents de structure, on aura des actes purement mécaniques à expliquer en physiologie : donc il faudra prendre connaissance du matériel, et les études ici seront d'autant mieux faites qu'elles seront plus minutieuses. Mais indépendamment des cavités pleurales on aura à suivre les voies aériennes; ici même, nous l'avons dit, on dérogera exceptionnellement à l'ordre physyologique, pour examiner l'instrument de la phonation, qui est trop intimément lié avec les fonctions respiratoires pour pouvoir en être séparé; on tiendra compte de ses usages, on se souviendra que c'est un instrument entièrement sous la dépendance des actes intellectuels, le plus puissant moyen de relation morale ; mais les nécessités anatomiques nous feront une loi d'en achever immédiatement l'examen. C'est ainsi que se trouveront étudiés tous les appareils qui ont pour but la conservation physique de l'individu, sa nutrition ; dès lors il conviendra de s'occuper des organes de la reproduction, de la génération, c'est-à-dire de l'appareil génital dans les deux sexes, dans le dualisme qui constitue le type humain.

Comme dernier complément des études anatomiques, on recherchera la structure et les dispositions d'un autre appareil, celui des ganglions et des nerfs du même ordre, et puis enfin on arrivera aux organes les plus complexes, les plus spéciaux dans la distribution des fonctions, à l'appareil sensitif, enfin, qui comprendra plusieurs sous-appareils de sensations.

SCIENCES MÉDICALES.

—

Anatomie descriptive ou spéciale.

Il sera bon d'étudier d'abord les organes des sensations spéciales, c'est-à-dire l'œil et ses dépendances, l'oreille et ses dépendances, le nez et les fosses nasales, si déjà on ne l'a fait à l'occasion des voies aériennes, et enfin la langue, si on ne l'a étudiée aussi comme organe de mastication et comme organe de phonation. De là on remontera aux centres nerveux de la vie de relation ; le centre encéphalique comprendra le cerveau, le cervelet et la protubérance cérébrale ; on fera précéder cette étude de celle des membranes et des nerfs encéphaliques ; la moelle épinière et ses dépendances, les nerfs cervicaux, dorsaux, lombaires et sacrés seront simultanément examinés.

C'est une étude longue et ardue que celle de l'appareil des sensations ; les bons anatomistes néanmoins s'y attachent de préférence ; le cerveau et les nerfs, dit M. Cruveilhier, sur lesquels tant d'habiles et laborieux investigateurs ont fixé leur attention dans ces derniers temps, ont été de ma part l'objet d'une prédilection particulière à raison de leur importance, et peut-être à raison même de la difficulté de leur étude.

Aussi M. Cruveilhier ne s'est pas contenté de suivre les nerfs jusqu'aux organes, il les a étudiés jusque dans l'intérieur de ces mêmes organes ; pour les organes des sens il avait un beau modèle à suivre, l'ouvrage de Sœmmering : de même que pour les artères il avait eu les beaux travaux de Haller ; mais comme c'est le cadavre sous les yeux qu'il a fait toutes ses descriptions, et que d'ailleurs il s'agit de sciences de faits matériels ou statiques, il a ajouté pour sa part à la somme des connaissances déjà acquises, somme qui va sans cesse en s'accroissant.

Nous nous plaisons d'ailleurs à le reconnaître; les recherches anatomiques sont aujourd'hui poursuivies avec ardeur; c'est une tendance qu'on remarque depuis long-temps dans l'école de Paris, et déjà la science en a retiré de grands avantages; mais les études physiologiques, qui d'ailleurs sont une conséquence des premières, ne doivent pas non plus être négligées; la connaissance des faits statiques chez l'homme à l'état normal doit être suivie de recherches sur les faits dynamiques : assurément le dernier mot des phénomènes de la vie n'est pas dans le mode d'organisation; mais comme la vie ne peut avoir d'autres moyens de manifestation qu'à l'aide de ce substratum, de ce véhicule, il faut que ces sortes d'études précèdent toutes les autres; ainsi la première des sciences médicales proprement dites, et par ordre d'importance et par ordre de priorité, c'est l'anatomie normale; nous avons dit d'après quels principes il faut étudier cette science : maintenant il nous reste à appliquer les mêmes principes aux faits dynamiques.

Mais ajoutons quelques mots sur une nouvelle branche de connaissances médicales, savoir sur l'embryologie ou ovologie humaine et sur l'organogénésie. Je dis nouvelle, non pas parce que ce genre d'études aurait été jusqu'ici inconnu, mais parce que c'est dans ces derniers temps surtout qu'on s'y est livré avec plus d'ardeur et de succès. C'est donc ici qu'on cherchera à connaître par quelle série d'évolutions doit passer l'organisme humain avant d'arriver à sa maturité. Cette étude sera sous-divisée en deux sections : dans la première on étudiera la formation de l'œuf dans son ensemble ; on suivra ainsi le développement de l'embryon et de ses annexes dans le sein de la mère ; c'est ce qui constitue l'ovologie humaine ou l'embryologie. On ne va pas au delà de ce qui s'effectue dans le sein de l'utérus ; mais l'organisation est une étude de détails, de décompositions, et elle poursuit ses recherches jusqu'à l'état adulte.

On aura donc alors à étudier, suivant nos principes de méthodologie, d'abord le développement de chaque système en particulier, puis le mode d'évolution de chaque appareil de l'économie, soit d'une manière absolue, soit dans ses rapports avec les autres appareils ; on étudiera enfin le développement successif de chaque organe en particulier ; c'est ainsi qu'après avoir étudié ce qui existe matériellement dans l'économie, on aura pris connaissance du mode de formation de ces mêmes parties matérielles ; maintenant que nos études anatomiques se sont ainsi complétées, nous allons reprendre les faits dynamiques dans l'état normal.

C'est par une sorte de concession que nous nous sommes conformés à cette coutume en anatomie descriptive, de commencer par les organes de la locomotion, et en particulier par l'appareil osseux ; ici, reprenant notre

SCIENCES
MÉDICALES.

Anatomie descriptive
ou spéciale.

méthode scientifique, et n'ayant plus à sacrifier aux usages, nous rétablirons l'ordre naturel des faits, et nous dirons que c'est incontestablement par l'étude des fonctions de la vie organique qu'il faudra commencer en *physiologie*.

On reprendra donc les choses comme nous les avons coordonnées en anatomie et en physiologie comparée ; on aura deux grandes fonctions, savoir : celles au moyen desquelles l'homme répare ses pertes individuelles, et celles au moyen desquelles il répare les pertes de son espèce ; nutrition, génération. Les fonctions de la vie de relation ne viendront qu'après ; cet ordre est donc le même que celui que nous avons indiqué en anatomie, c'est-à-dire, dans l'exposition des instruments appelés maintenant à fonctionner.

Nous demanderons-nous actuellement si cet ordre a besoin d'être *justifié?* peut-être sentirions-nous la nécessité de nous faire cette question, en nous rappelant qu'il est des traités de physiologie dans lesquels cet ordre a été complétement interverti, dans lesquels on a commencé l'histoire de la vie par celle des fonctions animales. Eh bien, pour faire en peu de mots cette justification, nous dirons d'abord que dans toute la série animale, nous n'aurions pas pu ne pas commencer par les grandes fonctions de la vie organique ; l'animalité entière n'étant qu'un fait d'évolution, nous n'avons pu décrire dans ses premiers degrés que ce qui existait organiquement parlant ; là où il n'y avait que des rudiments d'organes digestifs, nous ne pouvions pas décrire autre chose ; là où il n'y avait que des organes circulatoires, nous ne pouvions pas décrire non plus autre chose; or, nous suivions l'ordre imposé par la nature elle-même dans l'évolution des êtres; nous ne trouvions d'abord que deux fonctions à leur plus grand état de simplicité, fonctions conservatrices de l'individu et fonctions conservatrices de l'espèce; lorsque plus tard d'autres fonctions sont venus *successivement* s'adjoindre à celles-ci, nous les avons décrites successivement. Eh bien, c'est le même ordre que nous devons naturellement suivre pour l'étude physiologique de l'homme : les fonctions assimilatrices, en considérant l'évolution dans l'espèce humaine, apparaissent *avant* les fonctions animales; sans elles il n'y a pas d'animalité possible; elles sont le fonds de toute existence animale; leur exercice est permanent chez l'embryon, chez l'enfant, l'adulte et le vieillard; enfin, et ceci rentre complétement dans nos principes, ces fonctions peuvent être étudiées sans avoir à emprunter aux notions physiologiques que fournit l'observation des autres phénomènes; en outre leur étude est moins élevée, moins *compliquée* que celle des fonctions animales; de telle sorte qu'en procédant ainsi, on se conformera aux principes généraux de notre méthode.

Mais c'est ici surtout qu'on sentira combien il était important d'avoir passé par toutes les études physiques avant d'arriver à cette partie des sciences médicales. « Que votre esprit se pénètre bien de cette idée fondamentale, disait tout récemment encore M. Magendie à ses élèves; tout n'est pas vital dans les phénomènes de

SCIENCES MÉDICALES.

—

Physiologie générale.

la vie, bon nombre d'entre eux sont essentiellement et exclusivement physiques ; et comme ces derniers interviennent dans nos fonctions les plus importantes, c'est à la physique qu'il faut demander les moyens de les connaître et de les apprécier. » (*Leçons sur les phénomènes de la vie*, p. 15.)

Aussi M. Magendie apercevant une grande lacune dans les études physiologiques, telles qu'on les fait aujourd'hui, a consacré un semestre entier à enseigner toute une longue série de phénomènes qui, bien que produits dans l'économie animale, n'en sont pas moins soumis aux lois générales de la physique ; et ses leçons ont été d'autant plus fructueuses, que tous ces phénomènes sont accessibles aux explications.

Nous devons donc nous féliciter de nous être prémunis de connaissances dont les applications sont désormais si fréquentes ; M. Magendie, que je ne pourrais trop citer ici, les laissait entrevoir dès le commencement de son cours. « Je ne puis trop le répéter, disait-il, l'étude de la physique est indispensable pour celui qui ne veut point se laisser guider par une routine aveugle, et qui désire se rendre compte de l'ensemble des phénomènes que présente l'économie vivante.

» Le corps de l'homme possède d'abord les propriétés générales des corps ; comme eux, il est divisible, étendu, impénétrable ; si vous prenez chacune des parties qui le composent, les tissus solides, les liquides, et l'ensemble des organes, partout vous retrouverez les propriétés générales de la matière ; toutes nos parties ne sont corporelles qu'à cette condition.

» Le corps de l'homme possède en outre des propriétés secondaires qui n'appartiennent pas à tous les corps de la nature, mais qui sont particulières à chacun ; ainsi les propriétés d'un solide ne sont pas celles d'un liquide, celles d'un liquide de sont pas celles d'un gaz. »

M. Magendie a cité de nombreux exemples où les phénomènes sont physiquement explicables ; tout-à-l'heure nous en citerons nous-mêmes quelques-uns ; tant il est vrai qu'il est un ordre exclusivement à suivre dans l'étude comme dans l'enseignement des sciences médicales, et que telle science qui ne paraît qu'*accessoire* à quelques-uns, est réellement *fondamentale ;* donc pour étudier avec fruit la physiologie, on ne pouvait pas se dispenser d'étudier préalablement les sciences physiques. Mais je reviens à la méthodologie particuliere des fonctions de l'organisation humaine.

Avant d'exposer avec détail l'ordre qu'on doit suivre dans les études physiologiques, ordre que nous venons tout-à-l'heure de justifier, nous devons nous demander si, comme dans l'anatomie, il n'y a pas ici un corps de notions préalables qui appartiendraient à la physiologie générale : il serait difficile de ne pas résoudre cette question par l'affirmative, lorsqu'on voit dans tous les traités de physiologie une foule de points de doctrine qui portent non plus sur telle ou telle fonction particulière, mais sur l'ensemble de l'économie, sur des faits essentiellement généraux ; aussi les physiologistes ont été ou obligés de traiter d'abord ces questions sous le titre de prolégomènes, d'introduction aux études physiologiques ; ou enfin de les rejeter dans des appendices entièrement distincts du reste de l'ouvrage.

En effet à quelles fonctions spéciales attribuer les principes de physiologie, si bien développés par Barthez dans ses nouveaux éléments de la *science de l'homme?* où pourrait-on placer ces magnifiques considérations générales de Bichat sur la vie organique et la vie animale? Il y a donc lieu à constituer d'abord une physiologie générale, tout en se réservant d'entrer plus tard dans l'histoire de chacune des fonctions de l'économie.

On étudiera donc d'abord, comme le veut M. Magendie, les propriétés communes à nos tissus, à nos solides, à nos liquides, comme aux autres corps de la nature ; puis cet ordre de phénomènes bien distincts qui échappent aux lois de la physique générale ; on verra ce que les auteurs ont dit sur le principe de ces phénomènes, ce qu'ils ont appelé enfin ou *principe vital*, ou *propriétés vitales*, etc.

Puis, si on ne l'a déjà fait en histoire naturelle, on pourra reprendre l'histoire des *races humaines*, celle des *tempéraments*, des *idiosyncrasies*, des *sexes*, des *âges*, etc.

Ce n'est qu'après avoir parcouru toutes ces généralités qu'on décomposera son sujet, c'est-à-dire qu'on examinera en particulier les fonctions dévolues à chacun des appareils de l'économie animale, et à chacun des organes constitutifs de ces mêmes appareils.

Nous avons d'abord examiné en anatomie ce qu'on nomme les *premières voies ;* c'est donc ces instruments qu'il faudra d'abord aussi faire en quelque sorte fonctionner ; mais déjà, dans cette première partie de l'histoire des phénomènes de la vie, c'est-à-dire dans l'examen des phénomènes de la digestion, nous sentons combien il était nécessaire, comme nous le disions tout-à-l'heure, d'organiser dans nos écoles des cours de chimie et de physique, réellement appliqués à l'étude de l'homme ; nous avons déjà fait remarquer qu'il y a dans presque toutes nos fonctions des faits qui se rattachent à la chimie ou à la physique, et ces faits on doit en faire mention dans les cours de physique et de chimie. Ainsi, pour en citer ici quelques exemples, la mastication est un fait purement physique ; les aliments sont broyés, triturés, pénétrés de salive et d'eau ; au moyen de la déglutition ils passent dans l'estomac ; or ici il y a de la chimie, mais de la chimie véritablement organique ; la digestion ne pourrait s'opérer sans une fermentation alcaline.

Quoi qu'il en soit, on aura à étudier l'œuvre complexe de la digestion dans son ensemble ; on n'en séparera pas le cours du chyle, et la secrétion et l'émission des urines, après avoir expliqué toutefois par quel mécanisme le caput mortuum de la digestion finit par être expulsé.

Tout est encore lié dans l'économie sous le rapport des fonctions, *in circulum abeunt ;* des premières voies, on passera aux secondes, c'est-à-dire à la description des phénomènes de la circulation ; phénomènes essen-

SCIENCES MÉDICALES.

Physiologie générale.

tiellement liés à ceux de la respiration, et dont on n'aura garde de les isoler.

La circulation cardiaque sera d'abord examinée ; on recherchera ensuite quelle est l'action des artères ; on suivra le sang dans le système capillaire, et là on s'arrêtera pour examiner les phénomènes encore très-obscurs des diverses secrétions ; on reviendra de là aux veines, et on comprendra dans leur histoire physiologique celle des absorbants en général ; c'est ainsi qu'avec le sang veineux on arrivera naturellement à l'influence de l'acte respiratoire sur ce même fluide.

Le sang éprouve déjà de nombreux changements en traversant toute l'étendue des organes circulatoires ; mais ceux qu'il éprouve de la part de la respiration sont bien plus remarquables, bien plus importants : ici il y aura encore des applications scientifiques à faire ; prémunis de nos connaissances antérieures en physique et en chimie, nous pourrons aborder toutes les questions des phénomènes de la respiration ; phénomènes très-complexes, puisque pour les expliquer nous aurons à reprendre les notions que nous avons acquises sur la composition de l'*atmosphère* ; question de physique terrestre ; puis nous devrons nous rendre raison des mouvements exécutés par les parois de la poitrine ; question de mécanique ; puis, nous aurons à examiner l'action de l'air atmosphérique sur le sang et l'action réciproque du sang sur ce même air ; question essentiellement chimique ; puis, enfin, tout ce qui est relatif au développement et à l'entretien de la chaleur animale ; question qui rentre encore

en partie dans les sciences physiques, tant il est vrai qu'il
n'y a pas de physique et de chimie vraiment médicales,
et que ces sciences doivent être *préalablement* connues,
afin de pouvoir en faire des *applications* dans les divers
problèmes de la physiologie normale, et, comme nous le
verrons plus tard, dans ceux de la physiologie anormale,
c'est-à-dire en pathologie.

Ainsi, de deux choses l'une : ou le professeur de physiologie doit être en même temps physicien et chimiste,
afin de ne reculer devant aucune explication, ou un professeur de physique et de chimie *organiques* doit, par
des leçons supplémentaires, venir compléter, et en anatomie et en physiologie, toutes les lacunes laissées à dessein dans les autres cours. Jusqu'à ce que nos institutions aient été modifiées sous ce rapport, les élèves seront condamnés à entendre de nouveau, dans nos Facultés, des leçons de physique et de chimie minérale ; à reprendre, chaque année, des notions qu'il faut connaître
avant même d'aborder l'étude des sciences médicales.

Mais je poursuis la méthodologie des diverses fonctions de l'économie.

Au delà des secondes voies, au delà de ce qui se passe
dans le triple appareil de la vascularité, nous ne trouvons
plus rien à suivre mécaniquement, nous arrivons au complément de toutes les fonctions jusqu'ici énumérées,
c'est-à-dire à la *nutrition* proprement dite : c'est dans
le sein de chacun de nos organes qu'elle s'opère ; là est
établi un double mouvement de composition et de décomposition, d'assimilitation et de désassimilitation ; mais

comment suivre ce travail de molécule à molécule, ce choix inexplicable de molécules dans les tourbillons de circulation intime ? Comment rendre raison de l'expulsion des éléments constitutifs de nos organes au bout d'un temps déterminé ? La chimie et la physique n'offriront que peu de secours pour la solution de ces questions ; le dernier mot n'en sera peut-être jamais connu. Quoi qu'il en soit, c'est en suivant l'ordre que nous venons d'indiquer qu'on prendra une connaissance aussi approfondie que possible de toutes les fonctions qui ont pour but la conservation matérielle des *individus ;* maintenant nous devons passer aux fonctions qui ont pour but la conservation de l'*espèce,* c'est-à-dire aux fonctions de la génération.

Dans la plupart des cours de physiologie on a coutume d'exposer en dernier lieu tout ce qui est relatif à la génération ; c'est un tort : c'est une fonction primordiale dans l'animalité, fonction mystérieuse sans doute, mais bien moins compliquée que les fonctions qui établissent la sphère d'action, la sphère des rapports de l'homme avec le reste de l'univers ; et, d'ailleurs, nous l'avons vu lorsqu'il était question des animaux inférieurs, les fonctions relatives à la nutrition co-existent toujours avec les fonctions de la génération ; les moyens de perpétuer l'individu ne marchent pas sans les moyens de perpétuer son espèce.

L'anatomie nous a fait connaître les organes de la génération dans les deux sexes ; la physiologie n'aura que peu de chose à dire sur la conception ; mais à partir de ce fait impénétrable dans sa nature, nous pourrons suivre le développement de l'œuf humain dans toute ses phases ; nous connaîtrons l'histoire de la grossesse, la vie propre du fœtus, son mode de nutrition, etc ; toutes circonstances qu'on doit connaître à fond, en physiologie, afin de n'avoir plus besoin d'en entendre la répétition dans les cours d'*accouchement*. Il est difficile, en effet, de se rendre compte de la nécessité des cours d'accouchement tels qu'on les professe dans nos écoles ; de deux choses l'une : ou l'accouchement est *naturel*, et alors son histoire rentre dans la physiologie ; des professeurs spéciaux ne doivent pas avoir à s'en occuper ; ou l'accouchement est *contre nature*, et alors c'est une fonction intervertie, troublée, c'est un fait pathologique, c'est une affection de l'appareil génital, affection dont la thérapeutique est spéciale, voilà tout. Mais que faudrait-il inférer de tout ceci ? Faudrait-il en conclure que dans le haut enseignement, dans les Facultés, il ne devrait pas y avoir de cours *théorique* d'accouchement, parce que la partie théorique, en tant que l'accouchement est naturel, rentre nécessairement dans l'enseignement de la physiologie ? Faudrait-il en conclure qu'il ne devrait y avoir qu'une *clinique* d'accouchement, afin d'enseigner aux élèves comment l'art peut venir au secours de la nature en semblables circonstances ? Telle n'est pas notre opinion ; car, après tout, on ne saurait trop multiplier les spécialités dans l'enseignement ; mais nous y reviendrons en parlant de la clinique médico-chirurgicale.

Après l'histoire de la grossesse, après l'histoire de

SCIENCES MÉDICALES.

—

Physiologie.

l'évolution embryonnaire et fœtale, vient celle de l'allaitement et des premiers incidents de la vie humaine. On s'arrêtera là, puisque déjà, dans la physiologie générale, on a étudié les attributs physiologiques des âges et des tempéraments, et qu'on est arrivé ainsi jusqu'au terme *naturel* de la vie, et que c'est, en outre, à la pathologie qu'il appartient d'examiner les causes des morts violentes, prématurées, accidentelles, etc., etc.

Après avoir ainsi passé en revue toutes les fonctions relatives à la nutrition et à la génération, on pourra entreprendre une nouvelle série d'études, c'est-à-dire rechercher par quelles autres fonctions plus élevées les animaux agrandissent la sphère de leur activité. Dès qu'on s'élève dans la série des animaux on voit, en effet, que n'étant plus fixés invariablement au sol, attachés au lieu même qui les a vus naître, ils exécutent deux sortes de mouvements : des mouvements relatifs, presque toujours très-partiels, et des mouvements de locomotion, de translation.

Nous avons vu, en anatomie, quels sont les organes du mouvement, que les uns sont passifs et les autres actifs; la physiologie les met en action; et, d'abord, elle examine les mouvements relatifs, mouvements qui demandent, tout aussi bien que les mouvements généraux de translation, des connaissances préalables dans cette partie de la physique qu'on nomme *mécanique*. Ici donc se trouve encore la confirmation de ce que nous avons cherché plus haut à établir, savoir : qu'il n'y a pas véritablement un *corps* de doctrine, une série spéciale de notions scientifiques qu'on puisse appeler *physique médicale*, et que les cours de ce nom sont, ou des cours de physique générale, ou des morcellements scientifiques sans principes de coordination. Je le répète, imbus de connaissances premières en physique et en chimie, on en fait de continuelles *applications* dans l'histoire des phénomènes de la vie à l'état normal et à l'état anormal.

Les notions de mécanique, appliquées aux mouvements du corps, constitueront, si l'on veut, une mécanique animale ; on recherchera donc les phénomènes et les lois de la station dans l'espèce humaine, de la position assise ; les mouvements désignés sous les noms de gestes et d'attitudes, l'action de saisir ou la préhension, puis on passera aux mouvements généraux, aux différents modes de translation, la marche, la course, le saut, etc.

On voit que nous nous élevons progressivement dans l'étude des fonctions ; nous avons d'abord examiné celles qui sont essentielles, indispensables à l'animalité, puis celles qui viennent, pour ainsi dire, en aide à ces mêmes fonctions ; en effet, tous les animaux ne trouvent pas dans le milieu ambiant les matériaux de leur alimentation, il faut que, par des mouvements volontaires, ils aillent chercher ces mêmes matériaux ; l'homme est dans ce dernier cas, il faut qu'il aille disputer sa nourriture soit au sol, soit en attaquant les autres animaux. Ce n'est pas tout ; dès que les animaux ne sont plus hermaphrodites, dès que les sexes sont distincts et individualisés, il faut souvent que le mâle aille au-devant de sa com-

SCIENCES MÉDICALES.

—

Physiologie.

pagne ; il faut aussi qu'il ait des moyens de manifestation, qu'il pousse des cris ; mais à l'homme appartient le
privilége de la parole : noble attribut que la physiologie
cherche à dévoiler dans ses divers modes de manifestation, dans son mécanisme enfin.

Ce dernier mot doit nous indiquer que de nouveau il
y aura ici des applications scientifiques à faire, que les
organes de la voix seront examinés dans leurs rapports
avec les divers instruments de physique, et qu'on devra
rechercher, d'après la théorie des sons, comment ces organes peuvent être mis en jeu, comment ils peuvent produire des vibrations sonores. Ici donc encore il y aura
des questions de physique à résoudre, des questions de
physique médicale.

Mais l'homme n'aurait aucune idée à exprimer par la
parole, s'il n'avait en lui des organes intellectuels, et
d'autre part des sens pour acquérir des idées, pour transmettre ces idées au principe actif de l'intelligence ; donc
il faut passer physiologiquement à l'examen des sens, et
puis ensuite aux opérations du cerveau, d'abord comme
agent nerveux, et enfin comme agent intellectuel.

Dans les cours de physiologie on commence, lorsqu'il est
question de la vue, par entrer dans des explications sur
la lumière, sur son mode de propagation, sur les couleurs
primitives, etc., etc. ; d'autre part, dans les cours de
physique, on explique les phénomènes de la vision, on disserte sur la composition de l'œil, de ses membranes, de
ses milieux, etc. ; c'est là de l'anarchie scientifique ; les
professeurs ignorent les limites respectives des sciences

qu'ils sont chargés d'enseigner ; une bonne méthodologie appliquée à l'enseignement remédierait, ou plutôt préviendrait cette confusion. Lorsque dans notre section des sciences physiques nous avons mentionné ce qui est relatif à la théorie physique de la lumière, nous avons examiné tous les faits, abstraction faite de l'organisation ; nous n'avions à nous occuper que du règne inorganique seulement ; mais du reste nous avons indiqué les nombreuses connaissances qu'on avait à acquérir sur la lumière et tous ses accidents ; or, maintenant que nous devons nous occuper de la vision comme physiologistes, nous n'avons plus à remonter à ces connaissances, nous les possédons ; il n'y a pas jusqu'à l'œil lui-même que nous ne connaissions aussi anatomiquement ; il ne nous reste donc plus qu'à faire l'*application* de nos connaissances en optique à ce qui se passe dans le fait particulier de la vision.

Tout ce que nous venons de dire sur la méthodologie de la vision peut rigoureusement être admis à l'égard de l'ouïe ; la question est absolument la même ; nous n'avons pas voulu non plus, dans les sciences purement physiques, nous occuper de l'audition, nous nous sommes contentés de rechercher ce que c'est que le son, ses divers modes de production, sa propagation à travers les différents milieux, etc. ; nous avons réservé la question physiologique pour un autre temps : maintenant nous y sommes arrivés, et, forts de nos connaissances premières, nous n'aurons que peu de choses à examiner, d'autant plus que nous connaissons la structure de l'oreille, et que le mécanisme de l'audition est une question très-limitée.

Enlevez, en effet, à la physiologie ses excursions anatomiques sur les fosses nasales, la membrane pituitaire, les nerfs olfactifs, sur l'organisation de la langue, sur celle de la peau, que restera-t-il à dire sur l'odorat en lui-même, sur le goût et sur le toucher?

Mais sans aller aussi loin, sans descendre jusqu'aux sensations spéciales, il y a bien d'autres problèmes que la physiologie n'a pu encore résoudre ; tout-à-l'heure nous parlerons du centre cérébral comme agent intellectuel ; ne considérons pour le moment le centre cérébro-spinal que comme agent nerveux. Il y a près de deux mille ans que Galien, pressentant tout ce qui resterait de mystérieux dans les fonctions de cet appareil sensitif et combien serait impuissante l'anatomie lorsqu'il s'agirait de résoudre ces questions, semblait écrire ces lignes pour la postérité : « Ces difficultés, dit-il, que n'ont pu surmonter Érophile et Eudème, eux qui les premiers après Hippocrate ont écrit sur l'anatomie du système nerveux, ces difficultés ont laissé aux médecins un grand problème à résoudre, savoir, comment il se fait qu'en certains cas la sensibilité *seule* est abolie; dans d'autres cas, c'est le mouvement qui *seul* est perdu, et qu'enfin dans d'autres circonstances la sensibilité et le mouvement *sont à la fois* abolis.

» *Verùm hæc indeterminata sunt et Erophilo et Eudemo, qui primi post Hippocratem nervorum anatomicen accuratè scribentes, non mediocrem medicis dubitandi occasionem præbuerunt, quò pacto*

*per nervorum resolutionem interdùm sensus dun-
taxat, interdùm motus, nonnunquam ambo simùl
pereant.* » (De Loc. affect., lib. iii.)

SCIENCES
MÉDICALES.
—
Physiologie.

Toutefois les études anatomiques sont ici d'une extrême importance, autant pour certaines questions de
physiologie que pour des accidents pathologiques ; ces
études apprennent à remonter à la source du mal. Galien, que je ne devrais jamais me lasser de citer, faisait
déjà sentir de son temps combien il importe aux médecins
d'étudier avec soin et la physiologie et l'anatomie. « Ainsi,
dit-il, les lésions des muscles de la face dépendent
presque toujours d'une affection du centre cérébral, car
l'anatomie nous apprend que les nerfs qui sont répandus
dans cette partie de l'économie sont fournis par le cerveau ; d'où il suit qu'une résolution générale avec lésion
de la face doit vous indiquer que la cause réside dans le
cerveau ; que si au contraire la face n'a éprouvé en
même temps aucune lésion, vous saurez que le mal siége
vers les parties supérieures de la moelle épinière : *
Quùmque ex anatomice didiceritis, nervos qui per
faciei partes sparsi sunt, à cerebro demitti, si earum
aliqua simùl cum toto corpore resoluta est, haud
quaquàm vos latere debet, resolutionis dispositionem
in ipso cerebro consistere : ubi verò illæsæ perman-
serint, spinæ initium affici sciendum est.* »

Mais si dans ces sortes de questions l'anatomie occupe tant de place, il n'en sera plus de même pour les
fonctions du centre cérébral, considéré comme agent intellectuel ; ici on peut, il est vrai, se livrer à des recher-

ches anatomiques minutieuses; mais l'analyse de l'entendement humain domine toutes les autres questions, et cette analyse forme à elle seule une vaste science, la *psychologie*.

Précisément encore à cause du défaut de bons principes de méthodologie, l'analyse de l'entendement humain été mal classée dans la série des spécialités scientifiques : confondant cette branche des sciences médicales avec la morale, on a pensé qu'on devait en dévoiler les mystères à de jeunes écoliers; on a été jusqu'à vouloir faire pénétrer ceux-ci dans toutes ses profondeurs ; à peine sortis des premières études, initiés seulement aux débats de la rhétorique, on a voulu en faire à toute force des physiologistes. Nous avons expliqué ailleurs quelles sont nos idées sur les vérités morales; elles sont distinctes des opérations de l'intelligence; et ce qui nous étonne, c'est que dans le haut enseignement il y ait encore des professeurs absolument étrangers à la science de l'organisation, chargés de faire des cours d'idéologie. Non que je veuille prétendre que les phénomènes intellectuels trouvent leur raison dernière dans les faits matériels de l'organisation, mais parce que l'organisation étant le seul moyen par lequel doit se révéler la puissance intellectuelle, cette organisation en étant l'instrumentalité, il faut nécessairement en connaître tous les accidents lorsqu'on veut s'occuper des phénomènes de l'intelligence.

Ainsi ces notions ne peuvent être abstraites de l'organisation; ce sont des notions physiologiques; et aux physiologistes seuls il appartient de les enseigner.

C'est par leur but , par leur fin que nous avons jusqu'à présent désigné les séries de fonctions ; ainsi sous un premier chef nous avons rangé celles qui ont trait à l'assimilation, à la nutrition, qui ont en un mot pour fin dernière la conservation matérielle de l'individu ; puis sous un second chef celles qui ont pour fin dernière la conservation matérielle de l'espèce. Mais maintenant par quelle fin, par quel but désignerons-nous les fonctions de l'entendement ? Dirons-nous, à l'exemple de la plupart des physiologistes, que ces fonctions servent à la conservation de l'individu, en établissant des rapports avec les êtres qui l'environnent ? (RICH., *Élém. de Phys.*)

Dirons-nous enfin que l'homme n'a reçu une intelligence que pour conserver son individu ? Non assurément, car, par la nature même de cette intelligence, il est forcé d'accepter des vérités morales diamétralement contraires à ce but en certains cas ; il est tout simple que ceux qui pensent, avec Cabanis, que le cerveau agit sur les impressions que les nerfs lui transmettent, *comme* l'estomac sur les aliments que l'œsophage y verse, il est tout simple, dis-je, que ces gens-là ne trouvent d'autre but à l'activité intelligente que d'échapper à ce qui peut nuire, et rechercher ce qui promet des jouissances ; mais avec des principes semblables, avec un individualisme aussi formel, il n'y aurait pas de société possible ; il faut de l'abnégation, du dévoûment dans les sociétés, et c'est parce que la masse du peuple n'a jamais compris ces doctrines personnelles, que des nations se sont formées, ont grandi et se sont perpétuées.

Mais ce n'est pas le côté de la question que nous avons à envisager en physiologie; c'est tout simplement le mécanisme des opérations intellectuelles ; c'est là ce qu'il faudra étudier, et ce sera ainsi, comme je l'ai dit en commençant, qu'après avoir traversé toute la série des notions scientifiques , la pensée humaine finira enfin par se trouver face à face avec elle-même.

Qu'il nous soit donc permis de nous arrêter ici un moment pour jeter quelque peu les yeux en arrière et contempler les voies scientifiques que nous avons parcourues.

C'était à travers les matières inorganiques que nous poursuivions d'abord notre carrière; nos élections forcées , motivées qu'elles étaient par les bornes même de nos moyens d'investigation , nous reportaient sans cesse d'études spéciales en études plus spéciales encore; la sphère des phénomènes à observer allait toujours en s'amoindrissant, quant à l'espace et au temps ; mais l'observation gagnait en rigueur ce qu'elle perdait en étendue ; nous abandonnions des espaces incalculables, des corps incommensurables pour des espaces limités et des corps mesurés, pesés ; puis nous laissions ces derniers pour des fragments de matière seulement, pour des aggrégations de molécules, et enfin pour observer des phénomènes qui se passent d'atômes à atômes ; puis, par une étrange et nouvelle spécialisation de la matière, et par le fait de combinaisons ternaires, quaternaires, etc. , la matière nous a donné l'admirable spectacle de l'organisation ; alors nous avons eu des phases nouvelles à parcourir ; un grand fait se passait dans le sein de la nature, nous voulons dire l'*évolution* des êtres organisés. Cette évolution nous l'avons suivie dans les deux règnes de cette nature, et nous avons reconnu son caractère fondamental, savoir, de multiplier et de spécialiser les fonctions de telle sorte que la sphère des rapports des individus avec le reste du monde va sans cesse en s'agrandissant ; aussi maintenant que nous sommes arrivés à l'espèce humaine, et en particulier aux fonctions de l'intelligence, nous avons par devers nous la dernière expression de cette activité, de cette réaction d'une portion de matière organisée sur le reste de la nature.

Mais nous devons nous borner ici à cette indication générale ; ce n'est pas le lieu de traiter les questions élevées des lois de la fonction humanitaire réservée à l'intelligence ; et d'ailleurs, après avoir exposé quels sont les principaux faits statiques et dynamiques qui ont été systématisés, réunis en corps de science ; après avoir examiné ce qui constitue l'homme à l'état normal, il nous reste à exposer en quoi et comment toutes ces données scientifiques peuvent être appliquées à la constitution d'un *art* particulier, savoir, la conservation même de cet état normal, qui, après tout, n'est autre que la *santé*.

Dans nos divisions scientifiques nous avons toujours procédé de dichotomies en dichotomies, et cela à l'aide de nos principes méthodiques ; maintenant, et en dehors de ces mêmes divisions, nous faisons une application non plus scientifique, mais *artistique*, si on veut bien nous passer ce terme ; nous allons chercher si, comme résul-

SCIENCES
MÉDICALES.

—

Physiologie.
—
Psychologie.

tat définitif de toutes nos connaissances en physique générale, en anatomie et en physiologie, nous ne pourrons
pas avoir par devers nous les moyens de conserver le
plus long-temps et le plus intégralement possible cette
norme de l'instrumentalité humaine, dite santé ; nous allons
enfin aborder non pas la science, mais l'art désigné sous
le nom d'HYGIÈNE.

Remarquons-le bien dès à présent, nous avons fait jusqu'ici nos efforts pour connaître et les êtres qui nous environnent, et notre propre organisation à l'état normal ; faisant
ensuite application de ces connaissances, je le répète,
c'est un devoir pour nous de chercher s'il y a des moyens
propres à *conserver la santé* (*hygiène*).

Dans la seconde section de nos sciences médicales,
nous étudierons l'homme à l'état anormal, nous étudierons
les maladies, et une fois ces nouvelles connaissances acquises, nous chercherons à établir, comme fin dernière,
jusqu'à quel point est fondé, est réel, est efficace l'*art
de rétablir la santé* (*thérapeutique*).

Ainsi se trouvera accomplie cette grande tâche que
nous nous sommes imposée, savoir, la recherche des rapports méthodiques qui existent entre toutes les branches
des connaissances humaines et cette double fin, l'art de
conserver et de rétablir la santé (*hygiène*, *thérapeutique*) ; mais je reviens au sujet qui doit seul ici nous
occuper.

L'hygiène, a dit quelque part Cabanis, doit considérer l'espèce humaine comme un individu dont l'éducation
physique lui est confiée ; il y a en effet quelque chose de

perfectible dans l'éducation physique ainsi appliquée,
quelque chose qui fait que l'enseignement de l'hygiène ne
doit pas s'appliquer aux individus, mais à l'espèce ; c'est
la partie *législative*, c'est le corps de doctrine, qui, tout
en s'appliquant à un être fini, comme type d'une espèce,
peut lui-même être systématisé, et conséquemment se
perfectionner.

J'ai dit, dans un autre lieu, que physiquement il y a
dans chaque race un type, un beau, une norme qu'on
pourrait toujours retrouver, faire renaître dans toute sa
pureté ; mais ce type de perfection, ce type primordial
ne saurait être entretenu dans l'espèce humaine que par
le fait de l'observation de certaines lois, de certains préceptes plus ou moins judicieux ; or, c'est là la partie morale de l'éducation physique, c'est là ce qui érige l'hygiène en corps de science.

Qu'on n'aille pas cependant inférer de tout ce que
nous avons dit jusqu'à présent que le type humain se
perfectionne d'autant plus que les esprits acquièrent plus
de supériorité ; ceci est une erreur qui a été professée
par quelques-uns, et dans laquelle nous ne devons pas
tomber.

Je le répète, les lois, les préceptes, les règles, les
institutions hygiéniques peuvent se perfectionner et se
perfectionnent en effet, en raison des progrès de la civilisation ; mais la santé physique, mais le type de l'espèce ont
une époque d'arrêt, elles ne sauraient aller au delà de certaines limites ; il y a là des lois d'un ordre, d'une nature
à nous inconnue ; il en est sous ce rapport comme de la

durée de la vie, qui ne pourrait jamais être prolongée au delà d'une certaine période ; c'est la loi des êtres vivants.

Si donc nous sommes forcés d'avouer que sous le rapport de la santé physique, les perfectionnements hygiéniques auront bientôt trouvé leur terme d'application, nous sommes également forcés de reconnaître qu'il en est de même sous le rapport de la conformation des organes. On a dit que les peuples qui se sont distingués par l'excellence de leur génie ont été aussi les plus beaux, ceux dont le type était le plus pur, le plus régulier ; il nous serait facile de prouver qu'on s'est étrangement mépris, qu'on n'a pas fait attention au fait capital dans cette question, c'est-à-dire, à la différence des races humaines, et des rameaux de ces mêmes races; le type grec était magnifique sans doute au temps de Platon et de Périclès ; mais il est resté beau là où il ne s'est pas mélangé avec d'autres races, et cela quelles qu'aient été l'ignorance et la dégradation morale des Hellènes.

Ce n'est pas à dire pour cela que nous admettions formellement, à l'égard des peuples, la fatalité des climats et des races : l'action des climats est éminemment modifiable ; loin d'être irrésistible, elle peut être complétement atténuée par la force de l'intelligence humaine ; et quant aux races, par des croisements successifs on pourrait également les modifier, on pourrait même à la rigueur *perdre* celles dont le type est décidément défectueux.

Mais nous ne pouvons nous étendre davantage sur ce sujet : il nous suffit de nous entendre sur l'acception qu'on

doit donner à ces mots, hygiène, lois de l'hygiène, institutions hygiéniques, etc., d'avoir limité le domaine de cet
art, en posant en principe que dans toutes ces applications scientifiques on ne s'occupe que de l'éducation physique de notre espèce.

Il nous reste maintenant à démontrer, et ceci est une
conséquence de tout ce qui vient d'être dit, que rien n'est
plus facile à atteindre que le *but* de l'hygiène, lorsque
d'ailleurs aucun préjugé, aucun privilége, aucun intérêt
particulier ne vient y mettre obstacle.

Nous ne parlons pas ici des règles de l'hygiène dite
privée; les livres ne donnent à ce sujet que des préceptes que nous ne saurions appeler scientifiques. Qui pourrait concevoir, en effet, que des graves professeurs s'occupent sérieusement des *cosmétiques*, des *dentifrices*, des
errhins, etc., etc.? La jeunesse médicale n'attend pas
de nous de semblables détails.

Nous devons nous occuper spécialement, et nous le
dirons tout-à-l'heure en exposant notre plan d'études,
nous devons nous occuper des lois et des institutions relatives à l'hygiène dite publique. Et bien! ici encore les
fins, les conditions hygiéniques seront de leur nature facilement *réalisables.* Tout cours d'hygiène devrait être
consacré à mettre en évidence cette proposition.

D'où viennent, en effet, les difficultés que chacun entre-
voit, que chacun croit insurmontables dans l'état actuel
de la société? Ceci tient, nous pouvons le dire ici, au
mode de civilisation qui nous entraîne, qui nous régit;
ceci tient à ce que les droits des hommes ne sont pas en-

core suffisamment reconnus ; à ce que le principe d'*égalité sociale* n'est pas suffisamment respecté parmi les nations modernes.

Les infractions hygiéniques ont été de tout temps d'autant plus graves, plus profondes , plus révoltantes , qu'il y a eu moins de moralité, moins d'indépendance, et conséquemment moins d'égalité parmi les hommes réunis en société. L'histoire, considérée sous le rapport hygiénique, démontre cela jusqu'à l'évidence, et le tableau de l'état actuel de la société confirme encore cette proposition.

Ainsi voilà un fil qui pourra conduire avec sûreté dans le dédale historique de tout ce qui a trait à l'hygiène ; dans tous les lieux , à toutes les époques , il suffira de tenir compte de ces deux faits : 1° l'état du principe d'égalité ; 2° les exigences du climat.

Il est, en effet, des climats si bienfaisants de leur nature qu'il faut une violation formelle , profonde et constante du principe d'égalité , pour que la négligence des lois hygiéniques y aggrave la misère des hommes ; mais il en est d'autres tellement rigoureux que, si la balance de l'égalité civique n'y est tenue dans une rectitude parfaite, il y a pour le petit nombre bien-être, aisance, richesses, etc. et pour les masses toutes les douleurs de l'existence.

Faut-il inférer de ce que nous venons de dire qu'on doit rejeter tout essai de civilisation et retourner à la vie sauvage ? En aucune manière.

J. J. Rousseau a exposé avec conviction et avec une haute éloquence l'origine et les fondements de l'inégalité parmi les hommes ; mais ce grand philosophe s'est abusé lui-même dans ses beaux panégyriques de l'état prétendu de nature, lorsqu'en haine de l'état social tel qu'il existait de son temps, il aurait voulu ramener les hommes au berceau des sociétés:

Ce n'est pas dans l'état d'isolement, dans cet état où il n'y a ni lois, ni institutions civiles, ni moyen de protection et de défense par association *consentie*, que les hommes peuvent trouver les éléments de la santé publique et conséquemment individuelle.

Les derniers voyages scientifiques nous ont fait apprécier à leur juste valeur toutes les suppositions auxquelles on s'était livré. On sait à n'en plus douter que là où le climat est rigoureux, où les localités sont insalubres, où le despotisme outrage la nature intelligente, les malheureux habitants croupissent dans une misère affreuse, en proie à toutes les maladies connues parmi nous; l'homme est dans une telle dépendance de ces diverses conditions que s'il ne sait les modifier par son industrie, s'il ne sait enfin se nationaliser, il se détériore, il se rabougrit dans son espèce et par ses attributs les plus précieux.

Nous ne partageons donc pas les idées des philosophes qui ont fait l'éloge de l'état d'isolement, de cette existence incomplète et misérable qu'ils ont nommée fort improprement *état de nature*, et qu'ils ont donnée comme bien préférable, et pour l'indépendance et pour le bonheur individuel, à l'état de civilisation.

Mais d'un autre côté nous sommes loin de conclure que toute civilisation, que tout mode de civilisation convienne à l'homme, comme fonction définitive, et puisse

SCIENCES
MÉDICALES.

—

Hygiène.

garantir la santé publique. Ici il y a des distinctions très-importantes à faire, et les principes que nous avons posés ci-dessus nous serviront à établir ces distinctions et à démêler ce qui est véritablement approprié aux besoins de la santé publique. Nous avons déjà dit qu'il ne faut pas tenir compte de l'état d'isolement, de l'état sauvage proprement dit; mais il faut couper court aux éternelles déclamations sur tous les avantages de la civilisation, de ce qu'on a appelé le despotisme éclairé : nous avons vu que c'était en quelque sorte en désespoir de cause qu'on en avait ainsi appelé à un prétendu état de nature, et puis parce que de grands écrivains avaient fait des tableaux ravissants, mais mensongers, de cet état purement idéal.

C'est le *mode* de civilisation qu'il faut examiner, et pour en connaître la valeur, sous le rapport hygiénique, je répète qu'on doit avant tout s'enquérir du fait qui en est le *critérium*, savoir : l'état du principe d'égalité sociale et de la moralité publique.

Là où le principe d'égalité est appliqué dans toute sa rigueur, là où la moralité publique est en honneur, il y a, comme on le pense bien, partage à peu près égal des bénéfices et des charges de la société; or, comme les bénéfices des grandes associations sont immenses, la santé publique est garantie par les meilleures institutions hygiéniques.

Là au contraire où la civilisation a été mal comprise, là où tous les efforts n'ont tourné qu'à l'avantage du petit nombre, la santé publique est restée précaire, mal assu-

réc pour les masses; elle a pu même rétrograder : on a
vu des états pourris de civilisation : ainsi après avoir
perdu toutes ses vertus civiques, après avoir perdu jusqu'au souvenir de sa liberté, Rome en vint, comme on
l'a dit, à ne plus trouver un empereur pour la gouverner
et un soldat pour la défendre; tandis que, loin de tout
foyer de civilisation, des hordes de barbares apportaient
les éléments vigoureux d'une nouvelle régénération.

Ceci nous prouve déjà que la civilisation ne tend pas
toujours à donner à l'homme le libre développement de
toutes ses facultés, que souvent même elle exige de lui
le sacrifice de ses plus chères affections; que parfois, au
nom du bien général, elle lui impose les plus dures pri-
vations; et cependant, par une contradiction cruelle, elle
fait naître en lui mille besoins nouveaux, comme pour
les irriter sans jamais les satisfaire.

Cela tient à ce que les forces immenses produites par
les hommes réunis en société, n'étant plus dispensées
avec égalité dans le corps social, tournent au détriment
des masses; cela tient à ce que ceux qui prétendent être
l'*estomac* des corps politiques, convertissent en *superflu* ce qui serait *nécessaire* aux *membres* : lors donc
qu'on a calculé avec orgueil tous les avantages obtenus par les hommes dans certaines sociétés, on n'a
pas vu que pour les masses il n'y avait guère en dernier
résultat que peine et que labeur, puisque la vie des pro-
létaires s'épuise et se consume dans le matériel de tous
ces arts pompeux.

La conclusion de ce que je viens de dire, c'est que

dans toute civilisation mal comprise, mal entretenue, une fraction du peuple seulement trouve des moyens d'existence trop étendus, ou plutôt du luxe, du superflu par le fait de l'action commune des travailleurs sur la nature; que cette fraction jouit d'un bien-être insultant; tandis que pour les masses les besoins s'accroissent et s'étendent d'une manière tout-à-fait disproportionnée avec les moyens de les satisfaire; c'est un cercle vicieux dont elles ne peuvent quelquefois sortir que par la violence.

On a dit, dans ces derniers temps (Bérard de Montpellier), que par l'effet *de toute* civilisation, les moyens d'existence vont en se perfectionnant, se produisent avec moins de travail, peuvent se vendre par conséquent à un prix moins élevé, et sont enfin à la portée d'un plus grand nombre d'individus; on a été plus loin, on a dit (*auct. cit.*) que la fortune d'un roi d'un pays barbare assez étendu ne suffirait pas pour se donner les commodités et les jouissances que peut se procurer un ouvrier de Londres avec le salaire de sa journée.

On aurait pu répondre à ces savants qu'ils n'ont vu ici qu'un seul côté de la question; que dans les pays civilisés *à la manière de l'Angleterre*, plus les moyens d'existence, plus les aises, les jouissances de la vie se *perfectionnent*, plus le prix des journées du producteur devient incertain et s'abaisse; de telle sorte que plus l'ouvrier pourrait se les procurer à un prix modéré, ces aises de la vie, plus il voit diminuer ses chances de salaire après un travail progressif : à mesure donc que le prix des denrées baisse vers son niveau, il se sent comme enfoncer plus avant et ne peut y atteindre. Que lui importe alors qu'il en coûte tous les jours d'autant moins pour être bien vêtu, bien logé, bien nourri, si tous les jours il lui devient d'autant moins possible d'avoir pour ses travaux une rétribution assurée ?

Ajoutez à cela les rigueurs du climat, l'inclémence d'un pays où, comme on l'a dit, vingt-quatre heures sans argent et sans vêtements sont synonymes de mort.

Aujourd'hui donc que les lumières tendent à pénétrer dans tous les rangs de la société, que chacun est porté à demander compte à la société de sa propre situation, il importe, dans un cours d'hygiène, de constater à la fois et les améliorations que la civilisation peut réellement apporter dans la santé publique, et comment le peuple pourrait lui-même concourir à ces améliorations.

Il faut que le peuple sache, non qu'il serait plus robuste, plus sain, plus heureux, en vivant isolé ou en recourant à la violence, car cela n'est pas ; mais que s'il est malheureux, c'est que son éducation n'est pas faite, c'est qu'il n'est pas suffisamment éclairé, c'est que son défaut de lumières enfin met obstacle à ce qu'il obtienne et conserve avec sagesse une part plus égale dans toutes les améliorations politiques et sociales.

Il faudrait dans un cours d'hygiène donner tous les développements nécessaires à ce point de doctrine ; certes le sujet le mérite, et nous n'avons pu que l'indiquer ; il

SCIENCES MÉDICALES.

—

Hygiène.

nous a suffi toutefois de montrer combien il importe de ne pas admettre sans examen tout ce qui a été avancé sur les effets de la civilisation ; combien il importe de ne pas s'en laisser imposer par le luxe de certaines classes, par l'éclat des lettres, des sciences et des beaux-arts ; car tout cela peut exister avec un état déplorable de la santé publique.

Maintenant que nous nous sommes rendu compte et de ce qu'on doit entendre par hygiène, et du but qu'on se propose d'atteindre dans l'établissement des institutions hygiéniques, il nous reste à faire connaître le plan qu'on doit suivre dans l'enseignement de l'hygiène.

Mais avant de faire connaître les principales classifications suivies jusqu'à ce jour dans nos écoles, je dois dire que, pour nous, les questions d'hygiène privée se trouveront renfermées dans les questions d'hygiène publique. Comment, en effet, distinguer ce qui convient aux hommes réunis, vivant en société, de ce qui est relatif à chaque individu en particulier ?

Dans le haut enseignement c'est l'hygiène publique qui doit presque exclusivement attirer notre attention ; là se trouvent de grandes questions, des questions graves, élevées, et dont la solution intéresse le progrès humanitaire ; ce qu'on devra examiner avant tout c'est la condition des masses ; car à mesure que celle-ci se trouvera améliorée, les individus connaîtront par cela même les lois de l'hygiène. Ce qu'il y a de véritablement scientifique se résume, s'applique en hygiène générale, le reste n'est véritablement que du clinquant scientifique.

Ouvrez les traités d'hygiène privée, vous y trouverez des dissertations rendues aussi sérieuses que possibles sur des sujets connus de tout le monde. Dans l'un vous verrez que les dents doivent être soumises à un exercice journalier ; c'est là une règle d'hygiène privée ; dans un autre, lorsqu'il est question de l'odorat et des odeurs, on vous *enseigne* que ceci constitue une science spéciale, l'*osphrésiologie !* que l'odorat fournit à l'homme de bien douces jouissances. Dans un autre, enfin, on vous parle de l'usage de la pipe, qu'on appelle le *fumage,* des meilleures pipes, qui sont celles des Orientaux, etc. ; au chapitre des choses qu'on introduit dans le gros intestin, on disserte sur les lavements et sur les suppositoires.

Je le répète, celui qui sans s'arrêter à ces puérilités traite convenablement de l'hygiène publique, traite par cela même et en même temps de l'hygiène privée, puisque les particuliers peuvent et doivent même faire leur profit de ce qui est dit dans l'intérêt des masses.

Je reviens aux classifications : celles que les auteurs ont proposées ont cela de vicieux, qu'elles séparent arbitrairement des agents dont l'influence est simultanée, qui stimulent l'organisation d'une manière générale ; et ce vice se fait également sentir, soit qu'on établisse ces divisions d'après la nature même des agens, soit qu'on prenne pour base l'ordre anatomique.

D'après la classification proposée par Hufeland, il faudrait d'abord s'enquérir du principe et de la durée de la vie, même dans les plantes, et tout repose ensuite sur ce principe abstrait ; le plan de Sinclair est encore plus défectueux ; il examine succcessivement les avantages corporels, l'influence de l'âme, les circonstances relatives aux habitations ; puis, sous le titre de circonstances accessoires, il énumère les faits les plus disparates, les plus étranges ; dans la seconde partie, Sinclair revient plus spécialement à l'hygiène privée.

Hallé, qui d'ailleurs avait par devers lui de vastes et excellents matériaux, après avoir long-temps médité son sujet, a fini par coordonner un plan immense si l'on veut, à cause de ses nombreuses ramifications, mais en réalité extrêmement complexe et défectueux. Admettant en partie cette division indiquée par les anciens, reprise par Boerrhaave, et d'après laquelle on passe des *circumfusa* aux *applicata*, aux *ingesta*, etc., Hallé suit une marche extrêmement compliquée. Suivant lui, on doit d'abord étudier la *géographie physique*, puis acquérir une connaissance *physique* et *médicale de l'histoire*. La première division comprend l'étude de l'homme, c'est-à-dire *du sujet de l'hygiène ;* Hallé l'examine sous tous ses rapports, soit d'organisation, soit de climats, de lieux, d'habitations, de coutumes, de mœurs, etc. La seconde division embrasse tout ce qui constitue la *matière de l'hygiène*, c'est-à-dire qu'il nous fait revenir de nouveau aux climats, aux lieux, aux aliments, etc. ; ceci est évident, puisque dans sa première section Hallé n'avait pas cherché à isoler l'homme ou le sujet de tout ce qui impressionne ses organes.

Ce n'est pas tout : Hallé voulant enfin *régler* l'usage que le *sujet* doit faire de la *matière,* est forcé de revenir

une troisième fois sur tout ce qui a rapport à l'homme et
aux objets qui l'environnent.

Indépendamment de ces vices généraux , le plan de
Hallé surcharge la mémoire d'une foule de sous-divisions, des sections secondaires, en un mot ce plan a été
depuis reconnu comme très-savant , mais tout-à-fait im-
praticable.

Fodéré a beaucoup écrit sur l'hygiène, soit sous forme
de mémoires, soit en traitant des sujets de médecine légale : toutefois c'est dans les deux derniers volumes du
traité *ex professo,* qu'il réunit en corps de doctrine ses
considérations relatives à l'hygiène publique; mais il est
difficile de démêler le plan qu'il s'était proposé de suivre :
il admet d'abord la *dégénération physique* de l'homme
comme une chose incontestable, et il donne les *grands
moyens d'y remédier;* puis il jette *un coup d'œil sur
les climats* et *sur les lieux,* sur les *maladies contagieuses* et sur les *epidémies;* il examine ensuite la *police des aliments* et *des boissons,* la *police des villes;*
il passe de là à l'*hygiène militaire* et *navale,* pour terminer par la *police des hôpitaux* et *des prisons.*

Dans l'ouvrage de Tourtelle père et fils , même confusion : le premier a écrit sur l'hygiène privée, le second
sur l'hygiène publique ; sous le rapport de l'hygiène individuelle nous voyons qu'on revient encore aux *circumfusa,* aux *applicata, ingesta,* etc. ; dans le second ouvrage, on fait d'abord de l'histoire ancienne, puis on examine l'homme en société , aux différentes époques de la
vie humaine.

Depuis ces derniers auteurs on a voulu prendre un autre point de départ ; séduits par les progrès et la précision des études anatomiques, quelques écrivains se sont dits, prenons pour base de classification l'organisme lui-même ; cette méthode sera rigoureuse, c'est la seule voie qu'on puisse suivre.

Mais si tout-à-l'heure nous avons trouvé de l'arbitraire dans les méthodes, nous en trouverons bien davantage ici.

Comment, en effet, serait-il possible de grouper, 1° tous les agents qui nous environnent ; 2° ceux que nous constituons nous-mêmes par le fait de nos réactions ; comment, dis-je, serait-il possible de les grouper, de les circonscrire dans des classes bien distinctes d'après leur mode d'action sur chaque appareil de l'économie ? M. Rostan a senti lui-même les vices de cette méthode, il a reconnu et avoué que la plupart des agents déterminent des changements, des modifications dans *toutes* les fonctions.

L'homme, en effet, nous l'avons expliqué ailleurs, forme un *tout* dont les parties sont en quelque sorte solidaires les unes des autres ; aucun agent dans la nature, pour peu que son action soit intense, ne borne ses effets à *un* appareil déterminé ; et d'ailleurs il est des modifications qui agissent tout d'abord et en même temps sur plusieurs appareils ; c'est une action multiple et en raison de la nature du stimulant, et en raison de notre propre organisation.

Pour obvier à ces inconvénients, M. Rostan dit que

c'est l'action *première* de ces agents qui lui a servi à les classer dans son hygiène : mais indépendamment de ce que cette action première n'est souvent qu'une action *intermédiaire* peu importante, il est à peu près impossible de déterminer l'action première de certains agents, des climats par exemple : ceci est tellement vrai que, pour faire sentir les défauts de la méthode anatomique appliquée à l'hygiène, il me suffira de dire que M. Rostan a été obligé de faire correspondre aux appareils respiratoire et circulatoire *seulement* tous les agents compris sous le titre de *climatologie*.

En résumé la méthode anatomique ne vaut rien pour l'hygiène ; tout aboutit à l'homme, il est vrai, dans cette grande question des influences de la nature ; mais l'homme, multiple dans ses actes, dans ses réactions, est lui-même un *tout* comme être sensitif perfectionné ; placé au plus haut degré de l'échelle animale, doué d'une vaste intelligence, il n'y a plus d'indépendance dans ses diverses fonctions, c'est un tout physiologique dont il n'est plus possible d'isoler les parties ; que penser dès lors de l'idée d'examiner, d'étudier *séparément* ce qui simultanément, ou du moins ce qui primitivement ou secondairement ne peut avoir d'action isolée sur un être de cette nature ?

C'est une entreprise d'ailleurs qu'on a mise à exécution : aussi est-elle jugée, il n'y a plus à y revenir.

Il n'y a pas plus à y revenir qu'à cette ancienne classification dont j'ai déjà parlé, c'est-à-dire des *circumfusa*, des *applicata*, des *ingesta*, bien que tout récemment des auteurs de *manuels* d'hygiène aient voulu rajeunir cette dernière par l'adjonction de quelques divisions secondaires.

Notre méthodologie à nous est fondée sur la nature des choses qui constituent l'hygiène comme art, comme faits d'application publique ou privée, et sur l'ordre naturel des idées. De sorte que, dans sa conception comme dans ses réalisations, notre méthode est logique et naturelle.

Nous avons déjà dit que, placés au même point de vue que Cabanis, nous avons à nous occuper de l'éducation physique de l'espèce humaine ; en d'autres termes que nous avons à indiquer par quels moyens on doit chercher à améliorer la santé publique dans toutes les *conditions* de la vie humaine.

Mais d'abord il est évident que celui à qui on confie une éducation doit prendre l'individu, le *sujet* tel qu'il est, avec ses défauts et ses qualités, sans avoir à recommencer ce qui a été fait ; il doit *réformer* ce qui est mal, *perfectionner* ce qui est bien.

Or, ceci peut s'appliquer à l'espèce humaine, que nous considérons toujours comme un individu ; nous devons donc la prendre telle qu'elle nous est livrée au XIXe siècle, telle qu'elle existe aujourd'hui, sans avoir à revenir sur les progrès que les précepteurs du genre humain lui ont fait faire. C'est un travail achevé qu'il faudra constater, apprécier comme *fait*, mais qu'il ne faudra pas chercher à recommencer.

On ne fait pas rétrograder les nations ; lorsqu'elles sont civilisées, il faut les accepter dans l'état de civilisation. On n'ira donc pas, à l'exemple de quelques auteurs, décrire et commenter les institutions hygiéniques des Hébreux, des Égyptiens et de tous les peuples de l'antiquité : tout au plus pourrait-on rappeler à l'occasion quelques-unes de ces institutions, mais comme préceptes et non comme histoire.

SCIENCES MÉDICALES.

—

Hygiène.

Ce travail d'ailleurs pourrait être admiré comme œuvre d'abstraction, comme œuvre de cabinet, mais toujours est-il qu'il resterait complétement inutile. Je tire mes preuves à cet égard de celui-là même qui a le mieux écrit en hygiène, du professeur Hallé.

Hallé a voulu esquisser à grands traits l'histoire de l'hygiène, et pour cela il l'a partagée en quatre grandes époques, mais en époques scientifiques, en époques établies arbitrairement, comme on va le voir.

Sans s'inquiéter en aucune manière de l'état des institutions hygiéniques chez les divers peuples, de leur prospérité ou de leur décadence, Hallé trouve dans les écrits d'Hippocrate les éléments d'une première époque ; ce qu'il y a d'hygiénique pour Hallé dans toute l'antiquité se résume, se formule dans le traité des *eaux*, de l'*air* et des *lieux*, dans le traité de l'*aliment*, dans celui de la *salubrité du régime* et dans celui des *songes*. Après avoir ainsi examiné d'une manière purement *scholastique* cette grande époque de l'histoire de l'hygiène, Hallé arrive à l'invention du thermomètre, à l'époque de

Sanctorius : ainsi, parce que Sanctorius démontre les phénomènes de la transpiration, parce qu'il prouve qu'elle se fait principalement et plus abondamment le matin à l'issue du sommeil, parce qu'enfin Sanctorius établit les principales bases du système général de la transpiration insensible, cela suffit pour que Hallé rallie à ce médecin tous les faits historiques de sa seconde époque.

La troisième époque est fixée par Hallé au renouvellement des sciences physiques, époque mémorable sans contredit pour les sciences physiques proprement dites, époque qu'on ne saurait contester sous ce rapport, mais arbitraire encore pour tout ce qui est relatif à l'hygiène : aussi après un tableau pompeux, magnifique de cette période philosophique, après ces grands noms de Bacon et de Descartes, de Copernic et de Galilée, Hallé est forcé d'avouer que l'hygiène est bien loin d'avoir dans cette époque recueilli tous les avantages qu'elle eût pu retirer de tant de secours ; et encore ne parle-t-il que de l'hygiène méditée et réduite en théorie et en préceptes par les hommes qui doivent essentiellement s'en occuper. Ceci est tellement vrai que Hallé ne peut signaler comme ouvrages d'hygiène à cette époque que des traités concernant la doctrine de la transpiration ; que des commentaires sur cette insipide production connue sous le nom de l'école de Salerne, et que Réné Moreau orna de recherches dignes d'un autre texte, et quelques autres compilations d'ouvrages anciens.

La quatrième époque est marquée par la découverte

des fluides aériformes et le renouvellement des sciences chimiques ; c'est, en effet, théoriquement parlant, une grande époque pour l'hygiène, aussi c'est la seule qui, par ses belles découvertes, puisse réellement ouvrir une ère nouvelle pour cette science ; mais je le répète, l'hygiène y a plutôt gagné comme corps de science, comme série de préceptes, qu'autrement.

Toutefois c'est un pas immense qui a été fait vers des améliorations durables; l'espèce humaine pourrait dès à présent se trouver placée dans des conditions bien plus favorables aux progrès de la santé publique, si les gouvernements voulaient tenir compte de cette nouvelle acquisition de lumières dans les lois de police médicale et de salubrité.

Quoi qu'il en soit, on voit qu'il n'entre pas dans notre plan d'exposer l'histoire de l'hygiène, soit comme corps de science, soit comme application dans tout ce qui a rapport aux institutions des différents peuples ; nous avons fait sentir que cela serait complétement inutile, et que les excursions des auteurs, que leurs essais sous ce rapport n'ont pas été heureux ; on acceptera donc l'espèce humaine dans *ses conditions actuelles* ; et c'est à partir de cet ordre de choses qu'on commencera, ou plutôt qu'on poursuivra. L'œuvre de [illegible] climat ou physique,

[illegible] est-ce à dire que l'espèce humaine se trouve aujourd'hui dans des conditions insolites, extraordinaires, et d'un ordre inconnu? La réponse à cette question se trouvera dans l'exposé même de ces conditions; on verra qu'il en est d'immuables, d'inévitables, et qu'on doit retrouver conséquemment dans tous les temps et dans tous les lieux; tandis qu'il en est d'autres passagères, modifiables, qui parfois même ont été complétement déclinées : ces conditions existent néanmoins, parce qu'elles tiennuent à la nature de notre espèce, parce qu'elles la constituent. Nul ne saurait donc s'y soustraire ; il faut se soumettre à celles qui sont inévitables, et modifier avantageusement les autres.

Que si maintenant nous nous demandons quelles sont les conditions dans lesquelles se trouve l'espèce humaine au xixᵉ siècle, nous verrons que ces conditions sont extrêmement nombreuses, compliquées par leur action simultanée et réciproque, qu'on peut cependant les partager en quatre classes bien distinctes.

Il est évident que les premières questions à résoudre dans l'ordre naturel des choses, dans l'ordre logique, doivent porter sur le *sujet* même des lois hygiéniques, c'est-à-dire sur l'homme, considéré comme espèce et comme individu. Il est clair qu'on doit d'abord se demander qu'est-ce que l'homme, qu'est-ce que l'espèce humaine? car, par le fait même de son organisation, l'homme se trouve dans des conditions particulières, et ce sont ces conditions qu'il importe avant tout de bien faire connaître ; c'est l'influence de ces conditions sur la santé publique, qu'il importe avant tout de bien apprécier.

D'où notre première section : *Conditions d'organisa-*

SCIENCES
MÉDICALES.

—

Hygiène.

tion. Sommaire : De l'espèce humaine, considérée sous le rapport de la santé publique, dans les diverses conditions qui résultent de l'organisation animale, et de ses accidents ; c'est-à-dire, conditions de haute animalité, de diversité de races, de tempéraments, d'idiosyncrasies, de sexes, d'âge, etc.

Après avoir ainsi constaté ce que c'est que l'espèce humaine, *ce qu'elle est*, et les influences qui résultent de ses diverses *manières d'être* sur la santé publique et individuelle, il convient naturellement de se demander et de rechercher *où elle est*; quelles sont les diverses conditions qui résultent des lieux qu'elle *occupe*, des localités qu'elle *préfère*, des habitations dans lesquelles elle *séjourne*; et quelle est l'influence de ces nouvelles conditions sur la santé des nations et des particuliers.

D'où notre seconde section : *Conditions de domiciliation*. Sommaire : De l'espèce humaine, considérée sous le rapport de la santé publique, dans les diverses conditions qui résultent des circonstances de domiciliation ; c'est-à-dire, conditions de climats, de saisons, puisque, comme le dit Hippocrate, les saisons sont des climats transitoires ; de localités, d'habitations urbaines, rurales, etc.

Mais ces conditions biologiques qui comprennent presque toute l'existence des autres espèces animales ne sont pas les seules pour l'homme ; il suffit, pour avoir une connaissance assez complète des autres animaux, de savoir les deux ordres de choses que nous venons d'indiquer; mais à l'égard de l'espèce humaine, ce n'est pas assez de savoir *ce qu'elle est* et où *elle est*; il faut encore savoir *ce qu'elle fait*, et les diverses conditions qui résultent de ses *actes*. Or ceux-ci sont de deux sortes, immatériels en quelque sorte, et matériels; ils doivent être distingués suivant qu'ils se rapportent à l'intérêt social ou à l'intérêt particulier; suivant qu'ils concernent les sociétés comme corps politiques, ou les particuliers comme travailleurs.

D'où notre troisième section : *Conditions d'institutions*. Sommaire : De l'espèce humaine considérée sous le rapport de la santé publique, dans les diverses conditions qui résultent des institutions sociales et politiques; c'est-à-dire, conditions de civilisation, de gouvernement, de lois pénales et fiscales, de religion, de paix et de guerre, de richesse et de pauvreté nationale, d'instruction publique, d'institutions civiles, d'associations partielles, etc.

Mais que l'homme soit isolé ou réuni en société, il faut qu'il *exploite* le globe; il faut qu'il lui demande ses moyens d'existence; il faut que chaque individu *travaille*, c'est là la grande condition de l'existence; et il [illegible] qu'une é[illegible] violation des lois pri[illegible]

[illegible]

[illegible] et les *travail-*
leurs

Il faut que tout homme travaille, toutes les fois que son

organisation le lui permet; autrement c'est un frelon qui vit aux dépens des abeilles, et qu'on devrait écraser; il faut qu'il prête, pour sa part, en raison de ses forces, de sa capacité, aide et secours à ses concitoyens.

Un jour viendra sans doute où nul ne pourra se soustraire aux conditions qui résultent du travail, conditions qui aujourd'hui pèsent inégalement sur les hommes.

D'où notre quatrième section : *Conditions d'exploitations*. Sommaire : De l'espèce humaine considérée sous le rapport de la santé publique, dans les diverses conditions qui résultent des exploitations scientifiques et industrielles; c'est-à-dire, conditions de travail et d'oisiveté, des professions agricoles, savantes, libérales, commerciales, mécaniques, etc.

Telles sont les grandes conditions hygiéniques ou anti-hygiéniques dans lesquelles se trouve nécessairement placée l'espèce humaine par fractions plus ou moins considérables.

De ces conditions il en est d'*inévitables ;* telles sont les conditions d'organisation, l'homme ne saurait se fuir lui-même; telles sont encore certaines conditions de domiciliation, l'homme ne saurait fuir les grandes influences [illegible]

[illegible]

[illegible] d'autres animaux dans la grande famille des êtres organisés. Voyez parmi les espèces animales combien il en est qui offrent moins de prise que l'homme aux circonstances dont nous parlons, et surtout parmi celles qui peuvent à volonté franchir tous les espaces. La nature, comme le remarque Buffon, en donnant des ailes aux oiseaux leur a départi les attributs de l'indépendance et les instruments de la haute liberté ; aussi n'ont-ils de patrie que le ciel qui leur convient ; ils en prévoient les vicissitudes et changent de climats en devançant les saisons ; ils ne s'y établissent qu'après en avoir pressenti la température.

Ces conditions toutefois peuvent être puissamment modifiées par l'industrie humaine, et dès lors tourner au profit de la santé publique.

Il est enfin des conditions bien plus modifiables encore ; nous voulons parler de celles que l'homme s'est créées lui-même, sous l'empire de besoins réels ou factices.

Ces conditions, comme on le pense bien, n'agissent jamais isolément ; elles impressionnent simultanément, se compliquent et réagissent les unes sur les autres. Comme il faudrait cependant, dans un enseignement méthodique, les examiner *successivement*, nous avons dû suivre l'ordre le plus naturel, l'ordre de nécessité, pour ne pas dire de *fatalité*.

On aura donc à faire passer successivement l'espèce humaine par toutes ces conditions, et alors on recherchera d'une part leur mode d'action sur la santé publique, et d'autre part, afin de ne pas séparer les préceptes des faits, les moyens propres à améliorer, à changer avantageusement ce mode d'action.

L'observation serait stérile, en effet, si l'instruction pratique n'en était la conséquence immédiate.

Que servirait pour nous, comme pour les élèves, de venir dérouler le tableau de tant de misères humaines? Des historiens impassibles ont pu encourir ce reproche ; ils ont pu, à l'imitation de l'école Voltairienne, se complaire à énumérer les incidents de ce grand drame qu'on appelle la vie humaine ; mais l'œuvre du médecin est une œuvre de philanthropie ; après avoir exposé comment et dans quelles circonstances la nature entière agit sur l'espèce humaine, il cherchera à prouver que l'homme, comme puissance intelligente et industrielle , peut réagir sur cette même nature ; le médecin, justifiant alors ce beau titre de *précepteur du genre humain*, enseignera à ses concitoyens comment ils peuvent trouver les moyens de conserver leur santé, de la rendre moins précaire ; car, de même que la nature recèle dans son sein des éléments de destruction, de même elle peut donner à qui sait réagir sur elle des éléments de sécurité et de conservation ; c'est en cela que se résume toutes les notions scientifiques déjà acquises, tel en est le but pratique : *conserver la santé*.

Mais comme il n'est pas toujours possible d'atteindre ce but, comme il n'arrive que trop souvent que cette norme physiologique s'altère pour être remplacée par ce qu'on nomme *la maladie*, nous devons maintenant, reprenant le cours de nos sciences médicales, aborder une nouvelle série d'études ; nous devons considérer la nature humaine *à l'état anormal* ; en d'autres termes, nous devons exposer

SCIENCES MÉDICALES.

—

Hygiène.

la méthodologie des *sciences pathologiques,* afin d'arriver à la constitution rationnelle d'un *art* précieux, savoir : celui de *rétablir la santé*, ou l'art de guérir proprement dit.

Bichat, dans son Anatomie générale, a dit que l'histoire des phénomènes physiques est constante, invariable, parce que ces phénomènes sont toujours les mêmes, qu'on peut par conséquent, lorsqu'on en connaît la norme, les prévoir, les prédire, en mesurer l'intensité, les calculer, enfin, avec la plus grande précision, et cela parce que leur état est toujours *normal.*

Ainsi, sauf quelques perturbations qu'on a su aussi ramener sous des lois particulières, il n'y a plus sous ce rapport de dichotomie possible.

Mais à l'égard des êtres organisés, à l'égard des animaux, à l'égard de l'homme, il n'en est pas de même ; il y a dans les phénomènes de la vie deux ordres de choses, l'état normal et l'état anormal : de là deux sortes de sciences bien distinctes; si on s'en tient aux actes, il y a d'une part la *physiologie,* et d'autre part la *pathologie ;* or, dans les sciences physiques il n'y a toujours, d'après Bichat, que la première histoire, jamais la seconde, et conséquemment il ne peut être question de thérapeutique, c'est-à-dire d'un art qui consisterait à rétablir la norme des phénomènes.

Dans les sciences médicales, je le répète, les choses ne se passent plus de la même manière, et nous sommes arrivés de divisions en divisions à un ordre de faits qui doit désormais exclusivement nous occuper, c'est-à-dire à la pathologie humaine, science que d'autres ont nommée *médecine* proprement dite. Arrêtons-nous un moment sur ces dénominations, et cherchons à nous former sous ce rapport des idées exactes.

Le mot médecine a reçu aussi une acception beaucoup plus générale ; on l'a regardée comme synonyme de science de l'homme. Qui dit médecin, dit en effet celui qui a embrassé toutes les études relatives à l'homme, soit dans l'état normal, soit dans l'état anormal ; le médecin serait donc *l'anthropologiste* ; mais je ferai remarquer que cette dernière épithète n'emporte pas avec elle quelque chose d'*actif* comme celle de médecin.

L'anthropologiste serait purement un observateur comme le sont les entomologistes, les ornithologistes, etc. Pinel avait bien quelque tendance à ramener les médecins de son temps à ce rôle ; mais il n'en reste pas moins vrai que le mot médecin emporte avec soi l'idée non d'un titre, mais d'une *profession*, parce que d'observateur, de savant qu'il était, le médecin finit par devenir thérapeute, c'est-à-dire artiste.

Nous savons déjà comment cet enchaînement s'est opéré : de tout temps on a reconnu dans l'économie animale les deux états dont je parlais tout-à-l'heure, l'un ordinaire, l'autre accidentel ; on avait admis en outre, dès la plus haute antiquité, que l'homme peut être ramené de l'état anormal à l'état normal, sinon toujours, du moins dans la plupart des cas ; or, les hommes qui avaient tourné leurs recherches vers ces états de l'organisation n'ont pas tardé à faire des essais d'application, soit pour *conserver* l'homme à l'état normal, soit pour l'y *ramener*. Ces hommes ont reçu dès lors le nom de médecins (de *medi-cari*, remédier, soulager, et en même temps mixtion-ner, médicamenter, etc.).

Ainsi, ce titre seul, cette expression seule, médecine, indique sinon la prétention, du moins l'intention de ramener au bien ce qui est mal. Nous verrons plus tard jusqu'à quel point ceci peut être justifié ; nous n'avons voulu ici que constater un fait, c'est que la médecine est une science éminemment complexe, une science d'application, ou plutôt un *art :* aussi dit-on presque toujours l'*art médical.*

Remarquons que tout ceci était nécessaire à dire, afin de ne laisser rien de vague, rien d'inconnu derrière nous. Revenons à la pathologie.

L'homme a donc ce malheureux privilége comme les autres êtres organisés, et même plus souvent qu'eux (j'en ai exposé ailleurs les raisons), ce malheureux privilége, dis-je, de sortir plus ou moins formellement, et pour un temps plus ou moins prolongé, de l'état normal, d'être enfin à l'état anormal; or, dans ces cas, il peut arriver deux sortes de choses, et elles arrivent dans la plupart des cas d'une manière très-appréciable. Ces instruments matériels, que nous avons examinés dans l'état normal comme objets de la science dite anatomie lorsqu'ils ne fonctionnent pas, et de la science dite physiologie lorsqu'ils fonctionnent, peuvent être plus ou moins formellement *différents, autres* que dans l'état normal, même alors qu'ils ne fonctionnent plus ; d'autre part les fonctions peuvent également être *insolites, autres* que dans l'état régulier;

d'où il paraîtrait tout naturel d'établir une nouvelle dichotomie scientifique, savoir : *l'anatomie pathologique*
et la *physiologie pathologique*, sciences secondaires et
renfermées dans la pathologie.

Ce n'est pas tout, cette même pathologie ou science
de l'homme à l'état anormal (science qui a des analogues
pour les autres espèces animales, sous le nom de pathologie comparée), cette science, dis-je, nous offrirait bien
d'autres divisions secondaires, bien d'autres spécialités
scientifiques ; nous y reviendrons plus tard : pour le moment nous voulons méditer un peu notre sujet et faire
ici, 1° une application à la pathologie de tous les principes que nous avons développés dans le cours de cet ouvrage ; 2° rechercher suivant quelle méthode on pourra
procéder à l'étude et à l'enseignement de cette science.

Et d'abord voyons si on ne s'en laisse pas imposer ;
voyons si la pathologie constitue véritablement une science.
Nous avons posé en principe que, pour qu'il y ait science,
corps de doctrine, il faut qu'il y ait des notions systématisées, ou du moins régulièrement classées ; or, avons-
nous en pathologie, ou plutôt avons-nous pour constituer
la pathologie des notions systématisées, classées? C'est la
première question à résoudre ; nous verrons ensuite jusqu'à quel point la systématisation est admissible et judicieuse.

Il est d'abord de la plus grande évidence que nous
avons des faits, des faits authentiques, bien observés et
en fort grand nombre, faits qu'on a recueillis de tout
temps, mais plus particulièrement dans le nôtre ; toute-

fois avant d'aller plus loin ne devons-nous pas nous demander ce qu'on entend par faits en médecine?

L'état anormal, chez l'homme comme chez tous les êtres organisés, se révèle à nous par des expressions, par des signes généraux ou particuliers. Les sensations ne sont plus les mêmes que dans l'état physiologique, les réactions sont également *autres*, et enfin l'état matériel des organes éprouve aussi des modifications appréciables dans la plupart des cas; or cet état insolite dure un certain temps, il met obstacle d'une manière plus ou moins formelle à l'exercice des fonctions; il interrompt des habitudes, il change les besoins, etc. , etc. ; or, tout cela est observé et noté jour par jour : ceci donne lieu à des descriptions plus ou moins complètes, et on donne à ces récits le nom de *faits*.

Voilà ce qui doit former des *notions*. Lorsque ces faits, et par leur caractère propre et par le talent de l'observateur, ont assez de valeur pour être mis en circulation, pour mériter une mention, une acceptation dans la science, on leur donne le nom de notions ; il est donc de la plus grande évidence encore que les notions existent en pathologie ; les livres en sont remplis, et dans les leçons orales on les transmet chaque jour aux élèves avec ou sans commentaires ; il y a plus, il est donné à chacun de nous de les observer par lui-même, et tous les jours, dans le grand livre de la nature. Ces notions sont vivantes en quelque sorte dans nos hôpitaux et dans la pratique particulière ; enfin ces notions sont matériellement observables dans nos salles de dissection.

Mais ceci ne suffirait pas d'après nos principes pour constituer une science pathologique ; il faut de plus que ces notions soient systématisées ; or, c'est là notre seconde question : les notions pathologiques sont-elles systématisées ?

Je dois cependant, avant de passer outre, faire remarquer qu'il y a bien ici quelques dissentiments, je ne dirai pas parmi les savants, mais parmi les médecins ; quelques-uns, en haine des mauvais systèmes, des mauvaises théories, n'ont plus voulu que des faits particuliers et isolés : suivant eux on a été tellement malheureux jusqu'à présent dans tout essai de systématisation médicale, qu'il y faut *à jamais* renoncer. De sorte que ces médecins ont adopté comme un axiôme incontestable que la science médicale doit uniquement se composer de faits particuliers bien observés : ce qui est faux de tout point pour quiconque connaît la constitution des sciences.

Il faut donc admettre virtuellement que les faits en médecine seraient-ils plus nombreux encore qu'ils ne le sont aujourd'hui, seraient-ils plus exacts, plus positifs, plus minutieusement observés et scrupuleusement consignés, s'il n'y avait que cela, il n'y aurait pas de science médicale.

De cette disposition diverse des esprits que résulte-t-il? C'est que d'une part il peut y avoir et il y a en effet de mauvais systèmes encore en vogue, de mauvaises théories adoptées gratuitement, et qu'il y a des médecins qui se passionnent pour ces mêmes théories ; d'autre part, il y a des observateurs qui ne veulent encore s'en tenir

SCIENCES MÉDICALES.

Pathologie.

qu'aux faits, qui répugnent non-seulement aux systèmes préconisés, mais encore à tout essai de systématisation; des hommes qui amassent des faits, qui les recueillent en tous lieux, mais qui se gardent bien de les grouper en raison de quelques rapports, de quelques liens systématiques; ces deux sortes de choses existent; eh bien! d'après nos principes, on doit se dire tout simplement, il y a, scientifiquement parlant, une fausse pathologie dans l'esprit de quelques-uns; et, quoi qu'en disent les autres, il n'y a pas de science dans leur esprit.

Nous reviendrons tout-à-l'heure aux divers systèmes adoptés en médecine; occupons-nous encore pour le moment de ceux qui ne veulent que des faits isolés.

Il est certain qu'avec une tête même assez mal organisée, avec un jugement faux, avec une intelligence étroite, pourvu qu'on soit doué d'ailleurs d'une aptitude opiniâtre pour le travail et d'une bonne mémoire, il est certain, dis-je, qu'on peut finir par avoir par devers soi une grande masse de faits particuliers : ceci est incontestable. Mais alors, comme on ne peut en déduire des lois générales, même empiriques, on proclame à haute voix qu'*on ne veut pas* chercher à faire de semblables déductions, parce que cela est dangereux en médecine; ce n'est pas tout; à côté de cette impuissance il y en a une autre; c'est qu'on ne peut pas véritablement *enseigner* aux autres ce qu'on sait; on peut leur faire des récits fort exacts, fort consciencieux sans doute, mais ce n'est pas là enseigner, ce n'est pas un travail didactique; on n'enseigne pas, on critique tout au plus : je vais le prouver.

Celui qui arrive à une époque où la science est mal
faite, rend sans doute des services importants par des
travaux essentiellement critiques, et c'est en exposant
des faits particuliers qu'il arrive à ce but; c'est en prou-
vant que tels ou tels faits échappent aux systématisations adoptées, ou du moins professées, que tels faits sont
absolument réfractaires à ces théories; c'est là rendre
d'éminents services, c'est marcher dans le sens du progrès, c'est faire succéder une époque scientique à une
autre, c'est-à-dire la période critique à la période hypothétique.

Mais, encore un coup, ce n'est pas là enseigner, c'est
plutôt *désenseigner*, si on veut me passer ce terme.
Chose quelquefois bonne en soi, car, pour bien apprendre, disait Montaigne, il faut parfois *désapprendre*.

C'est ainsi que la bonne critique prépare le terrain par
des déblaiements préalables ; mais à d'autres est réservée l'œuvre *architecturale*, l'œuvre didactique. Bientôt
arrive un temps où les progrès de la raison sont tels qu'il
n'est plus possible d'employer les faits recueillis que dans
un but de systématisation. Ceux qui alors s'obstinent dans
d'autres idées sont des esprits ou rétrogrades ou nuls ;
ils sont mal faits ou impuissants, ils voient mal ou ils
ferment les yeux.

Il faut, en effet, fermer les yeux à la lumière pour ne
pas voir cette tendance toute naturelle qui porte plus que
jamais aujourd'hui les médecins à coordonner les faits
pathologiques ; et d'abord, pourrait-on se demander, n'est-
ce pas déjà avoir puissamment commencé cette œuvre

SCIENCES
MÉDICALES.

—

Pathologie.

SCIENCES
MÉDICALES.

—

Pathologie.

fondamentale, que d'avoir édifié des cadres nosologiques, que d'avoir groupé ensemble des phénomènes morbides, de telle sorte qu'on en a fait des *maladies* bien distinctes, bien particularisées, bien individualisées? Puis, d'avoir groupé ces maladies de manière à en faire des classes non moins distinctes? Pour cela n'avait-il pas été nécessaire d'assigner certains rapports entre les maladies, rapports fondés tantôt sur leur marche, leur type, sur les parties de l'économie matériellement lésées, etc. , etc. ? Donc la pathologie peut prendre rang parmi les sciences, donc elle peut être étudiée et enseignée à la manière des autres spécialités scientifiques ; mais pour que le progrès continue, pour qu'elle avance de nouveau dans une voie de perfectionnement, il faut s'attacher à déduire des faits particuliers des lois générales; il faut chercher à passer enfin de la classification des faits à leur systématisation.

Tout-à-l'heure nous exposerons nos idées sur les moyens propres, suivant nous, à amener ce résultat, et nous discuterons les méthodes proposées dans la même intention; mais avant d'aborder ces questions, savoir, comment on doit réunir les faits isolés pour en obtenir des résultats généraux, il faut déterminer plus particulièrement ce qu'on entend par *faits* en pathologie ; si ces faits sont simples ou multiples, s'ils sont de la même nature ou différents les uns des autres, quel est leur mode de production, s'ils procèdent les uns des autres, ou s'ils se trouvent dans une complète indépendance.

Nous devons déjà prévoir qu'en pathologie nous aurons à examiner deux sortes de faits, que les choses se passeront sous ce rapport comme dans l'anthropologie normale; qu'il y aura, 1° des faits statiques ou matériellement appréciables ; 2° des faits dynamiques ou des actes ; que l'homme soit frappé de mort ou qu'il soit encore vivant, il n'en est pas moins composé d'organes, c'est-à-dire d'instruments matériels ; ces instruments qui tombent sous nos sens, et qu'on peut soumettre aux investigations physiques et chimiques, peuvent être *décrits* quand ils sont en dehors de la norme, et dès lors voilà les matériaux d'une science qui pourrait à certaines conditions s'appeler *anatomie pathologique ;* mais indépendamment des faits matériels, il y a, avons-nous dit, des actes observables ; toutes les fois que les fonctions de l'économie sont troublées d'une manière *notable,* les actes organiques ne sont plus normaux, ils sont irréguliers, insolites, et ce sont là les matériaux de la science dite *physiologie pathologique.*

Mais ceci une fois établi, reste une question très-importante à résoudre : devrons-nous procéder à l'égard de ces deux sciences comme nous l'avons fait dans l'ordre normal à l'égard de l'anatomie et de la physiologie régulières? devrons-nous commencer par *décrire* les faits matériels, puis *narrer* les faits dynamiques? en d'autres termes, ces derniers seraient-ils la conséquence des premiers? trouveraient-ils en eux leur raison?

Avant de répondre directement à cette question très-importante, comme on voit, et afin de mieux élucider ce qui a rapport à ce problème, reportons-nous pour un moment à l'anatomie ou la physiologie normale.

SCIENCES
MÉDICALES.

Pathologie.

Nous l'avouerons d'abord ; rien ne paraît plus naturel que de faire connaître avant tout le *mécanisme matériel* de l'économie animale, que de donner cette description avant d'exposer le jeu des organes ; rien, dis-je, ne paraît plus simple ; mais où sont les applications si satisfaisantes qui en découlent? en quoi la physiologie a-t-elle tant à s'applaudir de ces savantes descriptions d'organes?

« Il y a plus, dit M. Raspail (*Chim. org.*), la physiologie, même dans l'ordre le plus normal possible, est peut-être la science qui ment le plus à ses promesses et qui peut à peine prétendre au titre de science, c'est-à-dire d'un corps de connaissances dont les unes soient déduites des autres, ou qui offrent entre elles des rapports frappants d'analogie. La botanique, en effet, poursuit cet auteur, et la zoologie, classent les êtres d'après les organes externes ou internes, dont l'œil peut en général saisir les rapports de nombre, de forme et de situation ; l'anatomie compare les organes tant externes qu'internes, et, s'attachant en aveugle à la ressemblance des formes et aux rapports d'insertion, elle conclut l'analogie des fonctions, jusqu'à ce que, par suite de dégradations insensibles, ces rapports de formes et d'insertions finissent par lui échapper tout-à-fait.

» Mais la physiologie, qui n'évalue que le jeu des organes, que les lois de leur formation, et par des appréciations soumises à des procédés infiniment trop grossiers ; elle qui interroge des masses de quelques livres sur le mystère de la vie, lequel se cache dans une molécule ; elle qui ne prononce sur la nature d'un organe que d'après le témoignage du scalpel anatomique ; qu'a-t-elle enfin légué à la science, si ce n'est une masse de faits particuliers, placés pêle-mêle à la suite les uns des autres et ne s'expliquant jamais mutuellement ?

« Comment pouvez-vous, dans l'état actuel de la science, déterminer les fonctions d'un organe en général, quand vous n'avez pour reconnaître un organe en particulier que le caractère fugitif d'une forme qui se modifie, glisse, et bientôt disparaît entre vos mains ? »

Il était donc permis de conclure de ce qui vient d'être dit, que si les sciences anatomiques sont plus avancées que les sciences physiologiques, c'est parce qu'elles ne peuvent élever leurs prétentions au-delà de simples *descriptions* coordonnées, sytématisées d'après des analogies toutes matérielles, tandis que les sciences physiologiques, qui auraient tant besoin de déductions pour mériter le titre de sciences, peuvent à peine s'élever à quelques généralisations incertaines, équivoques, contestables enfin.

On peut aussi en inférer que, tout en se plaçant en première ligne, l'anatomie normale, dans l'état actuel des connaissances, ne peut donner la raison de la majeure partie des phénomènes physiologiques, et cela parce que l'anatomiste ne peut interroger les organes que sur quelques dispositions matérielles très-limitées. Lorsqu'en effet l'anatomie a indiqué le volume, le poids, la forme, a couleur, la saveur. l'odeur et la composition chimique des organes, elle est forcée de s'arrêter là, elle avoue son impuissance, et n'a plus rien à fournir pour résoudre le problème de la vie.

SCIENCES
MÉDICALES.

—

Pathologie.

Il faut néanmoins reconnaître, comme nous l'avons déjà fait, que pour l'ordre même des études il convenait de prendre préalablement connaissance du matériel de l'organisme, de toute l'instrumentalité humaine, et d'une manière méthodique, avant d'aborder les études physiologiques.

Si on ne peut trouver dans ces sortes d'investigations la cause, la raison de tous les effets dynamiques, du moins on n'est pas exposé à prendre pour cause ce qui n'est qu'un accident consécutif. De deux choses l'une, en effet, ou bien les actes physiologiques trouveront leur raison dans les seules dispositions anatomiques, ce qui n'est pas le cas le plus fréquent; ou bien ces actes seront anatomiquement inexplicables; dans ce second cas, le physiologiste se tait et attend de nouveaux renseignements des progrès ultérieurs de la science; de même pour ses recherches anatomiques; car, chose remarquable! on cherche tantôt à conclure des fonctions aux organes, et tantôt des organes aux fonctions.

Quand le physiologiste n'a pas trouvé dans la forme observable de l'organe, dans sa texture, la raison de tous les accidents fonctionnels, il se tait; il avoue l'impuissance de son scalpel, de ses loupes, de ses réactifs, etc. Ainsi, pour prendre un exemple, après avoir établi, sans un bien grand effort scientifique, que l'encéphale est indispensable aux actes intellectuels, que sans cet organe aucun acte moral ne saurait être manifesté; si le physiologiste veut aller plus loin, si après avoir observé les mille et mille formes de la pensée, si après avoir décomposé dynamiquement les opérations de l'intelligence, il en cherche la raison dans la conformation de cet encéphale, il est arrêté court, et il lui est à jamais impossible de faire correspondre les actes de l'intelligence avec les formes matérielles de cet organe. Voilà, je le dis encore, des efforts tentés pour conclure des fonctions aux organes ; voyons maintenant les efforts tentés dans un sens inverse.

Quand on a voulu conclure des organes aux fonctions on a été plus impuissant encore, à moins d'avoir été guidé par des analogies très-évidentes : ainsi, là où on a trouvé des fibres évidemment musculaires, par exemple, on en a conclu avec raison qu'il y avait là des fonctions élémentaires de motilité ; là où on a vu du tissu glanduleux on en a conclu des fonctions sécrétoires ; mais, à part ces cas d'ailleurs peu importants et très-élémentaires, comment conclure *à priori* avec quelque apparence de probabilité, des organes aux fonctions, si on n'avait eu constamment en regard le jeu de ces mêmes fonctions ? Comment un organe étant donné, en déterminer les fonctions, si on n'avait déjà par devers soi des observations sur les faits dynamiques ? Je le dis en terminant, on n'a jamais pu se mettre à conclure par cette voie que par analogie, soit dans l'espèce humaine, soit dans la série des animaux : lorsque l'analogie a manqué, on n'a pas eu honte en physiologie de regarder comme du *remplissage* certains organes dont on ne pouvait soupçonner les fonctions.

Tout ce que je viens de dire sur l'anatomie et la physiologie normales a pour but de prouver qu'il n'est pas

SCIENCES MÉDICALES.

Pathologie.

aussi facile que le croiraient certains esprits de lier les fonctions aux organes. Sans organes point de fonctions ! s'écrient certains pathologistes. Eh ! qui ne sait que les fonctions ne peuvent être abstraites des organes ? Là ne gît point la difficulté scientifique ; ce que la physiologie doit résoudre, pour ne pas mentir à ses promesses, c'est de trouver dans chaque série d'organes la raison explicative des diverses fonctions ; or, si cette question est aussi ardue, aussi complexe que je viens de le dire, même dans l'ordre normal, combien les difficultés ne deviendront-elles pas plus grandes encore lorsqu'il s'agira de retrouver la cause explicative des phénomènes anormaux dans les organes lésés ? Avec la même confiance qui faisait dire aux physiologistes point de fonctions sans organes, on a dit et répété jusqu'à satiété point de lésions de fonctions sans lésions d'organes. Ceci encore était extrêmement facile à dire ; pour cela encore, il n'était nullement besoin d'avoir un esprit d'une grande portée scientifique ; aussi de tout temps a-t-on commencé par soutenir la même doctrine.

Ces difficultés sont graves et nombreuses, nous le sentons maintenant, en s'en tenant même aux relations physiologiques des actes aux organes ; toutefois nous n'avons pas hésité à poser en principe que dans l'ordre méthodique des études il faut d'abord examiner les faits matériels, les organes, en prendre une connaissance approfondie avant de passer à l'étude des fonctions ; mais est-ce à dire pour cela que dans l'ordre des altérations morbides nous devrons procéder de la même manière ?

Remarquons bien ici, afin qu'on n'aille pas interpréter mal nos paroles, que nous n'entendons parler que de *l'ordre d'antériorité* à l'égard de ces études, celles des perturbations fonctionnelles et des altérations matérielles, et non de la nécessité de ces mêmes études ; cette dernière condition ne saurait être mise en doute ; il faut étudier les organes malades, il faut étudier les fonctions perturbées ; mais dans quel ordre faut-il les étudier, dans l'intérêt même de la science ? Telle est la question que nous devons résoudre. J'ai dit tout-à-l'heure que de tout temps on avait en la conscience des relations étroites qui existent entre les expressions morbides et les lésions d'organes, que de tout temps on avait senti la nécessité de ces deux sortes d'études complémentaires l'une de l'autre.

Ainsi Galien, le seul auteur didactique peut-être de toute l'antiquité, commence son livre *De affectorum locorum notitiâ*, par faire sentir toute l'importance des études anatomiques, aussi bien dans l'ordre normal que dans l'ordre pathologique, et cela, comme il le dit, dans l'intérêt de la thérapeutique. Opinion d'ailleurs qu'il ne donnait pas comme sienne, mais comme remontant aux temps les plus reculés. *Non solùm recentiores medici, sed veterum quoque non pauci corporis particulas nominare consueverunt, atque diligentissimè affectus ipsis evenire solitos diagnoscere studuerunt : proptereà quod pro locorum differentiâ curationem quoque variari contingit.*

Ainsi ce n'était pas spéculativement, c'était dans un but pratique que Galien insistait sur les avantages de l'anatomie pathologique ; c'est parce que la thérapeutique est parfois fondée sur la nature du tissu affecté ; et il a écrit un livre tout entier pour le prouver : *sed quam utilis ad curationem sit hujus modi notitia, in eo libro quem de curandi vià et ratione conscripsimus videre est.*

Au reste c'était la doctrine généralement admise, alors comme aujourd'hui, que toute lésion qui porte sur les organes entraîne par cela même un dérangement dans les fonctions ; *quælibet in animantis corpore actio peculiarem habet praticulam perquam perficitur, còque actionem lædi necesse est instrumento ipsam efficiente quomodolibet affecto* (*op. cit.* 16).

Ces citations suffisent pour prouver qu'à toutes les époques de la science les médecins ont senti l'importance des études anatomiques, soit dans l'ordre physiologique, soit dans l'ordre pathologique ; qu'ils ont senti la dépendance dans laquelle se trouvent les lésions à l'égard des organes ; mais ceci ne veut pas dire qu'ils aient connu la nature des relations qui existent entre les altérations matérielles et les perturbations fonctionnelles ; ce problème, il faut l'avouer, n'a jamais été résolu, et cependant à chaque époque il a été de nouveau posé par tous les bons esprits : c'est un de ces *desiderata* de la science que nous sommes sans cesse destinés à retrouver devant nous.

Ajoutons que pour la pathologie le problème est toujours plus compliqué que pour la physiologie ; dans le premier cas le problème n'a que *deux* termes, les organes et les actes ;

en pathologie il en a *trois : vitium, id est morbi causa; quod id partibus corporis, id est morbus; quod in functionibus, id est symptoma.* (Fernel, lib. 1.)

Ainsi d'abord la cause qu'on cherchait à matérialiser autant que possible, puis la lésion organique, puis le trouble fonctionnel.

Aujourd'hui ce problème est posé *de la même manière*, et, chose remarquable, donné comme tout-à-fait nouveau : « Il y a *trois* conditions qui s'associent invinciblement dans notre esprit ; 1° la cause mécanique ou dynamique, connue ou inconnue ; 2° l'altération survenue dans un organe ; 3° le symptôme qui se produit aux yeux de l'observateur..... La *nouvelle* philosophie médicale s'est proposé de trouver ces trois conditions de toute maladie; son point fondamental a été de repousser toute manifestation morbide des forces de la vie par les symptômes seuls et sans *substratum* organique. » (Littré, *Dict*, tome II, page 552.)

Ces idées sont parfaitement justes; mais pourquoi à chaque grande époque médicale s'est-on toujours proposé d'en trouver la solution sans pouvoir y parvenir? pourquoi ce *substratum* organique échappe-t-il si souvent, malgré sa nature matérielle, aux meilleurs observateurs? Pourquoi la médecine contemporaine, comme l'avoue plus loin M. Littré, n'a-t-elle pu combler cette lacune ou remplir tant de feuilles blanches dans l'histoire de la physiologie pathologique? C'est que dans la grande majorité du cas, ce *substratum* primordial ne consiste pas dans une altération de *volume*, dans un changement dans *le*

SCIENCES
MÉDICALES.

—

Pathologie.

poids, dans la *structure* et la *configuration* des organes ; c'est que par-delà ces conditions grossières et si souvent *consécutives*, il en est d'autres qui, une fois lésées, peuvent donner lieu aux symptômes les plus graves et les plus nombreux. Et nous aussi nous serions bien aises de pouvoir dichotomiser l'état anormal, comme nous avons dichotomisé l'état normal; avoir par devers nous à mettre en regard une anatomie pathologique et une physiologie pathologique, dont l'une serait la *conséquence* de l'autre, afin de retrouver ici comme partout ailleurs des faits statiques à décrire d'abord, puis des faits dynamiques à narrer.

Mais si théoriquement nous sommes portés à désirer cet arrangement, les faits observés jusqu'à ce jour ne nous permettent pas d'agir ainsi : dans les sciences d'observation la théorie n'est stable que lorsqu'elle est l'expression générale et définitive des faits.

Toutefois ce n'est pas sans quelque regret que nous ne pouvons admettre ce qui serait si satisfaisant pour l'esprit, nous n'en sommes pas encore là, nous ne pouvons pas encore dire avec M. Rostan : *Anatomie et physiologie saines, anatomie et physiologie morbides, voilà toute la médecine !* (*Méd. clin*, Prol. III.)

Peut-être pourrons-nous un jour acquérir la conviction qui permet à ce praticien de ramener toutes les lois de la vie à ces propositions d'ailleurs si simples : la vie n'est autre chose que la disposition organique nécessaire au mouvement; nous recevons cette disposition en naissant, la machine est alors montée, elle marche jusqu'à ce

qu'elle s'altère d'une manière naturelle ou accidentelle
(*loc. cit.*).

Aussi est-ce avec une sorte de timidité que nous allons
exposer quelques-unes des raisons qui ne nous permettent
pas d'établir en pathologie une dichotomie semblable à
celle que nous avons établie dans l'ordre normal.

Le *substratum* organique existe assurément dans tous
les cas ; mais sa nature est telle qu'on ne peut constater
matériellement ses rapports avec les symptômes observés
pendant la vie, qu'on ne peut, dans la plupart des cas, le
faire *correspondre* à ces symptômes ; et que même dans
certains cas on ne peut même constater matériellement
sa présence.

Ce n'est pas tout : des symptômes graves, formidables,
peuvent dans beaucoup de circonstances former la seule
manifestation morbide appréciable ; la mort alors peut
être rapide, foudroyante, de telle sorte qu'on serait tenté
d'établir cette étrange loi, que plus les symptômes sont
sérieux, alarmants, rapides, funestes, moins il y a de lésions matériellement appréciables sur le cadavre ; ce qui
impliquerait cette proposition non moins étrange que l'intensité des faits dynamiques est en raison inverse de
celle des faits statiques ; mais telle n'est pas notre
pensée.

Pour que les lésions fonctionnelles, pour que les faits
dynamiques *procèdent* des faits matériellement appréciables, il faudrait entre ces deux ordres de faits un ordre
de succession constant et invariable ; de même qu'en physiologie les fonctions se prononcent d'autant plus que les

organes acquièrent du développement ; de même en pathologie les désordres dynamiques devraient toujours apparaître
après les désordres matériels et rester sous la dépendance
de ceux-ci. Or, l'historique des affections morbides n'est
pas toujours, n'est pas même ordinairement conforme à
cet ordre de succession ; ce qui a fait dire à M. Broussais
que toute maladie spontanée est *vitale* avant d'être matérielle, c'est-à-dire que ce sont des faits dynamiques
qui dénoncent d'abord la maladie, et que les tissus ne
sont affectés que consécutivement ; et comme il faut
toujours être utile, M. Broussais en a tiré cette induction, qu'il faut se hâter de traiter les malades avant que
les tissus ne soient altérés : or, dans l'ordre physiologique nous ne trouvons rien de semblable.

Mais ce n'est pas tout ; il est des lésions matérielles
qui sont évidemment *consécutives* à des actes morbides,
qui sont même *produites* par ces actes, qui trouvent en eux
leur raison efficiente ; telles sont les fausses membranes organisées entre des séreuses enflammées, telles sont les ex-
sudations pultacées à la surface des muqueuses, etc., etc. ;
rien de semblable encore en physiologie, les actes procèdent des organes, les organes ne procèdent pas des
actes.

Ce n'est pas tout encore : si la vie tenait à l'intégrité
matériellement appréciable des organes, la mort ne sur-
viendrait que parce que les organes seraient mis dans
l'impossibilité matérielle de fonctionner ; or, presque jamais les faits n'arrivent ainsi ; ce n'est jamais le désordre
matériellement appréciable qui tue les malades, à l'ex-

ception des grandes lésions traumatiques, ou des ruptures d'organes importants à la vie ; les organes, matériellement parlant, auraient encore pu fonctionner, et la mort
arrive néanmoins : donc elle arrive dynamiquement.

De tout ce que je viens de dire, je conclus que, dans
l'état actuel des connaissances pathologiques, il ne nous
est pas permis de dichotomiser l'état anormal, de le dichotomiser du moins en ce sens que des faits statiques
ou matériels seraient là pour expliquer la production des
faits dynamiques.

Je le répète, la dichotomie ne peut être *généralisée ;*
elle peut être évidente dans certains cas, mais alors elle
est *spéciale*, et les faits de ce genre ne sont pas encore
assez nombreux pour qu'on puisse en inférer une loi générale.

Faut-il nier pour cela la nécessité des études en anatomie pathologique? Non assurément, mais il faut se livrer à ces nouvelles études avec cette idée que les lésions
matérielles ne sont pas toujours les causes efficientes des
faits dynamiques, et que dans certains cas, au contraire, ces
lésions seront des effets consécutifs ; il faudra enfin étudier cette spécialité scientifique avec les réserves que
commande l'état encore peu avancé de nos connaissances
sur tous les rapports de causalité.

En résumé, l'anatomie pathologique ne peut pas encore être séparée de l'étude complexe des maladies ; c'est
là notre conclusion définitive. Toutefois, traitant provisoi-
rement l'anatomie pathologique comme spécialité scientifique distincte, nous allons examiner avec détails et les

SCIENCES
MÉDICALES.

—

Pathologie.

faits qui servent de base à cette science, et les diverses classifications proposées par les auteurs.

Les faits ne manquent pas en anatomie pathologique ; car qu'est-ce qu'un fait dans cette prétendue spécialité scientifique, si ce n'est tout ce qui s'éloigne sensiblement, notablement dans la composition organique du type commun à l'espèce, à l'âge, au sexe, au tempérament, soit que l'altération porte sur de simples déviations *congénitales*, ou directement et *accidentellement* sur les solides et les liquides de l'économie, quand bien même il n'en résulterait pas de lésions fonctionnelles?

Nous venons d'adopter, comme on le voit, la définition la plus large, mais nous ne croyons pas pour cela avoir tracé une ligne d e démarcation positive entre ce qui est physiologique et ce qui est pathologique. Maintenant il y aurait encore d'autr es délimitations à tracer, et ces délimitations ne seraient pas moins importantes à connaître ; nous voulons parler des faits pathologiques proprement dits et des faits purement *cadavériques*.

Cette distinction, comme on le voit, est extrêmement importante; une fois privée de la vie, l'économie matérielle tend à rentrer sous l'empire des lois générales de la nature ; les tissus s'altèrent aussitôt, les fluides éprouvent de nombreuses modifications, les lois de la chimie générale reprennent leur empire, et de là une foule de faits qui simulent en certains cas les faits pathologiques, et qui doivent scientifiquement en être distingués. Comment se fait-il qu'à l'instant où les fonctions cessent de s'exécuter, et sans que l'économie paraisse avoir éprouvé la moindre déperdition ; que, matériellement du moins, rien n'ait été *soustrait* à l'organisation ; comment se fait-il qu'à l'instant même ce corps organisé obéisse à d'autres forces ? C'est ce que nous n'avons pas à examiner ici ; nous nous contenterons de faire remarquer combien il est difficile de trouver la raison de tous les phénomènes physiologiques et pathologiques dans la composition et l'arrangement matériel des organes, dans ce qu'il y a en nous de visible et de tangible.

Mais revenons à la distinction qui doit être faite entre les lésions matérielles d'origine pathologique et les lésions matérielles d'origine cadavérique.

Cette distinction dans beaucoup de cas n'est rien moins que facile, et la raison de cette difficulté mérite d'être mentionnée ici.

Tout-à-l'heure nous avions à distinguer les caractères d'un type commun à une espèce ; ces caractères nous étaient fournis par la presque totalité des sujets, des individus compris dans l'espèce, et nous devions faire une classe à part de tout ce qui s'éloignait sensiblement, *notablement* de ce type ; nous avions donc par devers nous une *norme* pour nous guider, pour nous éclairer dans nos recherches, dans nos appréciations.

Cette norme, il est vrai, n'était pas parfaitement délimitée, typée, définie, circonscrite, *étalonnée*, si je puis me servir de ce terme ; nous n'avions pas enfin d'*archétype*, parce qu'il y a une certaine oscillation compatible avec la santé ; mais cette norme n'en existait pas

SCIENCES MÉDICALES.

—

Anatomie pathologique.

SCIENCES
MÉDICALES.

—

Anatomie pathologique.

moins, et malgré quelques équivoques, quelques contestations pour les cas douteux et *peu prononcés*, nous pouvions toujours juger par comparaison avec l'*homme sain*. Ici il n'en est plus de même, nous n'avons plus de type communément, régulièrement et primordialement produit dans une espèce; nous avons des faits d'altération à distinguer d'autres faits d'altération : seulement l'origine de ces altérations est diverse : dans un cas elle est pathologique, dans l'autre elle est cadavérique; dans un cas elle tient aux forces de l'organisme, dans l'autre aux forces générales de la nature : ceci suffirait déjà pour nous faire entrevoir en ce sens bien des difficultés, mais il y en a d'autres.

Les faits d'altération cadavérique *simulent* parfaitement, dans certaines circonstances, les faits d'altération pathologique; dans la distinction précédente, plus les lésions étaient *prononcées, marquées, saillantes*, moins il y avait d'équivoque, puisque par cela même ils s'éloignaient *d'autant plus* de la norme reconnue; ici ils ne tendent plus à s'éloigner, à se délimiter ainsi; ils tendent souvent à se confondre complétement : ainsi, pour ne parler que des ramollissements et des transsudations, des imbibitions, plus ces circonstances seront prononcées sur les cadavres, plus les observateurs seront portés à les attribuer à des causes de nature pathologique : de sorte qu'ici, pour ne pas être induits en erreur, ce n'est pas par des comparaisons avec un type donné qu'il faut juger ces faits, mais par de nombreuses études minutieuses, par une observation exacte de ce qui se passe sur les cadavres et des lois qui président à leur décomposition.

Maintenant que nous nous sommes rendu compte de ce qu'on doit entendre par faits en anatomie pathologique, nous allons voir comment, à diverses époques de la science, on a cherché à les systématiser. Cette nécessité d'une systématisation a été bientôt sentie par les observateurs, tant les faits se sont montrés nombreux, fréquents, variés et bizarres.

Et d'ailleurs, ici comme dans toutes les autres sciences d'observation, les bons esprits n'ont pas tardé à sentir que de bonnes classifications auraient le double avantage de faire surgir des idées générales, des déductions lumineuses, pour peu que les rapprochements fussent naturels, et de faciliter l'intelligence et l'enseignement de ces mêmes faits.

Nous avons déjà fait sentir plus d'une fois combien les classifications bien faites abrègent les travaux didactiques; mais il nous restera dans le cours de cet ouvrage à examiner jusqu'à quel point les systématisations en pathologie ont été utiles sous le premier rapport, c'est-à-dire, sous celui de la déduction de lois et de principes généraux.

Mais avant d'aller plus loin, puisqu'il s'agit de lois et de principes généraux, et de méthodes d'études enfin, je dois rappeler ce qui a été dit à ce sujet à l'Académie royale de Médecine, lors de la discussion sur la statistique médicale; et en même temps je saisirai cette occasion

SCIENCES
MÉDICALES.

—

Anatomie pathologique.

Statistique.

SCIENCES
MÉDICALES.

—

Anatomie pathologique.

Statistique.

pour remercier mon honorable collègue M. Louis de l'attention toute particulière qu'il a donnée à mes objections. Ceci seul suffirait pour en montrer l'importance ; mon but avait été de prouver qu'en appliquant la statistique à la détermination du degré de fréquence de telle lésion organique, dans une maladie donnée, on n'arriverait qu'à des résultats approximatifs ; que la statistique était en effet un instrument intellectuel très-rigoureux, très-précis ; mais qu'appliqué à l'anatomie pathologique, elle ne donnerait que des chiffres approximatifs.

Mais remontons un peu plus haut ; suivant M. Louis, c'est l'anatomie pathologique qui *interprète* les symptômes et qui fait connaître la nature des maladies ; toutefois , ajoute ce praticien, on trouve de loin en loin des cas où l'on ne rencontre à l'ouverture du corps aucune lésion capable ou d'expliquer la mort, ou de rendre compte des symptômes observés. Cette dernière observation est très-juste, nous l'avons nous-même reconnu tout-à-l'heure ; mais ce qu'il y a de singulier, c'est que M. Louis trouve précisément dans les faits négatifs la principale raison de l'utilité de l'anatomie pathologique ; voici, du reste, quel est son raisonnement : « Ces cas, reprend-il, où on ne trouve aucune lésion à l'ouverture des corps, sont *particulièrement* ceux qui prouvent de la manière la plus *évidente* l'indispensable nécessité de l'anatomie pathologique, puisque si tous les viscères n'avaient pas été examinés avec le soin le plus scrupuleux, on n'aurait pu avoir la certitude qu'il n'y avait *aucune* lésion susceptible d'expliquer à la fois les symptômes et la terminaison funeste de l'affection dans le cas dont il s'agit. » (*Mém. de la Soc. d'Obs.*, page 18.)

Ainsi voilà la grande, l'indispensable nécessité de l'anatomie pathologique prouvée par sa propre négation ! de telle sorte que moins on trouvera de lésions organiques à la suite des maladies, plus il deviendra nécessaire d'étudier l'anatomie pathologique, et on se trouvera d'autant mieux de ses recherches qu'on aura la satisfaction d'annoncer positivement qu'on n'a *rien* trouvé.

N'insistons pas toutefois sur ce raisonnement ; la méthode statistique sera appliquée, bien entendu, aux faits positifs, afin, je le disais tout-à-l'heure, de constater leur degré de fréquence comme faits isolés, ou leur degré de coexistence quand ils sont multiples.

Il y a, comme le dit fort bien M. Louis, des lésions principales et des lésions secondaires ; les lésions principales, suivant lui, ce sont celles qui rendent facilement compte de symptômes observés dès le début ; les autres sont secondaires. Maintenant voici l'utilité de la statistique ; la lésion principale peut varier, elle peut offrir des formes différentes aux différents âges de la vie ; comment le savoir si l'on ne fait pas autant de groupes qu'il y a de questions à examiner, si l'on ne compte pas combien de fois la lésion a présenté telle ou telle forme, *dans un groupe déterminé* d'individus ?

C'est là ce que soutenait M. Louis, et dans ces limites d'utilité l'emploi de la statistique n'était plus à rejeter ; mais telles n'étaient pas les prétentions que nous nous étions efforcés de combattre ; il faut savoir d'abord que dans

SCIENCES
MÉDICALES.

—

Anatomie pathologique.
—
Statistique.

chaque spécialité scientifique, les prétentions des partisans de statistique diffèrent essentiellement : nous avons
vu qu'en anatomie normale ils ne voulaient rien moins
que constituer un type, un étalon auquel on pourrait
désormais comparer tous les sujets, et nous avons prouvé
leur impuissance sous ce rapport ; maintenant qu'ils ne
peuvent plus élever la même prétention à l'égard de l'a-
natomie pathologique, ils prétendent donner le chiffre
exact, rigoureux, absolu du degré de fréquence ou de
coexistence des lésions organiques dans le cours ou à la
suite des maladies ; eh bien ! cette prétention, si elle était
absolue, ne serait pas moins vaine ; les chiffres représenteront toujours ici des à peu près ; qu'on s'exprime numériquement ou adverbialement, ce sera toujours la même
chose ; qu'on dise telle lésion a été observée quatre-vingt-
douze fois sur cent, dans une série donnée, à telle époque
de l'année, à tel âge de la vie, etc., ce sera absolument
comme si l'on disait cette lésion a été observée dans la
très-grande majorité des cas, presque toujours.

Ces deux manières de s'exprimer auront une valeur
scientifique équivalente ; pourquoi? c'est que le nombre
quatre-vingt-douze sur cent, à coup sûr, ne se retrouvera
pas le même dans une autre série, c'est qu'il variera indéfiniment, bien que dans des limites assez étroites si l'on
veut, et cela en raison de faits relatifs soit aux individus
malades, soit aux modificateurs généraux : ainsi, je le
répète, on n'aura jamais que des approximations, et ce
sont là les bornes de l'utilité de la statistique en fait d'a-
natomie pathologique.

Maintenant voici quelle a été la réponse de M. Louis dans la discussion académique.

SCIENCES MÉDICALES.

—

Anatomie pathologique.
—
Statistique.

«Ici comme ailleurs, M. Dubois (d'Amiens) veut des calculs approximatifs, c'est-à-dire de mémoire sans doute ; mais voici où conduisent ces calculs : suivant Corvisart, l'anévrysme avec amincissement des parois du cœur est assez fréquent ; on ouvre son livre, on compte, et on trouve un seul cas de cette espèce. On en trouve autant dans l'ouvrage de Bertin et de M. Bouillaud, et pas un cas de cette espèce ne s'est rencontré sur sur quarante-cinq faits de lésions organiques du cœur, dont j'ai recueilli l'histoire, de 1820 à 1828, à la Charité. » (*Bull. de l'Acad.* 739.)

Je répliquerai d'abord à M. Louis : que rien ne l'autorisait à dire que je veux des calculs approximatifs, des calculs de mémoire ; ma volonté était de prouver : 1° que par la voie statistique on ne peut arriver ici qu'à des résultats approximatifs ; 2° que par cette voie on n'a encore introduit en médecine aucune vérité absolue.

Maintenant, admettons que Corvisart, après avoir observé un *seul* cas d'anévrysme avec amincissement des parois du cœur, ait dit que cette lésion est *assez fréquente :* ce serait une erreur inconcevable de la part de cet auteur, mais qui ne prouverait rien contre la valeur du mot *assez fréquent,* qui, judicieusement employé, sera tout aussi utile dans les sciences médicales que des chiffres, parce que, encore un coup, les chiffres ne seront jamais *définitifs.*

« Ainsi, ajoute M. Louis, en anatomie pathologique

l'analyse numérique arrive à *d'autres* résultats que l'évaluation approximative. »

C'est là précisément ce que nous contestons. Choisissez vos observateurs, prenez des hommes également sévères, judicieux ; que chacun d'eux rende compte des faits par lui observés ; si la bonne foi est égale, si les lumières sont suffisantes de part et d'autre, les résultats seront identiquement les mêmes, c'est-à-dire approximatifs ; à moins que vous ne supposiez que, méconnaissant tout-à-fait la valeur des termes, celui-ci appelle *assez fréquent* ce qui s'est montré *une* fois ; cet autre (et cet autre, M. Louis suppose que c'est Laënnec), assez fréquent ce qui ne s'est *jamais* montré.

Je ne terminerai pas cependant sans faire ici une concession, c'est qu'il résulte de ce qui vient d'être dit, que pour placer convenablement les mots qui expriment des évaluations approximatives, tels que *fréquent* ou *rare*, *peu* ou *beaucoup*, *souvent* ou *rarement*, il faut une certaine intelligence dans les observateurs ; il en faut même beaucoup, puisque M. Louis a pris en défaut, sous ce rapport, Corvisart et Laënnec ; tandis que pour opposer deux chiffres, les exigences ne sont plus les mêmes ; cela parle de soi, dans tous les temps et dans tous les lieux.

Mais en voici assez sur ce sujet ; nous aurons à reprendre encore plusieurs fois les idées de M. Louis ; laissons là pour le moment les évaluations numériques ou adverbiales, et revenons aux faits d'anatomie pathologique.

Pour classer les faits pathologiques, matériels ou statiques, il paraît tout simple de les grouper d'après l'arrangement des faits d'anatomie régulière, d'anatomie
normale. Rien, en effet, ne devait paraître plus logique,
et cette première base de classification ne saurait encore
être complétement rejetée : qu'elle ait appartenu, si l'on
veut, aux premiers efforts de la science, elle n'en est pas
moins exacte, positive.

Les organes de l'économie, considérés à l'état normal,
ont été, comme nous l'avons dit, classés en raison de la
différence de leurs parties constituantes et de leurs
usages ; de telle sorte qu'aujourd'hui cette classification
ne saurait être renversée ; or ces mêmes organes pouvant être matériellement altérés, toutes les altérations
pourraient être énumérées, classées de la même manière
que les organes eux-mêmes ; il semble même qu'il n'y
avait pas à sortir de l'ordre anatomique.

Toutefois cet ordre suivi par Bonnet, par Morgagni,
Voigtel et plusieurs autres, a été critiqué surtout dans ces
derniers temps ; on a prétendu que, si on se fondait
ainsi uniquement sur l'anatomie régulière, on perdrait
toutes les idées d'ensemble qui résultent de la comparaison des mêmes tissus, qu'on séparerait ce qui se tient de
plus près. Ces objections seraient justes et fondées si,
en se conformant à l'ordre anatomique, on négligeait pour
cela tout ce qu'il y a de général et de commun dans les
divers genres d'altérations organiques. Mais pourquoi ne
ferait-on pas pour les lésions anatomiques, pour les faits

d'anatomie irrégulière, ce que Bichat a fait pour les différents tissus, pour l'anatomie régulière?

Depuis Bichat, en effet, on a senti la nécessité de procéder synthétiquement en anatomie régulière, c'est-à-dire qu'on expose d'abord toutes les idées d'ensemble relatives à la composition des organes, qu'on ne commence plus par la description minutieuse de tel organe en particulier; ainsi on donne l'histoire générale des tissus, abstraction faite des organes dans la composition desquels entrent ces mêmes tissus. Or, il nous serait facile de prouver qu'en anatomie irrégulière, anormale, on pourrait procéder absolument de la même manière, et rester néanmoins dans la classification anatomique.

Des différentes classifications ou systématisations proposées par les auteurs, relativement aux faits de pathologie statique, les plus connues sont celles de Laënnec, de Lobstein, de Meckel, de MM. Andral et Cruveilhier. Nous allons les faire textuellement connaître , sauf à nous expliquer ensuite sur leur valeur respective.

Il ne suffit pas, en effet, dans une science telle que la pathologie, de citer tels ou tels textes; par cela même qu'il y a plus d'un texte, que la science conséquemment n'est pas définitivement arrêtée dans ses bases, il faut user de critique dans ses recherches, afin de discerner ce qui est réellement en avant dans la voie du progrès.

Les auteurs que nous allons citer ont été pris par nous comme ayant voulu traiter *spécialement* des faits d'anatomie pathologique; mais il ne faudrait pas croire pour cela que dans les nosographies, dans les traités de

médecine pratique, on n'ait point cherché à coordonner
ces mêmes faits ; on l'a fait, et parfois avec autant de succès au moins que dans les traités spéciaux d'anatomie
pathologique ; c'est donc à tort qu'on a prétendu rejeter
toutes les classifications des nosographes comme incompatibles avec les faits anatomiques ; et cela, a-t-on dit,
parce que l'arrangement des nosographes *subordonne*
aux symptômes les lésions pathologiques ; parce que dans
l'arrangement des nosographes on ne sait où placer les lésions qui n'ont point de signes extérieurs, ou qui n'en ont
que d'indécis, parce qu'on ne peut indiquer *que pour
mémoire* plusieurs affections où les altérations morbides
ne sont pas connues, et en outre, a-t-on ajouté, parce
que l'arrangement des nosographes laisse complétement
en dehors la plupart des monstruosités.

Ces objections portent à faux ; d'abord toutes les classifications nosographiques sont ici attaquées comme si
elles étaient toutes de la même nature, calquées invariablement les unes sur les autres ; or, lorsqu'on examine
ces classifications on voit que si quelques-unes offrent
certains inconvénients signalés ici, il en est auxquelles
on ne peut rien reprocher de semblable. Ainsi les classifications nosographiques basées sur ce qu'on a appelé dans
ces dernier temps l'*organicisme*, c'est-à-dire sur les
idées de Galien et de Fernel, échappent bien certainement à ces reproches ; car nulle part dans les classifications de ces esprits lumineux qui se font appeler exclusivement organiciens, on ne voit les lésions anatomiques
subordonnées aux symptômes ; bon gré, mal gré, ils font

toujours correspondre les symptômes aux lésions matérielles constatées sur le cadavre. Quant aux nosographes, moins perspicaces sans doute, qui n'ont pas encore su dévoiler tous les mystères de l'économie, ils ne subordonnent les symptômes au lésions que lorsque l'observation a démontré la subordination ; hors ces cas ils sont historiens et rien de plus.

Ce n'est pas tout : dans des classifications nosographiques toutes récentes et qui ont pour base les idées émises par Bichat en anatomie régulière, on n'est nullement embarrassé pour trouver le siége des diverses lésions, soit que ces lésions correspondent à des symptômes déterminés, *indécis* ou tout-à-fait nuls, soit enfin que ces lésions n'aient été liées à aucun acte pathologique ; ce n'est donc pas pour *mémoire* qu'on indique alors plusieurs affections où les altérations organiques ne sont pas connues ; cette indication est une nécessité scientifique.

Enfin ce dernier reproche de laisser complétement en dehors la plupart des monstruosités n'est pas plus fondé que les autres ; il est connu que dans les bonnes classifications nosographiques, avant d'exposer les maladies proprement dites, particulières à tel tissu, à tel système, à tel organe, on commence par décrire les monstruosités, les vices de conformation propres à ces diverses parties.

Au reste, ce que nous allons dire sur les classifications proposées spécialement en anatomie pathologique, prouvera que cette science ne peut pas encore être spécialisée de telle sorte qu'elle correspondrait à l'anatomie normale, et qu'elle serait explicative d'une physiologie pathologique. Partout on verra des efforts de spécialisation plus ou moins ingénieux, séduisants, louables même, mais vains et infructueux.

Suivant Laënnec, il faut rapporter à quatre grandes classes toutes les altérations que les organes de l'économie sont susceptibles d'éprouver :

1°. Altérations de nutrition, soit par excès, soit par défaut, c'est-à-dire *hypertrophie* et *atrophie.*

2°. Altérations de formes et de positions, telles que les *luxations* et les *hernies.*

3°. Altérations de texture produites par des actions extérieures ou le développement de tissus étrangers.

4°. Corps étrangers.

Telles sont les divisions principales ; mais ces divisions, comme on le pense bien, attendent des sous-divisions nombreuses et régulières ; or, à l'aide de quelle méthode a-t-on cherché à grouper ensuite les faits?

Laënnec pensait que, pour sous-diviser les deux premières classes, on pourrait revenir aux classifications anatomiques ; mais que pour les deux autres il fallait les diviser de la manière suivante :

Altérations de texture;

1° Par solution de continuité ;

2° Par accumulation de liquides qui existent déjà dans l'économie ;

3° Par l'inflammation et ses suites ;

4° Par développement d'un tissu.

SCIENCES
MEDICALES.

Anatomie pathologique.

Pour ce qui est de cette quatrième sous-division des tissus anormalement développés, Laënnec l'avait de nouveau subdivisée, et c'est là un fait scientifique qui lui appartient en propre. Ces tissus, disait-il, se divisent :

En tissus sans analogues avec les tissus de l'économie :

 1° Tubercules ;
 2° Squirrhes ;
 3° Encéphaloïdes ;
 4° Mélanoses ;

Et en tissus analogues avec ceux du corps.

Telle est la classification proposée par Laënnec, classification bonne sous certains rapports, mais inexacte et incomplète sous beaucoup d'autres, parce que les faits qu'elle est destinée à embrasser ne sont pas définis par eux-mêmes, essentiellement déterminés, en un mot individualisés.

Cette classification a d'abord cela de vicieux qu'elle n'attribue aux altérations de nutrition que l'*excès* ou le *défaut* de cette même nutrition, comme si cette fonction ne pouvait éprouver que ces deux genres d'altération ; ce qui n'est pas, car Laënnec lui-même relègue un peu plus bas, c'est-à-dire dans ce qu'il appelle *altérations de texture*, la plupart des faits pathologiques qui résultent d'une aberration, d'une dépravation de nutrition dans les organes. Ainsi Laënnec sépare dans sa classification ce qui devrait être réuni sous le même chef, c'est-à-dire sous le titre général d'altérations de nutrition.

Si la nutrition restait en effet normale, ou du moins si elle ne pouvait s'altérer que par excès ou par défaut, pourquoi verrait-on certains organes se convertir en d'autres tissus? Cette division est donc inexacte, mais la base que cet auteur avait choisie n'est pas pour cela mauvaise en elle-même.

On a dit que Laënnec en admettant des lésions de nutrition avait pris une base *physiologique ;* puis ensuite qu'en admettant des altérations de texture, il avait pris une base *nosologique.* Je ne sais si par là on a voulu adresser un reproche à sa classification ; mais, dans tous les cas, on s'est fort mal exprimé : qu'est-ce à dire qu'une base physiologique en opposition avec une base nosologique? N'est-ce pas abuser des termes? n'est-ce pas vouloir distinguer une pathologie physiologique d'une pathologie qui ne le serait pas? Dès qu'on entre dans les altérations de la nutrition on sort, à proprement parler, de la physiologie ; seulement on indique en quoi et comment on s'éloigne des faits physiologiques ; voilà tout. Ainsi Laënnec, en faisant deux classes différentes des altérations de nutrition et des altérations de texture, a eu tort, parce qu'il a exprimé en termes différents des faits analogues; dans le premier cas il a indiqué l'*acte* pathologique : altération de nutrition ; dans le second il a indiqué le *résultat* de cet acte : altération de texture, et rien de plus.

Cessons donc de distinguer ainsi une prétendue médecine physiologique d'une médecine non physiologique, ayons plutôt à l'esprit les faits purement physiologiques comme une norme incontestable, norme qu'on pourra comparer sans cesse aux faits pathologiques, afin d'en déduire jusqu'à quel point ont été portées les altérations de ce type primitif.

Mais la classification de Laënnec n'est pas seulement inexacte, elle est incomplète; il est une foule de faits pathologiques, matériels ou statiques, qui ne sauraient y trouver place, les altérations des liquides par exemple; et en outre cette classification ne comprend pas les vices de conformation primitive, les monstruosités; c'est une lacune immense; que les faits d'anatomie irrégulière soient primitifs, qu'ils se soient développés spontanément en vertu de certaines aberrations dans les lois de l'organogénésie, ou qu'ils se soient effectués accidentellement par d'autres aberrations dans les lois de l'organisation, soit pendant la période d'accroissement, soit pendant la période du déclin de la vie, ce sont toujours des faits matériellement appréciables, et ces faits doivent être systématisés en anatomie pathologique.

Dans l'intérêt de nos propres études, nous devons ajouter ici quelques courtes remarques didactiques. Jusqu'à présent nous n'avions parlé des faits de pathologie statique que d'une manière très-générale, en disant seulement que ces faits comprenaient tout ce qui s'éloigne notablement du type primordial de l'organisation; mais forcément nous avons été ensuite contraints d'entrer d'une manière abrupte et irrégulière dans l'exposition, ou du moins dans l'indication de quelques classes de ces faits pathologiques; il le fallait bien, puisque nous avions une classification à examiner; nous devons donc revenir en peu de mots sur ces classes, afin de faire connaître sur quels principes on s'est fondé pour les admettre.

SCIENCES
MÉDICALES.

—

Anatomie pathologique.

Imbus, comme nous le sommes, de notions physiologiques systématisées, nous savons que les organes sont incessamment soumis à un travail normal de composition et de décomposition, travail connu sous le nom de nutrition; nous savons que, même dans l'état de santé, ce travail éprouve de temps à autres des oscillations plus ou moins marquées, et en vertu desquelles, 1° l'organogénésie se fait d'une manière plus ou moins complète; 2° l'accroissement a lieu avec plus ou moins d'activité; 3° la vieillesse, la décrépitude avance plus ou moins promptement; or, nous venons de voir une classe toute entière de faits pathologiques matériels, désignée sous le titre d'altérations de nutrition : ce qui nous indique que les oscillations peuvent être portées au point de dépasser les dernières limites physiologiques et de se transformer en actes et en résultats pathologiques. Tels sont les *excès* de nutrition dans les organes, les *défauts* et les *aberrations*, d'où les altérations dans la texture de ces mêmes organes.

Nous savions en outre, et c'était encore là des notions physiologiques, que les organes ont des formes déterminées, et qu'ils sont placés, arrangés suivant certaines lois, sauf quelques variations légères et quelques transpositions compatibles avec l'état de santé; ces dispositions matérielles des organes se représentent identiquement les

mêmes chez tous les individus d'une même espèce ; c'était là l'état physiologique ; mais cette classe, admise en
anatomie pathologique sous ce titre : altérations de
forme et de position, nous indique qu'il existe assez de
faits en opposition avec l'état normal sous ce rapport,
pour qu'on ait senti le besoin de les grouper, de les placer dans un ordre particulier. Ainsi voilà toute une grande
série de faits pathologiques statiques, dont nous avons
une première idée, une notion générale.

Mais les organes avec ces *formes*, avec ces *textures*
diverses qui nous sont connues physiologiquement, peuvent encore éprouver d'*autres* altérations ; des accidents
nombreux venus du dehors peuvent diviser ce qui était
naturellement réuni, d'où les *solutions de continuité
des parties ;* ils peuvent détruire toute trace d'organisation par l'effet de ces mêmes violences, ou par l'effet de
causes internes ; certains liquides peuvent être entraînés
de tels points de l'économie dans lesquels ils séjournent
naturellement vers d'autres points qui ne devaient point
les recevoir avec autant d'abondance, ou qui même ne
devaient pas les recevoir du tout ; ce sont encore là des
faits pathologiques groupés comme nous venons de le
voir.

Ce n'est pas tout encore ; indépendamment de ces altérations de tissu, dont nous avons parlé et qui tiennent
à des lésions produites par des violences extérieures, des
transports de liquides, etc. ; des tissus *sans analogues*
dans l'économie peuvent altérer les tissus normaux de
cette même économie. Nous avons vu que Laënnec les

divisait en quatre séries ; nous ne voulons pas aller plus loin que leur simple dénomination, satisfaits pour le moment d'avoir acquis cette notion pathologique, savoir : que des tissus sans analogue dans l'économie peuvent constituer des faits pathologiques statiques, assez nombreux pour avoir été ainsi groupés dans une classification générale.

Les considérations auxquelles nous venons de nous livrer nous ont forcés de ramener en quelque sorte en pathologie certaines classes de faits trop souvent dédaignés. Ainsi nous avons parlé d'altérations des liquides de l'économie et de monstruosités ; qui ne sait, en effet, que les liquides entrent pour une proportion très-forte dans l'économie animale ; que ces liquides ne conservent pas toujours leur pureté normale, qu'ils éprouvent de fréquentes, de nombreuses et de variables altérations ? Il en est ici comme pour les parties solides, et on ne conçoit pas même comment il pourrait en être autrement.

Voyez, en effet, ce qui se passe dans l'état physiologique. « Quand quelques linéaments, dit M. Rochoux (*de l'humorisme*), commencent à se laisser apercevoir dans l'embryon, on ne sait vraiment si l'on doit les ranger parmi les solides ou parmi les liquides. Une disposition analogue subsiste encore notablement lorsque le corps a acquis son entier développement. Qui peut dire, par exemple, si les dernières lamelles du tissu cellulaire interstitiel, si les fibres élémentaires nerveuses sont plus voisines de la liquidité de la lymphe ou du sang que de la solidité propre aux os et aux cartilages? Les cinq sixièmes du poids du corps sont liquides. Le solide vient du liquide et se résout en liquide. L'état liquide est donc vraiment permanent ou dominant dans le corps humain, et l'état solide transitoire. Les solides enfin sont comme des instruments à l'usage des liquides. »

Voyez déjà quelles nombreuses inductions on peut tirer de ces faits pour la pathologie. Comment les altérations matérielles pourraient-elles être isolées, limitées dans ces mêmes solides? Comment concevoir des altérations qui cesseraient dès que les parties, de solides qu'elles étaient, redeviendraient liquides? des altérations qui saisiraient le solide au moment même où il tendrait à se constituer? Théoriquement, je le répète, ceci ne se conçoit pas, et la pratique, l'observation démontrent chaque jour le contraire.

Une foule de causes, de modificateurs, dont on peut suivre l'action sur le corps, s'adressent tout d'abord et presque uniquement aux liquides. M. Rochoux remarque avec raison que l'azote, l'hydrogène, l'acide carbonique, absorbés par la respiration, portent d'abord sur le sang une action délétère qui s'étend ensuite sur toute l'économie.

« Ainsi, poursuit M. Rochoux, au lieu d'avoir de l'embarras pour trouver des exemples d'altérations du sang, nous en éprouvons bien plutôt à choisir dans leur nombre immense les plus remarquables d'entre eux, et à les présenter dans un ordre qui les fasse s'appuyer, s'éclairer l'un l'autre, et porter l'évidence sur les conclusions qu'ils sont propres à fournir. »

Ici donc encore le nombre des faits pathologiques a
été bientôt tel, que les bons esprits ont senti la nécessité
de les systématiser, toujours dans le double but de les
éclairer les uns par les autres, au moyen de judicieux
rapprochements, et d'en rendre l'enseignement plus facile,
plus méthodique. C'est dans l'intention d'atteindre ce but
difficile que M. Rochoux a rapporté les altérations du
sang à trois chefs ;

Savoir : 1° Altérations spontanées;

2° Altérations par soustraction ;

3° Altérations par addition.

Il faut l'avouer cependant, tout en reconnaissant que
les altérations des liquides sont au moins aussi fréquentes, aussi diverses que celles des solides, leur étude
n'a pas encore été portée bien loin. Le simple aspect
des solides suffit dans beaucoup de cas pour faire reconnaître des altérations nombreuses; il y a là, en effet,
des *formes* qui peuvent être modifiées ; des *couleurs*
qui peuvent changer ; une *stucture* qui peut ne plus être
celle des types; un *densité* qui peut aussi varier, etc.; ce
n'est pas tout, les fonctions qui demandent pour être
exécutées l'intégrité de ces dispositons sont également
perverties ; tandis que pour les liquides tout au plus
s'aperçoit-on des altérations de leur degré de fluidité,
de leur coloration, et de couennes qui se formeront à leur
surface. Mais combien ne doit-il pas y avoir d'autres altérations? C'est à peine donc si nous sommes entrés dans
cette étude.

Indépendamment des altérations propres aux liquides

SCIENCES
MEDICALES.

Anatomie pathologique.

de l'économie, nous avons encore parlé de vices congé-
nitaux de conformation, de monstruosités, d'accidents
enfin d'organogénésie ; il faut aussi donner quelques
courtes explications à ce sujet.

Les faits pathologiques matériels ou statiques ne surviennent pas seulement pendant le cours de la vie extra-
utérine ; on peut en constater et de fort nombreux et de
très-variés soit à l'époque normale de la naissance, soit
lors d'une naissance prématurée : donc il est des faits pathologiques qui peuvent se développer pendant la période
embryonnaire, pendant la période fœtale.

Mais ici il y a quelques remarques très-importantes à
faire sur le développement et la nature de ces faits pathologiques. Ils sont évidemment d'un ordre particulier ; dans
aucune systématisation on ne pourrait les confondre avec
les faits pathologiques qui surviennent plus tard et accidentellement dans l'organisation ; les hommes ont été de
tout temps frappés de leur étrangeté, et à tel point que pour
les distinguer de tous les autres ils les ont nommé *monstruosités*. Pourquoi cela ? C'est qu'habitués à voir en
quelque sorte sortir du sein des mères fécondes un type
en général pur et régulier, ils ont appelé monstres les
êtres qui s'éloignaient aussi étrangement du type commun.

C'est qu'aussi dans la plupart des cas il ne s'agit plus
de simples altérations locales comme celles qui surviennent
pendant le cours de la vie ; ce sont d'étranges et bizarres
dispositions organiques. Aussi quelques auteurs n'ont-ils
point voulu les comprendre dans leurs systématisations pa-

thologiques ; ils ont eu tort cependant : l'organisation dans ces cas n'est plus à l'état normal ; le type commun est altéré, et ceci aurait dû leur suffire.

Mais il est altéré d'une façon particulière, et cette circonstance pourra servir à les systématiser ; le type, en effet, peut alors être altéré de *trois* manières principales :

D'abord, et ceci est le fait général, le type est altéré congénitalement et, dans la presque totalité des cas, cette altération du type tient à des modifications imprimées aux lois de l'organogénésie ; c'est là ce qui constitue un ordre à part, ce qui groupe parfaitement ces faits pathologiques en un seul faisceau : ensuite, venons-nous de dire, les auteurs ont sous-divisé cet ordre lui-même en trois classes principales :

1°. Le type a été arrêté dans son évolution ; il y a eu *arrêt de développement*, et de là cette foule de lésions anatomiques qui résultent d'organes *inachevés, incomplets,* ou même n'existant pas du tout.

2°. Le type peut ensuite être non moins gravement altéré, parce que quelques-unes de ses parties constituantes ont été *au delà* du point normal d'évolution ; ils ont dépassé les limites de l'organisation ; il y a eu donc *excès de développement*, et de là cette foule de lésions anatomiques qui résultent d'organes *exhubérants*, ou même *multiples*, lorsqu'ils devaient être simples.

3°. Le type peut enfin être altéré par suite d'une marche dépravée dans l'évolution. Il y a eu alors *aberration de développement*, et de là cette foule de lésions anatomiques qui résultent d'organes mal coordonnés entre

SCIENCES
MÉDICALES.

Anatomie pathologique.

eux, vicieusement développés dans leur struture intime, ou mal placés, mal localisés dans l'économie.

C'est ainsi qu'en général on a recherché à classer les faits pathologiques matériels survenus congénitalement dans l'économie ; je le répète, ces faits doivent être considérés comme pathologiques, non qu'ils constituent par eux-mêmes et dans tous les cas des maladies ; nous verrons plus tard qu'il faut bien autre chose pour constituer des maladies ; mais parce que nous sommes convenus, pour l'intelligence des faits, de consacrer ces mots, faits pathologiques statiques ou matériels, à tout ce qui s'éloigne notablement du type normal de l'organisation. Le mot *pathologique*, je le sais, paraît ici mal appliqué lorsqu'on se rappelle son étymologie ; mais peu importe si nous lui donnons une acception plus générale, si nous sommes convenus de l'introduire à ce titre dans nos divisions scientifiques.

Lobstein n'a pas classé les faits pathologiques de la même manière que Laënnec, et d'abord il veut avec raison qu'on s'occupe du mode de production de ces faits purement matériels ; faits qui n'ont pu se former sans l'intervention de faits dynamiques. Lobstein veut en conséquence, et ce sont ses propres expressions, qu'on remonte jusqu'au premier chaînon auxquel se rattachent toutes les lésions matérielles ; suivant lui, dès qu'on cherche ainsi à remonter, c'est à l'altération de la force nerveuse qu'on est forcé de s'arrêter : de telle sorte que les lésions matérielles de l'économie sont pour ainsi dire placées entre des faits dynamiques primitifs, essentiels, et des faits dynamiques, consécutifs, symptomatiques. Nous reviendrons plus tard sur cette idée, qui, assurément, n'est pas sans fondement ; ici nous n'avons à examiner que la classification proposée par Lobstein en anatomie pathologique.

SCIENCES MÉDICALES.

Anatomie pathologique.

Suivant cet auteur, il y a d'abord deux espèces d'anatomie pathologique, l'une *générale* et l'autre *spéciale ;* toutes deux calquées en quelque sorte sur l'anatomie générale et descriptive de Bichat.

Il faut le dire toutefois, dans son Anatomie pathologique générale, Lobstein n'a point par devers lui, bien entendu, des systèmes réguliers à décrire ; ce sont des aberrations, des faits éventuels, instables, conséquemment des altérations du type normal qu'il doit exposer; on ne peut donc s'attendre à trouver des descriptions semblables à celles qui existent en anatomie normale ; ajoutons qu'il veut aller plus loin qu'on ne va ordinairement dans l'ordre ordinaire ; non content de *décrire* les changements matériels survenus dans l'organisation, Lobstein veut indiquer leur *mode* de formation, c'est-à-dire, pour nous servir de ses expressions, qu'il veut indiquer à la fois le résultat et le mécanisme de l'action.

Voici au reste ses principales divisions :

1°. Déviations de l'acte de la nutrition caractérisées par une augmentation ou une diminution de volume. (C'est l'hypertrophie et l'atrophie des autres auteurs.)

2°. Altérations de texture qui comprennent les raréfactions de tissu par pneumatose, hydronose, hématonose, fluxion et inflammation.

3°. Changements survenus dans la position et dans la connexion des parties.

4°. Tissus nouveaux développés accidentellement, mais analogues aux tissus naturels.

5°. Développement de substances qui n'ont point de tissus analogues dans l'économie. (Ces deux divisions appartiennent à Laënnec , comme nous savons.)

6°. Produits morbides qui n'ont aucune connexion organique avec les tissus naturels. Ces produits sont sous-divisés suivant qu'ils sont inorganisés , ou suivant qu'ils sont organisés et animés.

Telles sont les six divisions destinées à comprendre, sous le titre d'anatomie pathologique générale , tous les faits matériels ou statiques , abstraction faite des organes ainsi lésés dans leur substance propre , ou simplement dans leurs rapports , dans leurs connexions.

Mais j'ai déjà dit que Lobstein ne s'occupe pas seulement de décrire ce qui *est* anormal; il s'est mis aussi à rechercher comment tout cela s'est *effectué ;* et ici, comme on le voit , ce n'est plus de l'anatomie pathologique, ce serait de la physiologie pathologique ; mais une physiologie qui , loin de correspondre, loin de trouver sa cause dans les dispositions matérielles , aurait au contraire pour résultat d'amener, de causer les lésions sus-indiquées.

Cette physiologie pathologique serait très-complexe ; elle comprendrait une foule d'actes : j'y reviendrai plus tard , et j'exposerai alors les idées de Lobstein à ce sujet.

Quant à l'anatomie pathologique *spéciale,* j'ai dit que

Lobstein l'avait pour ainsi calquée sur l'anatomie descriptive de Bichat.

SCIENCES
MEDICALES.

—

Anatomie pathologique.

Après avoir, en effet, décrit des tissus dans sa partie
générale, l'auteur rapporte ces mêmes tissus aux différents
appareils de l'économie.

C'est là, en effet, ce qu'il y avait de mieux à faire ; il
faut passer en revue successivement les organes disposés
par appareils ; cette classification est la meilleure : elle
n'est pas une œuvre arbitraire de l'esprit, elle existe dans
la nature normale des choses, et on doit s'y conformer.

Mais je ne sais pourquoi Lobstein , tout en suivant ce
plan, n'a pas classé les monstruosités également par
appareils, puisque les monstruosités portent sur des
systèmes ou sur des appareils, ou sur des organes en
particulier ; ici Lobstein a usé d'un artifice assez ingénieux. Après avoir décrit les faits d'anatomie pathologique relatifs à son dernier appareil, savoir, l'appareil
génito-urinaire de la femme, il passe *naturellement*,
dit-il, au produit de la conception, au fœtus, et de là
tout naturellement encore aux fœtus monstrueux, aux
monstruosités.

Poursuivant nos études sur les diverses classifications
proposées par les auteurs, nous arrivons à celle de Meckel ;
celle-ci est assez méthodique, elle est vaste en un,
sens ; mais nous y trouverons encore des lacunes très-
nombreuses. On a dit que la classification de Meckel est
basée sur une idée systématique uniforme, et que cette
idée est toute nosologique, toute pathologique ; nous ne
concevrions pas comment il pourrait en être autrement ;

à moins d'établir une question de mots. D'abord l'idée doit être systématique et uniforme autant que possible ; si elle n'était systématique, elle ne tendrait à rien coordonner, à ne grouper aucuns faits, ceci s'entend ; uniforme *autant que possible*, dis-je, car nous verrons bientôt que l'uniformité en fait d'idées systématiques est précisément ce qui manque dans nos classifications médicales.

Quoi qu'il en soit, Meckel n'a tenu compte dans son langage que des résultats, il a dit : les altérations organiques, quelle que soit d'ailleurs leur cause productrice (et cette cause productrice n'est pas indiquée dans sa classification), doivent d'abord former deux grandes classes, suivant qu'elles portent sur les *formes*, ou suivant qu'elles portent sur la *texture* et la *composition* des organes.

Une fois cette grande division faite, il fallait subdiviser; or, ici Meckel a tenu compte de certaines causes ou plutôt de l'époque première de ces formations anormales ; ainsi il a subdivisé les altérations de forme en deux ordres ; les unes sont, dit-il, *congénitales*, et les autres sont *acquises ou accidentelles*.

Cette sous-division est bonne en ce qu'elle étend considérablement le cadre des faits pathologiques matériels, puisque ainsi l'ordre tout entier des *monstruosités* trouve naturellement sa place dans cette classification. C'était une nécessité que Meckel a bien sentie ; les monstruosités sont des faits pathologiques, et il n'a eu garde de les omettre.

Mais il fallait aussi subdiviser les altérations de texture
et de composition; cette subdivision a été établie par
Meckel de la manière suivante :

1° Altérations de texture résultant de changements
physiques.

2° Altérations de texture résultant de nouvelles formations.

Cette autre subdivision présente de grandes facilités
pour l'étude, et tout en groupant les faits pathologiques
matériels, elle jette de vives lumières sur ces mêmes faits,
elle distingue judicieusement ce qui n'est qu'un simple
changement physique d'avec ce qui est dû à de nouvelles formations; or, sous ce dernier rapport, Meckel
comme on le voit, ne se borne plus à exprimer un *résultat* matériel; il indique un *acte* lui aussi, puisqu'il parle
de nouvelles formations; tant il est difficile en médecine
d'isoler les résultats des actes préliminaires; et tant cette
distinction de base prétendue anatomique qui serait explicative de tous les faits dynamiques est subtile, est dé-
risoire !

Faisons remarquer avant d'aller plus loin, que Meckel
en disant altérations de texture et *de composition*, a permis de grouper dans cette dernière dernière section
toutes les altérations des liquides ; il est, en effet, évident
que, sauf les altérations qui porteront sur la quantité des
liquides, soit *en plus*, soit *en moins*, ces altérations ne
seront que des altérations de *composition* : il n'y a plus
de formes, en effet, dans les liquides, il n'y a plus de
texture, de structure, à moins qu'on ne veuille pénétrer

SCIENCES
MÉDICALES.

—

Anatomie pathologique.

dans l'organisation intime des globules, dont on trouve, il est vrai, la sphéricité, par exemple, plus ou moins altérée, dans certains cas ; et puis après tout, en admettant même qu'il y ait là aussi une structure révélée par les expériences microscopiques, que chaque globule sanguin, par exemple, soit un organe, ce qui est en effet, tous les faits n'en rentreraient pas moins dans la classe indiquée par Meckel sous le titre d'altérations de texture et de *composition* ; y a-t-il, en effet, *addition* de principes hétérogènes dans les liquides de l'économie ? ces principes sont-ils totalement étrangers à l'économie, ou seulement excrémentitiels ? Ce sont là des altérations de *composition*. Y a-t-il, au contraire, des changements dans la conformation, dans l'organisation des globules ? Ce sont des altérations de texture intime, car alors on a affaire à la partie *texturée* du liquide.

Ajoutons enfin que dans les liquides on trouverait aussi des faits qui rentreraient ou plutôt qui justifieraient la subdivision adoptée par Meckel, c'est-à-dire les changements physiques et les nouvelles formations.

Ces deux sortes de faits existent tout aussi bien dans les liquides que dans les solides.

Les changements physiques du sang, par exemple, sont tellement nombreux, que chaque jour ils causent de nouvelles surprises aux observateurs ; il me suffirait de citer ces étranges colorations qu'on a comparées avec raison à des gelées de groseilles, à du lait, etc.

Quant aux nouvelles formations, qui ne sait que les liquides n'en sont nullement exempts ? qu'on trouve, à l'é-

tat de mélange plus ou moins intime, tantôt telle matière
et tantôt telle autre ; matières que d'après notre méthode
didactique nous ne pouvons indiquer ici ; mais pour sentir
combien ces nouvelles formations doivent être fréquentes
et nombreuses, il suffit de se rappeler que toutes, avant
d'exister dans les solides de l'économie, ont préalablement circulé avec les liquides, puisque c'est là la source
commune de tout ce qui finit par se solidifier.

Les nouvelles formations sont elles-mêmes subdivisées méthodiquement par Meckel ; à cet égard nous retrouvons les idées de Laënnec positivement reproduites ;
Meckel distingue, en effet, les productions, les formations
nouvelles, en celles qui amènent des tissus analogues, et
en celles qui amènent des tissus sans analogues. Cette
distinction reste donc et restera dans la science ; tant il
est vrai qu'une théorie, lorsqu'elle est bonne, lorsqu'elle
est fondée, est aussi inamoviblement acquise que tel fait,
que telle série de faits.

Et pour le dire ici en passant, n'est-il pas pitoyable
d'entendre encore répéter chaque jour, et jusqu'à satiété,
qu'il n'y a rien dire, rien à objecter à telle chose, parce
que c'est un *fait* ; que rien n'est plus précieux, plus positif, plus péremptoire, *qu'un fait*, etc. ? Eh ! qui nie le
réalisme des faits ? qui nie le degré de certitude d'un fait
bien observé ? mais la *puissance* des faits, d'où vient-elle
si ce n'est de leur corrélation, et des inductions qu'on
peut en tirer ? Or, les théories ont précisément pour
fonction d'établir les rapports et les différences des
faits ; ce sont donc elles qui donnent de la puissance aux

SCIENCES
MÉDICALES.

—

Anatomie pathologique;

faits ; établir de bonnes théories, c'est donc faire marcher la science ; dès lors il serait temps de ne plus crier contre les théories qu'on ne connaît pas, pour faire continuellement l'apologie des faits sans pouvoir en déterminer la valeur.

Il n'y a rien à dire contre les faits, répète-t-on de toutes parts, rien de plus impertinent qu'un fait, etc. Je trouve que souvent il y a beaucoup à dire contre les faits ; et d'abord le fait a-t-il été rigoureusement observé ? l'a-t-il été avec sagacité, dans des circonstances convenables ; a-t-il été observé un assez grand nombre de fois, afin de déterminer les variations, et de se baser en quelque sorte sur la *moyenne approximative* de ces variations ? a-t-on pu, comme on le dit en physique, parfaitement isoler la couple de cause et d'effet ? Toutes ces conditions étant remplies, vous n'avez encore qu'un fait bien observé. Maintenant qui viendra déterminer la *valeur scientifique* de ce fait ? C'est là, comme on le voit, une question d'une importance non moins grande ; nous ne parlons plus du *réalisme* ou du degré de réalité de ce fait ; il est admis dans son plus haut degré de certitude, si vous le voulez ; mais, je le répète, il y a maintenant à en déterminer la valeur ; or, ici, il y a œuvre de jugement à faire ; tout-à-l'heure tout venait du fait et de ses accidents ; l'esprit les enregistrait, et puis le degré de certitude, de réalisme, résultait tout naturellement de cette simple observation ; mais la valeur, la valeur du fait ne peut plus être déterminée d'après les accidents d'un cas isolé ; cette valeur doit être *déduite ;* c'est une *induction ;* il faut donc préalablement qu'il y ait un *ju-*

gement, et puis encore *comparaison* d'un certain *nombre* de faits; or nous voici dans la théorie, et cela sans sortir des faits. Mais nous nous éloignons de notre sujet; revenons à la classification de Meckel.

Indépendamment de la distinction faite par cet auteur dans les altérations qui résultent des nouvelles formations, suivant que ces formations consistent en tissus analogues et en tissus sans analogues, il a distingué encor e *les régénérations des tissus;* mais à la rigueur cette distinction serait ici inutile et ne devrait pas empêcher la division simplement binaire: car ici la distinction repose sur une toute autre circonstance.

Pour établir, en effet, cette autre division dichotomique, Meckel prend pour base un fait de comparaison dans ce résultat pathologique lui-même; savoir, que le tissu nouvellement, anormalement formé, ressemble ou ne ressemble pas, est ou n'est pas analogue aux autres tissus de l'économie; il n'y avait pas de milieu ni de troisième déduction; le fait un fois comparé, il en résultait analogie ou non analogie; mais ajouter ensuite et sur la même ligne les *régénérations* de tissus, c'est changer totalement de base; c'est ne plus tenir compte de la composition du tissu, pour signaler son mode de production; mode d'ailleurs très-bon à indiquer, mais dans un autre lieu; car les tissus régénérés sont après tout des tissus *analogues* à d'autres tissus de l'économie; il le faut bien puisqu'on dit *régénération*, c'est-à-dire *générés* une seconde fois, comme pour rentrer dans le type normal de l'économie.

En résumé la classification de Meckel est une des plus complètes que nous ayons ; c'était une bonne idée de prendre pour base la considération des changements de forme, de texture et de composition ; non qu'en ce sens on soit plus nosologique qu'en d'autres ; mais parce que cette division comprend la presque totalité des faits pathologiques matériels, statiques ; et cela sans équivoque.

Je m'explique : lorsque dans une classification on ne veut comprendre que des faits pathologiques statiques ou matériels, qu'on n'a pas d'autre prétention, on a grandement raison de fonder ses divisions, non pas sur les différences des *actes*, mais sur les diverses *conditions matérielles*. Or, c'est ce que Meckel a fait plus que tout autre, et en cela il est profondément entré dans son sujet.

Rappelez-nous, en effet, ce que Meckel avait à faire ici ; il avait par devers lui, comme fruits de son observation propre, de l'observation de ses contemporains et de ses devanciers, une immense quantité de faits, d'altérations anatomiques ; or, ces faits il voulait les disposer méthodiquement en séries, en groupes divers ; il voulait réunir tous ceux qui offraient des points d'analogie entre eux, les séparer des autres, etc.

Meckel savait certainement bien que quel que fût le mode de classification adopté par lui, sa base serait toujours nosologique, pathologique, puisqu'il avait à parler uniquement et exclusivement de faits anormaux ; mais il aurait pu, à l'exemple de quelques autres nosologistes, indiquer les différents modes suivant lesquels se produisent les lésions ; or, c'est là l'écueil qu'il a évité ; il a préféré, et avec raison, rester dans son sujet, c'est-à-dire *matérialiser* ses bases de classification, puisque les objets qu'il avait à classer étaient *matériels* eux-mêmes ; il s'est dit : toutes ces altérations pathologiques tombent sous nos sens ; celles-ci consistent dans des formes *autres* que dans l'état normal ; celles-là dans une texture *autrement* disposée ; ici nous voyons des tissus *nouveaux*, là des productions qui ne sont pas liées par continuité à l'organisme (entozoaires et concrétions pierreuses), etc. ; or, pour les classer nous n'avons pas à rechercher suivant quels modes, en raison de quelles violations de lois, ces changements organiques se sont effectués ; nous voyons tout simplement des différences matérielles, quant à la forme, quant à la texture, quant à la composition : eh bien ! signalons ces différences et prenons-les pour bases de notre classification.

Je le répète, procéder ainsi c'est rester dans son sujet, c'est être méthodique, c'est satisfaire les esprits rigoureux, puisqu'on n'est pas obligé de supposer une foule de connaissances préalables, et d'ailleurs c'est ne pas se mettre dans le cas de faire des suppositions, des hypothèses plus ou moins gratuites.

Ainsi donc le mode de classification adopté par Meckel pourrait être un modèle dans le genre, du moins sous le rapport de l'esprit qui a présidé à cette conception.

Ce procédé est éminemment logique, et il correspond

parfaitement à ce que les auteurs ont fait pour l'anatomie normale, comme nous allons voir.

Ceux-ci avaient des organes à faire connaître méthodiquement, à décrire systématiquement ; or, voyons-nous qu'ils se soient mis à les exposer, à les grouper en raison des actes physiologiques, des lois organogénésiques qui auraient présidé à leur évolution ? Se sont-ils dit : dans telle classe nous placerons les organes de première formation, dans telle autre ceux de seconde ? à l'origine de la science ils se sont bien gardés de procéder ainsi ; ils ont pris tout simplement pour base les analogies ou les différences matérielles que les organes présentaient entre eux ; ce n'est que beaucoup plus tard qu'ils ont ont cherché à faire concorder les classifications anatomiques avec les actes physiologiques ; ce n'est que beaucoup plus tard qu'ils ont groupé les organes en raison des fonctions que ceux-ci sont appelés à remplir.

En anatomie anormale, sous peine de tout confondre, il faut presque toujours se borner à décrire les faits anormaux, les faits matériels, en raison des accidents matériels de ces mêmes faits ; un jour viendra peut-être où il sera permis de grouper *tous* ces faits, de les arranger, dans nos descriptions, suivant un système meilleur, c'est-à-dire de les faire concorder avec les actes anormaux ; déjà pour quelques faits ceci a pu être réalisé ; mais nous verrons bientôt qu'il y a encore tant de lacunes sous ce rapport, qu'une classification faite en ce sens serait tout-à-fait tronquée et incomplète.

Que diriez-vous d'un anatomiste qui, en face de tous

les organes de l'économie, s'écrierait : Je ne vois ici que
des *formes* et des *textures* diverses ; que m'importe les
usages de ces prétendus organes ; je ne veux pas me jeter dans des hypothèses, je ne vois ici que des formes et
des textures ; or, je mettrai dans une classe tout ce qui
aura des formes analogues ; puis dans une autre tout ce
qui sera fibreux, puis dans une autre tout ce qui sera
glanduleux, etc., etc. ? Que diriez-vous de cet anatomiste ?
Vous diriez, la science qu'il cultive en est encore sans doute
à son berceau, il procède méthodiquement et rigoureusement ; il *matérialise le cadre* de sa classification, et il
n'a point tort, car il n'aurait pas de données suffisantes
pour agir autrement ; mais vous ne diriez pas, cet homme
est plus anatomiste que les autres ; vous diriez, pour
lui il n'y a qu'une nature morte, des cadavres ; il est
observateur, mais il n'est pas même organicien, car il ne
voit pas même des organes morts, il voit des formes et
des textures.

Tout ceci pourrait, en effet, s'appliquer à Meckel, si
cet auteur n'avait semé çà et là dans sa classification
quelques pensées indiquant qu'il ne croyait pas avoir à
disserter sur une matière purement inerte. Il ne s'est
pas borné à dire : ici je ne vois que des formes autres que
celle du type primordial de l'espèce humaine, et j'en fais
une classe ; ici je ne vois que des textures également différentes, et j'en fais une seconde classe ; s'il n'avait vu et
dit que cela, au sens de quelques-uns il aurait été essentiellement nosologiste : à notre sens il n'aurait été qu'observateur, et observateur à la manière de ceux qui ne savent

SCIENCES
MÉDICALES.

—

Anatomie pathologique.

point *réagir* intellectuellement sur ce qu'ils ont observé ; mais, je me plais à le dire, Meckel a été plus loin ; il a distingué parmi les formes altérées celles qui le sont congénitalement, et celles qui le sont accidentellement. Or, en faisant cette distinction, il a en quelque sorte *vitalisé* sa classification ; il a montré que la matière sur laquelle il opérait n'était pas une matière inorganique ; que cette matière avait un mode particulier d'évolution et d'accroissement, et puis qu'elle était modifiable par le fait des agents qui l'environnent.

Il ne lui a donc pas été possible de matérialiser complétement son cadre anatomo-pathologique.

M. Andral, dans son Traité d'Anatomie pathologique, a dû présenter de son côté un cadre propre à embrasser tous les faits acquis dans la science.

Or, nous allons voir que, loin de chercher à matérialiser ce cadre, il l'a au contraire vivifié, immatérialisé autant qu'il l'a pu ; et, pour ce faire, nous verrons qu'il a constamment voulu remonter aux *actes* en vertu desquels s'effectuent dans l'organisme les faits anatomo-pathologiques.

Ainsi, la tendance de cet auteur a été tout autre que celle de Meckel ; peut-être a-t-il été trop loin dans l'état actuel de nos connaissances médicales, peut-être n'aurait-il pas dû autant s'éloigner de ce qui tombe sous les sens ; c'est ce que nous allons examiner, après avoir indiqué sa classification.

Dans une première section, M. Andral, remontant à l'acte qui produit ou des *augmentations* ou des *dimi-*

nutions de la masse du sang, ou des *accumulations* de ce fluide dans les différents points de l'économie, etc., trouve que, dans tous les cas, il y a des *lésions de la circulation.*

Déjà, comme on le voit, voilà toute une classe fondée sur les anomalies d'un *acte*, et non sur des conditions matérielles ; je sais bien que, dans ce cas, il en *résulte* des conditions matériellement autres que dans l'état normal ; mais M. Andral ne s'appuie ici que sur l'*acte* qui les détermine : donc il ne matérialise point cette première partie de son cadre ; il la vivifie au contraire, il cherche à indiquer en quoi et comment s'effectuent toutes ces sortes de lésions ; il ne s'agit plus ici de formes ni de texture, la matière elle-même s'y refuserait ; il ne s'agit pas même de lésions de *composition ;* il ne s'agit que d'un *acte* interverti suivant certains modes.

Dans une seconde classe, et celle-ci est immense, M. Andral range une longue série d'altérations qui portent tantôt sur la *forme* des organes, tantôt sur leur *volume*, tantôt sur leur degré de densité, sur la force de *cohésion* de leurs molécules, tantôt sur la *nature* de ces molécules ; il y avait bien ici de quoi matérialiser cette partie de son cadre, il y avait les altérations de forme et de texture indiquées par Meckel et prises comme bases de ses divisions ; mais M. Andral a pris encore ici comme point de départ l'*acte* pathologique, en vertu duquel toutes ces altérations matérielles sont effectuées dans l'économie ; il les a comprises sous un seul titre, savoir, *lésions de nutrition.* Ainsi telle est la tendance scienti-

SCIENCES
MÉDICALES.

—

Anatomie pathologique.

fique de M. Andral : elle consiste surtout à vivifier, à immatérialiser autant que possible les principes de sa classification, et en même temps à les généraliser.

Qu'est-ce, en effet, pour lui qu'un *vice de conformation?* Est-ce une forme insolite? une forme congénitalement vicieuse? Peut-être bien ; mais cet auteur ne s'arrête pas à ces accidents matériels : pour lui c'est une lésion de nutrition.

Maintenant qu'est-ce qu'une hypertrophie? Le mot seul l'indique, et sa signification concorde avec la dénomination imposée par M. Andral à cette classe ; c'est encore une lésion de nutrition. Pourquoi? Parce que, si cet acte qu'on nomme nutrition n'avait été lésé de telle sorte qu'il en résultât un excès dans ses produits, il n'y aurait pas eu cette augmentation dans le nombre des molécules qui doivent former un organe, il n'y aurait pas eu d'hypertrophie.

De même pour l'atrophie, de même pour l'*ulcération*, etc., etc. Matériellement qu'est-ce qu'une atrophie? C'est une diminution dans le nombre des molécules qui forment tel ou tel organe. Matériellement qu'est-ce qu'une ulcération? C'est une déperdition d'une certaine quantité de ces molécules ; mais, encore une fois, M. Andral n'a pas voulu s'appuyer sur ces faits matériels, d'ailleurs incontestables, et qu'il ne prétend pas nier ; pour lui, ce sont là encore des lésions de nutrition, toujours parce que, suivant lui, il ne saurait y avoir ni atrophie ni ulcération, si l'acte qu'on appelle nutrition ne venait à être lésé, et à être lésé de telle sorte qu'il y ait défaut dans l'apport des molécules nutritives.

Il en sera de même encore pour les simples *ramollissements*, pour les simples *indurations*; mots qui emportent avec eux leur signification matérielle : M. Andral sait aussi bien que tout autre que, dans ces deux faits, il n'y a pas autre chose qu'une diminution ou qu'un excès dans la force de cohésion qui réunit les molécules de tels ou tels organes; il sait cela, mais il remonte vers l'acte, et il se dit, ce ne sont là que des lésions de nutrition; car si cet acte n'eût été lésé, il ne serait pas survenu de ramollissement dans les organes, il ne serait pas survenu d'induration.

Enfin les transformations organiques sont également placées dans la même catégorie. Meckel ne voit dans ces transformations que des *textures altérées*, ce qui est réel; M. Andral ne nie pas non plus ce fait, mais il voit là des molécules dont la nature n'est pas ce qu'elle devrait être; il se demande qui a pu permettre en quelque sorte l'apport de ces molécules dans les organes; il trouve que ceci ne peut être dû qu'à une anomalie, qu'à un vice dans l'acte nutritif, et en conséquence il se croit fondé à ranger encore toutes ces transformations dans la classe des altérations de nutrition.

Toujours dans ce même esprit, et par le fait de sa tendance à vivifier, à immatérialiser son cadre pathologique, M. Andral établit une troisième classe, sous le titre de lésions de sécrétions; chacun sait ce qu'on doit entendre en physiologie par sécrétion : tant que les sé-

SCIENCES
MÉDICALES.

—

Anatomie pathologique.

crétions suivent leur marche ordinaire, il n'y a rien en elles de pathologique ; tant qu'elles n'éprouvent même que des altérations légères dans leur mode de production, rien de pathologique encore ; ainsi telle sécrétion peut être augmentée pendant un certain temps, elle peut être diminuée ; si certaines limites ne sont pas dépassées, si ces irrégularités ne se prolongent pas trop, il n'y a rien de pathologique : mais la quantité des matières sécrétées est-elle *notablement* augmentée ? il en résulte de deux choses l'une ; des *épanchements* dans les cavités de l'économie, ou des *flux* abondants qui se feront jour au dehors. Ce sont des faits matériels, des faits pathologiques statiques, que ces épanchements, que ces liquides déversés au dehors. M. Andral le sait ; mais il remonte toujours à la cause productrice de ces faits, et il se dit que ce sont là des *lésions de sécrétion*. Il en sera de même pour la *diminution* et pour la *suppression* de ces sécrétions, bien qu'il ne l'ait pas exprimé dans sa classification.

Mais ce n'est pas tout ; il peut arriver que des sécrétions se soient effectuées dans des lieux insolites ; qu'on trouve des liquides sécrétés là où ils ne devraient pas être, où ils ne sont pas dans l'état normal ; or, alors, de deux choses l'une, ou ces fluides ont été sécrétés dans ces mêmes lieux insolites par suite de la formation *accidentelle* d'organes sécrétoires, ou ils y ont été simplement *transportés ;* et dans ce dernier cas le transport peut avoir eu lieu suivant deux modes, c'est-à-dire en *nature* ou en *éléments*. Voici bien des altérations matérielles, comme on voit : existence de fluides là où ils ne devraient pas être, altérations coïncidentes dans la structure des organes qui se sont laissé anormalement pénétrer de fluides ; parfois organes sécrétoires accidentels : d'autres fois liquides composés normalement, mais anormalement déposés plus ou moins loin de leurs réservoirs naturels : d'autres fois, enfin, transport et dépôts de fluides de composition variable.

Celui qui voudrait ici prendre pour base les accidents matériels de ces mêmes faits aurait donc à tenir compte des altérations de *texture*, des altérations de *forme* pour les solides, et des altérations de *composition* et de *situation* pour les liquides. M. Andral n'a pas suivi cette marche ; il rallie tous ces faits à un même chef, il les a tous placés sous la dépendance d'un acte primitivement altéré, savoir, d'une *lésion de sécrétion*.

Jusqu'à présent, comme on le voit, M. Andral ne s'est pas départi de son système ; mais il y avait d'autres faits pathologiques, statiques ou matériels à grouper, à classer, à coordonner entre eux : sera-t-il fidèle à son système ? remontera-t-il toujours aux actes préalables, à ces actes sortis du mode physiologique de telle sorte qu'ils déterminent nécessairement des altérations morbides consécutives ? C'est ce que nous allons voir ; mais rappelons-nous qu'en fait de systématisation il ne faut pas s'écarter du *principe généralisateur ;* qu'une fois un sens adopté, il faut y rester, sous peine de voir tout son édifice crouler, et d'être forcé d'avouer l'insuffisance d'une idée donnée d'abord comme *idée-mère*.

M. Andral a pensé, et avec raison, que dans un traité

SCIENCES MÉDICALES.

—

Anatomie pathologique.

d'anatomie pathologique il est impossible de ne pas faire mention des altérations des liquides ; ces altérations sont matérielles, elles tombent sous les sens, ce sont des faits ; et ces faits, qu'on regarde comme si importants, ne peuvent être omis ; c'est ce que M. Andral a senti, je le répète, et dans sa classification il a consacré une division à ces sortes d'altérations. Mais comme l'étude de ces lésions est encore peu avancée, comme la science a très-peu marché sous ce rapport, cette division doit comprendre un nombre de faits encore très-restreint ; en effet, de toutes les humeurs, de tous les liquides que renferme l'économie, c'est le *sang* qui jusqu'ici a été quelque peu étudié sous le rapport de ses altérations ; aussi M. Andral, laissant de côté les autres liquides, ne s'occupe ici que du sang, et ce sont ses lésions qu'il a cherché à classer.

C'est dans sa quatrième section qu'il a groupé tous ces faits ; mais comment a-t-il pu appliquer ici son principe généralisateur ? A quel acte préalable a-t-il ici remonté pour faire cadrer les lésions du sang avec les autres lésions par lui déjà indiquées ? Ici, il faut l'avouer, l'état de la science n'a pas permis à M. Andral de poursuivre son principe dans toutes ses conséquences ; il lui a été impossible de remonter à un *acte* pour immatérialiser, pour vivifier son cadre dans cette partie comme dans les autres ; au lieu donc de dire lésion de telle fonction, comme il avait fait jusqu'à présent, il n'a pu trouver d'autre titre pour cette quatrième section que celui-ci : *lésions du sang.*

Il est bien vrai qu'il a trouvé moyen de subdiviser cette

classe comme les autres, qu'il a trouvé trois ordres d'altérations ;

1° Altérations des propriétés physiques du sang ;

2° Altérations de ses propriétés chimiques ;

3° Altérations de ses propriétés physiologiques.

Il est bien vrai encore qu'il a cru reconnaître que ces diverses altérations sont tantôt *primitives* et tantôt *consécutives*. Mais, je le répète, pour grouper tout cela il n'a pu trouver un acte généralisateur, il a répété que toutes ces altérations sont des lésions du sang ; ce que chacun comprend fort bien, puisque c'est répéter la même chose en termes à peine différents.

Remarquons en outre que, contrairement à sa manière de procéder jusqu'ici en fait de systématisation, M. Andral remonte de l'immatériel au matériel, de l'intangible au tangible, tandis que dans les autres classes il remontait du matériel à l'immatériel, du tangible à l'intangible ; je m'explique : il voyait dans les autres classes des faits bien et dûment matériels, tels que des *vices de conformation*, des atrophies, des hypertrophies, des ulcérations, des ramollissements, des indurations, etc. ; toutes choses enfin, je le répète, très-matérielles et ainsi très-appréciables ; puis il remontait aux actes nutritifs, circulatoires, sécrétoires, etc., actes qu'il trouvait altérés dans leur essence, de telle sorte que son cadre avait pour *divisions premières* des faits purement dynamiques.

Ici, comme je le disais tout-à-l'heure, c'est précisément le contraire ; nous avons pour dernière division des altérations dans les propriétés physiologiques du sang, ce qui ne comprend bien certainement que des faits dynamiques, des faits immatériels, des faits intangibles ; puis M. Andral nous fait remonter aux lésions d'un corps *matériel*, d'un liquide, en un mot du *sang* ; on voit donc que la manière de procéder de M. Andral a été complétement intervertie, que son système a complétement changé, que son principe généralisateur n'est plus du tout le même. Mais je l'ai déjà dit, la faute en est ici plutôt à la *matière* qu'à l'*artiste*. C'est la science qui ne lui a pas permis d'agir autrement.

En effet, quel est l'acte sur le compte duquel on pourrait mettre les diverses lésions du sang ? Il y en a bien quelques-uns qu'on pourrait prendre arbitrairement; ainsi, tel auteur aurait trouvé dans tous ces faits des lésions de l'*hématose* ou de la *sanguification*, et il aurait ainsi fait concorder toutes les parties de son cadre ; mais nos idées relatives à ces fonctions, d'ailleurs assez obscures, ne sont encore rien moins que précises. L'hématose et la sanguification, malgré l'analogie des mots, ne sont pas comprises de la même manière de la part des physiologistes ; or, les pathologistes ne sauraient être d'accord sur les aberrations, sur les altérations de fonctions peu connues, équivoques à l'état normal. Au sens du plus grand nombre, le foyer de l'hématose est dans les poumons ; la respiration est l'acte qui l'entretient; elle a pour aliment réparateur l'air atmosphérique, tandis que la sanguification attendrait plutôt ses éléments réparateurs de l'acte digestif; ce serait le chyle qui en fournirait les éléments.

C'est sans doute à cause des idées complexes, des idées encore mal circonscrites sur tout ce qui est relatif aux actes producteurs du sang à l'état normal que M. Andral n'a pas pu remonter aux altérations de ces mêmes actes pour classer toutes les lésions de ce liquide ; c'est pour cela sans doute qu'il a préféré abandonner son principe généralisateur et s'en tenir tout simplement aux lésions du sang, sans aller plus loin ; il est bien vrai que c'est là un défaut d'harmonie dans sa classification ; c'est un aveu d'impuissance ; mais M. Andral dira ici pour excuse, que c'est la physiologie qui lui a fait défaut ; que partout il a cherché en quoi l'état normal une fois connu pouvait être modifié anormalement, mais que quand cet état normal a été mal défini, il n'a pu y remonter pour y trouver les prémisses de ses conclusions.

Mais il y aurait un autre défaut encore ici à reprocher à cette classification ; nous avons vu que la première section est consacrée aux *lésions de circulation ;* or, quelles sont les altérations pathologiques comprises sous ce chef? deux sortes de faits seulement : une augmentation dans la quantité du sang, et une diminution. Ne trouvera-t-on pas un peu étrange que, se réservant de consacrer une quatrième section aux altérations de ce même fluide, il ait ainsi séparé deux grandes sections de faits relatifs au sang? que des altérations des liquides soient ainsi rejetées après d'autres altérations des liquides? Ces reproches, comme on le voit, ne seraient pas sans fondement ; c'est encore là une irrégularité choquante dans un plan qui devrait être uniforme.

SCIENCES
MÉDICALES.

—

Anatomie pathologique.

En quoi, s'il vous plaît, une altération dans la quantité du sang, soit générale soit locale, est-elle une *lésion de circulation* plutôt qu'une altération dans les propriétés du même fluide? que la masse du sang soit trop forte, ou que la nature de ce sang soit altérée, n'est-il pas évident que dans les deux cas l'acte circulatoire sera lésé? Ainsi, indépendamment de l'inconvénient, de la disparité, qu'il y avait à séparer ainsi des altérations relatives au même fluide, c'était diviser ce qui aurait dû être réuni sous le même chef; c'était trouver des distinctions là où *en principe* il n'y en avait pas.

Quoi qu'il en soit, je rappelle ces quatre premières classes : 1° lésions de circulation ; 2° lésions de nutrition ; 3° lésions de sécrétion ; 4° lésions du sang. Mais ceci ne suffisait pas encore pour embrasser tous les faits d'anatomie pathologique ; M. Andral, à l'exemple de Lobstein, voulait les embrasser sans exception ; il ne voulait pas se borner aux altérations des solides de l'économie; il voulait même aller au delà des altérations des liquides.

Ceci ne paraîtra nullement étrange à ceux qui savent que dans l'économie *vivante* il y a autre chose, même matériellement parlant, que des parties solides et des parties liquides ; à ceux qui savent que les conditions organiques comprennent, et des éléments impondérables et des éléments qui échappent complétement à nos moyens d'investigation.

Aussi, non content d'immatérialiser son cadre, autant qu'il a été en lui; non content d'attribuer tous les faits statiques appréciables soit dans les solides, soit dans les

liquides, à l'intervertissement de certains actes primordiaux; non content enfin de remonter du concret à
l'abstrait ; M. Andral a voulu grouper dans sa classification, dans sa cinquième et dernière section, les faits
dynamiques eux-mêmes, et sans chercher à les rattacher,
bien entendu, à des lésions matérielles; de sorte que
dans cette classe, dans cette section, il n'y a, à proprement parler, rien de matériel, rien de statique; tout est
dynamique, tout est immatériel, depuis les dernières
divisions jusqu'au titre même de cette section ; au reste,
il faut le dire, les subdivisions ne sont pas nombreuses ;
M. Andral n'a pas osé aller bien loin dans un pareil sujet.

Cette cinquième section a pour titre *lésions de l'innervation*, et pour unique subdivision, *primitives, consécutives*, circonstance de temps qui aurait pu servir à
sous-diviser tout autre chose en pathologie, mais qui
réellement n'appartient pas au sujet.

Maintenant, pour revenir à l'*ensemble* de la classification proposée par M. Andral, nous voyons qu'elle est sans
harmonie, sans beaucoup d'exactitude, qu'elle est appuyée
sur divers principes, et que ces principes il les aban-
donne et les reprend tour-à-tour.

Il paraît que cet auteur avait réellement pour intention
première de faire dépendre toutes les altérations matérielles dont le corps humain est susceptible, de les faire
dépendre, dis-je, de lésions de fonctions : mais cette intention généralisatrice n'a pu être réalisée, à cause de
l'état actuel de la science. De sorte qu'après avoir rattaché *assez arbitrairement*, il faut en convenir, un grand

SCIENCES
MÉDICALES.

—

Anatomie pathologique.

nombre de faits statistiques ou matériels aux lésions primordiales de deux ou trois fonctions, il a changé son plan, et il a rejeté dans une autre classe les altérations des liquides, désespérant de les rattacher à une lésion de fonction quelconque. Enfin, dans une dernière classe il n'a trouvé rien à mettre qui fût anatomique, qui fût matériellement appréciable. Cette classification toutefois est éminemment philosophique, l'auteur voulait généraliser, et généraliser pathologiquement, tout ce qui a trait à l'anatomie anormale.

Mais en voici assez sur les travaux de M. Andral ; je passe à la classification que M. Cruveilhier a consignée dans son premier Traité d'Anatomie pathologique.

Si on a reproché avec quelque fondement à M. Andral d'être sorti des bornes de l'anatomie pathologique, d'avoir voulu embrasser l'anthropologie morbide toute entière, ce reproche s'adresserait bien mieux encore à M. Cruveilhier : ce n'est plus, en effet, une classification d'anatomie anormale que cet auteur avait d'abord proposée, c'était une véritable classification de toutes les maladies dont l'homme peut être affecté.

Cette classification était d'abord divisée en trois parties ; la première, sous-divisée en quatre sections, comprenait, 1° les *lésions mécaniques;* 2° les *transformations, productions* et *dégénérations organiques;* 3° les *irritations,* les *atonies* et les *gangrènes;* 4° les *fièvres* et les *névroses.*

La seconde partie renfermait les transformations et productions *fongueuses, cartilagineuses, osseuses,*

érectiles, cutanées, muqueuses, pileuses, épidermiques
et *cornées*.

SCIENCES
MÉDICALES.

—

Anatomie pathologique:

Enfin la troisième partie était uniquement réservée
aux transformations organiques considérées dans les
hernies.

Examinons rapidement les bases de cette classification :
il est assez difficile de déterminer quel avait été le principe généralisateur adopté par M. Cruveilhier ; d'une part
nous avions des faits statiques, transformations, productions, etc. ; de l'autre des faits purement dynamiques,
névroses, atonies, etc. ; il n'y avait donc pas un principe
classificateur unique et régulièrement dichotomisé ; mais
ensuite, sous le titre de lésions *mécaniques*, on trouvait
des ulcères et des commotions ; on voyait dans une même
section des irritations et des gangrènes ; des gangrènes,
c'est-à-dire un état qui n'appartient plus aux actes de la
vie ; dans une autre section les névroses et les fièvres,
et puis enfin, dans une section particulière, tout ce qui
était relatif à un fait déjà compris dans les lésions mécaniques, dans les *déplacements*, c'est-à-dire les hernies. Il
faut le dire, cette classification n'avait rien de méthodique, rien de didactique ; elle ne pouvait même soulager
la mémoire : aussi son auteur a-t-il fini par y renoncer
dans son grand Traité d'Anatomie pathologique du corps
humain ; il a fini par imiter Lobstein, qui lui-même,
comme je l'ai dit, avait suivi les idées de Bichat, c'est-
à-dire qu'il a rapporté tous les faits d'anatomie anormale,
découverts ou à découvrir (car son cadre est toujours ouvert, d'après le mode de publication qu'il a adopté), aux

différents appareils de l'économie ; ainsi, dans une première section, il classe toutes les lésions qui portent sur l'appareil de la locomotion ; dans la seconde les lésions de l'appareil de la digestion et de ses dépendances ; dans la troisième celles de l'appareil de la respiration et de la circulation ; dans la quatrième celles de l'appareil des sensations et de l'innervation, et enfin, à la manière de Lobstein, il termine par les lésions qui peuvent intéresser les organes génito-urinaires. Il y a dans l'ouvrage de M. Cruveilhier un texte et des planches, et à mesure que les faits lui arrivent il les jette en quelque sorte dans les diverses parties, dans les compartiments de ce cadre. Il a bien fait d'adopter ce plan, car, s'il eût choisi, par exemple, la *nature* des lésions anatomiques, son plan aurait varié comme la science ; demain peut-être il n'aurait plus suffi ; des cas tout-à-fait imprévus n'auraient pu y trouver place, tandis que, localisant ainsi les lésions dans un cadre qui n'est autre que celui de l'économie elle-même, quels que soient et le nombre des faits et leurs variétés, ils y trouveront toujours leur place naturelle ; son ouvrage est donc un vaste sepulcretum destiné à renfermer tous les faits d'anatomie pathologique, découverts et à découvrir, comme je le disais tout à-l'heure.

Avant de terminer ce qui est relatif à l'anatomie patholique, et puisqu'il vient d'être question de M. Cruveilhier, je ferai remarquer que cet auteur a pressenti lui-même l'importance que pourront prendre peut-être un jour les études chimiques appliquées aux diverses désorganisations, et surtout aux altérations des liquides.

SCIENCES
MÉDICALES.

—

Anatomie pathologique.

En effet, et ceci prouve combien un cours de *chimie organique* serait utile dans nos écoles ; ceci prouve qu'il n'y a pas de *chimie médicale* comme on l'entend aujourd'hui ; la chimie ne sera vraiment médicale que lorsqu'elle consistera dans une série d'applications faites tantôt à la composition normale des organes, tantôt à la nature de leurs diverses altérations ; quelques essais ont été faits dans ce sens ; mais il n'y a pas encore eu de travail d'ensemble et de résultat de grande valeur ; sans doute on consacre quelques leçons à la chimie animale dans les cours, mais en manière de supplément et si le temps le permet ; quant à la chimie animale pathologique, on n'en dit rien, et sauf quelques travaux partiels, ceux tentés par M. Bouchardat par exemple, et par M. Donné, il n'est pas question de cette partie des sciences médicales qui pourrait devenir très-importante si elle était convenablement cultivée.

Je le répète en terminant, la connaissance de l'organisation anormale, comme celle de l'organisation régulière, ne pourra devenir complète et fructueuse qu'à la condition d'être élucidée par les recherches chimiques. Qu'est-ce, en effet, que nos investigations actuelles ? que faisons-nous quand nous nous attachons à décrire minutieusement les altérations de *couleur*, de *forme*, de *densité*, de *poids*, etc. ? Nous faisons de la *physique pathologique*. Eh bien, pour compléter ces études, il faudra de toute nécessité analyser tous ces tissus altérés, analogues ou non à ceux qui existent dans l'économie ; il faudra analyser tous les liquides altérés, et alors on fera véritablement de la *chimie pathologique*.

Maintenant que nous avons examiné et les faits qui servent de base à la science dite anatomie pathologique et les diverses classifications proposées par les auteurs, il conviendrait de rechercher de nouveau si cette anatomie pathologique peut être réellement considérée comme une science à part, et si elle peut être assimilée dans l'ordre anormal à ce qu'est l'anatomie régulière dans l'ordre normal ; mais avant d'aborder cette question il convient de reprendre cette autre, savoir, si, comme le veulent quelques auteurs, il y a une *physiologie pathologique*. Nous avions déjà soulevé ces questions, ici il faut en donner la solution.

Nous avons vu que beaucoup de médecins, dans les temps anciens comme de nos jours, ont admis cette idée qu'il y a en effet une physiologie pathologique dont on pourrait former un corps de science ; mais, tout en admettant cette idée, ils ne sont nullement d'accord entre eux : pour les uns cette physiologie anormale, loin de se trouver sous la dépendance de l'anatomie pathologique, serait au contraire *antérieure* à cette même anatomie : celle-ci n'en serait que l'effet ; il y aurait d'abord dans l'économie des faits purement dynamiques, puis au bout d'un certain temps ces faits dynamiques détermineraient la formation de lésions matérielles ; pour d'autres les choses se passeraient tout différemment : sous l'influence des causes morbifiques, les organes seraient immédiatement lésés dans leur constitution matérielle, puis les faits dynamiques, résultats de ces lésions, apparaîtraient sous forme de symptômes.

Ainsi, suivant Lobstein, partisan de la première de
ces opinions, tous les changements organiques sans exception doivent leur origine à l'influence de la force vitale, influence révélée au dehors par de nombreux symptômes, et constituant une physiologie pathologique ; ce n'est
pas tout, cette force nerveuse ainsi perturbée par les agents
morbifiques se manifesterait de diverses manières ; si elle
reste dans la sphère du système nerveux, Lobstein donne
à ses manifestations le nom de *névrosthénie* ; la physiologie pathologique reste pure, elle ne se complique
pas de faits appartenant à l'anatomie pathologique, tout
reste dans l'ordre dynamique ; il n'y a pas de faits statiques ni comme causes, ni comme effets.

Mais, dit Lobstein, la force nerveuse devenue anormale ne borne pas toujours ainsi son action dans la
sphère du système nerveux ; il arrive souvent que cette
force *appelle à son secours*, ce sont les expressions de
Lobstein, *le sang artériel, d'où l'inflammation.*

On voit que, d'après cette théorie, la physiologie pathologique *précéderait* l'anatomie du même ordre, tandis que dans l'état normal c'est le contraire ; les organes
existent, et c'est de leur jeu, de leurs fonctions que résulte ce qu'on nomme physiologie.

Mais à moins d'admettre que l'inflammation résultât
d'une force nerveuse qui aurait appelé le sang artériel à
son secours, à moins d'admettre, dis-je, que l'inflammation amène à son tour *toutes* les lésions organiques
possibles, il faut attribuer d'autres effets à la force ner-

SCIENCES
MÉDICALES.

—

Physiologie
pathologique.

veuse ; et c'est ce que Lobstein a fait pour compléter sa théorie.

Suivant cet anatomiste, la force nerveuse ne se borne pas seulement à appeler le sang dans les diverses parties du corps, elle peut en certains cas avoir une *action formatrice*, et c'est ce qu'il nomme *plasto-dynamie !* Ainsi s'expliquent, suivant Lobstein, toutes les productions organiques dans l'économie animale. Il part de ce principe qu'à l'état normal rien de semblable n'existant encore, il faut des forces, il faut des agents dynamiques pour provoquer la formation de toutes ces lésions organiques : de telle sorte, comme je l'ai dit tout-à-l'heure, que la physiologie pathologique, historiquement parlant, serait nécessairement antérieure à l'anatomie du même ordre.

Maintenant voyons ce que M. Cruveilhier a fait de la physiologie pathologique, comment il a considéré cette science, dans quel rapport il l'a placée à l'égard de l'anatomie pathologique ; car, que cherchons-nous nous-mêmes depuis long-temps, si ce n'est la solution des questions suivantes : 1° l'anatomie pathologique est-elle une science à part, comparable à l'anatomie normale ? 2° la physiologie pathologique est-elle dans les mêmes conditions scientifiques ? 3° ces deux sciences se comportent-elles l'une à l'égard de l'autre, dans l'ordre anormal, comme l'anatomie et la physiologie régulières ?

Pour connaître à cet égard l'opinion de M. Cruveilhier, ce n'est pas dans son ouvrage iconographique qu'il faut la chercher, puisqu'il n'est question dans cette vaste

composition que de faits purement matériels et descrip-
tifs ; il faut remonter à son premier Traité d'Anatomie
pathologique ; or, dans cet ouvrage on voit que la physiologie pathologique ne *précède* ni ne *suit* les faits matériels, mais qu'elle est comme enchevêtrée, ou plutôt
comme perdue au milieu de ces mêmes faits, qu'elle est
jetée à travers les lésions matérielles ; en effet, c'est après
la section consacrée aux lésions mécaniques, après celles
réservées aux transformations, aux productions et aux
dégénérations organiques, que nous arrive la section des
fièvres et des névroses, et M. Cruveilhier a soin de nous
prévenir que *ces maladies sont pour la physiologie
pathologique ce que sont pour l'anatomie du même
ordre les maladies organiques.* Telles sont les expressions de M. Cruveilhier. Ainsi, les faits dynamiques ne
sont plus ici considérés ni comme causes des lésions matérielles, ni comme effets de ces mêmes lésions ; ils sont
dans une section à part, dans une quatrième section, et
cependant, suivant l'auteur, ces faits pourraient former la
base d'une science toute entière, savoir, de la physiologie
pathologique ; mais, alors, serait-on tenté de demander,
pourquoi les avez-vous groupés, relégués dans une section de votre Anatomie pathologique? Pourquoi ne les
avez-vous pas séparés entièrement des faits propres à l'a-
natomie pathologique ?

Nous ne pouvons donc trouver dans les œuvres de
M. Cruveilhier une solution même approximative pour nos
questions méthodologiques ; nous ne savons si, dans son
opinion, les lésions matérielles sont causes ou effets des

actes dynamiques, ou si elles sont tantôt causes et tantôt effets ; or, j'ai déjà dit que , pour dichotomiser les faits anormaux de la même manière que les faits normaux, il nous faudrait la preuve que les actes morbides résultent des lésions matérielles, de la même manière que les fonctions résultent du jeu des organes; il faudrait que toujours les actes anormaux correspondissent à des lésions matérielles préalablement établies; car , dans l'ordre des faits normaux, il est admis que les actes, les faits dynamiques ne précèdent pas les organes.

Mais cependant, à bien considérer les choses, les organes ne se forment pas non plus d'eux-mêmes ; cela est si vrai, que les matérialistes les plus déterminés reconnaissent que *toutes les productions sont les* RÉSULTATS *d'une force régie par des lois déterminées ;* et quant à l'anatomie anormale, même aveu de la part de ces auteurs ; *quelques-unes de ces productions anormales,* disent-ils (*Nouv. Dict. de Méd.*, art. *Anat. path.*), *troublent le jeu des organes, d'autres ne le troublent pas, mais* TOUTES *ont cela de commun qu'elles sont des exceptions de la règle, et conséquemment* LE PRODUIT DE FORCES *qui s'écartent des lois ordinaires*. Ainsi la nouvelle philosophie médicale, ceux du moins qui s'en disent les représentants, déclarent formellement et de la manière la plus explicite que toutes les productions anormales, toutes les lésions matérielles, sont *le produit de forces* particulières ; et ce sont ces mêmes auteurs qui d'abord avaient affirmé qu'entre les *causes éloignées des maladies et leurs effets sensibles*

*au dehors, il n'y a d'autre intermédiaire que la
lésion matérielle!* (*Loc. cit.*)

SCIENCES
MÉDICALES.

—

Physiologie
pathologique.

Quoi qu'il en soit, il résulte de tout ce que nous avons
dit jusqu'à présent, qu'il nous est absolument impossible
de faire correspondre à l'anatomie et à la physiologie régulières une anatomie et une physiologie pathologiques,
bien que cet arrangement cadrerait parfaitement avec nos
dichotomies scientifiques ; mais c'est qu'aussi avant tout il
faut être de bonne foi, et assez scrupuleux pour s'arrêter
devant des impossibilités logiques ; pourrions-nous être
d'accord avec les faits bien observés, si nous allions établir une physiologie pathologique d'abord, puis, comme
série d'effets, une anatomie irrégulière? Serions-nous
plus vrais si nous renversions cet ordre pour en établir
un diamétralement opposé? ou bien faudrait-il dire qu'il y
a une partie de la physiologie pathologique placée avant
l'anatomie du même ordre, et une partie consécutive?
Nous ne le pensons pas : ni comme causes ni comme effets les lésions organiques ne peuvent être régulièrement systématisées ; c'est là une conclusion scientifique inniable ; d'autre part, ni comme causes ni comme
effets les lésions dynamiques ne peuvent non plus être
régulièrement systématisées ; cette seconde conclusion
scientifique est tout aussi inniable que la première.

Ce n'est pas tout encore ; les connaissances pathologiques, nous venons d'en avoir la preuve dans l'examen
des travaux les plus importants sur la matière, ne sont
pas encore assez avancées pour qu'on puisse placer dans
des catégories diverses ce qui est primitif en fait de lésions

dynamiques, et ce qui est consécutif ; ce qui contribue à produire des désorganisations matérielles, et ce qui n'est que l'effet de ces mêmes désorganisations ; on ne peut pas davantage grouper dans un ordre particulier ce qui coïncide avec les lésions anatomiques ; et réciproquement, on ne peut pas placer dans une section particulière les lésions anatomiques primitives, le *substratum* organique dont j'ai parlé ailleurs ; et enfin, dans une autre section, les lésions anatomiques, soit consécutives, soit coïncidentes, et cependant il y a de tout cela dans les actes morbides ! il y a des faits dynamiques primitifs, qui sont la traduction de ces forces qui *produisent toutes* les lésions matérielles ; il y a inévitablement un substratum organique, il y a des faits organiques coïncidents et consécutifs ; mais, je le répète, dans l'état actuel de la science pathologique on ne peut systématiser un corps de doctrine avec ces diverses sortes de lésions.

Maintenant que faut-il en conclure relativement à l'anatomie et à la physiologie pathologiques ? Suivant nous, il faut en conclure que ces deux sciences, encore à l'état rudimentaire pour ainsi dire, ne peuvent être enseignées dans nos écoles comme on y enseigne l'anatomie et la physiologie régulières, qu'elles ne peuvent être enseignées dans le même esprit, c'est-à-dire, en ce sens, que le professeur d'anatomie pathologique montrerait aux élèves des lésions organiques dont son collègue le professeur de physiologie pathologique indiquerait les effets ; de telle sorte qu'à eux deux ils compléteraient ainsi l'histoire des maladies. Non, les choses dans l'état actuel dans la science ne peuvent se

passer ainsi : ce serait tromper grossièrement les élèves
que de leur indiquer une voie aussi erronée. Et d'ailleurs
qu'on se mette à l'exécution ; on vient de créer une chaire
d'anatomie pathologique, qu'on en établisse une autre
pour la physiologie du même ordre ; et nous verrons, en
admettant que les deux professeurs forment le projet de
compléter à eux seuls l'histoire des maladies, nous verrons, dis-je, s'ils peuvent sortir du dédale dans lequel
ils devront d'abord se jeter. L'un *décrira*, je le veux
bien, toutes les lésions anatomiques que l'ouverture des
cadavres met chaque jour sous nos yeux ; l'autre *racon-
tera* les lésions de fonctions que chaque jour aussi nous
observons au lit des malades ; mais cela ne suffira pas,
assurément, pour constituer deux sciences, et surtout
deux sciences *correlatives* l'une de l'autre. Mais en
voici assez, trop peut-être sur ce sujet ; pour nous, il est
bien prouvé maintenant que si l'anthropologie normale doit
être étudiée d'abord dans les organes, et puis ensuite dans
les fonctions, il n'est pas possible d'étudier l'anthropologie
morbide, d'abord dans les altérations matérielles et puis
ensuite dans les troubles fonctionnels ; je sais que cela
pourra fortement contrarier ceux qui ont l'esprit juste et
droit, ceux qui ne veulent pas d'effets sans cause ; mais
ce sont des nécessités scientifiques qu'il faut reconnaître
dans l'état actuel des connaissances médicales.

C'est donc la MALADIE qu'il faut étudier avant tout,
fait éminemment complexe, il est vrai, mais indécompo-
sable par les voies que nous avons indiquées tout-à-
l'heure ; il faut d'abord étudier la maladie, puis les mala-

SCIENCES
MÉDICALES.

—

Physiologie
pathologique.

dies, et chercher ensuite à les systématiser pour arriver méthodiquement à l'étude des individualités morbides.

Il est donc bien entendu que dans l'impossibitité où nous sommes de décomposer les maladies en faits matériels et en faits dynamiques, c'est-à-dire, en faits dont les uns seraient la conséquence des autres, nous n'aurons pas à chercher la méthodologie de deux sciences qui ne s'occuperaient que de ces faits.

Nous reprendrons la pathologie dans son ensemble et dans ses détails, et nous exposerons quels sont les principes de méthodologie qu'on peut appliquer à leur étude.

Maintenant que nos idées sont bien arrêtées sur l'impossibilité d'étudier les sciences pathologiques sous le point de vue matériel et sous le point de vue dynamique, séparément, exclusivement ; maintenant qu'il est bien avéré pour nous que ces faits, tout complexes qu'ils sont en pathologie, doivent être étudiés dans leur expression intégrale, nous aurons à étudier une science très-complexe elle-même, assurément, et qu'il faudra subdiviser sous le point de vue de la généralisation des faits ; je m'explique : jusqu'à présent nous placions dans deux sections distinctes les faits matériels et les faits dynamiques ; ici nous aurons, comme base méthodologique, des faits *généraux* et des faits *spéciaux ;* d'où deux sortes de pathologies, une pathologie générale et une pathologie spéciale ; c'est là ce qui doit constituer l'enseignement oral ; mais les élèves auront de plus, *comme moyen de vérification*, ce qu'on nomme la clinique, branche d'enseignement pratique subdivisée arbitrairement en médicale et en chirurgicale ; nous y reviendrons plus tard ; traçons d'abord un court historique de la pathologie, nous donnerons ensuite une idée des classifications proposées par les auteurs, puis nous entrerons dans l'exposition de notre plan.

Nous allons parcourir succinctement les phases principales de l'histoire de la médecine, afin de voir comment aux diverses époques on a considéré les sciences pathologiques, et en particulier la pathologie générale. On aura ainsi la preuve que nous entendons ici, non-seulement poser des *règles*, mais encore exprimer des *nécessités*. Nous allons voir, en effet, en consultant l'histoire médicale, qu'à part les mauvais esprits, les mauvais théoriciens qui en tous temps se hâtent d'appliquer de prétendus systèmes généraux, à part ceux-ci, dis-je, et à ne considérer que ce qu'il y a de positif et de réel dans la science, à chaque époque, nous verrons que la pathologie générale est une des dernières sciences dont l'esprit humain ait pu commencer réellement la systématisation. Mais, je le répète, il faut distinguer ce qui est érigé en corps de science de ce qui est isolé, épars et énoncé d'une manière absolue ; il faut distinguer aussi les systèmes généraux inventés *à priori*, et soutenus avec d'autant plus d'ardeur qu'on possédait moins de notions positives.

Nous savons qu'il n'y a pas de pathologie, et surtout de pathologie générale, sans une systématisation, ou du moins sans une classification méthodique des généralités, des notions. Sans ces conditions, il ne peut y avoir que

SCIENCES MÉDICALES.

—

Pathologie.
—
Historique.

des propositions générales, isolées, tantôt établies *à priori* et attendant confirmation expérimentale, tantôt déduites de quelques faits bien observés, mais dans tous les cas exposées sans méthode, sans enchaînement, sans rapports mutuels, et ne tendant pas à s'expliquer corrélativement.

Or c'est là ce qu'on trouve seulement dans les œuvres d'Hippocrate. Les aphorismes et les prénotions ne sont en effet que des propositions tantôt particulières et tantôt générales ; mais incapables dans tous les cas de constituer un corps de doctrine. Aussi, dans Hippocrate il n'y a pas de pathologie générale, soit comme introduction au reste de ses ouvrages, soit comme complément, comme conséquence dernière de tous les faits rapportés par ce grand médecin. Toutefois il y a déjà des matériaux précieux ; mais pour les réunir, pour les coordonner, il a fallu plusieurs siècles et des efforts multipliés.

Mais comme il était très-difficile, même après un petit nombre d'observations, de ne pas déduire quelques généralités, de ne pas chercher des lois, nous trouverons dans les écrits de presque tous les médecins, qu'ils aient suivi ou non les principes d'Hippocrate, nous trouverons, dis-je, des fragments de pathologie générale.

A ces préceptes de bonne pathologie viendront nécessairement se mêler les théories de chaque époque. Faire l'histoire de ces théories serait faire l'histoire de toutes les erreurs de la médecine ; ce n'est pas sous ce rapport que nous voulons faire l'historique de la pathologie ; nous voulons seulement chercher comment cette science s'est formée, quelle place elle occupe

dans les ouvrages des médecins, soit à l'état de fragments, soit à l'état de corps de science. Il est évident que
dans Hippocrate il n'y a que des fragments de pathologie, fragments qui ont plus ou moins de valeur suivant
qu'ils sont relatifs à des *explications*, à des *prévisions*
ou simplement à des accidents, à des faits d'observation
pure et simple. Toutes les propositions générales explica-
tives sont mauvaises, parce qu'elles sont basées sur des
hypothèses ou *humorales* ou *pneumatiques*. Toutes
les propositions aphoristiques relatives au pronostic des
maladies ne sont pas également justes ; presque toujours
elles sont trop absolues, néanmoins elles décèlent un
grand esprit d'observation. Il en est de même pour les
propositions relatives à des faits de simple coïncidence ;
toutes prouvent, au reste, qu'Hippocrate n'appartenait
positivement à aucune secte, qu'il était dans ses ouvrages
tantôt empirique, c'est-à-dire n'ayant foi que dans l'expérience, et tantôt dogmatique ou rationaliste, et alors ou
humoriste, ou pneumatiste, ou solidiste. Aussi dans la
suite les sectes les plus opposées ont-elles pu tour-à-tour
ranger Hippocrate sous leur bannière.

Dioclès Carystus, médecin d'Antigone, l'un des chefs
des dogmatiques, vient immédiatement après Hippocrate
et dans l'ordre des temps, et d'après son mérite médical. Il essaie d'établir des principes de pathologie générale, mais par une méthode diamétralement opposée à
celle qui aurait pu amener de bons résultats, c'est-à-
dire à la manière des dogmatiques, par un système pré-
conçu et fondé sur l'humorisme.

SCIENCES
MÉDICALES.

—

Pathologie.
—
Historique.

Ainsi déjà se prononce historiquement ce que nous avions fait entrevoir, savoir : que les auteurs confiants dans l'expérience formulent à peine quelques résultats généraux à la manière d'Hippocrate, dans ses aphorismes, ou bien débutent par un système forgé par leur entendement, et soumettent à ce système tout ce qui arrive dans les maladies, ou bien, enfin, font un mélange des deux méthodes. Ainsi Dioclès, comme dogmatique et comme humoriste, pose en principe dans sa lettre à Antigone, que les quatre humeurs sont cause de toutes nos maladies. Voilà ce que nous appelons de mauvais essais de pathologie.

Archigènes, le chef des éclectiques, si souvent cité par Galien, est remarquable en ce sens qu'il a émis quelques propositions de vitalisme, propositions attaquées par Galien, et qu'on a vues reproduites de nos jours. Ainsi, suivant Archigènes, certaines fonctions pourraient être lésées dans le cours des maladies, sans qu'il y eût altération dans la structure des organes qui président à ces mêmes fonctions : *actiones quasdam lædi, illæsâ ea corporis particulâ quæ ipsis deputata est.* Toutefois, en sa qualité d'éclectique il admettait qu'il fallait distinguer, qu'en certains cas il y avait lésion matérielle, distinction que Galien trouvait subtile et insoutenable. Archigènes admettait l'influence des humeurs et des vapeurs, c'est-à-dire qu'il empruntait quelques-uns de leurs dogmes aux humoristes et aux pneumatistes.

Claude Galien fut à la fois empirique et rationaliste ; c'est la plus vaste tête qui ait existé en médecine. On sait que ses ouvrages ne forment pas moins de treize volumes in-folio; c'est une véritable encyclopédie des sciences médicales, et s'il n'avait trop accordé aux théories en vogue de son temps, il aurait certainement fait plus que tout autre pour les progrès de la médecine. Esprit éminemment généralisateur, il a une tendance naturelle à considérer les faits sous un point de vue aussi large que possible.

Suivant lui, la première question qu'on doit se poser en pathologie est celle-ci : qu'est-ce que la maladie, *morbus quid ?* Il faut commencer par cette définition, dit-il, afin de jeter plus de lumière sur tout ce qui doit suivre : *quò dilucidius intelligantur ea quæ in hoc opere explicare decrevimus, protinus ab initio quid sit morbus definiendum est.* Mais pour bien définir ce que c'est que la maladie, Galien veut qu'on définisse préalablement ce que c'est que la santé ; c'est-à-dire que pour concevoir l'état anormal il faut avoir une idée exacte de la norme.

Or, ajoute Galien, personne ne niera qu'un homme se porte bien quand, à l'aide et par le ministère de ses organes, il remplit régulièrement toutes les fonctions nécessaires à l'entretien de la vie, tandis qu'on le regardera comme malade dès qu'une partie de lui-même, dès qu'un organe ne pourra plus remplir ses fonctions.

Ceci posé, cette base étant donnée, ajoute toujours Galien, il faudra chercher les conditions de la santé ou dans les fonctions naturelles, ou dans la constitution des organes qui président à ces fonctions ; d'où il résultera que

SCIENCES
MÉDICALES.

—

Pathologie.
—
Historique;

la maladie sera une lésion de la fonction ou une lésion de l'organisation. Ce n'est pas tout, poursuit ce grand maître; comme un organe peut être parfois inactif, complétement en repos, sans être pour cela malade, il en résulte que c'est plutôt dans la faculté, dans l'aptitude à fonctionner qu'il faut chercher le principe de la définition. Or, comme la faculté de fonctionner dépend des conditions organiques, c'est dans ces conditions que résidera la santé, la norme, et cette santé sera, si vous le voulez, la cause efficiente des fonctions, *unde patet sanitatem non ab actione sed à potentiâ potiùs esse definiendam.*

Cette première proposition adoptée, il est évident qu'un état contraire sera la maladie, c'est-à-dire une altération dans les conditions organiques et partant dans le mobile des fonctions.

Telle est textuellement la définition donnée par Galien dans son traité *De morborum differentiis*, lib. I, cap. II.

M. Chomel dit que Galien a défini la maladie *cet état dans lequel les fonctions sont troublées* (*Patholog. génér.*, page 15). Dans la maladie les fonctions sont troublées, mais Galien n'a pas pris ce trouble pour base de sa définition.

Galien, tout en restant organicien, tient compte des lois de la vie, il est vitaliste autant qu'on peut l'être; pour lui, la maladie c'est une lésion de l'aptitude à fonctionner, une lésion de cette faculté, de cette puissance à fonctionner dévolue aux organes, et qui résulte, a-t-il dit, de leur propre constitution.

Lui-même s'est chargé d'expliquer pourquoi il ne dit pas que la maladie est un trouble de fonctions. Un organe est complétement en repos et cependant il peut être malade ; faites-le fonctionner, vous en aurez la manifestation ; mais dans l'intermittence de ses fonctions il est encore malade : donc la maladie ne consiste pas dans un trouble de fonctions. Ainsi, pour tenir compte de tous les éléments de la question, les lésions anatomiques *décéleront* les maladies, mais seulement en tant que ces lésions porteront atteinte à la faculté de fonctionner. De même les troubles de fonctions décéleront les maladies en tant seulement qu'elles résulteront d'une atteinte portée à la faculté, à la puissance de fonctionner.

La définition ainsi commentée, ainsi interprétée, est bien certainement inattaquable ; elle est même de nature à lever une foule de difficultés qui résultent des définitions données exclusivement par les anatomo-pathologistes et par les vitalistes.

Il est à peine besoin de dire que la définition de Galien a régné dans toute l'antiquité médicale ; elle cadrait avec tous les systèmes, aussi bien avec le pneumatisme qu'avec le méthodisme, avec l'humorisme qu'avec le solidisme, car elle était dogmatique dans le sens le plus général.

De même pour la plupart des autres questions ; dans son traité *De causis morborum et differentiis symptomatum*, Galien s'occupe d'abord des affections congé-

SCIENCES MÉDICALES.

—

Pathologie.
—
Historique.

nitales et il en recherche l'étiologie spéciale. Ce sont,
dit-il, des vices de conformation qui reconnaissent pour
cause ou quelque chose d'anormal dans l'acte même de
l'évolution, ou un vice d'éducation physique.

Pour ce qui est de l'étiologie générale, Galien cherche
à pénétrer jusque dans l'essence de chaque fonction; il
était plus organicien qu'on ne l'a été de nos jours.
Dans toute fonction sensitive, dit-il, il faut considérer trois
choses pour en concevoir le dérangement ou l'altération :
d'abord, l'instrument propre du sens qui peut être lésé,
en second lieu quelqu'une des parties qui prêtent leur
ministère à cet instrument, et enfin la faculté, la propriété elle-même de sentir. *In actione sensili triplex
symptomatum genus deprehenditur, unum quàm pri-
mum sensûs instrumentum perpessum est, alterum
cùm ministrantium primo sensus instrumento partium aliqua fuerit affecta, tertium quàm sentiendi
potentia ipsa.*

Galien n'est pas moins didactique dans ses descriptions
des maladies; il en indique la durée, les crises, les périodes. Archigènes n'avait voulu que deux périodes,
principium et summum; Galien en trouve quatre, *principium, incrementum, statum et declinationem.* (De
Morborum temporibus, cap. II.)

Mais ce qui doit faire de Galien un auteur bien remarquable dans l'histoire de la pathologie, c'est que le
premier il divise les maladies en celles qui peuvent affecter les systèmes de l'économie, *earum partium quæ
similares apellantur, veluti arteriarum, venarum,*

*nervorum , ossium, cartilaginum , ligamentorum ,
membranarum,* etc., etc. , et en celles qui peuvent affecter les organes, *id est instrumentalium ut cerebri,
cordis, pulmonis, hepatis,* etc., etc. (De Differentiis
morborum , cap III.)

Voilà assurément un grand pas de fait en pathologie
générale, et d'autant plus important qu'il résulte de notions anatomiques. Jusque là les auteurs ne parlent avec
quelque rigueur que des maladies spéciales. S'il leur arrive de mentionner les lésions générales, c'est pour faire
valoir des dogmes inadmissibles, c'est en vue de leurs
systèmes, c'est pour faire jouer un rôle soit aux éléments,
aux humeurs, aux vapeurs, soit au *strictum,* au *laxum,* et
nous verrons combien l'esprit humain aura de peine à se
débarrasser de ces hypothèses, puisque de nos jours elles
seront renouvelées. Ici c'est dans le sens positif que la
pathologie tend à se constituer; il n'y a plus seulement
des maladies des organes, il y a des maladies des systèmes de l'économie, et si Galien ne peut encore établir
les points d'analogie, les caractères communs des maladies qui attaquent ces systèmes, du moins il établit les
différences de ces maladies d'avec celles des organes, et
ensuite il établit ses *espèces* d'après cette belle et fondamentale distinction.

Il divise donc les maladies en deux grandes sections ;
les unes intéressent un ou plusieurs systèmes de l'économie, les autres attaquent les organes, *quod verò ad
morborum genera spectat, ea primùm bipartitur et
alterum in similaribus, alterum in organicis corpo-*

SCIENCES
MÉDICALES

—

Pathologie.
Historique.

ris partibus ponit. (De Meth. medendi , lib. IX, cap. XIV.) Poursuivant ces mêmes vues générales de symptomatologie, Galien ajoute que dans ces deux ordres de maladies il peut survenir des lésions de fonctions et de structure, *in utrislibet verò seu actionum seu structuræ lesionem contingere posse.*

Arétée, si remarquable par ses belles descriptions, n'a rien écrit qui eût trait à la pathologie générale. L'ouvrage de Celse renferme au contraire une foule de généralités ; ses trois premiers livres sont même, à proprement parler. un véritable traité de pathologie générale. Ce qu'il y a d'admirable dans ses écrits, c'est la méthode, c'est l'ordre qu'il a toujours observés ; mais nous allons voir les autres médecins suivre de préférence Galien. qui résume pour eux, à lui seul, toute la médecine des temps antiques, comme Aristote résumait toute la philosophie des mêmes époques.

Oribaze, médecin de Julien dit l'Apostat, n'a guère fait que suivre servilement Archigènes, Dioclès, Galien, Aristote, Athénée, Rufus et Dioscoride.

Paul d'Égine, surnommé le singe de Galien, *simia Galeni,* n'a guère fait, aussi comme on le pense bien, que copier ce grand médecin.

Aëtius s'est également attaché à suivre pas à pas ses prédécesseurs. Il faut ensuite arriver jusqu'aux Arabes, et principalement jusqu'à Rhazès, Avicenne et Averrhoës, pour trouver en pathologie un ouvrage de quelque importance.

Mais une nouvelle ère va commencer en médecine

avec la renaissance des lettres, et c'est Jean Fernel qui en donnera le signal.

SCIENCES
MÉDICALES.

—

Pathologie.
—
Historique.

Fernel, surnommé le coryphée des médecins de Paris, écrit enfin un grand ouvrage avec ordre et avec méthode. Souvent encore il commente Galien ; mais, le premier, il sépare définitivement la pathologie générale de la pathologie spéciale. Il assigne à celle-ci sa véritable place parmi les sciences médicales, et il agrandit le domaine de la première.

Il n'aura plus besoin, comme la plupart des anciens médecins, que des commentateurs donnent à ses écrits un ordre et une forme didactiques ; il classe les sciences médicales à peu près comme elles le sont aujourd'hui dans l'ordre des études. D'abord il expose l'anatomie telle qu'on la connaissait de son temps, *de partium corporis humani descriptione*, puis la physiologie, *de fonctionibus*, puis il termine par ce qu'il y a de plus complexe, *de animæ facultatibus*. Ce n'est qu'après ces préliminaires qu'il passe à la pathologie, pour terminer par la thérapeutique générale et spéciale.

La pathologie y est divisée en deux sections bien distinctes. Quatre livres sur sept sont dévolus à la pathologie générale. Dans le premier il traite des maladies en général et de leurs causes, *de morbis eorumque causis*. Entré définitivement dans une voie didactique, il commence par les définitions fondamentales, *morbus, affectus, affectio ;* il définit la maladie *affectus contrà naturam corpori insidens ;* mais il entend donner à cette définition toute la latitude possible, et non, dit-il, les explications subtiles inventées par Aristote. Il veut que sa définition comprenne toutes les conditions organiques ; il distingue ensuite l'affection, état de l'organisme qui peut exister sans maladie. Toute affection qui ne trouble pas les fonctions d'une manière évidente ne saurait constituer une maladie ; il faut de plus une cause : *quæ vim infert, vires et functiones manifestè interturbat.* Il faut enfin les trois termes que nous avons déjà mentionnés (page 365).

Maintenant, dit-il, comme nous avons dans l'esprit de nous attacher aux choses et non à l'ombre des choses, il faut sans cesse se rappeler que dans l'organisme il y a des fluides, des solides et des fonctions. Si les fluides sont altérés, si les solides sont intéressés, si les fonctions sont troublées, il y aura dans les fluides cause de maladie, dans les solides maladie, dans les fonctions symptôme, *quoniam res ipsas non rerum umbras sectari consilium est, tria hæc semper animo teneri velim : contenta, corporis partes, et functiones. Quod autem in contentis morbi causa est, quod in partibus morbus, quod in functionibus symptoma.*

Tout en reconnaissant l'altération des liquides, Fernel est solidiste, car il a soin d'ajouter : *Humorum affectus, etiamsi contra naturam sint, morbos non dicimus. quandoquidem in substantiâ non inhærescunt ;* il n'y a alors, suivant lui, que des causes de maladie : de même, dit-il plus loin, que des calculs dans les reins ou dans la vessie, des lombrics et des ascarides dans les intestins, bien que tout-à-fait contre nature, ne sont que des causes de maladie, et encore seulement alors qu'ils incommodent les organes : *Non igitur vesicæ aut renum calculi numerantur in morbis, neque intestinorum lumbrici neque ascarides, etiamsi contrà naturam sint, sed duntaxat morborum causæ atque id solum dùm corporis partibus incommodant.*

Ainsi voilà une manière toute nouvelle de considérer la maladie. Nous avons vu que, pour Galien, il suffisait qu'il y eût atteinte portée à la faculté d'exécuter les fonctions ; pour Fernel il faut plus que cela ; il faut avec une altération permanente de l'organe, un trouble notable dans les fonctions : aussi n'hésite-t-il pas à dire que, dans l'intervalle des accès d'une fièvre intermittente, d'une épilepsie, l'individu n'est pas malade.

Fernel, dans son second livre, s'occupe des symptômes et des signes, *de symptomatibus et signis.* Dans le troisième il prend deux sources de symptômes et de signes en particulier, *de pulsibus et urinis.* Dans le quatrième il considère en général une classe de maladies, *de febribus.* Ce n'est que dans le septième livre qu'il traite de la thérapeutique générale, *therapeutices universalis.* Voici pour la forme, maintenant voici pour le fond.

Nous avons dit que, bien des siècles auparavant, Galien avait admis deux classes de maladies, les maladies des systèmes et celles des organes. Fernel en ajoute une troisième, qu'il désigne sous le nom de maladies *totius substantiæ ;* aussi est-ce avec raison que Barchusen a dit : *Oblivioni non tradendi sunt morbi totius substantiæ quos Fernelius primò in medicinam invexit.*

SCIENCES
MÉDICALES.

—

Pathologie.
—
Historique.

Ajoutons que Fernel était ce qu'on appelle aujourd'hui organicien. Il a écrit un long chapitre pour prouver cette proposition, *Morbum omnem in corporis partisve substantiâ consistere*. Au reste il serait facile de prouver que tous les médecins ont été organiciens. Voyez, en effet, comment dans leurs théories les plus exagérées procédèrent les diverses sectes. Les pneumatistes, les humoristes, les solidistes, les méthodistes, les éclectiques, les iatrochimistes, les iatromathématiciens, tous prétendaient s'appuyer sur l'organisation, ne pas sortir de l'économie animale ; mais les uns y voyaient des vapeurs, des esprits, un pneuma, cinquième élément, qui jouait le principal rôle dans la production et la marche des maladies. Ainsi pensaient Athénée, et même Arétée. Les autres y voyaient des humeurs en mouvement; les autres, et c'étaient les méthodistes, croyaient que les tissus ne pouvaient être que resserrés ou relâchés ; ainsi pensaient Thémison et ses disciples, et plus tard Prosper Alpin et Baglivi. Les autres, sans sortir encore de l'économie, ne s'attachant qu'au mécanisme des organes, en recherchaient les lois normales et les perturbations : c'étaient Borelli et Boërhaave.

Les autres, enfin, trouvaient, toujours dans l'organisme, une chimie vivante ; tout leur paraissait sous la dépendance de l'acidité ou de l'alcalinité des humeurs ; mais, encore un coup, ils étaient organiciens, et pour eux les maladies n'étaient pas des êtres abstraits, distincts de l'organisation. Ceci nous conduit à ajouter encore quelques mots sur les chefs de sectes en médecine.

La première remarque à faire, c'est que, leurs idées par cela qu'ils cherchaient à les rendre très-générales, très-absolues et très-explicatives, n'ont été d'aucune utilité pour la pathologie bien comprise. Qu'importe, en effet, que Sylvius de le Boë divise les maladies seulement en deux classes, puisqu'il n'a d'autre fondement qu'une prétendue àcreté, tantôt acide et tantôt alcaline? qu'importe qu'il ait cherché à généraliser l'étiologie et la thérapeutique, puisque c'était par des hypothèses semblables? Willis avait adopté en partie ces idées, mais d'une manière bien moins absolue. Il croyait à un vitalisme plus élevé et aux forces de la nature médicatrice; la maladie, la fièvre surtout lui semblait une lutte contre des causes de trouble. Il ne faut pas alors arrêter ses efforts, disait-il, *nam natura dimicat acriter cum hoste suo.*

C'est à Stahl surtout qu'il était réservé de pousser ce vitalisme aussi loin que possible. La maladie n'est plus définie par des caractères soit fonctionnels soit organiques, elle l'est par la philosophie des causes finales; c'est un acte soutenu par la nature pour éliminer une matière morbifique, acte conséquemment nécessaire à la conservation de la vie, *morbum esse actum, ab ipsâ naturâ, materiam perniciosam expugnandi gratiâ, susceptum, ideòque ad conservationem vitæ necessarium.*

Mais la pathologie ne pouvait être fondée sur des principes aussi vagues, sur des causes finales : aussi l'animisme de Stahl fit faire peu de progrès à cette partie des connaissances médicales, bien que Sydenham ait partagé quelques-unes de ces idées, tant sous le rapport physiologique que sous le rapport médical. Cela tient à ce que ces généralisations étaient précipitées, et que, faites pour s'appliquer à tout, elles ne s'appliquaient à rien d'une manière rigoureuse.

Quoi qu'il en soit partout nous voyons se reproduire ce fait capital dans l'histoire de la pathologie, que ce sont des résultats obtenus au moyen de faits partiels bien observés qui commencent à la constituer en corps de science, tandis que les prétendus systèmes généraux se succèdent les uns aux autres sans aucun profit pour la science de l'homme malade.

Et cependant le chef des anciens méthodistes, Thémison, avait cherché à poser la question de manière à faire entrevoir en quel sens devait marcher la pathologie. « La médecine consiste, avait-il dit, à faire connaître les caractères communs à toutes les maladies, afin de se mettre en mesure de les traiter toutes de la même manière. » Mais cette définition était encore entachée d'un défaut capital, elle était trop absolue, trop générale ; c'était entre des groupes de maladies qu'il fallait trouver des caractères communs, et non entre toutes les maladies. En admettant, ce qui est vrai d'ailleurs, qu'il y ait entre toutes les maladies quelques caractères communs, caractères dont il faut tenir compte, il y a bien plus de caractères dissemblables, différentiels. Or, pour diminuer le nombre de ceux-ci, il faut ranger les maladies par groupes et signaler les liens qui unissent chacun de ces groupes, c'est-à-dire leurs caractères généraux. Or, ce n'est pas ce que voulaient les méthodistes, dont le grand œuvre scientifique consistait à ramener toutes les maladies sinon à l'unité, du moins à une dualité bien marquée et rien de plus.

SCIENCES MÉDICALES.

—

Pathologie.
—
Historique.

On sent que c'était arrêter la pathologie générale dès ses premiers pas, et cependant dans des temps bien plus rapprochés de nous d'autres sectes ont procédé d'une manière aussi erronée. Ainsi les solidistes, et à leur tête Hoffmann et Baglivi, n'ont encore voulu voir qu'une sorte de dualité dans la nature de toutes les maladies. Ainsi de nos jours l'école dite physiologique a cru aussi à une constante dualité. De là l'invariabilité, l'uniformité de la thérapeutique dans laquelle on retrouve cette même alternative.

Voyez comme tous ces systèmes se ressemblent. Pour les méthodistes il n'y a que deux sortes de maladies, celles qui dépendent du strictum et du laxum : tout au plus en certains cas y a-t-il un genre mixte. Pour les iatrochimistes deux genres aussi, celles dues à l'acidité et celles qui dépendent de l'alcalinité des humeurs. Pour les solidistes toutes les maladies étaient aussi divisées en deux classes, celles qui dépendent de l'accélération des mouvements, de leur trop grande force, et celles qui résultent de leur trop grande faiblesse. De là une thérapeutique générale fort simple, c'est-à-dire des calmants et des fortifiants. Le solidisme n'en a pas moins long-temps régné dans nos écoles; admis avec quelques modifications par Cullen, il a été reproduit sous une autre forme par Brown et par M. Broussais.

Toutefois, dans le système de Brown, la pathologie générale est en progrès ; il revient encore, il est vrai, au dualisme morbifique que nous avons signalé dans toutes les sectes, mais il admet au moins des subdivisions. Ainsi, après avoir cherché à établir que les maladies sont ou *sthéniques* ou *asthéniques*, d'où deux sortes de médications, revenant aux idées de Fernel, il admet des maladies générales et des maladies locales. J'omettais de dire que, dans son dualisme pathologique, la proportion n'est rien moins qu'égale entre les maladies ; presque toutes sont asthéniques, c'est à peine si sur cent il y en a trois ou quatre qui soient sthéniques. En même temps il ne veut plus de maladies spécifiques ni de maladies héréditaires.

Pinel, tout en se rangeant sous la même bannière que les solidistes, est un de ceux qui ont le plus fait pour la pathologie générale. A lui appartient la gloire d'avoir décrit le premier et avec méthode les maladies des systèmes organiques, d'avoir fait connaître ces beaux groupes des inflammations des membranes muqueuses, des membranes séreuses, etc., etc., d'avoir ensuite mieux groupé qu'on ne l'avait fait jusqu'à lui les hémorrhagies, les névroses, les dégénérescences, etc., etc. Toutes ses considérations sont autant de bons chapitres de pathologie générale. Dès lors la voie était tracée pour constituer un véritable corps de science. D'une part on avait des considérations sur toutes les maladies en général, d'autre part Pinel venait de faire connaître comment on pouvait esquisser le tableau des maladies des systèmes ; il n'y avait donc plus qu'à résumer les caractères communs aux maladies qui peuvent affecter les grands organes de l'économie.

Enfin est venu M. Broussais, qui a cherché à généraliser autant que possible les faits pathologiques, qui a voulu s'appuyer sur la physiologie et établir ainsi une nouvelle doctrine à laquelle il a donné le nom de *Théorie de l'irritation*.

Il a posé la loi, disent ses sectateurs, que la plupart des maladies commencent par l'accroissement de l'action organique ou moléculaire des tissus (*Roche et Sanson, préface*), loi directement contraire à celle que Brown avait posée, savoir, que toutes ou presque toutes les maladies dépendent de l'atonie.

Au reste le fond des deux doctrines est emprunté à Frédéric Hoffmann, qui avait établi en principe, 1° que tous les actes normaux de la vie consistent dans un mouvement, dans une action organique ou moléculaire; 2° que toutes les maladies consistent dans l'accélération ou le ralentissement de cette action, de ce mouvement.

Brown et M. Broussais adoptent ces idées physiologiques et pathologiques; ils admettent également comme base de leur pathologie et de leur thérapeutique générales deux classes de maladies et deux sortes de médications; mais ils diffèrent essentiellement sur un point, c'est la proportion suivant laquelle ont lieu les maladies, et conséquemment sur la proportion des cas dans lesquels il faut ou stimuler ou affaiblir.

Nous ne pousserons pas plus loin cet examen des doctrines; nous avons eu pour but de prouver que les théories géné-

SCIENCES
MÉDICALES.

—

Pathologie.

Historique.

rales qui ont successivement régné dans les écoles n'ont été d'aucune utilité pour la science, précisément parce qu'elles généralisaient trop et qu'elles ne signifiaient plus rien.

Il y a plus, tout en se succédant les unes aux autres, ces théories n'ont jamais été en progrès les unes à l'égard des autres.

Le solidisme arrive vingt siècles après le méthodisme, et il ne lui est pas supérieur; il est également général, et partant il est également insuffisant.

Ainsi, ce n'est pas dans l'histoire des théories, des systèmes qu'on doit chercher l'histoire de la pathologie. Les progrès de cette science, plutôt ralentis que hâtés par les théories générales, en ont été toutefois assez indépendants pour qu'on puisse les suivre même dans les ouvrages des plus fougueux sectaires.

Nous l'avons vu, il y a d'excellentes notions de pathologie dans Galien, malgré ses théories humorales et pneumatiques, dont il ne faut pas tenir compte; dans Stahl, dans Brown il y a aussi de bons préceptes en dépit de leurs systèmes. Et enfin, pour terminer, qui, dans ces derniers temps, a rendu plus de service aux sciences pathologiques que M. Broussais? C'est lui qui a imprimé une meilleure direction aux études, c'est lui qui a conservé le feu sacré du vitalisme, c'est lui qui a ramené les esprits à l'observation des actions et des états organiques, et tout cela indépendamment, et souvent même malgré sa théorie de l'irritation.

Disons maintenant quelques mots sur les classifications et sur la nomenclature pathologiques.

Sauvages, qui attachait beaucoup de prix aux travaux de classification, qui lui-même en a donné une fort étendue, résume ainsi les principes des classificateurs. Il y a, suivant lui, quatre méthodes principales, 1° la *méthode alphabétique;* 2° la *temporaire;* 3° l'*anatomique;* 4° l'*étiologique;* il aurait pu ajouter : et la *symptomatique*, puisqu'il se déclare partisan de celle-ci. Il examine les avantages et les inconvéniens de ces diverses espèces de classifications, et d'abord il prouve par d'excellentes raisons que la classification par ordre alphabétique n'est pas une classification. En effet, dans une classification quelconque, on tient compte de quelques rapports, de quelques points de ressemblance dans les objets qu'on rapproche, qu'on groupe; ici on ne tient compte que des premières lettres des mots, conséquemment de circonstances tout-à-fait arbitraires et étrangères aux objets classés; c'est ainsi que sont arrangés tous les dictionnaires. Cette méthode toutefois est commode, elle épargne des recherches et jusqu'à la fatigue de penser, mais aussi elle n'est pas scientifique.

Je dis qu'elle épargne jusqu'à la fatigue de penser, je pourrais ajouter qu'elle dispense de connaissances générales; en effet, pour trouver un objet dans toute classification régulière, il faut avoir au moins quelques connaissances préalables sur la nature des objets classés, il faut avoir une idée des classifications, des principes qui leur servent de base, savoir distinguer les classes des genres, les genres des espèces, les espèces des variétés, etc., etc. Il faut donc réfléchir, penser pour arriver méthodiquement à l'objet classé. Or, par le moyen de la méthode alphabétique, on est dispensé de tout cela ; il suffit de se rappeler ce qu'on a appris dans sa première enfance, savoir, l'ordre dans lequel sont disposées les lettres de l'alphabet. Mais aussi, comme le remarque Sauvages, cet arrangement réunit sous le même titre les objets les plus disparates, l'*apoplexie*, par exemple, et l'*alopécie*, la *paralysie* avec le *panaris*, etc., etc. Cependant, je le répète, cette méthode est commode, véritablement usuelle : aussi, jusqu'à ce que les sciences pathologiques aient acquis plus d'exactitude, soient plus susceptibles d'applications méthodiques, on usera et des dictionnaires et des tables alphabétiques. Voyez ce qui arrive à l'égard de ces dernières, c'est que l'élève qui veut trouver une affection spéciale dans un traité de pathologie, s'inquiète peu de la place occupée par cette affection dans le cadre nosologique inventé par l'auteur ; il va directement à la table alphabétique pour y trouver un chiffre qui le renverra non moins directement à l'objet désiré.

La méthode *temporaire* est celle qui consiste à diviser les maladies en aiguës et en chroniques, division mentionnée par Hippocrate et Galien, puis adoptée par Arétée et Cœlius Aurelianus. C'est un principe de classification qui ne peut être adopté ; d'abord, à cause de son insuffisance, des affections nombreuses lui échapperaient, et les maladies ne sont divisées qu'en deux catégories, sans subdivisions secondaires.

Il est, en effet, des maladies qui ne sont ni aiguës ni

chroniques ; cette circonstance n'est évidente que pour quelques-unes seulement. Rien ne fixe, rien ne limite d'une manière précise là où cesse l'acuité pour faire place à la chronicité. Les mêmes maladies d'ailleurs sont tantôt aiguës et tantôt chroniques : comment les séparer, les mettre dans des classes différentes ?

La méthode *symptomatique* paraît la meilleure à Sauvages, mais en vertu d'un principe qui est inexact. On sait qu'il compare les symptômes des maladies aux caractères organiques des végétaux, d'où il conclut qu'on peut classer de la même manière les maladies et les végétaux. Cette comparaison est essentiellement mauvaise, non en ce qu'elle porterait à croire que pour Sauvages les maladies fussent des êtres distincts de l'organisation, et tout aussi bien individualisés que les végétaux, non en ce qu'elle ferait croire que pour lui les symptômes fussent également des êtres ; il suffit de lire Sauvages pour voir qu'il avait des idées toutes différentes ; mais parce qu'une comparaison de cette nature ne peut que donner des idées très-fausses sur les différents groupes de maladies. Du reste voici la classification de cet auteur, 1° les *vices* ; 2° les *fièvres* ; 3° les *inflammations* ; 4° les *spasmes* ; 5° les *essoufflements* ; 6° les *faiblesses* ; 7° les *douleurs* ; 8° les *démences* ; 9° les *flux* ; 10° les *cachexies*.

Au premier aperçu on sent les vices de cette classification, mais elle indique quelques bons principes. Il est fâcheux que Sauvages ait d'abord rejeté tout ce qui est relatif à l'organisation, et cela sous un prétexte impar-

SCIENCES MÉDICALES.

—

Pathologie.
—
Classifications.

donnable. Si vous faites reposer, dit-il, une classification sur les particularités de l'organisation, elle embarrassera les commençants, puisqu'elle supposera des connaissances en anatomie ; ceci n'a pas besoin d'être réfuté : à ce compte il ne faudrait écrire que pour les ignorants.

Si donc Sauvages avait pris pour base première de classification les dispositions anatomiques, il aurait pu appliquer ensuite aux groupes principaux ses propres divisions ; mais en rejetant toutefois ce qui n'est que symptôme, tels que les douleurs, les faiblesses, les essoufflements, etc., etc., il aurait conservé le groupe des inflammations, des fièvres, des flux, des cachexies, etc., etc.

La classification de Pinel a régné long-temps dans nos écoles. Lui aussi avait eu la prétention d'introduire dans les sciences médicales les méthodes des naturalistes. Suivant ce pathologiste, le grand problème à résoudre dans la médecine est celui-ci : *Une maladie étant donnée, trouver le rang qu'elle doit occuper dans un tableau nosologique.* Sa classification sous plusieurs rapports était en progrès, mais aujourd'hui elle est insuffisante, et d'ailleurs vicieuse dans quelques-unes de ses parties.

Dans une première classe Pinel range toutes les pyrexies, qu'il divise en six ordres, d'après les formes ou la nature diverse des symptômes ; dans la seconde il place les phlegmasies, divisées en cinq ordres d'après leur siége ; dans une troisième classe il range les hémorrhagies, divisées en deux ordres, aussi d'après leur siége ; dans la quatrième se trouvent les névroses, distinguées également d'après leur siége en cinq ordres. Dans la cin-

quième et dernière classe se trouvent les diverses lésions organiques, divisées seulement en deux ordres,
suivant qu'elles sont générales ou particulières.

Le grand avantage de cette classification, sa supériorité sur les autres tient à ce qu'elle est d'abord beaucoup
plus simple et qu'on n'y trouve plus certains symptômes
classés comme autant de maladies. Son vice capital c'est
de rejeter dans une cinquième et dernière classe les maladies qualifiées lésions organiques, ce qui tendrait à
faire croire (bien que telle n'ait pas été la pensée de
Pinel) que les quatre autres classes contenaient des
maladies dans lesquelles l'organisme n'est pas inté-
ressé. Et d'ailleurs, lorsqu'on examine quelles sont les
maladies que Pinel a rangées sous ces divers chefs, on
voit que son classement était tout-à-fait arbitraire. Ainsi
il met la syphilis au nombre des lésions organiques, et il
a soin d'en distraire les teignes et les dartres; la classe
des névroses comprend l'apoplexie et l'asphyxie! Cette
classification pèche par la base; Pinel aurait évité la plupart des inconvénients, s'il eût pris d'abord pour cadre les
dispositions anatomiques, sauf à grouper ensuite les maladies d'après ses principes.

Quoi qu'il en soit, je l'ai déjà dit, cette classification
était en progrès; n'est-ce rien, en effet, que d'avoir
réuni dans une seule classe toutes les phlegmasies par
exemple, de les avoir divisées en autant d'ordres qu'il y
a de tissus dans l'économie, d'avoir fait une classe à part
des hémorrhagies, groupe de maladies qu'on conservera
toujours en pathologie générale? Aussi cet arrangement,

SCIENCES
MÉDICALES

—

Pathologie.
—
Classifications.

tout incomplet qu'il est, est encore supérieur à ceux qu'on a proposés dans ces derniers temps.

Pour ne parler que de la classification de MM. Roche et Sanson, on va voir de combien de défauts elle est entachée. Et d'abord, quelle a été la base de leur classification ? Ces pathologistes disent qu'ils ont pris pour base *unique* les changements matériels qui s'opèrent dans l'organisation. Mais, dès le commencement, on y trouve toute une classe d'asthénies et d'*asthénies nerveuses*. Or, qui pourrait nous dire quels sont les changements matériels qui s'opèrent dans les asthénies nerveuses ?

Il y a une classe de cacochymies mise pour mémoire, sans doute, car on n'y parle que des altérations du sang, et ces altérations du sang, on avoue qu'on ne les connaît pas.

Si nous cherchons ce qu'on a rejeté dans le cadre des subinflammations, nous trouvons, après avoir été dûment avertis que, dans ce cas, l'irritation accumule. retient dans les parties les fluides blancs, la lymphe, l'albumine, la fibrine, la gélatine, etc., etc., nous trouvons, dis-je, la phthisie tuberculeuse, le carreau, l'affection scrofu-leuse, le ramollissement des os, le crétinisme, etc., etc.

Parmi les irritations nerveuses nous trouvons la colique de Madrid, la colique végétale ; bref, ces divisions une fois établies, il est impossible de dire comment elles se sont partagé les maladies ; c'est une véritable *affaire d'opinion*.

MM. Roche et Sanson prétendent que leur tableau

général de classification est établi d'après la nature des maladies ; or on y trouve des classes qui ont pour titre : Obstructions, lésions de continuité, etc., etc., et dans les lésions de continuité on trouve la brûlure ; mais nous aurions encore bien d'autres défauts à signaler, s'il est vrai que toute bonne classification doit réunir et grouper autant que possible les faits analogues.

SCIENCES MEDICALES.

—

Pathologie.
—
Classifications.

Prenez la classe des *obstructions*, dans laquelle vous trouverez l'ordre des *rétrécissements ;* eh bien ! vous verrez placés ensemblele rétrécissement du conduit de Warton ou la grenouillette et les altérations des valvules du cœur ; vous trouverez l'occlusion de la pupille tout près du rétrécissement du prépuce. D'un autre côté vous trouverez dans la première classe l'inflammation aiguë de l'urètre, et à l'autre extrémité du cadre, c'est-à-dire dans la dixième classe, le rétrécissement de ce canal. De même pour l'iritite et pour l'occlusion de la pupille. Au nombre des productions morbides vous verrez les fungus et les polypes à côté des entozoaires ; enfin je dirai, pour terminer, qu'une maladie étant donnée, je défie qui que ce soit, sauf les auteurs, de déterminer à quelle section, à quelle classe elle appartient. Qui pourrait prévoir, en effet, que le rachitis se trouve parmi les irritations nutritives, l'albugo dans les subinflammations, la pourriture d'hôpital parmi les désorganisations ? Mais il est temps de passer à la nomenclature. Il importe, en effet, de nous entendre sur le langage scientifique ou technologique lui-même.

Quelle sera notre nomenclature ? A cela nous répondrons d'abord que, comme la science ne date pas d'hier,

il y a déjà en pathologie une nomenclature successivement enrichie de siècles en siècles.

Cette nomenclature assurément offre beaucoup d'irrégularités, une foule de significations vicieuses formées
d'abord dans l'enfance de l'art, puis tour-à-tour réformées
par chaque secte, et qui reposent sur les principes les
plus variés. Faudra-t-il à cause de cela changer toute la
nomenclature pathologique? L'état actuel de la médecine
permettrait-il une semblable tentative? A toutes les
époques ces questions ont occupé les esprits; Galien lui-
même s'en est occupé, et avec sa haute raison habituelle
(*De sympt. differ.*, cap. III) ; et ce qu'il y a de remarquable, c'est que les choses en sont encore aujourd'hui
précisément au même point que du temps de Galien. Pour
ce qui est des mots, dit Galien, hâtons-nous de nous entendre amiablement, afin de passer ensuite aux faits et de
nous y livrer exclusivement : *Quod ad nomina pertinet,*
celerrimè mutuam pacem componamus ; atque ad res
ipsas festinantes, in ipsis versemur ac diù persista-
mus. Mais, reprend-il, vous trouverez bien des gens
qui, pour faire parade, ostentation d'un vain savoir, d'une
inutile érudition, s'en viennent tout troubler, tout changer. Ils passent leur vie à disputer sur des mots, de sorte
qu'ils ne peuvent jamais arriver au but de notre art,
Verùm inveniuntur complures etiam, eruditionis ti-
tulo sese venditantes, qui omnia pervertunt, quippè
omnem vitam de nominibus altercando conterunt,
adeò ut nunquam possint ad artis finem prævenire.
(Loc. cit.)

Mais Galien ne se borne pas à blâmer ainsi cette fâcheuse tendance de certains esprits, il se demande ce que doit faire celui qui se sent enflammé du désir de découvrir la vérité : *Quid igitur faciet vir veritatis studio æstuans ?* Il doit d'abord signaler les choses qui de leur nature ont des caractères communs, qui sont analogues, et que souvent on néglige à cause de cela. *Principiò ostendere debet quæ suapte naturâ intersese similia sunt atque ab hoc neglecta.*

Mais si quelques faits nouveaux n'ont pas encore reçu de noms convenables, que faut-il faire ? Quelles règles doit-on suivre ? C'est encore Galien qui va nous l'indiquer.

Il faudra, dit-il, leur donner des noms déjà connus, usités autant que possible, et qui ne s'éloignent pas trop de la langue maternelle ; du reste on désignera chaque chose par un nom bien distinct, afin que la nomenclature ne nuise pas à la clarté du langage par des homonymies, et ne donne pas prise aux arguties et aux sophismes. *Debet imponere eis nomina maximè, quoad ejus fieri potest, usitata et à patriæ sermone non aliena ; id que summoperè curet ut singulis rebus singula adhibeat nomina, ne ob homonymiam sermo reddatur obscurior neque sophismatibus perturbetur.*

Mais après tout, ajoute-t-il, qu'un nom ait été bien ou mal appliqué, qu'il soit propre ou impropre, il ne faut pas s'en troubler l'esprit, si déjà on connaît bien les choses ainsi désignées ; car, ce n'est pas dans de vains mots, mais dans la connaissance des faits que consiste un bon et fructueux travail. *Cæterum sive rectè, sive perperam, sive propriè, sive impropriè nomen fuerit institutum, multo otio considerandum est, idque si priùs res ipsas didicerimus, quippè non in nominibus sed in rerum notitiâ rectum officium versari.* Enfin, usant de sa propre autorité, se donnant en exemple lui-même, ce grand médecin si savant d'ailleurs, si profond, et qui aurait pu plus que tout autre changer la nomenclature scientifique, se borne à dire tout simplement, et pour en finir : Pour nous, nous usons du langage de nos pères, nous nous contentons de bien définir les choses qu'on pourrait confondre; permettant bien volontiers à chacun de forger à son gré de nouveaux noms, mais nous ne sommes nullement disposé à souffrir qu'on commette des erreurs sur les choses. *Nos verò patriis utimur nominibus, et res intersese vicinas definimus, permittentes aliis pro arbitrio nomina imponere, sed res ipsas præterire concedimus minimè.* (Loc. cit.)

Eh bien! après deux mille ans les choses se trouvent encore sous ce rapport à peu près dans le même état. Vous voyez encore des médecins consumer leur vie entière, employer toutes leurs pensées à créer des mots, à disputer sur des mots, et, chose remarquable, ce sont précisément ceux qui ont le moins de véritable érudition, ceux qui connaissent le moins les idiomes de l'antiquité, ce sont ceux-ci, dis-je, qui hérissent d'une foule de mots semi-grecs, semi-barbares, toute la nomenclature pathologique. Sans doute il arrive, il doit arriver du moins une époque dans les sciences où une bonne et judicieuse no-

menclature peut être adoptée, où l'exactitude et la rigueur
des dénominations vient merveilleusement aider à l'intelligence des choses. Mais qui pourrait nous dire quand
la science en sera là? Notre âge fournira un contingent
de mots qui restera et qui se joindra à la somme de tous
ceux qui se sont successivement amoncelés en médecine;
ce sont les mots appliqués aux faits *nouvellement* découverts en pathologie. Mais toute réforme générale tombera nécessairement, parce que la science ne saurait encore comporter une réforme générale.

Quant à nous, en pathologie comme en anatomie,
nous nous servirons des mots généralement adoptés,
usuels même et à la portée du plus grand nombre.
Nous dirons *pneumonie*, et non *pneumonite, hemopty-
sie*, et non *pneumorrhagie, apoplexie*, et non *encé-
phalorrhagie;* car la plupart de ces mots, de fraîche date,
sont encore plus défectueux que les anciens. Et d'ailleurs
qu'importent les défectuosités, si les mots sont préalablement bien définis, s'ils ont pour eux la sanction de
l'usage général et si on les applique judicieusement, abstraction faite de leur signification étymologique? Qu'importe qu'on dise *rhumatisme, scrofules, scorbut* et
syphilis, si on s'entend bien sur ce que ces mots représentent? Mais il importe beaucoup qu'on ne dise pas par
exemple *myosite* au lieu de *rhumatisme*, parce qu'alors
avec ce mot de création récente on suppose, ce qui
n'est nullement prouvé, que les muscles sont enflammés.

Bref, créer ainsi un mot nouveau c'est substituer à une
mauvaise dénomination une dénomination plus mauvaise

SCIENCES
MÉDICALES.

—

Pathologie.
—
Nomenclature.

encore; car il était reçu, convenu que l'antique dénomination pouvait être mauvaise, tandis que, par un mot nouveau, on induit nécessairement en erreur. Aussi, et nous le disons en terminant, nous ne modifierons en aucune manière la nomenclature actuelle; nous exposerons méthodiquement l'ordre dans lequel on doit étudier les faits, et nous n'aurons nullement à nous inquiéter des dénominations, si ce n'est pour les *définir* quand le sujet l'exigera, jamais pour les *changer*.

Mais en voici assez sur ce sujet; il est temps d'exposer notre méthodologie des sciences pathologiques, et d'abord donnons notre définition de la maladie.

D'après nous, pour qu'il y ait maladie, il faut un *acte* produit, effectué par l'organisme que des circonstances insolites ont porté à convertir quelques-unes de ses opérations régulières en d'autres qui sont anormales.

Il faut un acte. En effet, chez l'homme mort, sur le cadavre il n'y a plus de maladie, bien que les altérations matérielles persistent jusqu'à destruction des organes; c'est un acte qui implique l'idée de la vie.

Quant au but de cet acte, nous ne voulons pas le qualifier; tantôt il est conservateur : adhésion des tissus, élimination des corps étrangers, travail de cicatrisation, etc.; tantôt il est meurtrier : développement de fausses membranes dans les voies aériennes, épanchement de sang dans la substance cérébrale, accumulation de liquide dans les séreuses, etc., etc.

Effectué par l'organisme. En effet, pour nous les maladies ne sont pas des êtres abstraits, distincts des organes ; d'un autre côté ils n'ont pas de siége, car il n'y a que des êtres distincts qui puissent chercher quelque part un domicile et s'y asseoir ; les maladies, les actes morbides sont effectués.

Que des causes insolites ont porté à convertir ses opérations régulières en d'autres qui sont anormales. En effet, les actes morbides se traduisent communément par des modifications, par des troubles de fonctions, mais quelquefois aussi par des actes spéciaux : organisation de produits nouveaux , régénération des tissus, oblitération des canaux, etc. , etc.

Telle est la définition que Reil a popularisée en Allemagne. Plus tard nous aurons à examiner les modifications que cette définition générale devra subir quand elle s'appliquera soit aux maladies *totius substantiæ*, soit aux maladies des systèmes, *partium similarium*, soit aux maladies des organes, *partium instrumentalium*.

Ici, je dois le dire, ce n'est pas seulement un plan que j'ai à proposer, mais bien une application en grande partie réalisée ; mon *Traité de pathologie générale* repose sur les principes développés dans cet ouvrage ; l'expérience est donc venue sanctionner ces mêmes principes ; c'est un voie déjà ouverte et que d'autres ont suivie, quelques-uns même ont été au-delà de mes idées, et ils ont bien fait, comme je le dirai tout-à-l'heure.

Je reviens à la pathologie générale. La première question que nous devons nous faire est celle-ci : qu'est-ce que la pathologie générale ? mais cette question en fait naître une en quelque sorte préjudicielle et que nous

SCIENCES MÉDICALES.

Pathologie générale.

aurions pu résoudre avant même d'exposer nos idées sur l'anatomie et la physiologie pathologiques, c'est-à-dire : qu'est-ce que la pathologie? Voici notre définition : On comprend sous le nom de pathologie la systématisation de toutes les notions qu'on a pu acquérir sur les maladies. Il est bien entendu qu'ici le mot de systématisation n'est pas pris dans son acception la plus rigoureuse; nous voulons dire par là, la coordination, l'arrangement, la disposition régulière et méthodique de certaines notions.

La pathologie est donc la science des maladies, science presque entièrement descriptive, qui expose, qui fait un historique complet des maladies, qui en fait connaitre successivement les caractères étiologiques, les caractères symptomatiques, anatomiques et thérapeutiques.

Ici on a procédé comme dans les autres sciences, on a d'abord recueilli des faits. Ces faits ont été interprétés; de là des notions isolées sur les maladies, puis ces notions ont été classées avec plus ou moins de méthode ; de là une science appelée *pathologie* dans son ensemble et dans sa plus grande généralité.

Mais cette science, pour être étudiée et enseignée convenablement, a dû être *divisée* et considérée sous plusieurs rapports.

Et d'abord dans son acception universelle, la pathologie s'occuperait de tous les êtres animés, puisque ceux-ci, et sans exception aucune, peuvent éprouver des altérations dans leur norme. Mais on pense bien qu'il ne peut être ici question de la *pathologie végétale*, ni même de

la *pathologie comparée* ; nous n'avons à nous occuper
que de la *pathologie de l'homme*, ou plutôt de la partie générale de cette pathologie; d'où cette dernière et
capitale question : Qu'est-ce que la pathologie générale,
considérée dens ses rapports avec la pathologie proprement dite, et dans ses rapports avec la pathologie
spéciale?

Jusqu'à présent on s'était contenté de dire que la pathologie générale a pour objet les maladies considérées
d'une manière *abstraite*, et dans ce qu'elles offrent de
commun; on ajoutait qu'elle les embrasse toutes dans *un
même cadre*, où l'on voit les points de contact qu'elles
ont entre elles et les liens qui les unissent; tandis qu'en
pathologie spéciale, chaque affection est dessinée avec la
physionomie qui lui est propre. Cette définition pouvait
suffire à une autre époque; mais la pathologie générale
ainsi comprise ne s'appliquerait qu'à des choses vagues,
toujours abstraites, sans portée scientifique, et surtout
sans applications positives.

En effet, si malgré les progrès incessants des sciences
médicales on voulait encore se borner à un seul cadre,
on ne pourrait avoir par devers soi à étudier et à enseigner qu'une *très-petite partie* des généralités de
la pathologie; partie très-minime et en même temps la
plus vague, la plus abstraite, entourée d'exceptions et
d'approximations continuelles.

Précisément parce que la pathologie générale est un
corps de science, elle doit avoir et nous lui donnerons,
en effet, un cadre multiple; elle aura plusieurs divisions,

SCIENCES
MÉDICALES.

Pathologie générale.

et ces divisions seront méthodiques, c'est-à-dire que, très-générales d'abord, elles se spécialiseront sans cesse et de telle sorte qu'arrivé à un certain point on tombera dans la pathologie spéciale, par un transition insensible.

Ceci, comme on le voit, se rattache à notre méthode générale d'études, qui procédera ici, je ne dirai pas du composé au simple, la pathologie ne comporte pas ces expressions; mais de ce qui est général à ce qui le sera moins ou plutôt à ce qui sera plus particularisé. Je me sers à dessein de ces termes, car souvent en pathologie, à mesure que les faits se particularisent, ils deviennent plus complexes, ce qu'il ne faut par perdre de vue.

Toutefois quant à ses formes, quant à ses procédés, notre méthode restera synthétique; mais quant aux faits sur lesquels elle est destinée à opérer, elle sera plutôt analytique.

J'ai rendu ceci sensible par quelques exemples dans l'introduction du traité que j'ai publié sur la pathologie générale, c'est-à-dire après avoir réalisé en grande partie ce même plan.

Nous aurons à prendre d'abord, disais-je, la maladie dans sa plus grande généralité, c'est-à-dire, comme fait complexe en lui-même, si l'on veut, constitué par un état anormal quelconque de l'organisation ou de l'économie fonctionnant, et ce sera là notre premier travail; ce fait nous l'examinerons sous toutes ses faces, c'est-à-dire sous ses rapports de causalité, d'expressions symptomatiques, de caractères anatomiques, etc., etc.

Puis nous décomposerons ce fait en d'autres qui lui

seront secondaires, qui en seront les éléments. c'est-à-dire que nous chercherons dans l'organisme ainsi troublé, quelles seront les parties plus particulièrement affectées; nous chercherons avec plus de précision d'où naît le trouble général; ce sera là de la synthèse, mais est-ce à dire pour cela que les faits en deviendront plus simples? non, mais ils tendront à se particulariser tout en restant complexes.

Aussi il nous serait presque aussi facile de prouver que c'est là de l'analyse en ce sens que nous ferons passer les élèves du connu à l'inconnu ; bien que ce sera du général à ce qui le sera le moins.

Qu'est-ce qu'il y a, en effet, de plus facile à apprécier ou du moins dont on doit d'abord s'enquérir, si ce n'est ce fait général : la maladie, la maladie *une*, c'est-à-dire tout état autre que l'état de santé? C'est là, en effet, la première notion que réclame l'esprit en pathologie générale; peu importe d'ailleurs que celui qui se propose de vous en faire connaître les caractères généraux les ait acquis par des voies détournées, par la méditation des faits particuliers. Ce que votre esprit demande c'est qu'on lui fasse connaître en quoi consiste la maladie, quelles sont les causes qui occasionent en général cet état de l'organisme. par quelles expressions il se décèle, quelles sont les lésions matérielles qu'on peut apprécier dans l'économie et comment on peut les modifier avantageusement.

Une fois ceci connu, nous devrons passer à ce qui le sera moins; nous chercherons si l'acte général connu sous

SCIENCES
MÉDICALES.

—

Pathologie générale.

le nom de maladie ne peut pas, suivant les divers caractères qu'il revêt, ne peut pas constituer quelques faits non pas individuels, mais moins généraux; c'est là l'inconnu auquel nous devrons passer. Nous étudierons et nous ne tarderons pas à reconnaître, qu'en effet l'état morbide n'offre pas toujours des caractères identiques ; que, tout en intéressant l'ensemble de l'organisme, ou du moins plusieurs systèmes de cet organisme, soit successivement, soit simultanément, nous trouverons, dis-je, qu'il se particularise diversement, et de là des *groupes* de maladies générales dans ce qui n'était d'abord pour nous qu'*unité*, l'acte anormal, la maladie.

Remarquons que ces maladies ne devront pas encore être considérées comme individuelles et que nous ne devrons en résumer que les caractères généraux. Voilà, suivant nous, ce qui constituera un mélange d'analyse et de synthèse, puisque nous décomposerons, tout en passant du connu à l'inconnu.

Cette nouvelle étude une fois terminée, nous ne tarderons pas à reconnaître que les maladies peuvent encore être considérées sous le point de vue général, tout en se particularisant encore davantage dans l'organisme, et d'une manière très-nette, très-tranchée.

L'organisme sera encore troublé sans doute, mais une vue plus approfondie vous fera reconnaître que toutes ses parties constitutives ne le sont pas également, en d'autres termes que l'acte morbide se passera dans un seul des systèmes qui composent l'économie. Or, cette nouvelle décomposition exigera des études nombreuses. Nous avions déjà reconnu des caractères généraux et formé des groupes parmi les actes morbides qui intéressent *tout* l'organisme; mais ces actes, en se particularisant ainsi dans chaque système, révèlent une foule de caractères qui nous étaient inconnus; tout en conservant, en effet, les traits principaux que nous aurons étudiés, ils en présenteront de nouveaux que nous devrons connaître; ils nous permettront de former de nouveaux groupes parmi ces maladies, sans entrer encore dans les individualités, c'est-à-dire que nous ferons toujours de la pathologie générale.

Mais ce n'est pas tout encore; les actes morbides pourront être observés jusque dans chacun des organes de l'économie, toujours sous le point de vue général; d'où une nouvelle série d'études pour nous.

Telle est la méthode qu'il conviendra d'adopter, méthode, comme on le voit, synthétique quant à ses formes générales, concordant avec celle que nous avons suivie pour toutes les autres sciences, mais analytique quant au sujet considéré en lui-même.

Maintenant il nous reste à faire connaître avec plus de détails le plan qu'on devra suivre en pathologie générale, car ce plan n'est en quelque sorte que la réalisation de cette méthode elle-même.

La pathologie générale, telle que nous la concevons, s'occupe, comme nous l'avons dit, des caractères communs aux maladies, aussi bien des caractères étiologiques que symptomatiques, anatomiques que thérapeutiques; mais, afin de suivre méthodiquement ces caractères communs,

SCIENCES MÉDICALES.

Pathologie générale.

elle groupe les maladies d'une manière de moins en moins générale. Ainsi, dans une première section on étudiera les caractères communs (étiologiques, symptomatiques, anatomiques et thérapeutiques) à tous les *groupes* de maladies comprises dans les cadres nosologiques.

Dans une seconde section, la pathologie générale exposera les caractères communs aux divers *groupes* de maladies qui peuvent affecter tout l'organisme ; ce que Fernel appelait *morbi totius substantiæ.*

Dans une troisième section, la pathologie générale exposera les caractères communs aux divers *groupes* de maladies qui peuvent affecter chacun des systèmes de l'économie animale ; *similarium partium.*

Enfin, dans une quatrième et dernière section, la pathologie générale exposera les caractères communs aux divers *groupes* de maladies qui peuvent affecter les principaux organes de l'économie ; *instrumentalium partium.*

Ainsi la première base de nos divisions est toute *anatomique ;* les subdivisions sont toutes *pathologiques.*

Il faut s'arrêter là, et ne considérer jamais que les caractères communs ou différentiels qui groupent les maladies en sections différentes, car, sans cette attention, on tomberait dans la pathologie spéciale, ce qui prouve que cette division est bonne, qu'elle est scientifique.

Il résulte de ce que nous venons de dire, qu'en pathologie générale on ne s'occupe ou plutôt on ne s'attache qu'aux points de contact, qu'aux rapports, qu'aux communautés que les maladies ont entre elles ; mais qu'on poursuit ces généralités d'une manière décroissante ; aussi, comme nous venons de le dire, si on allait au delà, on tomberait dans la pathologie spéciale, c'est-à-dire dans cette science qui expose méthodiquement les caractères propres à chaque affection morbide, les caractères qui individualisent les maladies, soit que celles-ci affectent l'économie entière ou plusieurs ou un seul de ses systèmes, ou plusieurs ou un seul de ses organes, ou enfin une partie d'un organe.

Ce sont donc deux divisions d'une seule science, de la pathologie, c'est-à-dire de la science qui expose méthodiquement les caractères morbides, communs et différentiels, généraux et particuliers, qui fait en un mot l'histoire générale et individuelle des maladies.

Il résulte de ce qui vient d'être établi que nous avons adopté comme base de notre classification un ordre invariable par lui-même.

L'économie, en effet, peut être malade de diverses manières, d'où des groupes de maladies fondées sur ce fait ; de même pour les maladies des systèmes organiques ; de même enfin pour les maladies des organes; ceux-ci ne sont pas toujours malades de la même manière, leurs souffrances sont diversement accusées, et c'est en raison de ces diverses expressions morbides que nous retrouverons encore des groupes de maladies.

Voilà, du reste, la clef de notre classification que nous résumons dans ce peu de mots : les différences qui groupent les maladies résultent et de la différence des tissus et des organes, et de la différence du mal considéré en lui-même; d'où nécessité de procéder anatomiquement et pathologi-

SCIENCES MÉDICALES.

—

Pathologie générale.

quement, afin que les divisions générales et secondaires ne puissent être contestées. Ainsi, je le répète, l'ordre que nous adoptons sera anatomique et pathologique ; anatomique quant à son cadre et en ce sens que, pour toutes nos généralités, nous commencerons par les examiner dans les groupes de maladies qui peuvent affecter l'économie entière, pour les suivre jusque dans les groupes de maladies qui peuvent n'affecter qu'un organe. Il sera pathologique en ce sens que, pour ce qui est des groupes morbides secondaires, nous les trouverons dans ces mêmes sections et dessinés par la nature du mal, par la marche, par la tendance des caractères morbides. Toutes les questions de chirurgie générale se trouveront nécessairement comprises et fondues dans ce cadre, d'abord en tant qu'elles seront relatives aux divers systèmes de l'économie et en tant qu'elles pourront être considérées sous le point de vue général dans chacun des appareils.

Mais remarquons bien que dans chacune de nos sections nous devons nous borner à ces caractères généraux qui se reproduisent identiquement les mêmes, et qui partagent les maladies en plusieurs groupes ; remarquons en outre que lorsqu'il s'agira d'un seul système, par exemple, nous devrons nous borner encore aux caractères généraux identiquement reproduits dans toutes les parties de ce système, quelle que soit d'ailleurs la région occupée par celui-ci, et l'organe dans lequel il entrera comme élément. Je le répète, dans tous les cas la pathologie générale ne doit résumer que les caractères communs.

Aussi je me hâte de signaler un écueil que je n'ai pas toujours su éviter moi-même dans mon Traité de Pathologie générale ; en effet, en un sens *j'ai été trop loin* ; en un autre *je me suis arrêté trop tôt.*

J'ai été trop loin : lorsque, traitant des maladies qui peuvent affecter l'économie entière ou un seul système organique, j'ai décrit des *spécialités*, j'ai fait de la pathologie spéciale ; ainsi ayant à traiter des maladies *en général* du système nerveux, et plus spécialement des affections convulsives, au lieu de me borner à exposer méthodiquement quels sont les caractères communs qui, parmi les affections propres au système nerveux, forment un groupe d'affections dites convulsives, j'ai successivement décrit le tétanos, l'hystérie, l'éclampsie, etc. C'est un tort, je n'hésite pas à le reconnaître, à l'avouer : il fallait se borner aux traits généraux pathologiques qui groupent ces maladies ; mais est-ce à dire pour cela que j'aurais dû, comme dans les anciens traités de pathologie générale, rester dans les abstractions, ne pas faire la pathologie des systèmes ? non, assurément non, et c'est au contraire sous ce rapport que je ne suis pas allé assez loin, que je n'ai pas véritablement complété ma pathologie générale.

Depuis en effet, que j'ai publié mes premières idées sur l'extension à donner aux études générales en pathologie, plusieurs travaux ont été suivis dans le même sens ; on a été frappé de cette idée, qu'en effet, à l'égard des systèmes, on devait faire en pathologie ce que Bichat a fait en anatomie ; et d'ailleurs on a fini par reconnaître ce qu'il y a de vraiment scientifique et en même temps de général dans les considérations de Pinel sur les phlegmasies des

SCIENCES MÉDICALES.

Pathologie générale.

membranes. Je le répète, c'est une pente qu'il a fallu suivre ; mais on a été encore plus loin ; et c'est avec satisfaction que j'ai vu de bons esprits se mettre à résumer la pathologie générale même des principaux *organes* de l'économie ; ainsi M. Littré a fait la pathologie générale du *cœur* ; M. Dalmas, la pathologie générale de l'*estomac*. Ces auteurs ont eu raison, il y a des *séries* de maladies pour des organes aussi importants ; et dans ces séries il y a des groupes que dessinent des *caractères communs* ; donc il y a une pathologie générale pour exposer et les caractères communs aux séries, et ceux qui établissent des groupes.

Ainsi les idées que j'ai émises ont été appréciées au delà même de mes prévisions, et loin de savoir mauvais gré à ceux qui m'ont dépassé sous ce rapport, je les en félicite.

Mais ceci nous prouve que deux écueils sont à éviter ; qu'il faut à la fois suivre les groupes de maladies jusque dans les organes, et bien se garder de diviser ces groupes, c'est-à-dire de tomber dans les spécialités.

La délimitation est d'ailleurs bien tracée entre les maladies générales et les maladies spéciales. Le domaine de la pathologie générale est désormais de beaucoup agrandi. Pour faire bien sentir les avantages didactiques du plan que nous proposons, nous allons reprendre l'exemple que nous avons choisi dans l'introduction de notre Traité de pathologie générale, et le suivre dans quelques-unes de ses conséquences générales que nous n'avions pas prévues.

Supposons, disions-nous, que l'élève qui prend en main un traité de pathologie générale, conçu d'après ce plan, n'ait encore aucune notion sur les maladies ; comme il est bon de le faire pénétrer méthodiquement dans les sentiers de cette science, il commencera dans la première section par s'initier à la connaissance générale et synthétique des maladies, il verra quelle en est la marche ordinaire, la durée, les terminaisons, etc. Il apprendra par exemple que certains caractères communs groupent les maladies dites inflammatoires dans un ordre particulier. Dans une seconde section, il abordera plus particulièrement les caractères communs propres à ce groupe de maladies connues sous le nom d'inflammations, il verra que ce groupe de maladies peut attaquer plusieurs systèmes de l'économie, mais il aura soin encore de n'en étudier que les traits généraux, c'est-à-dire ceux que les inflammations conservent invariablemement, quel que soit d'ailleurs le système affecté.

Dans une troisième section, c'est-à-dire lorsqu'il étudiera les groupes de maladies propres à chacun des systèmes, il retrouvera les inflammations qui tendront à se spécialiser, et il apprendra à reconnaître, non seulement en quoi l'inflammation des membranes muqueuses, par exemple, diffère de l'inflammation des membranes séreuses, l'inflammation des artères de celle des veines, etc., mais encore comment des traits généraux partagent encore en certains groupes secondaires les inflammations propres à un même système.

Enfin, dans une quatrième section, c'est-à-dire lors-

SCIENCES
MÉDICALES.

—

Pathologie générale.

qu'il s'agira de résumer les caractères communs et propres aux maladies des principaux organes, les inflammations se présenteront de nouveau comme objet d'étude, et offriront de nouveaux caractères à étudier dans chacun de ces organes.

Il en sera de même pour toutes les autres maladies. Cette marche assurément est didactique; l'élève, ainsi conduit dans tout ce qu'il y a de général en pathologie, est aux trois quarts initié dans l'étude des spécialités elles-mêmes ; en voici la preuve : prenons un nouvel exemple, la pleurésie franchement inflammatoire, c'est-à-dire une individualité morbide, et suivons une marche inverse à celle que nous avons prise tout-à-l'heure.

Il est évident que ce qui constitue en quelque sorte l'individualité de la pleurésie, c'est l'organe dans lequel elle est effectuée, et d'autre part, sa forme, sa nature, sa tendance particulière ; de même que ce qui individualise anatomiquement la plèvre, c'est sa condition d'être un des organes constituants du thorax, et d'offrir certains accidents de structure en rapport avec les autres organes du sujet qu'on observe. Eh bien ! si pour celui qui a fait de bonnes études en anatomie générale il n'y a d'*inconnu* dans la plèvre que sa position dans l'économie animale et certaines attributions *particulières*, comme concourant à l'organisation d'un appareil donné, et conséquemment à ses fonctions , il est clair qu'il n'y aura d'inconnu dans la pleurésie franchement inflammatoire, pour celui qui aura étudié méthodiquement la pathologie générale, que deux ordres de particularités morbides , 1° celles

qu'on pourrait appeler *de position* dans l'économie, et de
fonctions plus ou moins troublées ; 2° celles de *nature*
ou de tendance de l'acte morbide considéré en lui-
même.

Ainsi, par cela que l'élève se sera assuré par ses investigations, 1° que l'organe souffrant appartient aux
membranes séreuses, 2° que l'affection qu'éprouve cet organe est une inflammation et une inflammation affectant
une forme déterminée ; 3° que cette inflammation est un
acte anormal, c'est-à-dire une maladie, il rétablira aussitôt dans son esprit l'ordre synthétique, et dès lors il
saura, 1° que l'économie est dans certaines conditions
qui constituent l'état morbide, que dans son sein il s'est
effectué certains phénomènes généraux qui traduisent les
maladies et qui les groupent en un certain nombre de
séries. Il saura cela, parce que dans la première section
de la pathologie générale il aura étudié les caractères
communs à toutes les maladies sans exception.

2° Il saura que la maladie dont il s'agit revêt cette
forme, cette nature qu'on nomme inflammation, conséquemment qu'elle peut affecter plusieurs systèmes de
l'économie ; il saura cela, puisque dans la seconde section de la pathologie générale il aura étudié les caractères
communs aux maladies qui peuvent affecter plusieurs systèmes de l'économie.

3° Le système affecté est le système séreux; eh bien !
il a trouvé dans la troisième section de la pathologie générale les caractères communs aux maladies de ce système, maladies partagées en plusieurs groupes, au nombre

SCIENCES
MÉDICALES.

—

Pathologie générale,

SCIENCES
MÉDICALES.

—

Pathologie générale.

desquels se trouvent les inflammations, et dont il aura étudié les caractères particularisés dans le système séreux.

4° Enfin, l'organe affecté est la plèvre; eh bien! il a encore étudié, et cela dans la quatrième section de la pathologie générale, il a encore étudié, disons-nous, d'une part les caractères communs à toutes les maladies de la plèvre, et d'autre part les groupes de maladies qui peuvent siéger dans cet organe, au nombre desquels se trouvent les inflammations dont il connaîtra les caractères de nouveau particularisés.

Il résultera de ces diverses études, que toutes les causes de la pleurésie seront connues à notre élève, soit comme causes communes aux phlegmasies en général, soit comme causes communes aux phlegmasies séreuses, soit enfin comme causes communes aux phlegmasies de la plèvre. Ce sont là les caractères étiologiques; il en sera de même pour les caractères symptomatiques; il les connaîtra; il y a plus, il prévoira infailliblement les caractères particuliers, car d'une part ces caractères lui seront connus en eux-mêmes, comme appartenant à certains groupes de maladies, et d'autre part ils seront ici des conséquences nécessaires de l'individualité anatomique et physiologique de la plèvre. Ainsi il est clair que la douleur qu'il connaît déjà en elle-même, pour l'avoir étudiée dans la première section de la pathologie générale, révélera des caractères inflammatoires, et qu'elle aura lieu dans un des côtés de la poitrine, puisque la plèvre est située dans cette partie du corps, que cette douleur augmentera par les efforts d'inspiration et par la toux, puisque la plèvre enveloppe le poumon, il prévoira qu'il pourra se développer une sensation de chaleur dans tout le côté affecté ; il prévoira avec non moins de certitude que, puisqu'il s'agit de l'inflammation d'une séreuse, il y aura bientôt une différence dans la sonoréité des deux côtés de la poitrine, qu'un épanchement aura lieu ; il saura qu'il pourra se former des fausses membranes, des adhérences, des collections séro-purulentes ; il saura que, pour peu que l'affection soit intense, il se déclarera des phénomènes généraux ou fébriles, et ces phénomènes, il les connaît, c'est l'élévation du pouls, la chaleur, etc.

Que restera-t-il donc à connaître en pathologie spéciale ? il restera beaucoup, comme on le verra tout-à-l'heure, lorsque nous en exposerons la méthodologie ; mais pour cela il ne faut pas commettre la faute que nous avons commise nous-même dans notre Traité de Pathologie générale, où, comme nous le disions tout-à-l'heure, nous avons été trop loin en un sens, et pas assez en un autre.

Quoi qu'il en soit, on conçoit maintenant quel doit être l'esprit et le plan d'une pathologie générale bien coordonnée ; le plan est tout anatomique, mais la manière de procéder dans ce plan est esssentiellement pathologique.

Le plan est anatomique puisqu'on embrasse d'abord tous les groupes de maladies qui peuvent affecter l'économie soit généralement soit partiellement ; en second lieu les groupes de maladies *totius substantiæ*, comme disaient

SCIENCES
MÉDICALES.

—

Pathologie générale.

les anciens, puis les groupes de maladies qui peuvent affecter chacun des systèmes, puis les maladies qui peuvent affecter chacun des organes.

La manière de procéder est pathologique, puisque dans les grandes divisions de ce plan les maladies sont sous-divisées d'après leur nature, leur marche, leurs tendances, et que la pathologie générale n'a d'autre fonction que d'exposer les caractères communs dans le même ordre.

Maintenant que nous avons établi en quoi consiste notre méthode, comment est construit notre plan, il nous reste à le remplir par l'énumération succincte des objets d'étude.

La première section comprendra, nous l'avons déjà dit, l'étude de la maladie en général. Après avoir bien défini cet état de l'organisme, il faudra s'enquérir des causes qui sollicitent ainsi parfois l'économie à convertir quelques-unes de ses opérations ordinaires en d'autres anormales.

Ces causes seront diversement groupées suivant qu'elles seront prédisposantes ou occasionelles, spécifiques ou traumatiques. On passera ensuite aux diathèses, aux constitutions atmosphériques et aux constitutions médicales.

Il est certains modes d'exploration, d'investigation pour rechercher les symptômes et pour les convertir en signes. Il faudra se familiariser avec ces procédés. Les symptômes seront examinés en eux-mêmes quant à leur développement, leur durée, leurs terminaisons, etc., etc.

Ainsi déjà, à l'aide de ces caractères étiologiques et symptomatiques, on aura pu partager en plusieurs groupes ce nombre immense de maladies qui remplissent les cadres nosologiques.

Nous avons fort longuement établi plus haut que, dans l'état actuel des connaissances pathologiques, il serait tout-à-fait irrationnel de considérer *isolément* les lésions organiques ; il conviendra donc ici de les reprendre dans leur plus grande généralité, afin de les considérer non pour en former un corps de science à part, mais comme des caractères communs propres à grouper encore les maladies en plusieurs ordres.

Il en sera de même pour ce que nous avons désigné sous le nom de caractères thérapeutiques, c'est-à-dire qu'on considérera les diverses médications comme se rattachant aussi à certains groupes de maladies.

La première section d'études se trouvera ainsi complétée ; alors, poursuivant notre synthèse, nous aurons à rechercher les caractères communs aux groupes de maladies qui peuvent affecter *plusieurs* systèmes de l'économie, soit qu'elles les affectent ainsi progressivement ou simultanément. Ainsi, dans un premier groupe, nous aurons pour sujet d'études les inflammations considérées en général relativement à leurs causes, à leurs symptômes et à leurs terminaisons. Dans un second groupe les accidents généraux de la suppuration ; dans un troisième les plaies en général ; dans un quatrième les ulcères ; dans un cinquième la gangrène, toujours considérée d'une manière générale bien entendu ; dans un sixième les brûlures soit partielles soit générales, et dans un septième les accidents de la congélation.

SCIENCES MÉDICALES.

—

Pathologie générale.

Dans un second ordre de maladies, toujours parmi celles qui primitivement ou consécutivement peuvent devenir générales, nous aurons un autre groupe bien distinct à étudier, celui des *fièvres* ou *pyrexies*, et ici nos divisions seront incontestables ; voici pourquoi. Il est d'abord impossible de nier l'existence de ces affections ; ce n'est guère que relativement à leurs points de départ que les auteurs sont en dissidence ; mais comment avons-nous cherché à les grouper pour en faciliter l'étude ? Avons-nous admis des fièvres *essentielles* et d'autres *non essentielles ?* Ces mots sont trop vicieusement significatifs pour rester dans la science ; nous les avons formellement rejetés. Assez et trop long-temps ils ont servi de thême aux déclamations des hommes prétendus positifs. Il n'y a pas de fièvres essentielles en ce sens que des fièvres pourraient exister par elles-mêmes, abstraction faite des organes. Jamais médecin n'a pu admettre de semblables absurdités. Les fièvres, comme toutes les maladies, sont des *actes* effectués par les organes ; c'est pour cela que, dans un bon langage médical, on ne devrait pas leur chercher de *siége*. Il n'y a qu'un *être* qui puisse siéger quelque part ; c'est là de l'ontologie qu'il faut éviter, même au figuré.

Au reste, ces déclamations contre l'essentialité des fièvres commencent à s'user, et elles sont d'autant moins de mise aujourd'hui, que ceux qui ont crié le plus haut contre les fièvres sont précisément ceux qui se sont évertués à leur trouver un siége, à localiser ce qui ne peut se loger nulle part, à moins d'avoir une existence propre.

Ainsi, la question des fièvres deviendra beaucoup plus simple pour nous ; il n'y aura plus de discussion possible sur leur essentialité, c'est un mot qui hurlerait en quelque sorte d'être accollé à l'idée d'un acte. Il faudra seulement se demander si les fièvres, actes généraux de l'économie, actes principalement effectués par les centres nerveux et circulatoire, sont *toujours* consécutifs à l'affection d'un organe en particulier, ou si, dans certains cas, ces mêmes actes ne peuvent pas être *primitifs ;* voici toute la question. Eh bien, pour la résoudre, il suffit de se reporter à l'observation directe des faits, et on verra que sous l'influence d'une foule de causes soit morales soit physiques, une réaction fébrile peut s'établir de prime abord dans l'économie ; que cette réaction en un mot peut être *primitive.* D'autre part l'observation apprend que, dans une foule de cas aussi, les réactions fébriles s'établissent par le fait de la maladie d'un organe en particulier, par irradiation en quelque sorte, transmission d'un organe à un autre, *societatis causâ*, comme le dit Galien, d'où des fièvres symptomatiques, ou mieux *consécutives.*

Ainsi voici dans la classe des fièvres deux groupes bien distincts, savoir, que les unes sont primitives et les autres consécutives. Laissons maintenant ces dernières, qui ne forment pour ainsi dire que le cortége obligé de toute maladie aiguë un peu grave ; examinons les autres, et voyons si on ne peut pas établir entre elles de nouveaux groupes et des groupes tels que tout bon esprit soit forcé de les admettre, sur lesquels enfin il n'y ait pas non plus à discuter.

Nous avons dit qu'en pathologie générale il ne faut s'attacher qu'aux caractères communs pour ne pas aller au delà des groupes morbides; or, ce qu'il y a de plus remarquable dans les maladies fébriles, c'est le *type*, c'est le caractère prédominant qui a frappé les observateurs de toutes les époques. Or, ce type est tantôt *continu* et tantôt *intermittent;* c'est encore là un fait inniable. Quelles que soient d'ailleurs les doctrines médicales dont on ait été imbu, on a été forcé de l'admettre, *veritatis viribus.* A l'aide de ce caractère on a donc pu former deux nouveaux groupes bien distincts savoir : les fièvres *continues* et les fièvres *intermittentes.* Eh bien, dans l'étude générale des pyrexies, on suivra nécessairement cette division, on examinera successivement, mais sous le point de vue général seulement, les caractères communs aux fièvres à type continu et les caractères communs aux fièvres à type intermittent.

Qu'on admette, si l'on veut, que ces deux groupes de fièvres ont un point de départ analogue, ou qu'on leur trouve des causes absolument différentes, ce sont des formes morbides générales qu'il n'en faut pas moins bien connaître et laisser distinctes dans son esprit comme elles le sont dans la nature.

Mais ce n'est pas tout; il suffit d'avoir observé pendant quelque temps ces groupes de maladies, soit sous la forme continue soit sous la forme intermittente, pour y distinguer d'autres caractères très-remarquables, pour s'assurer que tantôt elles ne doivent inspirer aucune inquiétude sur le sort des malades qui en sont affectés, et que tantôt elles ne tardent pas à mettre leurs jours dans le plus grand danger ; d'où une nouvelle division dans l'ordre des pyrexies, quel que soit d'ailleurs leur type, c'est-à-dire des fièvres *simples* ou *graves*, *bénignes* ou *pernicieuses*.

Le principe classificateur est ici aussi bien fondé que dans le premier cas. Personne ne pouvait mettre en doute ce fait que des fièvres les unes marchent sans interruption, tandis que les autres offrent des intermittences d'une durée variable. Maintenant il est tout aussi évident pour quiconque a observé les affections fébriles, que les unes sont pleines de danger, tandis que les autres ne peuvent par elles-mêmes compromettre l'existence des individus. Nous pourrons donc, pour la facilité des études, sous-diviser les fièvres continues et les fièvres intermittentes en fièvres simples ou bénignes et en fièvres graves ou pernicieuses.

Les fièvres continues simples seront d'abord étudiées comme groupe ; on recherchera dans quelles circonstances ces fièvres peuvent être primitives, on suivra leurs phases, on verra quelles sont leurs terminaisons et les lésions anatomiques appréciables sur le cadavre, mais tout cela d'une manière générale et sans entrer dans des descriptions spéciales.

Après les fièvres continues simples on examinera, toujours sous le point de vue général, les fièvres continues graves, dites aujourd'hui *typhoïdes*. J'ai partagé celles-ci en quatre sections, en raison des contrées du globe où on les observe et des formes qu'elles revêtent dans

SCIENCES MÉDICALES.

Pathologie générale.

ces mêmes contrées, soit qu'elles règnent à l'état spora-dique, soit qu'elles sévissent à l'état épidémique.

Ainsi en Europe nous avons nos fièvres typhoïdes, surtout dans les grandes cités ; elles s'y développent et s'y maintiennent à l'état sporadique ; mais viennent des guerres, des siéges, des encombrements de malades dans des lieux insalubres ; elles revêtent aussi d'autres ca-ractères, et dès lors c'est le typhus des camps, des ar-mées, etc., etc., etc.

En Amérique, et spécialement aux Antilles, dans le bas Mexique, à la Louisiane, les fièvres typhoïdes af-fectent des formes spéciales dues sans doute aux localités, et alors on les désigne sous les noms de fièvres jaunes, vomito negro, etc., etc.

En Afrique et dans la partie occidentale de l'Asie, quelquefois même vers les parties de l'Europe les plus voisines, les fièvres typhoïdes suivent une marche non moins remarquable, et on les connaît sous le nom de fièvres pestilentielles ou de peste.

Enfin, si nous descendons sur les bords du Gange dans le Bengale, nous y trouvons une dernière forme des fièvres typhoïdes, c'est-à-dire le choléra indien.

Il y a déjà plusieurs années que j'avais ainsi établi ces groupes de fièvres graves continues, c'est-à-dire dans ma Pathologie générale, et j'ai vu depuis avec plaisir que cet exemple a été suivi par M. Littré. Dans son article sur les fièvres, publié trois ans après mon ouvrage, cet au-teur a reproduit précisément ces mêmes groupes, sans ou-

blier le choléra indien, que le premier j'avais rattaché
aux fièvres graves continues.

Est-ce à dire que ces quatre groupes de fièvres typhoïdes sont confinés dans les lieux que nous venons
d'indiquer? En aucune manière; mais c'est là leur berceau, c'est de là qu'elles sont en quelque sorte parties de
temps à autre pour ravager les contrées les plus diverses.
Ces fièvres sont seulement liées à ces pays pour tout ce
qui constitue l'état dit endémique.

Mais il est encore un groupe bien distinct de fièvres
primitives, que j'avais omis de placer dans l'ordre des
pyrexies, c'est le groupe des *fièvres éruptives* : j'aurais
dû, dans mon Traité de Pathologie générale, rapporter ces
fièvres aux maladies *totius substantiæ*, et non, comme je
l'ai fait, aux phlegmasies cutanées, entraîné que j'étais alors
par l'exemple de Willan, de Plenck et de quelques autres.

Il est de la plus grande évidence que, dans ce dernier
groupe de maladies, les phlegmasies de la peau sont consécutives au mouvement fébrile, qu'elles coïncident avec
d'autres symptômes non moins importants, et que,
loin de constituer par elles-mêmes ces maladies, elles
n'en sont *qu'une* des manifestations; la preuve en est
que les plus grands praticiens, et Sydenham en particulier,
ont admis qu'en certains cas les phlegmasies cutanées
peuvent manquer complétement, et cependant ces fièvres
n'en poursuivre pas moins leur cours, et souvent avec la
même gravité.

Dans l'ordre des pyrexies, c'est donc un groupe bien
formel, bien caractérisé, bien circonscrit que celui des

SCIENCES
MÉDICALES.

—

Pathologie générale.

SCIENCES
MÉDICALES.

—

Pathologie générale.

fièvres éruptives, qu'une subdivisera bien entendu, en raison de certains faits secondaires.

M. Littré, qui a publié tout récemment un bon article sur la pathologie générale des fièvres, n'a eu garde d'oublier le groupe des fièvres éruptives ; ce groupe comprend, dit-il, la variole, la rougeole, la scarlatine et la suette miliaire.

Je le répète, cet auteur a bien fait de faire ainsi rentrer dans la classe des fièvres un groupe de maladies qui n'aurait jamais dû en être distrait.

L'étude des pyrexies continues faite dans l'ordre que nous venons d'exposer, c'est-à-dire portant uniquement sur les caractères communs qui en forment des groupes bien distincts, on passera aux pyrexies intermittentes, qu'on étudiera d'abord à l'état de simplicité, de bénignité, puis à l'état pernicieux ; c'est ainsi qu'on terminera tout ce qui est relatif aux fièvres, mais aux fièvres considérées en général, *de febribus in genere*, comme disaient les anciens, et ainsi on ne sera pas sorti du domaine de la pathologie générale. Ces limites je les pose aujourd'hui, bien que je les aie moi-même franchies autrefois, entraîné par le désir d'être utile aux élèves, au moyen de descriptions plus positives ; c'est un reproche qui m'a été fait, et on a eu raison.

Par une transition toute naturelle, on fera succéder à l'étude des fièvres graves et pernicieuses celle des empoisonnements considérés en général. Dans le premier cas il y avait parfois une espèce d'empoisonnement, un empoisonnement miasmatique ; ici l'empoisonnement sera matériellement effectué ; on aura donc à en examiner les traits principaux, soit qu'il ait été déterminé par des substances irritantes, narcotiques, narcotico-âcres ou septiques. On n'ira pas au delà des caractères communs à chacun de ces quatre groupes d'empoisonnements, sous peine de tomber dans un traité spécial de toxicologie.

Dans un ordre à part on retrouvera les asphyxies, tant celles qui ont lieu par inertie des puissances inspiratrices que celles qui ont lieu par des obstacles mécaniques à l'acte de la respiration.

Enfin, dans un dernier ordre, on aura à étudier ces états généraux de l'économie, désignés sous le nom de cachexies, et c'est ici qu'on pourra faire véritablement de la bonne et excellente pathologie générale. Qu'y a-t-il, en effet, de plus important à étudier sous le point de vue général que les cachexies? Et ici nous n'entendons pas seulement cette dernière période des affections organiques, ces états de consomption décélés par des symptômes constitutionnels, nous entendons quatre classes d'états organiques bien distincts, savoir, les cachexies syphilitique, scorbutique, scrofuleuse et cancéreuse. Dans aucun traité de pathologie générale on ne s'était occupé avant nous de ces états si remarquables de l'économie. Ainsi, pour trouver la pathologie générale des affections cancéreuses, par exemple, il fallait consulter de toute nécessité les monographies sur le cancer. Maintenant les études doivent être autrement dirigées. C'est ici que nous aurons à étudier ces affections dans ce qu'elles ont de général ; et, chose bien remarquable, c'est surtout sous ce

SCIENCES
MÉDICALES.

—

Pathologie générale.

point de vue qu'elles sont importantes à connaître. En effet, ces affections ont en elles un tel pouvoir de développement, d'assimilation, de désorganisation et de reproduction, qu'elles sont presque partout identiques à elles-mêmes, que ces caractères généraux et communs dominent et effacent en quelque sorte les accidents individuels, et que leur localisation dans tel ou tel organe ne leur imprime que peu de modifications. Aussi celui qui possède bien la pathologie générale du cancer sait déjà presque toute l'histoire de cette terrible maladie. Ce que nous venons de dire des affections cancéreuses peut s'appliquer aux affections scrofuleuses. On étudiera donc successivement et avec beaucoup de soin ces quatre groupes de cachexies, savoir, les cachexies syphilitique, scorbutique, scrofuleuse et cancéreuse.

Ce sont là les dernières études de la première section, et déjà, comme on le voit, on aura examiné toutes les affections qui de prime abord ou successivement, et de proche en proche, peuvent affecter plusieurs systèmes de l'économie animale. Mais il est des maladies qui n'affectent que certains systèmes de cette même économie; mais dans les maladies qui peuvent en affecter plusieurs, il en est qui peuvent revêtir des *formes particulières* dans chacun d'eux. Il faudra donc faire de nouvelles études ; c'est comme un vaste tableau que nous avons devant les yeux, et qui se déroule pour ainsi dire méthodiquement devant nous.

Les maladies des systèmes en particulier seront groupées de la manière suivante : 1° maladies qui peuvent affecter les systèmes primitifs ou généraux de l'économie animale; 2° maladies qui peuvent affecter les systèmes secondaires ou partiels. Dans la première de ces sous-divisions on aura à examiner les caractères communs aux maladies des systèmes cellulaire, vasculaire et nerveux; dans la seconde les caractères communs aux maladies des systèmes séreux-synovial, musculaire-fibreux, osseux-cartilagineux, muqueux ou cutané interne, dermoïde ou cutané externe.

SCIENCES
MÉDICALES.

Pathologie générale.

On ne conçoit pas comment, jusqu'à ce jour, les maladies considérées dans les systèmes aient échappé aux auteurs des traités de pathologie générale; à l'exception de Pinel, qui avait exposé à cet égard quelques considérations très-judicieuses, et qui devaient mettre sur la voie, il n'en avait été nullement question, et cependant, comme on va le voir, rien ne prépare mieux à l'étude des spécialités que l'examen de ces maladies. Et d'ailleurs cette marche est tout-à-fait analogue à celle que nous avons suivie dans les sciences anatomiques; de même que, dans l'état normal, nous recherchions les caractères anatomiques communs à ces tissus, de même en pathologie nous aurons à rechercher les caractères morbides communs à ces mêmes parties.

Nous avons dit, en anatomie, page 265, que d'abord nous devions nous occuper du système cellulaire, parce que ce système est le plus répandu dans l'économie, parce qu'il est, en quelque sorte, la véritable matrice de tous les organes, parce qu'il paraît avant tous les autres : eh bien ! il devra en être de même en pathologie générale.

Nous avons placé en second lieu le système vasculaire considéré dans toutes ses modifications, ici encore nous aurons immédiatement à reprendre ce système pour en étudier les divers groupes de maladies. Puis nous nous occuperons des maladies communes au système nerveux, système général encore, bien qu'il le soit moins que les deux précédents, et bien qu'on ne puisse aussi universellement démontrer sa présence dans les tissus. Nous avons dû agir ainsi, parce que dans nos études, si notre cadre est anatomique, nos procédés doivent être pathologiques. Or, dans la plupart des cas, le système nerveux est primitivement affecté; c'est de lui que naissent la plupart des autres affections secondaires, c'est d'une part sur ce système que porte le plus souvent l'action des causes morbifiques, et c'est de ce système que se propagent les autres affections. Ainsi, après avoir étudié les maladies du système cellulaire et du système vasculaire, on devra s'occuper des maladies du système nerveux, c'est-à-dire du système qui propage tant de maladies.

Comme maladies générales du système cellulaire, on aura le groupe des inflammations phlegmoneuses, considérées dans ce qu'elles ont d'identique avec elles-mêmes, quelle que soit la partie de ce système affecté. On aura ensuite le groupe des accidents suppuratoires, c'est-à-dire les abcès en général, les abcès phlegmoneux, les abcès froids, les abcès par congestion et les abcès métastiques. On étudiera ensuite les infiltrations séreuses et gazeuses de ce même tissu, les congestions graisseuses locales et générales, et les diverses dégénérescences.

Quant au système vasculaire, nous y trouverons des groupes de maladies propres seulement à ce système, et d'autres qui, sans lui être propres, y revêtent des caractères particuliers. Au nombre des premières nous aurons les dilatations spontanées et traumatiques, les rétrécissements, les oblitérations et les ruptures. Parmi les secondes nous retrouverons le groupe des inflammations, les plaies, les ulcérations, les ossifications et les dégénérescences.

Mais ici, puisqu'il va être question du système nerveux, je dois signaler de nouveau l'écueil sur lequel je suis venu moi-même pour ainsi dire tomber. Si en traitant des maladies des systèmes cellulaire et vasculaire il est assez facile de rester dans la pathologie générale, parce que ces systèmes sont surtout constitutifs des autres appareils et des autres organes, parce qu'ils entrent surtout comme éléments dans la composition de toutes nos parties, il n'en est pas de même du système nerveux, qui existe par lui-même, qui se subordonne plutôt les autres organes, et qui d'ailleurs se formule lui-même en appareil. S'il a ses maladies générales, il a aussi des maladies spéciales, dont il ne ne faut pas encore s'occuper dans cette partie de la pathologie. Il faudra donc se tenir ici dans certaines limites, il faudra se borner d'abord à exposer la pathologie générale de ce système comme on a fait celle des systèmes cellulaire et vasculaire, c'est-à-dire à exposer le groupe des inflammations, et seulement encore sous le rapport

SCIENCES
MÉDICALES.

Pathologie générale.

des symptômes qui se reproduisent identiquement les
mêmes, quelle que soit la partie du système nerveux affectée. De même pour l'induration et le ramollissement
des substances nerveuses, de même pour les plaies, les
ulcérations et les dégénérescences de ce tissu. Ce sera
toujours là de la pathologie générale, puisque tout cela
ne s'appliquera pas plus à telle partie de ce système qu'à
telle autre. Mais ensuite viendront des maladies propres
à ce système, je veux parler des névroses ; or, c'est ici
que gît la difficulté, celle de ne pas tomber dans des descriptions spéciales. Pour cela, voici comment on devra
s'y prendre, soit dans l'étude, soit dans l'enseignement :
Les névroses seront d'abord examinées comme groupe de
maladies. On en verra les caractères communs, soit comme
causes, soit comme expressions symptomatiques. Assurément il n'y aura là que de la pathologie générale. Mais dans
la classe des névroses il y aura des groupes secondaires, des
sous-divisions, savoir, les lésions de sensibilité et les lésions de motilité, les paralysies, les affections convulsives.
Ces dernières seront considérées comme groupes, on en
exposera les généralités, les traits communs. J'ai fait une
faute ailleurs en descendant jusqu'à décrire la chorée, le
tétanos, l'hydrophobie, etc., etc. Il faudra, je le répète,
rester dans les généralités. De même pour les affections
mentales qu'on sous-divisera en primitives et en consécutives, en manies et en monomanies.

Ainsi, comme on le voit, il ne fallait pas se hâter de
dire, comme quelques-uns l'ont fait depuis la publication de mon ouvrage, que la pathologie générale ne doit

pas s'occuper des maladies des systèmes ; elle doit s'en occuper, mais dans le sens que je viens d'indiquer. J'irai même plus loin tout à l'heure que je ne suis encore allé. Sans cela la pathologie générale rétrograderait, et je crois avoir rendu quelque service à la science en ramenant dans le domaine des généralités toutes les maladies dont j'ai pu former des groupes, soit dans le cadre des systèmes, soit dans le cadre des organes.

Mais reprenons notre sujet. Après avoir ainsi examiné la pathologie des trois grands systèmes de l'économie, de ces systèmes qu'on retrouve dans toute partie organisée, nous avons dit qu'il faudrait descendre aux systèmes secondaires, c'est-à-dire à ces systèmes qu'on ne retrouve plus que dans quelques régions de l'économie, et nous avons réduit leur nombre pour éviter des répétitions inutiles, conduits d'ailleurs que nous étions par des motifs pathologiques. Ainsi nous avons réuni sous un même chef les systèmes séreux et synovial, non-seulement parce qu'en réalité ils ne sont que des modifications l'un de l'autre, mais aussi à cause de l'analogie des maladies qui leur sont propres. Nous avons également réuni les maladies des systèmes musculaire et fibreux par les mêmes raisons, c'est-à-dire à cause de l'analogie des tissus organiques et des affections morbides qui se développent en eux. Les maladies des systèmes osseux et cartilagineux se sont trouvées aussi réunies, car il y a ici à la fois analogie organique et analogie pathologique. Quant aux maladies du système cutané interne ou muqueux de Bichat, nous avons dû les séparer des maladies de la peau, non

SCIENCES MÉDICALES

Pathologie générale.

qu'il n'y ait entre elles aucune analogie, mais ces dernières sont très-nombreuses, très-variées, formant elles-
mêmes plusieurs groupes morbides très-distincts, et ré-
clamant par cela même une attention toute particulière.
Ainsi se trouvera terminée la pathologie générale des systèmes. Mais revenons en peu de mots sur chacun de ces
groupes.

Il y a d'abord cela de remarquable que bon nombre des
maladies qui affectent les systèmes secondaires ou partiels de l'économie animale ne leur sont pas exclusivement
propres ; mais, susceptibles d'ailleurs d'affecter la plupart
des autres systèmes, elles revêtent ici des *formes particulières*, nouvelles pour la plupart, et établissent conséquemment des groupes bien prononcés. Ainsi, pour ce
qui est des maladies des systèmes séreux et synovial, on
y voit le groupe des inflammations avec des caractères
communs très-remarquables ; caractères qui tiennent principalement à des altérations de sécrétions diverses, à
des productions de fausses membranes, des adhérences
consécutives, etc. , etc. Pinel, du reste, les avait déjà
différenciées des autres. On examinera donc en quoi
l'inflammation se spécialise lorsqu'elle affecte ces membranes. Les hémorrhagies ne sont pas non plus exclusivement propres aux surfaces séreuses et aux surfaces synoviales ; mais en pathologie générale il faut connaître
comment s'effectue l'hémorrhagie dans ces sacs membraneux. Toutefois on trouvera ici des groupes de maladies
spéciales ; nous voulons parler des hydropisies ou des
accumulations de sérosité dans les séreuses et dans les

synoviales ; on en résumera les caractères communs.
Quant aux lésions traumatiques, on verra quelles sortes
d'accidents elles produisent sur ces mêmes parties. On
terminera comme de coutume par les dégénérescences.

SCIENCES MÉDICALES.

Pathologie générale.

Les groupes de maladies des systèmes musculaire et
fibreux seront étudiés dans le même esprit ; d'abord les
maladies qui ne sont pas exclusivement propres à ces
tissus, mais qui y revêtent des caractères spéciaux, tels
que les inflammations, les lésions traumatiques avec leur
cortége d'accidents, les déchirures, les ruptures et les
dégénérescences ; puis les groupes de maladies propres à
ces tissus, c'est-à-dire les affections rhumatismales, arthri-
tiques et goutteuses.

La pathologie générale des systèmes osseux et cartilagineux sera très-importante, d'abord parce que les maladies qui ne sont pas exclusivement propres à ces tissus y
prennent des caractères tellement remarquables, tellement spéciaux, que c'est véritablement une nouvelle étude
à faire. Qui pourrait, en effet, reconnaître même les inflammations franches et simples lorsqu'elles affectent les
os et les cartilages ? Qui en reconnaîtrait les symptômes
sous ces formes si obscures, si lentes, ces douleurs si
atroces, ces dégénérescences si variées ? Et le ramollissement n'a-t-il pas des caractères à lui lorsqu'il attaque
les os ? Ne paraît-il pas consister principalement dans la
soustraction d'un des éléments constitutifs de ces systèmes ? Mais si cette étude est déjà si remarquable comme
étude générale, que dirons-nous des groupes de maladies
propres aux parties osseuses et cartilagineuses ? A quelles

belles considérations générales ne pourra-t-on pas se livrer sur la friabilité des os, sur leurs fractures et sur les luxations? Ensuite deux graves sujets de recherches et de méditations en pathologie générale, savoir, la carie et la nécrose. Que de faits importants et positifs sans entrer dans aucune spécialité! Distinguez seulement les os en courts, en longs et en larges, et vous aurez aussitôt de nombreux caractères communs à exposer; vous aurez des groupes à établir, conséquemment vous aurez à faire de la pathologie générale dans le sens le plus positif. Il n'y a pas jusqu'aux dégénérescences qui ne suivent ici une marche toute particulière encore. Il suffira de citer les exostoses, les tubercules, le spina-ventosa et l'ostéosarcôme. Ainsi, je le répète, sans sortir de la pathologie générale, il y aura ici des notions nombreuses et positives à acquérir.

Les membranes muqueuses nous offriront encore, sous le rapport pathologique, un tableau fort remarquable. Toutefois il y aura ici moins de maladies exclusivement propres, il y aura plutôt des maladies à formes particulières. La plupart des affections, en effet, qu'on observe sur les membranes muqueuses, peuvent aussi exister dans les autres systèmes. Ainsi ce sont des inflammations, des hémorrhagies, des ulcérations, des déchirures, des perforations, des végétations et des dégénérescences. Mais toujours est-il, et cela nous suffit en pathologie générale, que lorsqu'elles affectent les membranes muqueuses, ces maladies y offrent des caractères qu'on ne trouve nulle part ailleurs.

Ce n'est pas tout, il y a encore une singulière multiplicité de formes dans ces mêmes maladies, à part leur
très-grande fréquence, qui suffirait déjà pour nous engager à les étudier attentivement. En effet, considérons
seulement les inflammations. Que de subdivisions, que
de groupes secondaires dans cette classe de maladies des
muqueuses! Tantôt ce sont des inflammations simples et
franches, tantôt des inflammations pseudo-membraneuses,
couenneuses, tantôt des inflammations scrofuleuses, tantôt des inflammations syphilitiques, d'autres fois des inflammations gangréneuses, d'autres fois des inflammations
ulcéreuses, pustuleuses, aphteuses, etc. C'est ici véritablement qu'on a un exemple bien remarquable de ce que
nous avons dit ailleurs, que si les grandes divisions de
notre cadre sont anatomiques, toutes nos subdivisions
sont fondées sur la pathologie. Ici le cadre particulier,
c'est que les tissus affectés sont des membranes muqueuses. Voilà la seule donnée anatomique, tout le reste
appartient à la pathologie. Ce sont tantôt des formes ca-
chectiques qui viennent y grouper les affections et leur
faire prendre ou des caractères scrofuleux, ou des caractères syphilitiques, ou des caractères hémorrhagiques,
ou des caractères cancéreux, etc., etc.; tantôt ce sont des
influences épidémiques ou des constitutions médicales qui
les rendent ou purement inflammatoires, ou pseudo-membraneuses ou gangréneuses, et dans quelques cas éminemment contagieuses. Mais en voici assez sur cet ordre
de maladies, passons à l'enveloppe cutanée, à la peau.

Assurément personne ne niera que les groupes de ma-

SCIENCES
MÉDICALES.

Pathologie générale.

ladies ne soient ici parfaitement distincts, et d'autant plus que, depuis les travaux des dermatologistes anglais, ils sont fondés pour la plupart sur des lésions anatomiques bien caractérisées. Toutefois, comme il faut que la pathologie passe ici avant l'anatomie, nous rappellerons ce que nous avons dit plus haut lorsqu'il était question des fièvres, savoir, qu'il ne faut pas regarder les éruptions fébriles, ou mieux les fièvres éruptives, comme un groupe de maladies appartenant à la peau. Ce sont des maladies générales, *totius substantiæ*; il ne peut donc en être question ni dans la pathologie générale ni dans la pathologie spéciale du système cutané externe. On se bornera donc aux exanthèmes non essentiellement fébriles et aux diverses éruptions dans lesquelles les phénomènes généraux, lorsqu'ils existent, résultent de l'affection locale. Au reste, pour apporter de sages restrictions aux travaux des dermatologistes anglais, de Plenck et Willan, il faudra étudier attentivement les beaux travaux de M. Alibert et de M. Rayer.

Ainsi se trouvera terminée la pathologie générale des systèmes. Quant au système glanduleux de Bichat, nous n'avons pas dû le comprendre dans cette première partie de nos études. Ce système est composé d'organes très-complexes, organes dans la composition desquels entrent les autres systèmes, et qui eux-mêmes entrent dans la composition des appareils. L'histoire pathologique de ces systèmes se trouvera donc classée tout naturellement dans la section des maladies de chaque appareil. Ainsi bientôt nous retrouverons les affections des glandes salivaires.

du pancréas, du foie, etc., etc., dans les maladies de l'appareil digestif; les affections des reins, des testicules, etc., etc., dans les maladies de l'appareil génito-urinaire. Nous n'avons dû, en effet, comprendre parmi les systèmes que les tissus généraux qui entrent dans la composition de la plupart des organes, et dont les maladies sont par cela générales elles-mêmes. Ajoutons que, dans l'étude de ces maladies, nous nous sommes bornés aux phénomènes qui se développent identiquement les mêmes dans toutes les parties de ces systèmes, et que nous avons renvoyé les spécialités à l'époque où l'on s'occupera des maladies des appareils. Ainsi, je le répète, la pathologie générale des systèmes est maintenant bien complète.

Nous n'avons plus qu'une seule section à remplir, celle qui consiste dans l'exposition des caractères communs aux groupes de maladies qui peuvent affecter les principaux organes de l'économie. Nous disons *principaux*, parce qu'il ne faut rien moins, en effet, qu'un organe d'une certaine importance dans l'économie, tant sous le rapport de ses fonctions que sous celui de sa composition matérielle, pour que ses maladies forment des groupes suffisamment nombreux et suffisamment distincts. Sans doute même dans les organes les plus minimes il y a peut-être tout autant de maladies qu'ailleurs; il y a là aussi sans doute tout un monde pathologique, mais en miniature, pour ainsi dire, et conséquemment à peu près imperceptible, tandis que dans les organes majeurs les maladies se dessinent à grands traits et la science a pu

SCIENCES MÉDICALES.

—

Pathologie générale.

recueillir assez d'observations pour les grouper en classes diverses.

Pour apporter quelque méthode dans cette nouvelle étude , on choisira d'abord dans l'appareil digestif et ses annexes les principaux organes dont on voudra connaître la pathologie générale. Ainsi on étudiera ce que toutes les maladies de l'estomac ont de commun, tant sous le rapport de leurs causes, de leurs symptômes, que de leurs lésions anatomiques, puis on verra en combien de groupes on peut les partager; d'où d'autres caractères communs à étudier encore. Ainsi on aura les phlegmasies, les névroses, les lésions organiques de ce viscère, etc., etc. J'ai déjà dit qu'un article avait été écrit dans ce sens par M. Delmas, sous le titre de Pathologie générale de l'estomac.

La pathologie générale du foie et des voies biliaires est très-importante. On l'étudiera dans le même sens; les organes génito-urinaires sont appelés à jouer un grand rôle dans l'économie : aussi y a-t-il une pathologie générale pour quelques-uns de ces organes. Qui ne sait combien sont nombreuses les affections de l'utérus, par exemple? Il y a donc ici moyen de les examiner en commun et d'en former des groupes.

Pour l'appareil circulatoire, c'est l'organe central qu'on examinera sous ce point de vue, travail qui, du reste, a été fait, comme je l'ai dit, et d'une manière fort remarquable, par M. Littré. La science ne peut que gagner à être traitée de cette manière. Il en sera de même pour l'appareil respiratoire, et en particulier pour les poumons, dont la pathologie générale est certainement très-riche. Que de groupes on pourra former parmi ces maladies! que de points de vue généraux à exposer! Et avec d'autant plus de fruits, qu'à l'aide de nouveaux moyens d'exploration on a fait faire d'immenses progrès dans ces derniers temps à cette partie de la science. Enfin on réservera pour dernière étude la pathologie générale du centre nerveux de la vie animale, de l'encéphale. C'est encore là assurément un magnifique sujet d'études, obscur assurément encore en beaucoup de points, mais pouvant donner lieu pour d'autres aux plus beaux développements. M. Calmeil, précisément sous le titre de Pathologie générale de l'encéphale, a indiqué tout le parti qu'on pourrait tirer d'un pareil sujet. Le cadre des maladies de l'encéphale, comme le remarque cet auteur, tend chaque jour à s'agrandir, et c'est précisément ce cadre qu'il faudra étudier ici, qu'il faudra diviser en sections secondaires. Ceci même sera d'autant plus nécessaire que l'encéphale est le point de départ des phénomènes les plus variés. Il y aura donc à l'examiner dans ses lésions, tantôt comme agent nerveux et tantôt comme agent intellectuel. Ce sera là le dernier complément de la pathologie générale; il ne serait plus possible de trouver au delà des groupes de maladies. Nous avons poursuivi ceux-ci partout où il nous a été possible de les observer; nous avons trouvé quatre grandes sections, et ces quatre sections sont remplies.

On conçoit bien sans doute, maintenant, quel a été l'esprit de notre méthode en organisant ce premier plan

SCIENCES
MÉDICALES.

—

Pathologie.
médico-chirurgicale.

d'enseignement de la pathologie. Cette méthode, tout en appartenant au sujet, a été prise dans l'ordre des faits les plus communs, les plus naturels ; c'était comme un vaste tableau que nous avions voulu commencer par de larges ébauches, c'était comme une toile que nous avons ainsi couverte par des esquisses générales, esquisses complètes, mais non finies. A mesure que nous avançons dans l'histoire des sciences pathologiques, nous surajoutons successivement de nouveaux traits, des coups de pinceau plus nets, plus décisifs, plus arrêtés ; plus tard nous couvrirons de spécialités ce vaste ensemble de généralités.

S'il nous était permis de nous servir d'une autre comparaison pour mieux rendre nos idées, nous dirions que le champ des études pathologiques est pour nous comme une vaste contrée que nous ne voyons encore qu'en perspective, de fort loin, et conséquemment d'une manière *générale* et confuse ; nous n'avons pu en déterminer que les grandes divisions, que les quartiers principaux ; mais à mesure que nous allons nous trouver plus rapprochés, nous quitterons cette vue d'ensemble pour entrer dans tous les détails de la topographie ; tout finira par nous être successivement connu, et d'autant mieux, et avec d'autant plus de profondeur, que toujours nous aurons présent à l'esprit l'ensemble, la configuration générale, la charpente même du tout. Qu'on nous dise si cette méthode n'est pas préférable à toute autre ; si elle n'est pas plus rapide, plus féconde, plus philosophique que celle qui consisterait à se jeter, par exemple, dans le coin d'une vaste cité, pour prendre d'abord connaissance d'une partie très-bornée, puis des parties circonvoisines, pour arriver enfin, à une systématisation lente et incertaine. C'est trop souvent ainsi, sans doute, qu'en raison de sa faiblesse, l'homme doit d'abord débuter dans ses études ; mais quand un corps de science est déjà édifié par nos devanciers, nous devons d'abord nous placer de telle sorte que nous puissions l'embrasser dans toute son étendue, nous réservant d'ailleurs d'en connaître tous les détails comme nous allons faire désormais pour la science qui nous occupe en ce moment, et ce sera notre section de la pathologie spéciale.

On sait déjà, par tout ce que nous avons dit, ce qui doit former la matière de la pathologie spéciale ; nous avons posé en principe que les maladies qui affectent plusieurs systèmes de l'économie animale, que celles qui revêtent des caractères particuliers dans chacun de ces systèmes, que celles qui revêtent des caractères plus particuliers encore dans les organes, finissent par former des individualités morbides proprement dites, c'est-à-dire des actes tellement particularisés, qu'on ne pourrait plus les décomposer, ou du moins que si on les décomposait, on retomberait dans les éléments des maladies, c'est-à-dire dans des symptômes statiques ou dynamiques.

Les individualités morbides, les maladies spéciales, seront par nous examinées dans le même ordre que les groupes de maladies, ou plutôt nous les trouverons d'abord dans ces groupes eux-mêmes ; ainsi, laissant là le cadre nosologique considéré dans son ensemble, et con-

SCIENCES
MÉDICALES.

—

Pathologie
médico-chirurgicale.

séquemment d'une manière abstraite, lorsqu'on veut en former des groupes abstraits, nous passerons immédiatement aux groupes de maladies qui peuvent affecter l'économie toute entière, et nous y trouverons des maladies spéciales, *totius substantiæ ;* nous en trouverons du moins dans *quelques-uns* de ces groupes, car il en est qu'on ne peut considérer que sous le point de vue général ; nous y reviendrons tout-à-l'heure ; puis nous passerons aux groupes de maladies qui affectent chacun des *organes* de l'économie. Mais pourquoi ne nous arrêterons-nous pas sur ces groupes de maladies ou propres aux systèmes, ou qui y revêtent des caractères particuliers, et pourquoi venons-nous de dire, dans quelques-uns des groupes ? c'est ce qui demande ici quelques explications.

Nous avons dit que des maladies spéciales se trouveront dans quelques-uns des groupes appartenant à l'économie toute entière, parce qu'il est plusieurs de ces groupes qui ne contiennent que des généralités ; ainsi, dans la section des maladies qui peuvent affecter plusieurs systèmes de l'économie, nous trouvons d'abord le groupe des inflammations, sans aucune application spéciale ; les plaies, les ulcères, les brûlures, ne peuvent non plus recevoir aucune application particulière ; de même pour le groupe des cachexies, il n'y a pas autre chose dans tout cela que la pathologie générale ; mais pour les fièvres la question n'est plus la même, ce sont des groupes qu'il faudra décomposer, et on y trouvera des spécialités ; ainsi on sait maintenant pourquoi nous devions dire dans *quelques* groupes, et non pas dans tous les groupes de cette section.

Maintenant pourquoi, toujours dans le but de trouver des maladies spéciales, ne les cherchons-nous pas dans les groupes propres à chacun des systèmes de l'économie, avant de les chercher dans les groupes morbides propres aux organes ? par une raison toute simple ; c'est que, pour devenir maladie spéciale, une affection ici se localise, et n'affecte plus qu'*une partie* du système, et une partie anatomiquement spécialisée en ce qu'on nomme un *organe*. Citons quelques faits : pour que l'inflammation du système séreux, par exemple, devienne une spécialité, cette inflammation qui déjà par cela seul avait revêtu des caractères si bien tranchés, il faut qu'elle affecte une partie bien circonscrite de ce système, c'est-à-dire un organe, tel que l'*arachnoïde*, par exemple, ou la *plèvre*, ou le *péricarde*, etc. ; à ces conditions seulement, elle devient une spécialité, une individualité pathologique, c'est-à-dire une *arachnitis*, une *pleurésie*, une *péricardite*. On voit donc dès lors qu'un système en tant que système ne peut former des maladies spécialisées ; il faut pour cela qu'il *se formule en appareil*, c'est-à-dire en *série* d'organes ; alors il devient le cadre d'une série de maladies spéciales.

Aussi ce vaste cadre, que nous allons du reste exposer avec quelque détail, comprendra, comme on le voit, tout le domaine pathologique, tout ce qu'on enseigne dans les cours de médecine théorique et pratique, dans les cours même de chirurgie, à l'exception de la partie thérapeutique. Mais auparavant il convient de nous expliquer sur la méthodologie chirurgicale proprement dite

SCIENCES
MÉDICALES.

—

Pathologie
médico chirurgicale.

SCIENCES
MÉDICALES.

—

Pathologie
médico-chirurgi- ale.

Et d'abord nous ne répéterons pas ce qui a été dit depuis long-temps, sur l'impossibilité scientifique de séparer la pathologie dite interne, de la pathologie dite externe. Ceux qui en d'autres temps ont cherché à établir des distinctions entre ces deux parties ou branches de l'anthropologie morbide, n'ont su où s'arrêter ; toutes leurs définitions ont été vaines, incomplètes, futiles même ; aucun d'eux n'a compris son sujet ; aucun n'a distingué ce qu'il y a en chirurgie de *scientifique*, de ce qu'il y a d'*artistique*.

Toutes les fois, en effet, que l'intervention de l'*art* chirurgical n'est pas de rigueur, les médecins le disputent aux chirurgiens sur leur degré de compétence ; aucune affection n'est alors, par cela même, vraiment chirurgicale.

Que si dans d'autres cas le chirurgien doit réellement intervenir, c'est uniquement comme artiste, soit pour porter un diagnostic, soit pour *opérer*.

Ainsi, scientifiquement, il n'y a pas de distinction possible entre une partie de la pathologie qui serait médicale et une partie qui serait chirurgicale ; il y a seulement des maladies qui réclament plutôt que d'autres l'intervention d'un praticien exercé à la partie artistique de la médecine. La chirurgie ne serait plus qu'un fait d'application ; les données scientifiques seraient les mêmes ; mais par cela qu'on a cultivé telles ou telles spécialités, on est plus apte à porter un bon diagnostic, et surtout à exécuter les opérations avec plus d'habileté.

Il n'y a donc pas de chirurgie scientifiquement parlant ;

il n'y a pas de maladies chirurgicales ; il y a seulement des maladies qui, pour leur guérison, réclament
l'intervention de la *main* seule, ou armée d'instrument ;
en conséquence *il y a un art chirurgical ;* un art qui
se confond avec cet autre art, beaucoup plus général,
savoir , la thérapeutique ; nous y reviendrons en temps
et lieu.

Ainsi, pour nous, qui ne reconnaissons pas de maladies chirurgicales et médicales , nous n'aurons à faire
aucune distinction sous ce rapport dans notre classification ; les maladies réputées chirurgicales trouveront
naturellement leur place, elles seront étudiées comme les
autres, seulement, en thérapeutique , elles seront envi-
sagées sous un point de vue particulier.

Au reste, ce que nous allons faire en pathologie spéciale a déjà été fait par nous en pathologie générale ;
ainsi, dans l'étude des maladies des systèmes, nous avons
compris toutes les affections dont ces systèmes peuvent
être le siége, sans nous inquiéter si de ces maladies, les
unes sont attribuées au médecin et les autres au chirurgien ; en parlant, par exemple, des maladies du système
vasculaire à sang rouge, nous avons passé des anévrysmes
dits internes aux anévrysmes dits externes, sans rappeler
cette distinction, qui n'en est pas une ; nous nous sommes
bien gardés de dire : l'anévrysme des gros troncs artériels regarde le médecin, tandis que celui des canaux
moins considérables, plus périphériques, appartient au
chirurgien ; en parlant des maladies du système osseux ,
nous avons exposé les solutions de continuité, les frac-

SCIENCES
MÉDICALES.

—

Pathologie
médico-chirurgicale.

tures, les plaies, les inflammations, les mortifications, etc.,
comme nous l'aurions fait à l'égard de tout autre système,
sans considérer si ces maladies sont ou non du domaine
chirurgical ; eh bien! en pathologie spéciale nous ferons de même ; par l'ordre même de notre classification,
nous retrouverons çà et là une foule de maladies réputées chirurgicales ; nous les étudierons sous le même
point de vue que les autres affections ; d'après les mêmes
principes de méthodologie, et la chirurgie proprement
dite ne se présentera plus à nous que comme un *art*,
que comme un sujet qui reviendra à l'article de la thérapeutique.

Revenant à cette classification des maladies spéciales,
il est évident que c'est par les fièvres qu'il faudra commencer; en cela nous serons d'accord avec les anciens auteurs,
qui presque toujours, dans leurs nosologies, débutaient par
la description des diverses espèces de pyrexies. Pour observer encore ici le principe de graduation dans les études, on commencera par étudier l'individualité pyrexique,
désignée sous le nom de fièvre continue simple, et si bien
décrite par Tweedie; on en recherchera les causes, les
symptomes ; on en suivra la marche, la durée, etc. etc. ;
on se conduira de la même manière à l'égard des fièvres
intermittentes simples; on sait qu'ici les divisions portent
sur le *type ;* on aura appris cela en pathologie générale,
on saura quelles variétés il faudra étudier : le travail qu'on aura fait sur les fièvres simples, continues e_t
intermittentes, on aura à le faire pour chaque espèce d
fièvres continues graves ou *typhoïdes* et pour chaque es-

pèce de fièvres intermittentes graves ou *pernicieuses.*
Toutes ces généralités seront connues, on ne s'attachera
qu'aux spécialités, et ainsi se trouvera terminée cette
partie de la pathologie qu'on a nommé *pyrétologie.*

Après la pyrétologie spéciale on prendra pour sujet
d'études la toxicologie, également considérée sous le point
de vue spécial, c'est-à-dire qu'on étudiera les accidents
particuliers produits dans l'économie par l'application d'un
poison sur une ou plusieurs de ses parties.

On ne connaissait que quatre grands groupes d'accidents, suivant qu'ils étaient produits par les poisons ir-
ritants, narcotiques, narcotico-acres ou septiques ; ici il
faudra prendre en particulier chaque substance et en apprécier les effets particuliers.

Les asphyxies ont déjà été étudiées par groupes ; il y a
peu d'études spéciales à faire sous ce rapport. Les cachexies, nous l'avons déjà fait remarquer, ont une pathologie générale si importante, si riche, qu'il faudra attendre
les maladies de chaque organe en particulier pour connaître les modifications apportées dans leur marche par
les circonstances de localisation ; il en sera de même
pour les affections vermineuses spéciales qu'on retrouvera
lorsqu'il sera question des maladies de chaque organe.

Maintenant si nous nous demandons par quel appareil nous devrons commencer pour passer en revue les
maladies des organes, nous verrons que nos principes de
méthodologie seront encore ici applicabbles ; en effet,
dans la grande série des animaux nous avons dû prendre
constamment pour premier objet de notre examen les ap-

SCIENCES
MEDICALES.

Pathologie
médico-chirurgicale.

pareils fondamentaux, ceux qui ont pour but immédiat la conservation des individus, leur entretien matériel, en un mot leur *nutrition*; or, ces appareils, nous le savons, ne sont autres que ceux qui constituent les premières et les secondes voies; en d'autres termes les appareils digestif, circulatoire et respiratoire. C'est là ce qu'il y a de plus général dans l'échelle zoologique; c'est par là que nous devrons commencer, réservant pour la fin les appareils de haute animalité.

Ainsi c'est toujours la marche anatomique que nous persistons à suivre, c'est cette base sur laquelle nous croyons toujours devoir nous appuyer. Laissons crier à l'*anatomisme* ceux qui, cherchant à vivre dans le passé, ne voient rien de bien dans tout ce qu'on propose aujourd'hui; qui trouvent mauvais tout essai de systématisation et qui sont eux-mêmes dans l'impuissance de rien édifier.

Dans nos études sur l'homme sain, nous n'avons pas voulu séparer le tube digestif de ses annexes; nous ferons de même en pathologie spéciale, nous aurons successivement à parcourir les maladies du tube alimentaire depuis la bouche jusqu'à l'anus, et celles qui peuvent affecter les annexes de ce canal.

Ce n'est pas tout; pour ne pas séparer les lésions réputées chirurgicales de notre cadre nosologique, nous comprendrons dans l'ordre particulier de chaque appareil les affections traumatiques ou spontanées des régions correspondantes à ces mêmes appareils. Ainsi pour l'appareil digestif nous aurons toutes les lésions des régions

abdominales; pour l'appareil respiratoire, celles des régions trachéale et thoraciques; pour l'appareil sentitif,
celles des régions crâniennes et faciales, etc. etc. ; certainement il y a dans cet arrangement un peu d'arbitraire ; car la nature n'a pas distribué toutes les parties
contenues dans des parties contenantes spéciales et rigoureusement correspondantes ; mais nous chercherons à
nous rapprocher le plus possible de ce qui est favorable aux
études ; parfois même, comme on le verra, nous ne crain-
drons pas de nous départir un peu de nos principes théoriques, pour nous accommoder à certaines facilités d'études.

Je reviens aux maladies de l'appareil digestif; il y a
deux portions dans le tube alimentaire : l'une est sus-dia-
phragmatique, l'autre sous-diaphragmatique; on commencera par étudier les maladies de la première portion, et
d'abord on trouvera les maladies des lèvres et de la
bouche, celles des dents, des organes salivaires, de la
langue, de l'arrière-bouche, des amygdales, du voile du
palais, du pharynx et de l'œsophage. Les maladies de la
portion sous-diaphragmatique du canal alimentaire seront
plus nombreuses encore, plus fréquentes et généralement
plus graves ; on étudiera d'abord celles de l'estomac, de
l'intestin grêle et du gros intestin ; on terminera par celles
de l'anus.

Les maladies des annexes des voies digestives viendront
ensuite ; on aura à examiner celles du foie et des canaux
biliaires, de la rate et du pancréas. On terminera cette
seconde série par les affections du péritoine et de la cavité péritonéale.

SCIENCES
MÉDICALES.

—

Pathologie
médico-chirurgicale.

SCIENCES
MÉDICALES.

—

Pathologie
médico-chirurgicale.

Quant aux affections dites chirurgicales, on aura celles de la région abdominale antérieure, celles des régions latérales, et enfin celles des régions inguinales.

Nous avons vu en anatomie et en physiologie que les secondes voies sont constituées par deux appareils enchevêtrés en quelque sorte l'un dans l'autre, par l'appareil circulatoire et par l'appareil respiratoire.

L'appareil circulatoire nous offrira pour sujets d'études les maladies spéciales du cœur, celles des dépendances de cet organe, et puis celles des artères et des veines ; mais ici il ne faudra plus se borner, comme en pathologie générale, à étudier les affections communes, celles qui se produisent identiquement les mêmes, quelle que soit l'artère ou la veine affectée ; il ne faudra pas perdre de vue qu'on étudie maintenant les individualités morbides ; ainsi, pour ce qui est des anévrysmes, par exemple, ce n'est plus l'anévrysme *in genere* qu'il s'agit d'examiner ; l'anévrysme est connu, nous l'avons étudié en pathologie générale ; c'est tel ou tel anévrysme que nous devrons étudier, ceux de l'aorte, par exemple, puis ceux de l'artère pulmonaire, de la carotide primitive, etc. Ce sont des individualités anévrysmales, et nous devons les connaître puisque nous faisons de la pathologie spéciale, puisque le système s'est formulé en appareil, puisque nous ne voyons plus seulement un arbre diversement ramifié, mais une série d'organes concourant au même but fonctionnel.

De même pour les maladies des veines, ce n'est plus la varice qu'il faut étudier, mais bien les varices de la sa-

phène, celles du rectum, du cordon testiculaire, etc., etc.,
parce que ce sont là des individualités morbides.

SCIENCES
MÉDICALES.

—

Pathologie
médico chirurgicale.

Nous savons que les veines ont pour dépendances,
pour organes complémentaires, les vaisseaux absorbants ;
sous ce dernier rapport la science n'a guère d'individus
morbides à nous offrir ; nous devions toutefois signaler
cette place dans notre cadre ; à mesure que de nouveaux
faits seront recueillis, ils seront naturellement groupés,
systématisés dans l'ordre ainsi préparé.

Les maladies de l'appareil respiratoire se divisent en
maladies des voies aériennes, maladies des poumons, des
plèvres et des cavités pleurales, et en affections, dites chirurgicales, des régions trachéales et thoraciques.

Les maladies de voies aériennes se sous-divisent en
maladies des fosses nasales, du larynx, de la trachée-
artère et des bronches. C'est en suivant ainsi méthodiquement ces voies d'abord simples et ensuite multiples.
qu'on arrive aux maladies des poumons ; mais comme
ceux-ci sont tapissés à leur périphérie de membranes particulières, et que leurs mouvements d'expansion et de
concentration ont lieu dans une double cavité, on passera des affections de leur tissu à celles des plèvres et
des cavités pleurales ; enfin, comme les parties contenantes et protectrices et motrices peuvent être diversement lésées, on terminera ce qui concerne l'appareil respiratoire par l'étude de ces lésions, soit traumatiques,
soit spontanées.

Conformément à nos principes de méthodologie physiologique, il conviendrait, après l'étude des maladies

des organes immédiatement destinés à la conservation des individus, il conviendrait, dis-je, de passer à celles des organes conservateurs de l'espèce; mais nos appareils ayant été délimités, comme nous l'avons indiqué tout-à-l'heure, il nous manquerait la connaissance des maladies de certains organes dépurateurs, des voies urinaires enfin, que nous n'avons pas comprises dans l'énumération précédente. Cette lacune doit être remplie, et elle va l'être par le fait même de notre division générale des appareils.

Nous avons dit, dans un autre lieu, que l'espèce humaine, malgré son haut degré de perfectionnement organique, n'en est pas arrivée à ce point où la spécialisation des appareils et des fonctions soit bien distincte, bien délimitée, bien isolée; qu'il y a encore des connexions telles entre certains appareils qu'on y voit comme des vestiges de la confusion des basses classes de l'animalité. Ceci est surtout évident pour l'appareil de la génération considéré dans ses rapports avec l'appareil de l'excrétion urinaire.

Mais si physiologiquement et pathologiquement il y a de graves inconvénients à cet enchevêtrement organique, à cette spécialisation imparfaite des fonctions dépuratrices et des fonctions génératrices, nous y trouverons, nous, systématiquement parlant, des avantages didactiques; en effet, après avoir pris connaissance des maladies des organes conservateurs de l'individu, et devant nous occuper des maladies des organes dépurateurs, nous nous trouverons conduits, par l'enchaînement même des organes, à étudier les maladies de l'appareil génital; ces deux derniers appareils sont liés dans la nature; nous les avons réunis dans notre classification sous le titre d'appareil génito-urinaire : ainsi, comme étude complémentaire, nous aurons les maladies des voies urinaires considérées uniquement comme voies de dépuration ; puis, par une transition aussi insensible que celle qui existe dans la nature, nous passerons à l'étude des maladies de l'appareil considéré comme uniquement génital. Ici une sous-division se présentera naturellement, savoir, celle des maladies des organes sexuels de l'homme et des maladies des organes sexuels de la femme.

Il est ici une classe de maladies tellement fréquentes, tellement graves, que, dans l'enseignement oral aussi bien que dans l'enseignement clinique, on a constamment cherché à les spécialiser, à en former même un corps de science; nous voulons parler des perturbations qui portent sur la parturition ; de là les traités et les cours relatifs à *l'art des accouchements*. Pour être méthodiques, et d'ailleurs nous ne pouvions pas faire autrement, nous avons attribué à trois sections scientifiques toutes différentes ce qui a trait à l'accouchement : en effet, de deux choses l'une : où l'accouchement est simple, heureux, facile, spontané, ce que M. Velpeau résume par le mot *eutocie ;* alors évidemment il rentre dans les fonctions naturelles de l'économie , et son exposition fait partie de l'enseignement de la physiologie ; ou cet accouchement est difficile, laborieux, contre nature, etc., ce que M. Velpeau désigne sous le nom de *dystocie*, et alors, comme c'est une fonction devenue anormale, il rentre dans les

SCIENCES MÉDICALES.

—

Pathologie médico-chirurgicale.

sciences pathologiques, et en particulier dans la section des maladies propres aux organes génitaux de la femme ; ainsi se trouve complétée l'histoire des accouchements tant réguliers qu'irréguliers ; maintenant le médecin doit parfois intervenir ; de simple spectateur il peut en certains cas devenir praticien actif ; donc il y a aussi une partie que l'art revendique ; de là cette dénomination donnée à l'ensemble des préceptes, *art des accouchements* ; ces faits d'application rentreront, d'après notre méthode, dans la section de thérapeutique ; nous y reviendrons plus tard ; j'ajouterai seulement ici que précisément à cause de la multiplicité des notions et des préceptes, on a dû faire un enseignement particulier sous ce rapport ; les élèves devront demander à cet enseignement les développements scientifiques dans lesquels nous n'aurions pu entrer ici ; mais il était bon de leur rappeler la méthodologie de ces mêmes notions.

Maintenant revenons à la distribution méthodique des maladies spéciales ; nous avons complété nos études pathologiques relatives aux appareils immédiatement conservateurs de l'individu et de l'espèce ; mais ces études, qui auraient pu suffire pour certaines familles animales placées dans des classes moins élevées, ne sauraient embrasser la pathologie spéciale de l'espèce humaine ; nous avons ici un appareil locomoteur très-compliqué et conséquemment susceptible d'une foule de maladies, et ces maladies doivent être étudiées comme celles des autres appareils.

Cet appareil est placé, dans notre classification, comme un intermédiaire obligé entre les fonctions immédiatement conservatrices soit de l'individu, soit de l'espèce, et les fonctions purement intellectuelles; il prête en quelque sorte son office à ces deux sortes de fonctions. Sans appareil locomoteur l'homme ne pourrait ni pourvoir à ses premiers besoins, ni satisfaire à ses autres appétits instinctifs; sans appareil locomoteur il n'aurait qu'une sphère très-limitée, très-étroite de sensations morales; ainsi, je le répète, c'est ici le lieu de reprendre cet appareil et d'en étudier la pathologie spéciale.

Les organes qui composent l'appareil locomoteur sont de deux sortes; les uns sont *passifs*, les autres *actifs;* les premiers ne sont autres que les os, dont il faudra étudier successivement toutes les lésions; déjà, par le fait de nos études sur le système osseux, nous nous sommes mis au fait des questions de pathologie générale; nous connaissons les fractures, les luxations, les dégénérescences osseuses considérées en général; ici nous aprendrons à connaître la fracture de chacun des os qui composent le squelette; en quoi, par exemple, celle de l'humérus diffère de celle du fémur, ce qui individualise pour ainsi dire chacune de ces lésions; de même pour les caries et les nécroses. Après avoir ainsi passé en revue chacun des organes passifs de la locomotion, on passera aux organes actifs, c'est-à-dire aux muscles, on en étudiera les inflammations, les ruptures, les dégénérescences, mais toujours individuellement; et cette étude sera d'autant plus facile qu'on y sera préparé par la méthode que nous avons suivie.

J'ai dit plus haut que l'appareil locomoteur n'est pour

SCIENCES MÉDICALES.

Pathologie médico-chirurgicale.

ainsi dire qu'un auxiliaire de l'appareil sensitif, que par des translations continuelles il est là pour agrandir la sphère d'activité de l'intelligence humaine ; or, l'appareil sensitif constitue *tout l'homme :* il semble que les autres appareils n'existent qu'en sous-ordre ; ceux qui étaient prédominants dans les autres classes d'animaux ne sont plus rien ici, si on veut considérer l'homme comme être intelligent.

D'après les principes de notre méthode, nous avons dû réserver pour études dernières, et d'autant plus sérieuses, d'autant plus complètes, celles des lésions de l'appareil sensitif ; il fallait rester d'abord dans ce qu'il y avait de plus général, dans ce qui était commun à l'animalité entière ; aussi avons-nous pris alors de préférence les appareils immédiatement conservateurs des individus, réparateurs de leurs pertes physiques ; puis l'appareil conservateur des espèces. Mais à mesure que l'animalité s'est compliquée en se perfectionnant, en s'élevant de degrés en degrés, il est un appareil qui s'est spécialisé de telle sorte, qu'il devient caractéristique d'une espèce unique, de l'espèce humaine ; c'est l'appareil sensitif ; c'est l'appareil de manifestation de tout ce qu'il y a d'humanitaire. Sans doute dans les espèces inférieures il y avait des éléments organiques analogues, mais bien moins perfectionnés, bien moins compliqués dans leur structure, et d'ailleurs impuissants à manifester les hautes facultés.

Dans les animaux inférieurs l'appareil sensitif, lorsqu'il existe, n'est qu'un adjuvant des autres appareils ; il rend

les animaux plus aptes à conserver leurs individus et leurs
espèces ; il n'a pas d'autre but d'activité , il n'existe en
eux que pour cela ; aux uns il donne des moyens d'attaque, de destruction ; aux autres, des moyens de défense,
de fuite ; mais à l'homme il donne des attributs nouveaux, et parfois en opposition avec les impulsions de
l'égoïsme.

C'était donc, je le répète , en pathologie comme en
physiologie, une étude à réserver, à placer en dernière
ou plutôt en suprême ligne.

Mais comment faut-il étudier la pathologie spéciale de
l'appareil sensitif ? dans cette vaste série d'organes, quels
sont ceux dont il faut d'abord étudier les maladies ? Il faut
procéder comme dans les études purement physiologiques, il faut suivre en quelque sorte le cours des opérations effectuées par cet appareil ; les impressions extérieures viennent agir sur certains appareils secondaires ;
elles viennent donner lieu à des sensations spéciales ; il
faut donc commencer par étudier chacun des appareils de
sensations spéciales ; ainsi, après avoir étudié les maladies
spéciales de l'enveloppe extérieure, de l'appareil tégumentaire , on passera aux maladies également spéciales
de chacun des autres sens.

Nous devons toutefois rappeler avant d'aller plus loin
que certaines concessions doivent être faites pour la facilité des études ; qu'il ne faut pas tenir rigoureusement
à l'application de tous les principes ; ainsi, bien que ce
soit ici le lieu d'examiner les maladies des sens, il en
est qu'on aura pu étudier déjà, en raison des connexions

SCIENCES
MEDICALES.

—

Pathologie
médico-chirurgicale.

de ces organes avec d'autres appareils ; il est clair, par exemple, que les maladies de la langue, siége du goût, ont été étudiées dans l'ordre des maladies de l'appareil digestif ; que celles de l'odorat ont pu être mentionnées avec celles des voies aériennes ; il ne faut donc pas trop sacrifier à la méthode, là où la méthode pourrait amener des répétitions et des longueurs.

Mais ici on aura à étudier les maladies de l'œil, maladies naturellement divisées en celles qui peuvent affecter le globe oculaire lui-même ou ses dépendances ; les maladies de l'oreille et de ses dépendances viendront après ; on étudiera ensuite les affections des nerfs spinaux et de la moelle épinière ; les lésions réputées chirurgicales des régions protectrices de ces organes ; on passera de là, enfin, aux maladies spéciales de l'organe de manifestation des facultés de l'intelligence ; étude suprême, je l'ai déjà dit, et qui doit former à la fois le complément et la clef de voûte de toutes les autres.

C'est là, en effet, la dernière spécialisation pathologique, de même que c'était la dernière spécialisation physiologique ; c'est enfin le dernier mot de toutes nos acquisitions scientifiques sur l'homme anormal.

N'était-ce pas chose merveilleuse en physiologie, que ces investigations de l'homme sur lui-même, sur son instrumentalité et sur le principe de son intelligence ?

« L'homme, a dit Pascal, n'est qu'un roseau le plus faible de la nature ; mais c'est un roseau pensant. Il ne faut pas que l'univers entier s'arme pour l'écraser ; une vapeur, une goutte d'eau suffit pour le tuer. Mais quand l'univers l'écraserait, l'homme serait encore plus noble que ce qui le tue, parce qu'il sait qu'il meurt ; et l'avantage que l'univers a sur lui, l'univers n'en sait rien ! Ainsi toute notre dignité consiste dans la pensée ; c'est de là qu'il faut nous relever, non de l'espace et de la durée. » (*Pensées*, art. IV, p. 6.)

S'occuper de la pensée, étudier sa norme, sa puissance, c'est donc étudier le sujet le plus digne, le plus noble, le plus beau, le plus humanitaire enfin ; étudier ses aberrations, ses faiblesses, ses écarts, c'est toujours s'attacher aux méditations à la fois les plus graves et les plus dignes.

Ainsi, physiologiquement et pathologiquement, nous avions des motifs très-fondés pour réserver ces sortes d'études, pour ne les attaquer qu'après nous être fortifiés par l'étude de toutes les autres sciences d'observation ; que si, au contraire, nous avions voulu tenter d'acquérir ces notions et sur le moral de l'homme considéré dans sa norme, et sur les aberrations de son esprit, besoin aurait été pour nous de faire de perpétuels emprunts à des sciences non encore étudiées, tandis que, procédant avec méthode, nous sommes arrivés insensiblement au sommet de la pyramide, ou, si on l'aime mieux, au centre même de la sphère scientifique ; physiologiquement nous avons fini, suivant nos prévisions, par mettre la pensée humaine face à face avec elle-même ; et nous avons trouvé le véritable cachet humanitaire, savoir, que le principe des déterminations n'est plus, comme dans les autres espèces animales, exclusivement occupé à coopérer à l'action des besoins et des appétits organiques ; je m'explique une dernière fois sur ce point.

Dans toutes les espèces animales nous avons trouvé deux sortes d'appareils organiques, dès que ces espèces commençaient à s'élever dans la série ; des appareils de conservation immédiate de l'individu, d'entretien, de réparation, de nutrition enfin, et puis des appareils de conservation de l'espèce, c'est-à-dire de reproduction, de génération ; or, tout appareil sensitif dans les mêmes classes ne se perfectionne que pour donner plus de précision, plus d'énergie, plus de portée à ces mêmes fonctions ; ceci est tellement vrai, que, quelle que soit la multiplicité, la complication et le développement des diverses parties du système nerveux des animaux, ces animaux n'en sont pas moins *exclusivement* occupés du soin de se conserver et de conserver leur espèce.

A l'homme seul appartient ce noble attribut de trouver d'autres mobiles pour son intelligence, d'autres matériaux pour sa pensée ; mais cela ne devient évident chez lui que par le fait de l'éducation ; lorsque son intelligence n'a pas été cultivée, il n'éprouve guère aussi que des appétits instinctifs ; il passe sa vie, ainsi que le dit l'historien Salluste, à la manière des animaux, *ritu pecorum ;* il faut donc qu'il vive en société, qu'il perfectionne son espèce, qu'il fasse passer à ceux qui naissent de lui la somme des connaissances qu'il tient de ceux qui l'ont précédé dans la carrière de la vie ; c'est alors que l'homme arrive à toute sa dignité, et que son intelligence offre le critérium dont je viens de parler, savoir, d'avoir *d'autres* préoccupations que celles qu'on pourrait rapporter, soit au besoin de se conserver soi-même, soit à celui de conserver sa progéniture.

Il faut toutefois remarquer que l'intelligence humaine n'est pas non plus *exclusivement* préoccupée d'intérêts *autres* que ceux de la conservation des individus et de l'espèce ; elle s'occupe aussi, et doit s'occuper dans une certaine mesure de ses propres intérêts. Quelques philosophes dans l'antiquité, quelques sectes religieuses depuis ont regardé comme le comble de la perfection d'arriver à une *abnégation* complète; mais c'est en vertu d'un mauvais raisonnement qu'ils avaient adopté ces maximes.

L'intelligence humaine doit nécessairement veiller à la conservation de sa propre instrumentalité ; elle doit s'abandonner aussi à cette propension naturelle de perpétuer son espèce ; mais en même temps, comme je l'ai dit, par cela qu'elle est intelligence humaine, elle ne doit pas être exclusivement plongée, absorbée dans ces deux sortes de préoccupations, elle use de son plus noble privilége, celui de reporter son activité sur *d'autres* intérêts ; mais quels sont ces intérêts *autres?* et dans quelle mesure proportionnelle l'intelligence humaine doit-elle s'y livrer? Il n'entre pas dans le plan de ce livre de traiter ces nouvelles questions; car ces intérêts, en dehors de ceux du moi et de ceux de la progéniture, constituent les actes de haute moralité, l'attachement à ces grands principes de justice, d'égalité, de fraternité universelle et de patriotisme, etc.

Quoi qu'il en soit, on voit, d'après tout ce que nous

venons de dire, combien est complexe le sujet dont on aura ici à s'occuper, savoir, la pathologie spéciale de l'encéphale ; et d'abord, ainsi que cela a été observé à l'égard de la pathologie générale, il y aura à faire la part du cerveau comme agent nerveux, et du cerveau comme agent intellectuel ; au nombre des maladies du cerveau comme agent nerveux, nous aurons à étudier l'éclampsie, l'épilepsie, la chorée, la catalepsie, l'hystérie, le tétanos et l'hydrophobie, affections que nous avons déjà étudiées comme groupe en pathologie générale, mais que nous nous sommes réservé d'examiner ici comme individualités morbides.

Au nombre des maladies du cerveau comme agent intellectuel, nous aurons à revoir, non plus comme groupe, bien entendu, ceci a été également étudié en pathologie générale, mais encore comme individualités morbides, l'idiotisme ou l'imbécillité primitive et congénitale, la manie, les espèces principales de monomanies, telles que la monomanie hypochondriaque, la monomanie mélancolique, suicide, homicide, religieuse, érotique, ambitieuse, etc., etc. ; puis la démence ou l'imbécillité consécutive.

Que si maintenant nous cherchions à déterminer en quoi consistent, pour terminer tout ce qui a trait à la pathologie mentale, en quoi consistent toutes ces aberrations de l'intelligence que nous venons d'énumérer, voici quelles seraient nos idées à ce sujet. De tout temps on a cherché les véritables caractères de l'aliénation mentale, dernier objet des études médicales ; mais les définitions des auteurs ne sont guère plus satisfaisantes les unes que les autres.

Suivant Georget, le malade a des idées, des passions, des déterminations *différentes* des idées, des passions et des déterminations qui lui étaient familières, *différentes* de celles du commun des hommes raisonnables.

Cette définition est non-seulement incomplète, vague, à peu près insignifiante ; mais elle est encore très-fausse en principe. Elle justifierait ce mot ironique de Fontenelle, que les fous ne sont fous que parce qu'ils pensent *autrement* que les autres ; ce qui n'est pas vrai. A ce compte, en effet, les fous ne seraient fous que parce qu'ils seraient en minorité.

Proposition absurde ; l'homme qui devance son siècle, l'homme qui, suivant l'expression du poète, a l'*inexcusable tort d'avoir trop tôt raison,* serait donc fou? Les Abdéritains auraient donc bien raisonné, eux, en regardant Démocrite comme fou, parce que ce grand homme n'était pas préoccupé des mêmes idées, des mêmes passions et des mêmes déterminations que le commun des hommes? Hippocrate, par sa haute perspicacité a tranché cette question de diagnostic ; il a bien vu, en supposant que le fait qu'on lui attribue soit vrai, que Démocrite n'était pas fou, ainsi que le croyaient le commun des Abdéritains, parce qu'il pensait *autrement* qu'eux.

Il suffit de se rappeler ce que nous avons dit de l'intelligence humaine considérée dans sa norme, pour concevoir en quoi peuvent consister ses aberrations. Quelles sont les attributions normales de l'intelligence humaine? n'est-ce

SCIENCES MÉDICALES.

—

Pathologie médico-chirurgicale.

pas de veiller, dans les proportions qui constituent les différents degrés de moralité, à la conservation de l'individu, de la progéniture et du corps social? Eh bien! le triple caractère de la folie réside dans la violation formelle de ces lois qui régissent les êtres intelligents: 1° il faut veiller sur le fou dans son propre intérêt, car sans cela, en combien de circonstances n'attenterait-il pas à sa propre vie? ne commettrait-il pas des actes qui, sans qu'il en ait la prévision, compromettraient directement son existence! 2° il faut veiller sur le fou dans l'intérêt de sa famille, car par ses actes il pourrait aller jusqu'à l'éteindre entièrement; 5° il faut veiller sur le fou dans l'intérêt du corps social, car par ses actes il pourrait y porter le trouble et en dissoudre tous les liens; ainsi, sans même entrer dans l'analyse des actes de la folie, nous en trouvons les véritables caractères dans ce qu'on nomme les causes finales.

Eh bien! si, arrivés au dernier terme des études physiologiques, nous avions à examiner les actes de l'intelligence humaine sous le triple rapport que nous venons d'indiquer, on voit qu'arrivés au dernier terme de nos études pathologiques nous devons nous proposer de reprendre, sous le même point de vue, les actes anormaux de cette même intelligence; c'est au reste la dernière étude à laquelle nous puissions nous livrer.

Ici donc se terminent les sciences d'observation que nous avions à parcourir théoriquement; soit qu'on s'y prenne par divisions dichotomiques, ou qu'on entende parcourir une sorte de *sphère*, comme nous l'avons dit ailleurs, en partant de la circonférence pour aller au centre ; c'est à ce point qu'il faut arriver, comme dernier terme des sciences d'observation, c'est-à-dire à la pensée humaine.

SCIENCES MÉDICALES.

—

Clinique médico-chirurgicale.

Mais comme toute bonne théorie doit être basée sur la pratique, il nous reste à examiner une nouvelle branche d'enseignement, savoir, l'enseignement CLINIQUE, source d'études éminemment fécondes, et sur lesquelles nous avons ici à nous expliquer.

Il faut d'abord distinguer avec soin l'*enseignement* clinique des recherches cliniques, c'est-à-dire du progrès imprimé aux sciences médicales par l'observation des faits ; c'est là cependant ce qu'on paraît confondre tous les jours, et les professeurs de clinique comme les autres.

Qu'est-ce, en effet, que l'enseignement clinique ? que doit-on entendre par là ? quels principes de méthodologie pourra-t-on appliquer à ces nouvelles études médicales ? Nous l'avons déjà fait pressentir ; les recherches cliniques, si on veut se borner à l'enseignement, ne sont que des moyens de *vérification*, que des preuves vivantes des préceptes théoriquement enseignés par d'autres professeurs. Si une sorte de désordre scientifique ne régnait aujourd'hui dans nos écoles, voici ce qui devrait arriver : après le cours de pathologie générale viendrait le cours de pathologie spéciale, embrassant l'un et l'autre, bien entendu, les matières réputées chirurgicales aussi bien que celles qu'on est convenu d'appeler médicales ; mais les divers professeurs s'entendraient préalablement entre eux, ils y seraient même obligés par des réglements de scholarité, s'entendraient, dis-je, pour coordonner *simultanément* le plan uniforme de leurs cours ; là où les matières le nécessiteraient, on les verraient se suppléer, pour ainsi dire, les uns les autres, pour compléter un enseignement méthodique de pathologie générale et de pathologie spéciale ; tout jusque là se serait passé dans le sein des écoles, tout aurait été enseigné oralement et du haut des chaires, tout aurait été donné d'autorité et accepté sur parole, comme cela doit être dans les premières années de l'étude ; mais une fois les esprits ainsi préparés, on les admettrait à l'enseignement clinique, c'est-à-dire à la *vérification* des faits oralement enseignés par les professeurs de pathologie théorique.

Les visites précèdent les leçons dans les hôpitaux, c'est une très-bonne coutume ; les élèves passent successivement en revue une série plus ou moins considérable de maladies ; de celles-ci les unes sont facilement reconnues par eux, les autres sont obscures, inconnues même pour quelques-uns ; mais, après chaque visite, le professeur de clinique leur indique quelles sont ces maladies, par quelles voies il est arrivé à leur diagnostic, et alors il leur rappelle les symptômes divers de ces maladies, leurs terminaisons probables, ce qu'elles ont de régulier ou d'insolite dans le cas présent ; il leur fait enfin *vérifier* tout ce qui déjà leur avait été enseigné par les professeurs de pathologie ; c'est ainsi que, dans une bonne systématisation de l'enseignement, les cours devraient se compléter réciproquement.

Mais je reviens à cette autre question, savoir : quels principes de méthodologie peut-on appliquer à l'enseignement clinique? Je viens d'assigner la place méthodique de l'enseignement pratique dans la série des études médicales; c'est après l'enseignement théorique que doit naturellement se placer l'enseignement clinique, destiné qu'il est à *vérifier* le premier; toute méthode de vérification doit venir après l'exposition des préceptes; mais cela ne suffit pas, nous nous sommes toujours imposé cette double tâche, dans notre ouvrage : 1° d'assigner l'ordre général des sciences, leurs rapports réciproques, la place qu'elles doivent prendre dans l'enseignement les unes à l'égard de autres; 2° d'assigner l'ordre de leurs propres matières, leur méthodologie spéciale. Or, nous venons de dire que la première condition est remplie, que les études cliniques viennent immédiatement après les études théoriques, afin d'en fournir la vérification continuelle. Mais la seconde condition nous reste tout entière à remplir; nous ne savons pas encore comment on doit procéder dans les études cliniques, quel ordre on doit suivre dans la distribution des matières. La réponse que nous allons faire à cette question prouvera combien il serait important que les élèves ne fussent admis aux cliniques qu'après avoir été soumis à un long et consciencieux enseignement théorique; en effet, par la nature même des choses, il ne peut pas y avoir de distribution méthodique dans les matières cliniques; tout ce qu'on a pu faire jusqu'à présent a été de former *à peu près* et d'une manière très-générale, dans les hôpitaux, quelques cliniques dites spé-

SCIENCES
MÉDICALES.

Clinique
médico chirurgicale.

SCIENCES
MÉDICALES.

—

Clinique
médico-chirurgicale.

ciales; ainsi on a conservé cette division générale, des maladies internes et des maladies réputées externes; les unes ont été placées dans les services dits de médecine, les autres dans les services de chirurgie; puis on a formé des cliniques de maladies de la peau, de maladies vénériennes, de maladies des yeux, et enfin des cliniques d'accouchement. Jusqu'à un certain point les élèves pourront mettre à profit cette distribution des malades dans les hôpitaux des grandes villes; mais ils ne pourront pas aller au delà de ces premières divisions; force leur sera, dans les hôpitaux, de *vérifier* éventuellement les maladies déjà connues théoriquement par eux. Il leur serait impossible de se faire, sous ce rapport, une méthode rigoureuse; ils ne pourraient se dire : aujourd'hui nous allons chercher dans les salles la vérification de tout ce qui nous a été enseigné sur les maladies des organes de la circulation; demain nous verrons les maladies des organes de la respiration, etc.; l'ordre même, ou plutôt le désordre naturel des choses s'y oppose; la production réelle des maladies ne s'opère pas d'après nos règles, elles viennent encombrer nos hôpitaux pêle-mêle, les unes graves et les autres légères; les unes dans tels organes et les autres dans des parties différentes; de telle sorte que dans un même service médical l'élève doit se résoudre à recueillir des observations sur les points les plus divers de ses études. Tout au plus, comme je le disais tout-à-l'heure, pourra-t-il ne fréquenter les cliniques *spéciales* qu'après en avoir reconnu la nécessité méthodique. Mais enfin, et fort heureusement, les élèves ont déjà parcouru métho-

diquement le domaine des connaissances pathologiques ;
ils se sont déjà familiarisés avec l'ordre scientifique ; il y
aura donc peu d'inconvénients pour eux à trouver dans
un lit, et puis dans un autre, les maladies les plus différentes, les plus opposées ; ils n'en feront pas moins de
bonnes études cliniques. Il faut d'ailleurs qu'ils s'accoutument à l'*imprévu* des événements morbides ; c'est un
avant-goût de ce qui se passera plus tard dans leur pratique particulière ; d'un jour à l'autre ils auront à traiter
les maladies les plus diverses ; car la nature se joue de
nos systèmes, elle échappe à des combinaisons qui après
tout ne sont bonnes que pour l'enseignement.

Je le répète donc, pour mettre quelque méthode dans
les études cliniques, on commença par fréquenter les
grands hôpitaux, ceux dans lesquels on admet les maladies dites générales; on ne fréquentera pas exclusivement
les services de chirurgie ou de médecine; on devra faire
marcher de front ce double genre d'études, parce qu'il est
encore moins distinct dans la nature que dans nos livres;
ce n'est que beaucoup plus tard qu'on fréquentera les
établissements dits spéciaux, c'est-à-dire ceux dans lesquels on n'admet que des maladies de la peau ou des
maladies vénériennes, ou des maladies des enfants et des
femmes, et en dernier lieu les établissements réservés
aux maladies mentales; de toute nécessité il faudra fréquenter ces hôpitaux, afin d'y trouver aussi la vérification des
préceptes déjà donnés sur les mêmes spécialités médicales.

Maintenant est-il bon, dans l'intérêt même de la
science, que quelques hommes s'attachent *exclusivement*

à l'étude de ces mêmes spécialités? Dans l'intérêt de la science, je ne le pense pas ; les études spéciales ne sont bonnes qu'à la condition de former le complément, le corollaire des études générales ; mais ces études sont réputées bonnes, comme spéculation scientifique, et rien n'est plus vrai ; quiconque s'est attaché de préférence aux maladies mentales, par exemple, quiconque n'a voulu voir dans toutes les maladies que les seules affections vénériennes, devra passer pour exceller dans la cure de ces mêmes maladies. Je le répète encore une fois, appuyé sur de bonnes études générales on peut et on doit même mieux connaître que d'autres les faits particuliers, lorsqu'on vient à les rechercher de préférence ; mais l'étude *exclusive* des spécialités est sans fruit pour la science, parce que tout se tient, tout s'éclaire mutuellement, et que se concentrer dans le cercle étroit d'une spécialité, c'est se condamner à l'obscurité.

Quoi qu'il en soit, on ne saurait trop multiplier les cliniques médico-chirurgicales, non seulement parce que les élèves doivent y trouver largement, abondamment, et chaque jour la vérification matérielle des préceptes à eux enseignés dans les facultés ; mais parce que la source des sciences, *origo et fons*, part de là, parce que tout progrès ne peut surgir que de ces mêmes cliniques.

C'est donc une très-bonne chose que le nombre des professeurs de clinique soit double de celui des professeurs de pathologie théorique ; mais il ne faut pas que ceux-ci soient sans cesse décriés par les premiers ; il ne faut pas que le professeur de clinique s'en vienne chaque jour répéter à ses auditeurs : « Moi je vous présente des faits, et c'est là seulement ce qu'il y a de bon et de valable en médecine ; attachez-vous aux faits, ne cherchez que des faits et laissez là toutes les théories qu'on vous expose ailleurs ; tous les systèmes qu'on vante, toutes les hypothèses qu'on préconise ne sont après tout que vent et fumée : notre science, à nous médecins, se compose de faits particuliers bien observés ; donc à moi seul appartient le privilége de vous donner de la science. » Voilà ce qu'on doit bien se garder de dire aux élèves si on veut véritablement leur être utile ; il faut au contraire, dans un corps véritablement enseignant, que les professeurs de clinique fassent concorder leur méthode avec celle des autres professeurs ; il faut qu'ils se bornent, je ne cesserai de le répéter, à montrer aux élèves les preuves palpables, *vivantes* et parfois *cadavériques* des faits énoncés dans les cours de théorie médicale ; car, après tout, qu'est-ce que l'enseignement théorique si ce n'est la coordination des faits préalablement observés et recueillis aux lits de maladies ? Qu'est-ce que le raisonnement en médecine, si ce n'est la déduction logique de ces mêmes faits ?

Je n'admets pas de raisonnement *à priori*, il n'y en a pas ; toujours et partout on a raisonné d'après des faits ; mais avec cette circonstance, qu'on a raisonné d'après des faits bien ou mal observés, et qu'on a raisonné plus ou moins juste, mais il n'y a pas de raisonnement *à priori*. Pourquoi a-t-on tant de fois soutenu le contraire ? pourquoi s'est-on complu si souvent à mettre en opposition les

SCIENCES MÉDICALES.

Clinique médico-chirurgicale.

trois ou quatre faits qu'en avait recueillis, avec des raisonnements faits par d'autres et qu'on qualifiait de raisonnements *à priori*, si ce n'est pour se donner la satisfaction de passer pour un esprit exact et rigoureux ?

Ainsi, pour revenir à notre sujet, les élèves trouveront beaucoup plus d'instruction dans le service des professeurs qui s'attacheront à leur donner des vérifications authentiques, irrécusables des préceptes de l'art, que chez les hommes qui se plaisent à attaquer ces mêmes préceptes par des faits insuffisants.

Examinez, en effet, la conduite scientifique des professeurs de clinique pénétrés de leurs devoirs : par cela, disent-ils aux élèves, que notre science existe, parce qu'il y a au moins un commencement de systématisation médicale, il doit y avoir et il y a, en effet, un enseignement oral en médecine; on a pu vous faire le tableau *général* et *raisonné* des maladies; on a pu, du haut de la chaire, vous expliquer le point de départ, le mode de production de certaines lésions organiques; on a pu vous exposer méthodiquement les résultats obtenus à l'aide de certaines modifications de l'économie; eh bien! il vous reste à aller chercher avec moi la vérification de tous ces préceptes, qui sont de la théorie, uniquement parce qu'ils vous ont été donnés loin du lit de nos malades et qu'ils ont été coordonnés entre eux d'après certaines analogies, certains caractères communs. Or, de semblables théories sont respectables parce qu'elles seules constituent la science ; je vais donc vous en prouver la haute valeur par la vérification clinique. Telle sera la conduite de tout professeur de clinique, pénétré de l'idée qu'il y a une science médicale.

SCIENCES MÉDICALES.

Clinique médico-chirurgicale.

Sans doute il ne faut pas rester éternellement dans l'ornière tracée par nos devanciers, surtout quand cette ornière ne conduit à rien de bon ; sans doute les cliniques doivent être aussi regardées comme un instrument de progrès, de perfectionnement ; mais alors on ne fait plus de l'enseignement ; on est expérimentateur, on n'est pas professeur : les expérimentateurs font marcher la science, ils agrandissent le cercle des connaissances médicales ; les professeurs inculquent les sciences, ils font parcourir aux élèves ce même cercle des connaissances médicales ; par conséquent celui qui est dans l'enseignement, qui est revêtu de la toge professorale, et qui en même temps est plein du désir de faire marcher la science, doit adopter une conduite à la fois profitable immédiatement aux élèves et à la science, problème qui n'est peut-être pas aussi difficile à résoudre qu'on pourrait le croire.

Pour être utile aux élèves, il faut se résigner d'abord à faire moins d'éclat ; il ne faut pas chercher à faire scission avec tout ce qui a été jusque là enseigné ; il faut au contraire montrer de perpétuels exemples des faits acquis dans la science ; à cette condition, on sera véritablement didactique.

Que si en même temps on veut travailler à faire marcher la science : tout en respectant les acquisitions déjà faites, on pourra par des expériences nouvelles en augmenter la somme.

C'est ainsi que les expérimentateurs agissent dans les

sciences purement physiques ; dans l'enseignement ils restent didactiques, ils ne rougissent pas de répéter ce que les autres ont avancé ; mais en même temps et avec des aides suffisamment instruits, et dans le silence de leur cabinet, dans le fond de leur laboratoire, ils se livrent à des expériences nouvelles. Lorsqu'ils ont obtenu des résultats satisfaisants de ces mêmes expériences, ils les soumettent non pas aux jeunes élèves qui suivent leurs leçons, mais aux hommes vieillis dans les sciences, et quand ces résultats, d'abord timidement présentés, ont à leur tour reçu la sanction du temps, ils prennent rang parmi les préceptes, ils sont également *enseignés* aux élèves ; c'est ainsi qu'il faudrait entendre l'expérimentation clinique, c'est ainsi qu'il faudrait joindre l'analyse à la synthèse dans cette partie de la médecine.

Mais enfin puisque, par le cours même de nos études, nous voici arrivés à considérer les recherches cliniques non plus seulement comme offrant des moyens de vérification scientifique, mais aussi des moyens d'acquisition scientifique, arrêtons-nous sur ce dernier point, et voyons par quels nouveaux procédés analytiques on peut réellement augmenter la somme de nos connaissances, imprimer enfin un mouvement favorable aux sciences pathologiques.

On n'a guère donné que des conseils très-généraux, très-vagues sous ce rapport ; le plus souvent on s'est borné à dire qu'il fallait d'abord apporter un grand esprit d'impartialité, se dégager de toute prévention, apporter et de la rigueur et de l'opiniâtreté dans les expériences ;

pour tout le reste on s'en est rapporté aux observateurs.

Cependant il faut le reconnaître, depuis quelques années on a cherché à apporter plus de méthode dans la recherche des faits cliniques ; MM. Bouillaud, Chomel, Louis, Rostan, A. C. Baudelocque et quelques autres ont suivi une marche plus rigoureuse dans leurs observations ; aussi les faits qu'ils ont publiés sont-ils de nature à inspirer la plus grande confiance. M. Louis en particulier a publié sous ce rapport un travail que nous devons ici examiner à fond, car il a pour but d'exposer une nouvelle manière d'étudier les faits. Ce mémoire a pour titre : *De l'Examen des malades et de la recherche des faits généraux;* analyser ce travail, ce sera compléter tout ce que nous avions à mentionner sur les études cliniques.

La plupart des objections que je vais reproduire ici, je les ai tout récemment présentées à M. Louis dans la discussion académique : aussi, pour rendre justice à cet honorable collègue, je rapporterai quelques-unes des réponses qu'il a cru devoir me faire : c'est un devoir d'autant plus impérieux pour moi que j'en ai tiré de nouvelles lumières.

M. Louis commence par jeter un coup d'œil rapide sur les observations que nous a léguées l'antiquité médicale, et sur celles qui ont été recueillies dans des temps plus rapprochés de nous, voire même par nos contemporains. Suivant lui, les médecins de l'antiquité nous ont donné des descriptions très-imparfaites des maladies et des préceptes de thérapeutique dénués de preuves. (*Op. cit.*, page 1re.) Les médecins modernes n'auraient guère

SCIENCES MÉDICALES.

—

Clinique
médico-chirurgicale.

SCIENCES MÉDICALES.

—

Clinique médico-chirurgicale.

été plus heureux : de sorte, dit-il, que leurs observations ne peuvent servir, à quelques exceptions près, ni à l'avancement de la science ni à l'instruction de celui qui les lit. Maintenant quelles sont les raisons pour lesquelles M. Louis a répudié ainsi d'un trait de plume tout ce qui, à vrai dire, constitue la science médicale ? Les voici : dans leurs observations, les médecins anciens et modernes n'auraient pas interrogé *toutes* les fonctions pendant la vie, et ils n'auraient pas décrit *tous* les organes après la mort. Tels sont les seuls griefs de M. Louis contre l'antiquité et la contemporanéité médicales ; et c'est en raison de ces griefs que M. Louis pense qu'on devrait se remettre à refaire entièrement la science.

Arrêtons-nous cependant quelque peu sur ce fait allégué par M. Louis, savoir : que les observations des anciens et des modernes ne peuvent servir ni à l'avancement de la science ni à l'instruction de celui qui les lit. Faut-il entendre par là qu'à partir du point où ils **ont** laissé la science, la méditation de leurs écrits ne **peut** plus conduire à rien ; ou bien que ces mêmes écrits, **fruits** de leurs observations, n'ont jamais pu avoir de véritable utilité scientifique ?

Je ne saurais faire cette dernière supposition, car alors j'adjurerais M. Louis lui-même de nous dire d'où lui viennent toutes ses idées scientifiques, d'où lui viennent toutes ses notions en pathologie, si ce n'est de ceux qui ont fait son éducation médicale, hommes ou livres.

Pourquoi ne s'est-il pas dit, lorsqu'il a voulu recommencer l'édifice médical au moyen de faits nouveaux

SCIENCES
MÉDICALES.

—

Clinique
médico-chirurgicale.

et bien observés : Je vais d'abord rechercher s'il y a réellement des maladies, et puis quelles sont ces maladies, et puis plus tard je verrai comment il faut les traiter ? C'est qu'il ne pouvait pas raisonner ainsi, c'est que, de toutes parts, il était déjà entouré de données scientifiques dont il ne lui était pas plus possible à lui qu'à nous de se débarrasser. Les mots qu'il emploie, les idées médicales dont il est pénétré, tout lui vient de ses devanciers, et aujourd'hui encore il ne pourrait pas se défaire de ce qu'ils ont fait pour lui avec leurs observations.

Mais maintenant voyons si réellement les observations recueillies jusqu'à ce jour ne peuvent plus être d'aucune utilité pour l'avancement ultérieur de la science. Pour soutenir sa thèse, M. Louis compare la médecine aux sciences exactes ; j'en ferai autant, et je lui demanderai si les observations faites en physique générale, soit par les philosophes grecs, soit par les astronomes chaldéens, égyptiens et chinois, soit et surtout depuis la renaissance, je lui demanderai si ces observations faites avec des instruments souvent défectueux et par des hommes parfois peu instruits, ne sont plus aujourd'hui d'aucune utilité. Assurément, me dirait-il, elles sont utiles quoique bien moins exactes que celles qu'on fait aujourd'hui. Elles sont religieusement recueillies et conservées par les physiciens actuels, parce qu'elles relatent des faits éminemment précieux dans la science. Ces faits sont consultés, on ne les répudie pas, on ne les méprise pas, bien qu'on observe aujourd'hui mille fois mieux qu'autrefois, et à l'aide d'instruments d'une merveilleuse exactitude.

Eh bien ! il en est de même en médecine, il faut souvent remonter aux écrits des anciens, qui, assurément, et cela est regrettable, qui n'avaient point de microscope pour pénétrer jusque dans la composition intime des organes, qui soupçonnaient à peine les moyens fournis par l'auscultation et par la percussion, qui ne pouvaient recourir aux analyses chimiques, etc., etc. Il faut méditer néanmoins les observations qu'ils nous ont léguées, parce que, tout imparfaites qu'elles sont, elles individualisent suffisamment les faits, et forment ainsi une partie des documents qui constituent la science.

Mais, au reste, entrons actuellement dans les détails donnés par M. Louis, et voyons comment il faut s'y prendre pour rédiger des observations supérieures à tout ce qui a été fait jusqu'à présent, comment il faut procéder enfin quand l'observation (je me sers de ses propres termes) est prise au sérieux.

Observer un malade, dit M. Louis, c'est chercher à connaître l'état non pas d'un de ses organes, car alors on ne connaîtrait qu'une partie d'un tout, mais de tous ses viscères, ou plus généralement encore de toutes les parties qui le composent. (*Op.*, *cit.* 5.) Ce n'est pas tout, il faut de plus connaître, 1° l'âge du sujet ; 2° sa profession ; 3° son genre de nourriture ; 4° son degré de force ou de faiblesse ; 5° son état d'embonpoint ou de maigreur ; 6° son genre de vie régulier ou irrégulier ; 7° ses maladies antérieures ; 8° la bonne ou mauvaise conformation de sa poitrine. Il faut ensuite fixer le début de la maladie.

En résumé on voit que, dans toute cette première partie de son travail qui a pour titre : *De l'Examen des malades ou des conditions de l'observation*, M. Louis s'est surtout attaché à rappeler ce qui avait été prescrit par tous les bons observateurs, savoir, qu'il faut, quand on veut bien connaître l'état d'un malade, l'observer dans son entier ; qu'il faut prendre en considération les circonstances antécédentes et les conditions actuelles de l'organisation ; qu'il faut enfin constater le début des symptômes, leur degré d'intensité et leur marche. Bien que ces préceptes ne soient pas nouveaux, ils sont sages, mais ils ne sauraient constituer une méthode particulière. Voyons maintenant la seconde partie de ce travail, celle qui a pour titre : *Méthode à suivre pour s'élever des faits particuliers aux faits généraux.*

On se rappelle que nous sommes entrés dans tous les détails du mécanisme intellectuel à l'aide duquel on a successivement édifié chaque science, comment on a rassemblé des séries de faits, comment l'esprit se les étant appropriées sous le nom de *notions,* les a ensuite groupées, classées, et parfois même systématisées en raison de leur degré de perfection. Nous n'aurions donc pas à répéter dans l'espèce, c'est-à-dire pour les faits pathologiques, ce que nous avons dit en général. Toutefois, comme il s'agit ici de faits de la plus haute importance, et sur lesquels repose tout l'édifice médical, nous reviendrons brièvement sur ces procédés, tout en examinant quelques-unes des idées de M. Louis.

Et d'abord, pour ce qui est de la forme, quelques per-

SCIENCES MEDICALES.

Clinique médico-chirurgicale.

SCIENCES
MÉDICALES.

—

Clinique
médico-chirurgicale.

sonnes avaient prétendu que des observations rédigées comme l'entend M. Louis sont *illisibles* ou *presque illisibles*. M. Louis dit positivement dans son Mémoire, page 22, que cette objection n'est pas *imaginaire*, il l'accepte, il la trouve fondée; mais il ajoute que ce n'en est pas moins de cette manière qu'il faut recueillir les faits.

Ce qui est plus grave, c'est que M. Louis confond de la manière la plus formelle l'*analyse* avec l'*énumération*. Pour lui c'est la même chose; il lui semble que, pour arriver à la connaissance des lois pathologiques, il suffit d'un seul moyen, savoir, l'énumération qu'il nomme l'analyse des faits. (Page 22.)

M. Louis veut ensuite, et c'est ici que commence véritablement sa méthode, il veut qu'après avoir groupé les faits, on en étudie les caractères, c'est-à-dire les symptômes. Peu importe, dit-il, celui des symptômes par lequel on commencera, pourvu qu'on énumère exactement combien de fois il s'est montré. Après l'énumération des symptômes, il faut énumérer, et toujours en chiffres, la durée de ces mêmes symptômes, leur degré d'intensité, leur début, etc., etc.

Ce qu'on aura fait pour les symptômes, il faudra le faire pour les lésions anatomiques chez ceux qui auront succombé. Pour l'étude des causes, même méthode. Sans doute l'application en sera plus difficile, car comment compter de simples appréciations morales, de simples inductions de cause à effet? N'importe; ici encore M. Louis veut une énumération, sinon pour apprendre quelque chose, du moins pour éviter les erreurs.

Maintenant, si nous nous demandons où M. Louis veut en venir à l'aide de ses énumérations et de ses additions, qu'il donne après tout lui-même comme de *simples moyens d'arriver*, nous verrons que tantôt c'est pour pouvoir dire en toute connaissance de cause que tel fait est rare ou fréquent ; tantôt il nous donnera à pressentir que c'est pour aller plus loin que l'expression pure et simple des nombres. Il avoue, en effet, lui-même que le mode de travail qu'il impose à ceux qui voudront l'imiter est pénible, ingrat, immense, fastidieux ; que cependant, ce travail une fois fait pour toutes les maladies connues, *la science n'existera pas encore.* (*Op. cit.*, page 62.) Toutefois il ajoute aussitôt que, si la science n'existera pas encore, du moins *elle sera tout près d'exister*, et qu'il ne restera plus que peu de travail. Eh bien ! pourrait-on dire à M. Louis, ce peu de travail, que ne l'exécutez-vous ? Vous ne l'avez pas encore tenté, et cela se conçoit, car il y a un abîme entre l'énumération des faits et leur systématisation.

Mais passons à la troisième partie, c'est-à-dire à l'examen *des procédés à l'aide desquels on peut analyser les faits.* M. Louis a par devers lui ce qu'il appelle des *moyens mécaniques.* S'agit-il, par exemple, de donner une idée nette de la maladie dite colique de plomb ? M. Louis ne prendra pas pour type une observation bien complète, bien caractérisée, bien évidente de colique de plomb, il ouvrira des colonnes et des sous-colonnes, afin d'y placer

SCIENCES
MEDICALES.

—

Clinique
médico-chirurgicale.

en chiffres l'histoire abstraite de chaque symptôme, de chaque état anatomique et de toutes les circonstances antécédentes. M. Louis prétend que la nature *éparpille* les symptômes dans le cours des maladies, et que c'est au médecin qu'il appartient de caser convenablement ces éléments de chaque affection. Il veut donc d'abord trois colonnes, une pour l'âge, une pour le sexe et une pour le numéro du lit; puis il veut qu'on analyse chaque grande colonne par autant de colonnes secondaires qu'elle renferme d'objets distincts.

Revenons maintenant sur l'ensemble du travail de M. Louis. Les véritables conditions de l'observation consistent à énumérer avec soin tous les cas dans lesquels on aura observé tel symptôme ou telle lésion anatomique sur un nombre déterminé d'histoires particu lières. L'énonciation du nombre serait un fait général : aussi cet auteur donne-t-il des procédés à lui pour arriver plus sûrement à cette énonciation. Ces procédés nous les connaissons ; ils dispensent de parcourir toutes les phases d'une maladie pour trouver jour par jour les changements opérés dans l'économie. Ainsi vous aurez tous les crachats dans une colonne, toutes les coliques dans une autre, etc., etc.

Mais qui ne voit que pour bien connaître des faits particuliers il n'est nullement nécessaire de se noyer dans cette foule de détails secondaires, qu'une semblable rédaction pourrait même dans beaucoup de cas, par cette surcharge de détails inutiles, effacer en quelque sorte les traits principaux et caractéristiques des maladies? Qui ne voit que pour classer les faits, il n'est nullement nécessaire d'en dissocier tous les éléments et de les distribuer arbitrairement dans des centaines de colonnes, que c'est au contraire le moyen de les rendre à peu près méconnaissables ?

En supposant que plusieurs générations se consument ainsi à ramasser et à disséquer des milliers de faits, il n'en sortirait encore aucune loi générale et explicative des faits secondaires. M. Louis l'a confessé lui-même, je l'ai déjà fait remarquer, lorsqu'il a dit que quand tous les symptômes, toutes les lésions des maladies auraient été d'abord religieusement recueillis par des légions d'observateurs, exprimés en nombres exacts et ensuite distribués en colonnes régulières, la science, bien que tout près d'exister, n'existerait pas encore.

Mais M. Louis, comme on le pense bien, n'a pu faire admettre de semblables prétentions. De nombreuses objections lui ont été faites, la tribune académique a longtemps retenti des débats que sa méthode avait soulevés. En réponse à celles que je lui avais faites moi-même, M. Louis a cru devoir d'abord rappeler que la médecine est une science d'observation, et qu'il prend ce mot au sérieux. « Cela étant, dit-il, je suppose que vous vouliez approfondir l'étude des symptômes d'une maladie, vous ne pouvez le faire qu'au moyen d'un nombre suffisant de faits receuillis avec soin, et comme le même symptôme ne s'observe pas dans tous les cas d'une même maladie, la première chose que vous rechercherez sera la fréquence de ce symptôme ou le nombre de fois qu'il aura

SCIENCES
MÉDICALES.

—

Clinique
médico chirurgicale

été observé dans un nombre de cas déterminés..........
Plus vous voudrez approfondir l'étude d'un symptôme,
sous le point de vue de la fréquence, plus vous serez
dans l'obligation de compter. »

Mais comme M. Louis n'avait pas tardé à sentir que de
semblables notions ne peuvent devenir scientifiques qu'à
la condition de conduire à une loi pathologique, il a soin
d'ajouter aussitôt :

« Qui si les faits sur lesquels vous opérez sont trop
peu nombreux pour considérer comme définitifs les résultats que vous obtiendrez de leur étude ainsi faite, vous
regarderez ces résultats comme provisoires jusqu'à ce
que d'autres faits ajoutés à ceux-ci, puis analysés, la loi
ou le chiffre exprimant la loi aient toute l'exactitude à
laquelle on peut atteindre. » (*Bulletin de l'Académie.*
Tome I, page 732.)

A cela nous répliquerons de la même manière que pour
les faits d'évolution normale, que tout à ce compte est
provisoire et restera à jamais provisoire, parce que, dans
les faits pathologiques, la nature marche encore au milieu
d'oscillations perpétuelles. La preuve en est c'est qu'on
n'a encore découvert aucune loi malgré cette assurance
donnée un peu plus bas, par M. Louis, qu'il ne faut pas
même un grand nombre de faits pour déterminer une
loi.

Ce que nous venons de dire pour le degré de fréquence des symptômes peut s'appliquer à leur *durée ;*
rien de fixe sous ce rapport, rien de rigoureux et de limité. Il y a encore là des variations d'individu à individu,

de série de faits à série de faits, telles que la statistique la plus rigoureuse n'en pourra jamais tirer que des approximations.

M. Louis, dans sa réplique, a parfaitement senti que pour tous ces groupes on observera de grandes variations quant à la fréquence d'un même symptôme, quant à sa durée, son début, etc., etc. Aussi engage-t-il à rechercher à quoi tiennent ces différences. « Ce que vous n'aurez pu vous dispenser de faire, dit-il, pour connaître la fréquence et la durée des symptômes, vous devrez le faire pour leur début, le degré de leur intensité, etc., etc. Vous le ferez encore pour connaître la marche, la durée des maladies, connaissance importante, et sans laquelle on se tromperait assez souvent sur leur caractère, sur leur pronostic et leur traitement ; vous le devrez parce qu'il en est de la durée des maladies comme de celle des symptômes, qu'elle n'est pas la même dans tous les cas graves ou légers, qu'elle peut varier suivant la force ou la faiblesse de la constitution, l'âge, le sexe étant les mêmes, et qu'un fait pris dans un groupe ne vous donnerait qu'une idée fausse de ce qui a lieu pour pour les autres individus du même groupe.

» On dira peut-être que les variations dans la durée des maladies ont occupé les médecins de tous les temps. Sans doute cette question et bien d'autres ont occupé les médecins qui nous ont précédé. Mais qu'ont-ils dit à cet égard, sinon que la durée des maladies variait dans beaucoup de circonstances, qu'elle était plus ou moins longue, etc., etc., etc.? » (*Loc. cit.*)

A notre tour nous répliquerons à M. Louis : Eh! qu'ont dit de plus précis, de plus rigoureux, les médecins qui ont substitué des chiffres aux adverbes ? Qu'ont-ils ajouté de plus exact ?

« Pour dire autre chose, reprend M. Louis, pour donner le mot de l'énigme, il aurait fallu rassembler des faits nombreux, exacts, les analyser numériquement et en faire une énumération complète. » (*Loc. cit.*)

Mais ceci a été fait, par M. Louis tout le premier ; a-t-il trouvé le mot de l'énigme relativement à une seule maladie ? en aucune manière, car il se serait empressé de nous le donner. Il a dit, et il dira toujours, comme tout le monde : les symptômes varient plus ou moins sous le rapport de leur fréquence, de leur durée, de leur début, etc. Il pourra se faire qu'aux mots *plus* ou *moins* il substitue de chiffres, ce qui paraîtra plus rigoureux, mais à coup sûr il ne donnera pas le mot de l'énigme.

Quoi qu'il en soit, laissons poursuivre M. Louis : « Les réflexions précédentes, dit-il, s'appliquent à la terminaison des maladies qui, dans l'état actuel des choses, ne finissent pas nécessairement par le retour à la santé ou par la mort. Tout ce qu'on trouve dans les auteurs qui ont écrit jusque dans ces derniers temps, c'est que telle ou telle maladie est plus ou moins fréquemment mortelle, espèce d'approximation qui ne signifie absolument rien, comme je l'ai fait voir plus haut ; et l'approximation ne serait pas plus digne de confiance quand on aurait dit que dans telle ou telle maladie la mort a lieu dans la moitié des cas environs. Si ce résultat n'était qu'un résultat de mémoire, comme sont, si je ne m'abuse, ceux que M. Dubois d'Amiens a appelés *résultats approximatifs*, je n'y aurais pas la moindre confiance, bien que la mortalité d'une maladie puisse paraître une circonstance assez facile à retenir, car l'expérience journalière montre que les résultats ainsi obtenus sont faux. » (*Bulletin de l'Académie.* Tome i, page 734.)

SCIENCES MÉDICALES.

—

Clinique médico-chirurgicale.

Si les premières réflexions de M. Louis s'appliquent, en effet, à la terminaison des maladies, nos premières objections n'auront pas moins de valeur relativement à cette question, et nous pouvons répéter en toute confiance que M. Louis pourra amonceler des colonnes de chiffres sur des colonnes de chiffres, il n'en arrivera pas moins aux mêmes résultats que ceux qui auront approximativement évalué des cas beaucoup moins nombreux, c'est-à-dire à conclure que telle maladie est *fréquemment* mortelle, que telle autre est *rarement* mortelle.

Comment peut-on se faire illusion à ce point, que l'emploi des chiffres vous paraisse devoir changer la nature des choses? Vous dites que toute approximation ne signifie absolument rien ; mais si telle est la traduction fidèle de vos chiffres, mais si telle est la tendance des faits dans le cours des maladies, qu'il ne puisse en résulter que des approximations ?

Maintenant rien dans ce que j'avais dit à M. Louis ne l'autorisait à croire que, d'après mes idées, il ne faudrait plus recueillir d'observations la plume à la main, qu'il faudrait tout confier à la mémoire. Telle n'a jamais été ma pensée. Il faut suivre jour par jour les observations, en consigner scrupuleusement tous les détails ; mais je pense qu'on doit s'élever contre une méthode qui consiste à dissocier les éléments d'une observation, à placer dans des colonnes séparées les incidents relatifs soit aux symptômes, soit aux lésions anatomiques, parce qu'en agissant ainsi on enlève aux faits toute physionomie d'ensemble, on les rend méconnaissables, on les réduit en quelque sorte en poussière, et parce qu'enfin les chiffres obtenus par ces procédés ne donnent aussi que des approximations ; voilà seulement ce que j'avais voulu objecter à M. Louis.

D'après tout ce qui vient d'être dit on voit que la méthode de ce praticien, avec ces graves inconvénients, ne peut conduire à rien de définitif, à rien d'absolu, soit relativement aux symptômes, soit relativement à la terminaison des maladies. En serait-il autrement relativement aux causes des maladies ? M. Louis, qui regarde sa méthode comme excellente pour l'étude de la symptomatologie, n'a eu garde de la croire défectueuse pour celle de l'étiologie. « J'en dirai autant, reprend-il, pour la recherche des causes, la plus difficile de toutes les questions qu'on puisse se proposer, la plus importante peut-être et sur laquelle néanmoins nous ne possédons que bien peu de chose, Comment y procéder ? comment, à l'aide des faits, arriver à la détermination des causes dites prédisposantes et des causes occasionelles ? Sera-ce en étudiant deux ou trois faits particuliers, des *types*, comme le dit M. Dubois d'Amiens, avec toutes les circonstances qui leur sont relatives et qui ont précédé le développement de la maladie ? Mais, quelque habileté qu'on ait, on ne pourrait arriver de cette manière qu'à de simples conjectures relativement aux cas examinés; on ne pourrait même pas s'assurer si les circonstances qui ont précédé la maladie sont de simples coïncidences ou si elles doivent être considérées comme causes. » (*Loco cit.*)

Assurément c'est une partie fort obscure de l'histoire des maladies que celle des causes ; aussi je ne blâme pas ceux qui, pour se rendre raison de l'influence des agents qui nous entourent, observent et groupent les cas les plus nombreux; encore un coup je ne blâme que les *procédés* et les *prétentions* des statisticiens. Je ne me suis jamais déclaré contre toute numération de faits, j'ai même commencé par cette profession de foi lorsque la discussion s'est ouverte à ce sujet dans le sein de l'Académie.

Maintenant M. Louis me reproche de chercher des types dans les maladies. J'avoue qu'en pathologie médicale, comme en pathologie chirurgicale, j'inviterai toujours les élèves à chercher des faits bien évidents, bien complets, et à les étudier, non pas comme des *types absolus* (il n'y en a pas, il ne faut pas plus les chercher dans le monde pathologique que dans le monde anatomique), mais comme des types *approximatifs* , sujets d'études, du reste , qui assurément ne suggèrent pas moins de réflexions et de travaux que les types enfantés par les tableaux statistiques. Et ici je ne puis m'empêcher de citer un fait mémorable dans l'histoire de la chirurgie. Savez-vous combien il a fallu de faits à Ant. Scarpa pour composer son beau mémoire sur la hernie fémorale? combien de fois il lui a

SCIENCES
MÉDICALES.

Clinique
médico-chirurgicale.

fallu observer cette affection pour en décrire l'origine et le développement? combien de fois il lui a fallu la soumettre à son observation et à ses dissections pour indiquer son siége précis dans le haut de la cuisse? combien de fois il a dû en additionner les symptômes pour comparer aussi sûrement ses signes avec ceux de la hernie inguinale, pour déterminer les rapports de l'artère épigastrique avec le col du sac, pour indiquer enfin les meilleurs procédés opératoires? Eh bien! il a fallu à Scarpa *un seul, un unique fait!*

Ceci en dit plus que tout ce que nous pourrions ajouter, et confirme pleinement cette opinion qui aurait pu paraître hasardée, savoir : que pour obtenir des résultats réellement scientifiques, lorsque d'ailleurs on sait bien observer, il ne faut souvent qu'un très-petit nombre de faits. C'est que les faits morbides ne sont aussi que des faits d'évolution; si la nature ne les reproduit jamais identiquement semblables, elle ne s'écarte jamais tellement de sa norme que nous ne puissions trouver, même dans un nombre très-limité, des types aussi approximatifs que possible.

Mais revenons maintenant à la manière d'étudier les faits. Nous avons déjà indiqué quelle est, sous ce rapport, la méthodologie à suivre; d'une part, vérifier par l'observation journalière ce qui est acquis, ce qui est professé; d'autre part, reprendre par l'analyse les questions en litige, en soulever de nouvelles et agrandir enfin le domaine de la science. Si dans cette dernière voie vos

efforts sont couronnés de succès, alors vous pourrez proclamer quelques vérités et puis appeler les élèves à la vérification clinique; alors vous serez un grand maître. C'est
dans le silence que le génie se plaît d'abord à méditer,
c'est alors qu'il cherche de nouvelles lumières; plus tard,
riche de trésors intellectuels, il vient au grand jour en
constater la valeur et prendre d'autorité cette noble mission qu'on appelle enseignement.

Ici, bien entendu, je ne veux faire aucune application,
je respecte toutes les convictions scientifiques et surtout
les adversaires estimables que j'ai entrepris de combattre;
mais il suffit de jeter les yeux sur l'histoire des sciences
pour voir que c'est à ce prix seulement qu'ont été ache-
tées les plus hautes renommées. Aucun homme n'est resté
célèbre pour avoir dit à ses contemporains : Tout ce que
vous croyez savoir est incomplet, inexact, faux; jusqu'à
présent, on n'a pas su observer la nature, toujours on a
raisonné *à priori*, on n'a su ni recueillir ni classer les faits,
ni en déduire des conclusions générales.

Ceci serait bon à dire sans doute ; mais il faudrait en
même temps et pour mériter le titre de réformateur, proclamer quelques-unes de ces vérités arrachées à la nature
par *d'autres* voies d'observations, par *d'autres* manières
de raisonner. Si vous voulez convaincre les autres d'impuissance, c'est à la condition d'être puissant vous-même ;
si vous voulez prouver l'erreur, il faut en même temps
montrer la vérité.

Or, jusqu'à ce qu'un pareil homme se rencontre parmi nous, il faudra se borner à maintenir entre l'enseignement oral et l'enseignement clinique la communauté d'action et de réaction dont j'ai déjà parlé, c'est-à-dire perfectionner l'un par l'autre.

Sans l'enseignement clinique, l'enseignement oral resterait à jamais stationnaire, nos sciences pathologiques, ainsi que nous l'avons plus d'une fois fait remarquer, ne consistent encore qu'en des descriptions et des classifications plus ou moins judicieuses. Eh bien ! cherchons d'abord à vérifier ce qui est acquis, puis à compléter ce qui offre des lacunes. C'est dans l'observation que nous trouverons tout cela ; mais gardons-nous bien de dissocier ce qui se produit simultanément ou dans un ordre donné.

Dans leurs modifications morbides comme dans leurs expressions régulières, les êtres organisés offrent des types approximatifs qu'il faut apprendre à connaître. La nature n'éparpille rien, la *succession* et l'*arrangement* des faits ne sont pas moins importants à connaître que leur *nombre*.

Tâchons enfin de bien nous pénétrer de cette idée, que l'énonciation des nombres ne saurait donner ni des éléments suffisants pour faire reconnaître les faits, ni des matériaux nécessaires pour en déduire des conclusions absolues.

Mais maintenant qu'en simples observateurs nous avons achevé pour les sciences pathologiques une route semblable à celle que nous avions suivie pour les sciences physiologiques, il nous reste encore une partie importante de notre travail, il nous reste à faire l'*application de toutes nos données scientifiques.* En médecine il ne suffit pas d'être *savant*, il faut encore être *artiste ;* ainsi le veulent, le réclament impérieusement les besoins de l'humanité.

Après avoir étudié les sciences relatives à l'homme normal, à l'homme sain, nous nous sommes déjà fait artistes, et pour cela nous avons dû faire de l'*hygiène ;* nous avons pratiqué l'hygiène, c'est-à-dire l'art de conserver la santé, la norme physique et morale.

Maintenant il faut de nouveau nous faire artistes, il faut faire ce qu'on nomme de la *thérapeutique ;* il faut pratiquer cette thérapeutique, c'est-à-dire nous livrer à l'art de rétablir la santé : or, pour cela nous devons procéder comme nous l'avons fait lorsqu'il s'agissait d'hygiène.

L'hygiène ne consistait que dans une série d'applications, de données scientifiques préalablement acquises ; il en sera de même relativement à la thérapeutique.

Mais, autant cet art qu'on nomme hygiène nous a paru simple dans ses principes, facile dans ses applications, autant la thérapeutique, autant l'*art de guérir* nous paraîtra complexe, instable dans la plupart de ses principes, équivoque, incertain, trompeur dans beaucoup de ses applications ; il est long cet art, a dit Hippocrate ; τέχνη μακρή ; mais par là le prince des médecins grecs entendait le cercle scientifique, qui seul peut conduire aux véritables applications thérapeutiques. Nous avons vu, en

SCIENCES MÉDICALES.

—

Thérapeutique.

effet, que pour être complet, ce cercle ne devrait rien moins embrasser que la nature tout entière ; il devait comprendre ses trois règnes, parce que ses ressources, comme nous le verrons tout-à-l'heure, seront puisées dans ces trois règnes.

Pour la conservation de la santé, pour la pratique de l'hygiène, il était déjà nécessaire d'avoir une connaissance préalable et de tous les agents environnants et de l'homme lui-même, puisqu'il y a communauté d'action, et de réaction entre l'économie et les êtres qui l'entourent.

Pour le rétablissement de la santé, pour la pratique de la thérapeutique, il faut avoir acquis des notions plus profondes, plus étendues encore et sur l'homme et sur les agents modificateurs de l'homme.

La connaissance *absolue* de l'homme doit actuellement nous être acquise ; il en est de même de la connaissance *absolue* des agents modificateurs de l'organisme dans l'état morbide ; cette connaissance nous est également acquise, mais il nous reste à acquérir la connaissance *relative* de l'homme et des agents modificateurs.

Avant d'exposer les règles méthodologiques de cette nouvelle étude, il convient de dire en peu de mots ce qu'on doit entendre par *thérapeutique* en général.

Il faut d'abord poser en principe, que, fort heureusement pour l'humanité, le thérapeute n'est pas un artiste indispensable dans la cure des maladies ; circonstance heureuse, je le répète ; car que deviendrait l'espèce humaine, si, pour le rétablissement de sa norme physique et morale, elle avait dans tous les cas nécessairement besoin de l'office du thérapeute?

De tout temps, et dans toutes les écoles, les médecins ont reconnu l'existence d'une *force* dite *médicatrice ;* je dis que tous ont reconnu cette force, mais ce n'est pas à dire pour cela que tous aient accordé à ses effets une égale confiance.

Implicitement ils ont été forcés de compter plus ou moins sur cette force ; car qu'est-ce après tout que cette puissance? Est-ce un être indépendant, une entité qui devrait soulever la colère des hommes réputés positifs? En aucune manière ; dans bon nombre de maladies, dans la plupart de celles qui sont aiguës, il y a tout simplement une tendance de la part des fonctions à revenir à leur type normal et primitif; voilà ce que l'observation démontre pleinement, et je l'ai déjà dit, l'espèce humaine doit s'estimer heureuse lorsque cette tendance se manifeste ; maintenant, comme il est bien difficile à l'esprit de l'homme de s'en tenir aux faits purs et simples, quelques médecins ont d'abord qualifié cette tendance comme si elle n'était que la manifestation d'une puissance spéciale dans l'économie, d'une force vigilante, active et conservatrice ; ainsi, sous le nom d'archée, de principe, de nature, ils lui ont attribué une sphère d'activité plus ou moins étendue, plus ou moins intelligente. Cette force, dans les maladies, combat, lutte pour la conservation de la vie et pour le rétablissement de la santé : donc le médecin, dit Baglivi, doit se résoudre à n'être que l'interprète et le ministre de la nature.

36

SCIENCES
MÉDICALES.

—

Thérapeutique.

Il est évident qu'il ne faut pas attacher trop d'importance à ce langage figuré ; il faut croire que cette tendance dont je parlais tout-à-l'heure, en vertu de laquelle les fonctions reviennent souvent d'elles-mêmes à leur type normal, a frappé plus ou moins les esprits ; que les uns lui ont accordé une confiance sans bornes, tandis que d'autres s'en sont toujours défiés ; de là deux principales méthodes en thérapeutique, la méthode *expectante*, ou du moins *adjuvante*, et la *méthode perturbatrice.*

Quelle que soit, en effet, notre confiance dans les efforts de la nature, ou plutôt dans l'efficacité des *réactions* organiques, nous n'en reconnaissons pas moins la nécessité de modifier, en certains cas, *la portée de ces réactions*, et parfois même de leur imprimer des perturbations.

Le médecin pour nous n'est plus simplement observateur, savant, nous l'avons déjà dit ; il est essentiellement actif, il est artiste, *minister naturæ* ; s'il n'y a pas de réactions suffisantes, il faut qu'il les provoque dans l'intérêt des malades ; si ces réactions sont trop violentes, il faut qu'il les modère ; si ces réactions sont désordonnées, ataxiques, comme on le dit, il faut qu'il les dirige ; si enfin des opérations chirurgicales sont devenues nécessaires, il faut qu'il les pratique ; c'est en cela que consiste l'art de guérir ; mais quels sont actuellement, devons-nous nous demander, quels sont les moyens à l'aide desquels le médecin va faire face à toutes ces exigences? où sont les ressources dont il pourra disposer? quelles sont les branches de l'enseignement qui font connaître aux élèves ces moyens, ces ressources variées?

Avant de répondre à ces questions, avant d'exposer les principes de méthodologie qui doivent nous servir de guide dans l'étude des applications diverses, dites thérapeutiques, il importe de revenir une dernière fois sur la méthode générale qu'on a voulu faire prévaloir dans ces derniers temps, sur la méthode dite *statistique*.

Il faut dire d'abord qu'on a voulu faire une question en thérapeutique de ce qui n'en est réellement pas une, qu'on a voulu donner comme une méthode à part et nouvelle ce qui est dans l'esprit de tout le monde.

En effet, qu'est-ce ici que la méthode dite numérique? n'est-ce pas une méthode qui consiste à additionner scrupuleusement tous les succès et tous les revers attribués à un agent, à un modificateur quelconque, dans le cours des maladies? Cette méthode ainsi définie, peut-on dire qu'elle soit nouvelle en médecine? peut-on même dire que ce soit là une méthode particulière, un procédé intellectuel spécial?

Il est évident pour tous ceux qui y réfléchiront un instant, que sauf le plus ou moins d'exactitude et de rigueur, on n'a jamais procédé autrement en thérapeutique; rationalistes, empiriques, expectateurs, perturbateurs, tous les médecins sans exception ont été forcés d'agir ainsi, c'est-à-dire de *compter* leurs succès et leurs revers; il n'y a pas jusqu'aux charlatans qui, tout en salissant de leurs noms les murs de nos cités, n'emploient pour parler au peuple la méthode numérique.

Mais puisque cette *méthode*, donnons-lui cette quali-

SCIENCES
MÉDICALES.
—
Thérapeutique.
—
Statistique.

fication , n'est ni nouvelle, ni spéciale, ni autre enfin que celle employée de tout temps en thérapeutique , d'où vient qu'elle a excité tant de débats? et tout récemment, à l'Académie de Médecine, d'où vient qu'elle a été attaquée vivement par les uns, et défendue non moins vigoureusement par d'autres? Ceci demande quelques explications, car il doit paraître inconcevable qu'on se soit mis à attaquer ce qui est à l'usage de tout le monde, et qu'on se soit donné la peine de défendre ce qui ne peut pas ne pas être bon.

Je disais tout-à-l'heure que dans tous les temps, dans tous les lieux, et dans toutes les sectes médicales, on avait dû tenir compte, et numériquement, des succès comme des revers; ceci est incontestable, et c'est ainsi que certaines propriétés ont été attribuées soit aux modes de régime, soit aux agents pharmaceutiques, soit aux ressources chirurgicales; mais il y a eu cette circonstance importante , que les uns ont évalué les nombres approximativement, tandis que les autres les ont évalués rigoureusement. De là résulte cette double question : 1° la rigueur apportée dans l'addition des cas observés peutelle constituer une méthode nouvelle en thérapeutique? 2° cette rigueur est-elle aussi importante qu'on le dit? amènera-t-elle la solution des problèmes posés en thérapeutique ?

Il est évident d'abord qu'on ne crée pas une méthode par cela qu'on l'emploie avec plus de rigueur que d'autres ; on épure la méthode, on la vivifie, on lui rend toute son activité, mais on ne l'invente pas; on ne fait

pas enfin que cette méthode soit *autre* que celle généralement employée ; mais l'important n'est pas de savoir si
la méthode est *ancienne* et si elle est *bonne* au fond, ces
deux points ne peuvent être mis en doute ; la méthode
numérique est aussi ancienne que la médecine, et à moins
d'être privé de toute parcelle de bon sens, il a fallu l'a-
dopter.

Mais comment les médecins qui usaient autrefois de cette
méthode en formulaient-ils les résultats? et comment,
avec les moyens rigoureux récemment introduits dans
cette même méthode, est-on parvenu à formuler ces
mêmes résultats?

Les anciens médecins, et on le leur a reproché avec
amertume, formulaient *approximativement* leurs résultats ; ils disaient : tel agent, soit hygiénique, soit phar-
maceutique, soit chirurgical, a dans telle maladie *beaucoup* de succès, ou *peu* de succès ; tel autre agent réussit
dans le plus grand nombre des cas, ou bien, disaient-
ils, il échoue *presque* toujours. C'est ainsi, je le répète,
que s'exprimaient les anciens médecins ; de là la cruelle
guerre qu'on leur a intentée.

Maintenant il faut rechercher quel est le langage des
médecins qui prétendent avoir rafraîchi et remis en honneur la véritable méthode numérique ; il s'agit de voir
comment ils ont à leur tour formulé leurs résultats.

Pour sortir des généralités à ce sujet, et pour donner
de l'authenticité au jugement que nous voulons porter, il
faut puiser aux bonnes sources ; voyons ce qu'ont dit à ce
sujet les deux plus grands partisans de cette méthode,

SCIENCES
MÉDICALES.

—

Thér. pratique.
—
Statistique.

l'honorable M. Louis, et notre savant ami M. Bouillaud.

M. Louis, après s'être un peu égayé sur ce qu'on a appelé *l'expérience des siècles*, s'est demandé si la saignée, par exemple, est réellement utile dans les cas de pneumonie, et il s'est cru fondé à se poser cette question, en considérant combien on *comptait* mal avant lui en médecine, et combien on formulait *vaguement* les résultats obtenus.

» Oui, je ne crains pas de le dire, s'écrie-t-il dans sa brochure (*Recherches sur les effets de la saignée dans quelques maladies inflammatoires*, p. 85), et le lecteur attentif partagera ma conviction : entre celui qui compte les faits groupés d'après leur ressemblance, pour savoir à quoi s'en tenir sur la valeur des agents thérapeutiques, et celui qui ne compte pas (il ne fallait pas dire qui ne compte pas, mais qui compte approximativement), tout en disant *plus* ou *moins*, *rare* ou *fréquent* (ces dernières expressions, lorsqu'on les émet avec conscience, supposent toujours un compte fait), il y a la différence de la vérité à l'erreur, d'une chose claire et vraiment scientifique à une chose vague et sans valeur ; car quelle place donner dans la science à ce qui est vague ? »

Ainsi, sauf les inculpations que je viens de relever, savoir, que ceux qui n'adoptent pas la méthode du calcul rigoureux ne compteraient pas du tout ; sauf ces points, dis-je, il est évident que M. Louis reproche à ses devanciers, à *l'expérience des siècles* enfin, le vague de ses formules, vague tel, suivant lui, qu'il n'y a plus de valeur scientifique dans de tels énoncés. Eh bien ! voyons maintenant le langage que M. Louis a substitué au langage tenu par l'expérience des siècles.

Les médecins avaient posé en principe que la saignée est en quelque sorte triplement indiquée dans le cours de la pneumonie, d'abord parce que c'est une maladie inflammatoire, puis parce que l'organe enflammé est parenchymateux, puis enfin parce que tout le sang de l'économie est obligé de traverser l'organe malade.

M. Louis, qui ne pense pas que la thérapeutique soit en aucun cas un corollaire de la pathologie, n'a eu garde d'adopter de semblables opinions sur la foi de *l'expérience des siècles;* il a dit : Je n'en sais rien, et pour m'en assurer, je vais compter, et compter des faits régulièrement groupés, afin de substituer le positif et le rigoureux au vague, à l'incertain; bref, afin de mettre la *vérité* à la place de *l'erreur.*

Et M. Louis s'est mis à compter.

De son premier calcul serait résulté, dit-il, cette formule : « Le traitement antiphlogistique, commencé les deux premiers jours d'une pneumonie, peut en abréger *beaucoup* la durée; tandis que, ces deux jours passés, il n'importe *pas beaucoup* de l'entreprendre *un peu plus tôt* ou *un peu plus tard;* mais l'espèce d'opposition, ajoute-t-il, qui existe entre ces deux propositions, doit en faire soupçonner l'exactitude, et l'examen approfondi des faits montre effectivement que l'influence de la saignée, pratiquée dans les deux premiers jours de la maladie, est *moindre* qu'elle ne *semble* l'être au premier

SCIENCES
MÉDICALES.

—

Thérapeutique.
—
Statistique.

abord, et *qu'en général* sa puissance est très-limitée. »
(*Op. cit.*, 10 et 11).

M. Louis a compté ici avec une rigueur toute mathématique ; arrangeant méthodiquement les faits *colonnes* par *colonnes*, il a pu obtenir des résultats incontestables, et voici sa formule : il résulte *rigoureusement* que chez les sujets dont j'analyse l'histoire, l'utilité de la saignée a eu des bornes *assez étroites !*

Reprenant ensuite non plus seulement la marche de la maladie en général, mais chacun des symptômes en particulier, c'est-à-dire la douleur, l'état anormal des crachats, la crépitation, la résonnance de la voix, l'obscurité du son de la poitrine, l'accélération du pouls, M. Louis trouve, par de nombreux calculs également rigoureux, que tout dépose des *bornes assez étroites* de l'utilité de la saignée dans le traitement de la pneumonie.

Ce que M. Louis avait fait pour la pneumonie, il l'a fait pour l'érysipèle de la face et pour quelques autres maladies inflammatoires ; or, je demanderai maintenant à M. Louis quel langage il a substitué à celui des autres médecins; il a bien observé, il a tenu compte, pour grouper régulièrement ses faits, de l'âge de ses malades, de leurs constitutions, de l'époque de la maladie, de l'énergie du traitement, etc. ; il a disposé ses faits colonnes par colonnes. Eh bien! chose digne de remarque, quoique peu remarquée par ses adversaires, les formules qu'il a déduites de ses calculs ont été tout aussi vagues, tout aussi approximatives que celles employées jusqu'à lui ; il a dit, *il semble* résulter *rigoureusement* que l'utilité de la saignée a eu des *bornes assez étroites*. Eh! que m'importe la rigueur de vos déductions, si l'énoncé reste vague, si l'énoncé ne se ressent en aucune manière de la rigueur de l'opération !

Voulez-vous maintenant connaître la conclusion que M. Louis tire de ses calculs relatifs à l'érysipèle de la face? la voici : «Il me *semble* donc que, dans le cas dont il s'agit, les émissions sanguines ont abrégé la durée de la maladie de trois quarts de jour! » Conclusion qui, assurément, a étonné bien des médecins.

Veut-on connaître la conclusion tirée des faits relatifs à l'angine gutturale ? « Que conclure de mes calculs, dit M. Louis, sinon que l'influence de la saignée sur la marche de l'angine est *extrêmement* bornée ? »

Quelle sera enfin la conclusion générale et définitive de tous les faits observés par M. Louis, de toutes ses recherches sur les effets de la saignée dans quelques maladies inflammatoires? J'extrais cette conclusion pratique de l'ouvrage de M. Louis : *Malgré les bornes de leur utilité, les émissions sanguines ne peuvent pas être négligées dans les maladies inflammatoires graves, ou qui ont pour siège un organe important.* (Op. cit., pap. 32.)

Mais qu'avait donc formulé à cet égard l'expérience des siècles? Précisément la même chose, seulement avec des conditions différentes et que voici : les médecins anciens et même la presque totalité des contemporains de M. Louis avaient émis ce jugement, fondés sur des faits d'observation journalière non additionnés rigoureusement

SCIENCES MÉDICALES.

Thérapeutique.

Statistique.

SCIENCES
MÉDICALES.

—

Thérapeutique.
—
Statistique.

pour la plupart, mais qui tendaient à prouver, et avec autant de force, 1° que dans les inflammations. les émissions sanguines ne doivent pas être négligées; 2° que dans les inflammations du poumon, qui est un organe important, elles doivent encore moins être négligées.

Quelles ont été les bases du calcul de M. Louis? D'une part soixante-dix-huit sujets atteints de pneumonie, trente-trois d'érysipèle de la face, et d'autre part trente-cinq d'angine gutturale; de ces sujets les uns ont succombé, les autres ont guéri; les uns traités plus tôt, les autres plus tard; les uns énergiquement, les autres moins; mais toutes ces circonstances en proportions telles que M. Louis a pu en inférer rigoureusement et très-rigoureusement une formule très-approximative.

D'où vient donc cette opposition entre des bases si positives, si rigoureuses et des conclusions qui se formulent aussi par des *beaucoup*, des *peu*, des *assez*, des *presque*, des *il me semble, il me paraît?* Est-ce à cause du petit nombre de faits recueillis par M. Louis? Cette difficulté ne serait que momentanée, elle prouverait d'ailleurs en faveur de la méthode; mais il ne faut pas avoir une bien grande perspicacité pour sentir qu'avec des faits plus nombreux les résultats seraient encore les mêmes; non pas, comme on l'a dit, parce que les faits seraient toujours tellement individualisés qu'il n'y aurait pas moyen de les grouper à la manière des chiffres, mais parce que les nombres grands ou petits offriraient toujours en eux-mêmes des variations. des fluctuations; et alors, je le répète, les résultats seraient toujours, à peu de chose près, les mêmes, l'*échelle* seule différerait.

Loin de nous encore un coup l'idée d'attaquer la méthode numérique en elle-même ; tout le monde l'adopte, tout le monde est forcé de suivre cette méthode ; M. Louis le sait bien ; le dissentiment ne roule donc plus que sur la manière d'user de cette méthode et sur les prétentions des statisticiens en médecine. Les adversaires de M. Louis, ceux que ce médecin prétend ramener dans la bonne voie, s'expriment d'une manière qui choque singulièrement ses idées ; ils disent : nous avons *souvent vu*, nous avons *rarement vu* ; ceci fait mal à M. Louis ; il préférait entendre dire : nous avons vu *tant et tant de fois* ; alors, dit-il, (*op. cit.*, 86), en effet, l'expérience d'un homme pourrait s'ajouter à celle d'un autre homme.

Suivant M. Louis, *il n'y a pas moyen* d'ajouter l'expérience de celui qui a dit, *plus*, *moins*, *rarement* ou *fréquemment*, à l'expérience de celui qui s'est aussi borné à dire, *plus*, *moins*, *rarement* ou *fréquemment*. Imaginez, dit-il, des milliers d'observateurs ayant suivi cette dernière marche, c'est comme si vous n'en aviez qu'un. M. Louis s'abuse ; son raisonnement n'est que spécieux : de deux choses l'une, en effet, ou il reconnaît dans les observateurs qui se sont ainsi exprimés des lumières et de la bonne foi, ou il les croit privés de ces qualités ; dans ce dernier cas il n'y aurait plus à discuter ; dans le premier cas, au contraire, le point en litige est de savoir si les chiffres en thérapeutique peuvent dire eux-mêmes autre chose que *plus* ou *moins*, sou-

SCIENCES MÉDICALES.

Thérapeutique.

Statistique.

vent ou *rarement ;* voici toute la question. Or, si dans les observations médicales les nombres grands ou petits se trouvent toujours en proportions telles qu'il n'y ait que du *plus* ou du *moins*, du *fréquent* ou du *rarement*, et dans tous les cas rien d'absolu, on n'en tirera jamais autre chose ; dès lors peu importe qu'un médecin réponde par des chiffres ou par des adverbes, si la signification est identiquement la même.

Qu'on demande, par exemple, à M. Louis lui-même, si la saignée a oui ou non de l'influence sur la durée de l'érysipèle de la face ; il y a gros à parier que ce praticien ne répondra pas par ses chiffres, mais qu'il en traduira le résultat tout simplement par un adverbe, qu'il dira, en raison de *son expérience personnelle,* la saignée *a peu* d'influence sur la durée de cette maladie.

Pourquoi s'exprimera-t-il ainsi? pourquoi fera-t-il comme le commun des médecins? C'est que sa pensée sera *brièvement* et *assez exactement* rendue.

Encore un exemple, ce sera le dernier.

Les médecins de tous les temps, ou du moins la grande majorité des médecins, s'est accordée à dire que les émissions sanguines ne doivent pas être négligées dans le traitement de la pneumonie, ce qui équivaut à dire qu'elles sont d'une utilité incontestable. Comment donc cette vérité s'est-elle trouvée établie? Parce que l'un a d'abord trouvé que la saignée est *en général* fort utile dans cette maladie, puis un autre a constaté ce même degré d'utilité, puis un troisième, puis un quatrième, etc. Des milliers d'auteurs ont suivi cette marche ; M. Louis dit que c'est comme si on n'en avait *qu'un;* eh bien! voyons la marche rigoureusement numérique; l'un, et ce sera M. Louis le premier si l'on veut, trouvera d'après l'histoire de *soixante-dix-huit* sujets atteints de pneumonie, qu'il n'est pas permis de négliger la saignée dans le traitement de l'inflammation des poumons, c'est-à-dire que, dans ce·cas, l'utilité de la saignée est incontestable; un second apportera de nouveaux nombres qui lui permettront de dire la même chose, et puis un troisième, un quatrième, et puis des milliers; quel résultat définitif aurez-vous? Celui avancé par M. Louis; donc ce sera encore comme si vous n'aviez qu'un seul auteur.

Pourquoi, en effet, depuis que M. Louis a voulu faire prévaloir les grands avantages de la substitution des signes numériques aux expressions adverbiales, car sa méthode n'est pas autre chose; pourquoi, dis-je, n'a-t-on pas vu les médecins s'empresser d'apporter chacun leur contingent de chiffres? Pourquoi chacun d'eux, satisfait d'avoir *vérifié* dans le cours de ses études cliniques la vérité banale de certaines propositions, celle, par exemple, de l'utilité de la saignée dans la pneumonie; pourquoi chacun d'eux a-t-il adopté ce précepte et l'a-t-il mis en pratique? Parce que des chiffres entassés les uns sur les autres ne pourraient fournir que des indications équivalentes.

Tout ce que je viens de dire a eu pour but, non pas de décrire la méthode dite numérique, car chacun de nous est forcé de compter ses succès et ses revers, mais pour montrer qu'en thérapeutique les comptes *rigoureux* ne

SCIENCES MÉDICALES.

—

Thérapeutique.

Statistique.

peuvent pas donner plus que les comptes *approximatifs*, que nous ne pouvons pas plus inférer des uns que des autres.

Que si enfin nous nous demandons pourquoi il en est ainsi, pourquoi, avec une base plus exacte, plus positive, nous avons tout autant de variations, d'approximations dans les résultats, nous verrons que c'est uniquement parce que nous n'avons encore découvert ni les lois rationnelles, ni même les lois empiriques de la production des faits en pathologie.

Malgré ces circonstances défavorables, il n'en faut pas moins tenir compte des résultats de l'observation, et en cela nous sommes complétement d'accord avec M. Louis.

Mais, pour revenir maintenant à l'ensemble de la thérapeutique, nous ferons d'abord remarquer que la question n'a pas été prise d'assez haut par M. Louis. Les ressources thérapeutiques, comme nous le verrons tout-à-l'heure, sont puisées à trois sources distinctes, ou dans l'hygiène, ou dans la pharmacie, ou dans les procédés de la chirurgie ; or, pour ce qui est des ressources hygiéniques et dans beaucoup de cas des ressources chirurgicales, on ne se donne même pas la peine de compter, ce qui est déjà un fait très-remarquable ; car, enfin, pourquoi tous les médecins, et M. Louis le premier, prescrivent-ils sans hésiter l'emploi des moyens hygiéniques dans le traitement des maladies, et même bon nombre d'opérations chirurgicales? Est-ce parce que, pendant un certain nombre de siècles, les médecins auraient employé rigoureusement la méthode numérique? est-ce parce que chacun a apporté son contingent de chiffres? En aucune manière; c'est parce qu'ici l'utilité est évidente, c'est parce qu'une expérience journalière et simplement approximative a prouvé que, *généralement* parlant, les ressources hygiéniques sont bienfaisantes pour les malades, et de même pour bon nombre d'opérations. Leur utilité s'explique d'elle-même, il ne faut pas en appeler aux chiffres.

Qui est-ce qui se serait avisé de compter le nombre de cas dans lesquels les malades se sont bien trouvés de respirer un air frais, d'être tenus proprement, etc.? Quels sont les chirurgiens qui auraient compté avec rigueur le nombre des malades qui se sont bien trouvés de plaies méthodiquement pansées, de fractures convenablement réduites, etc., etc.? Aucun assurément; les faits ont parlé assez haut, ils ont paru approximativement assez nombreux pour qu'il ne fût pas besoin de les compter.

Les médecins et les chirurgiens, dans ces circonstances, ont cependant tous tenu le langage tant blâmé par M. Louis; ils ont dit que *beaucoup* de malades se sont bien trouvés de mesures semblables; ils ont ajouté que *souvent*, que *fréquemment* ces malades ont guéri; et M. Louis n'est pas venu leur reprocher ce langage; il n'est pas venu leur dire : ce que vous avez vu est vague, sans valeur scientifique; pour savoir à quoi s'en tenir sur la valeur de ces agents thérapeutiques, il ne faut pas s'exprimer ainsi, etc., etc.

On voit donc que, prise dans son ensemble, dans sa généralité, la question de thérapeutique se montre sous

SCIENCES
MÉDICALES.

—

Thérapeutique.
—
Statistique.

un jour différent; que, dans beaucoup de cas, il est encore permis de dire, j'ai vu souvent, j'ai vu fréquemment, ou j'ai vu rarement.

Ceci une fois dit, je ferai remarquer que M. Louis ne devrait pas changer la position de ses adversaires; M. Louis ne devrait pas donner à entendre que ceux qui ne comptent pas *comme lui* sont des gens qui ne comptent pas du tout et qui raisonnent *à priori*; M. Louis n'aurait pas dû dire que, lorsque *sa manière de compter sera adoptée, sera monnaie courante* (op. cit., pag. 87), *un ouvrage quelconque en médecine ne sera plus le développement unique d'une idée ou un roman*; d'abord parce que ces deux choses sont absolument différentes : un ouvrage consacré réellement au développement d'une idée et d'une idée exacte, est une œuvre de génie; nous n'avons pas encore le bonheur de posséder un pareil livre en médecine; quant à cette proposition, que nos livres ne seront plus des romans lorsque la manière de compter de M. Louis sera monnaie courante, je n'ai pas à m'en occuper ici.

Maintenant je passe aux travaux de M. Bouillaud, et je répéterai ce que j'ai dit, savoir, que dans cette discussion toute scientifique c'est une simple différence d'opinion qui me met ainsi en opposition avec des praticiens aussi recommandables. Je n'en reconnais pas moins, et de la manière la plus formelle, les services immenses que M. Bouillaud a rendus aux sciences médicales, et sous tous les autres rapports je me suis toujours honoré de marcher de concert avec lui.

M. Bouillaud aussi a rédigé de nombreux tableaux
de statistique médicale, et particulièrement pour chercher à résoudre des questions de thérapeutique ; ses laborieuses investigations ont même porté sur les tableaux
rédigés par d'autres médecins ; mais d'abord, ce qu'il y
a de bien remarquable, c'est que M. Bouillaud n'a prétendu chercher ainsi que des *sommes de probabilités ;*
c'est ainsi qu'il s'est toujours exprimé ; il n'a pas voulu
chercher l'*absolu* là où il n'est pas. Il y a loin de là au
rigorisme des autres statisticiens ; il n'a entendu faire que
des approximations ; partant ensuite de ce fait, que la
somme des probalités devient d'autant plus forte et plus
constante qu'on agit sur de plus grands nombres,
M. Bouillaud a cherché à réunir le plus grand nombre
possible d'applications thérapeutiques à l'égard d'un procédé particulier, savoir, les émissions sanguines par lui
formulées.

Ici il y a deux questions à examiner : 1° la statistique
a-t-elle conduit M. Bouillaud à formuler *rigoureusement*
sa méthode déplétive ? en d'autres termes, a-t-il pu donner une formule non pas approximative, mais absolue ?
2° la statistique doit-elle un jour donner à M. Bouillaud
une formule rigoureuse et absolue de cette même méthode ?

Comment, en effet, M. Bouillaud, pourrait-on se demander, a-t-il d'abord découvert sa formule ? est-il parti
d'une hypothèse pour ensuite la vérifier expérimentalement ? ou bien est-ce la statistique qui lui en a révélé l'efficacité ? Cette dernière supposition n'est pas probable ;

du moins, pour ses débuts; l'invention a ici précédé l'application.

Mais reprenons nos deux questions. M. Bouillaud est convaincu que plus il poursuivra ses recherches, plus il y aura de constance dans la moyenne de ses succès et de ses revers; mais ses revers pourraient peut-être dominer à leur tour, c'est un fait qui pourrait s'établir et qu'on ne saurait prévoir.

Quoi qu'il en soit, la formule au moyen de laquelle il opère aujourd'hui n'est rien moins que rigoureuse, c'est *une moyenne*, c'est-à-dire que ce n'est pas une formule; il y a plus, c'est une moyenne arbitraire; écoutez M. Bouillaud. « Chez les uns, a-t-il dit (Acad. de Méd., discuss. sur la fièvre typhoïde), nous avons tiré, terme moyen, *quatre livres de sang* dans l'espace de quatre jours; chez les autres, terme moyen, *deux livres dix onces;* chez les autres enfin, *d'une livre à vingt onces;* terme moyen général, deux *à* trois livres, dans l'espace de trois *à* quatre jours.

Ainsi, d'une part, la formule est un résultat de moyennes et de moyennes arbitraires; d'autre part elle n'est pas *définitive;* elle est en outre *approximative;* c'est là ce que nous voulions prouver, savoir, que ce n'est pas la méthode statistique qui a suggéré à M. Bouillaud l'idée de sa formule, et que cette méthode habilement maniée par ce praticien a laissé cette formule dans le vague des *maxima,* des *minima,* et des *moyennes.*

Maintenant il me serait facile de prouver que dans tous les temps il en a été ainsi; qu'à toutes les époques de la médecine les formules ont toujours été approximatives ; ainsi, pour en citer ici un seul exemple, mais fort remarquable, car il s'agit encore d'émissions sanguines, Fuchsius fait remarquer dans ses commentaires, que si Galien poussait les émissions sanguines jusqu'à défaillance, c'était toujours en raison des forces des sujets ; la formule de Galien était aussi très-élevée, comme on va le voir, mais approximative ; c'était dans des *cotyles* qu'on mesurait le sang tiré des veines ; mais, dit le commentateur que nous venons de citer, il y avait deux sortes de cotyles ; le cotyle attique, et le cotyle italien ; le cotyle attique contenait neuf onces, et le cotyle italien douze onces ou une livre ; or, dans tous les cas, ajoute le commentateur, qu'on entende des cotyles attiques ou italiens, il n'en reste pas moins prouvé que Galien enlevait tout d'abord une grande quantité de sang aux malades, puisque sa formule allait à six cotyles, c'est-à-dire à quatre livres et demie, s'il entendait le cotyle attique, et à six livres si c'était le cotyle italien ; et en outre cette quantité était enlevée le second, ou le troisième, ou le quatrième jour, parfois même *dès le premier jour* : au reste voici le texte : *Veteribus duplex fuit cotyla : attica et italica ; attica mensurales novem uncias capiebat ; italica autem non fuit nisi libra mensuralis, hoc est unciæ mensurales duodecim. Sive igitur atticam, sive italicam intelligamus in præsentiarum cotylam, certè magna fuit ejus quem Galenus detraxit sanguinis copia ; quippè sex cotylæ atticæ faciunt libras quatuor et semissem ; italicæ*

SCIENCES
MÉDICALES.

—

Thérapeutique.
—
Statistique.

     ÉTUDES MÉDICALES.

*verò, sex libras mensurales ; ea autem copia, confes-
tim fuit detracta, hoc est secundo, vel tertio, vel
quarto die : nonnunquam etiam primo.* (De sang.
miss.)

Ici je ne veux pas faire remarquer jusqu'à quel point
Galien portait les émissions sanguines dans les premiers
jours des affections aiguës, mais bien que, tout en sai-
gnant coup sur coup, et parfois jusqu'à six livres en
un seul jour, il n'en restait pas moins dans les approximations ; et que tout en formulant sa méthode des
émissions sanguines, il se tenait nécessairement dans des
à peu près : *vel secundo, vel tertio ; nonnunquam
primo,* etc. ; tant il est vrai qu'on ne peut s'exprimer autrement en fait de préceptes thérapeutiques. Mais je
reviens à M. Bouillaud.

J'ai dit que la formule de ce praticien est approximative ; en sera-t-il autrement pour l'avenir ? car M. Bouillaud poursuit intrépidement ses travaux dans le même
sens, et ce qu'il fait pour la fièvre typhoïde il le fait
pour l'affection rhumatismale, pour l'érysipèle, etc.

La formule de M. Bouillaud, formule que nous avons
reconnue pour le moment arbitraire et de plus soumise
aux variations des moyennes, sera-t-elle un jour absolue
et invariable ? ceci n'est nullement à présumer.

En effet, M. Bouillaud restera toujours seul juge du
degré auquel il doit porter les émissions sanguines ; ce sera
toujours en raison de l'âge et de la force de ses sujets, en
raison de l'intensité des symptômes, etc. ; ce sera toujours
là une œuvre de son esprit, une appréciation dans laquelle

il y aura toujours de l'arbitraire , malgré le tact si exquis de ce praticien, ou plutôt précisément à cause de ce tact si délicat ; la méthode statistique ne change pas la nature des choses.

Les chances d'éventualité n'iront jamais en diminuant, quelle que soit la rigueur de ses calculs ; M. Bouillaud continuera toujours à recevoir dans son service des malades d'âge, de sexe et de tempéraments divers , des malades affectés à différents degrés ; dès lors, il y aura toujours des *maxima* et des *minima* dans ses tableaux, et conséquemment des *moyennes* différentes. Tantôt, en effet, les individus fortement constitués prédomineront, tantôt ce sera le tour des faibles ; tantôt les cas seront tous ou presque tous *graves*, tantôt pour la plupart *légers ;* de là autant de modifications dans la formule ; modifications, et ceci est très-important à noter, modifications, dis-je, qui ne seront ni prévues, ni réglées par la méthode statistique, car elles dépendront toujours du jugement *instantanément* porté par M. Bouillaud, soit sur la force de ses sujets, soit sur le degré de gravité de leurs maladies.

Que si, enfin, nous nous demandons quels seront les effets de la mortalité relativement à la formule, nous y trouverons encore des causes de variations, et jamais des causes de fixité ; on peut juger de l'avenir par le passé : la mortalité dans le service de M. Bouillaud a varié en raison de la gravité des cas ; tantôt, pour la fièvre typhoïde, il y a eu un mort sur huit , tantôt un mort sur vingt-quatre ; de là des moyennes générales qui ont varié avec les va-

SCIENCES
MÉDICALES.

Thérapeutique
Statistique.

riations du service, et qui n'ont pas été sans influence sur les variations de la formule ; or, ces variations se répéteront dans l'avenir, et auront les mêmes effets sur la formule, c'est-à-dire qu'elles la rendront tantôt plus énergique, plus active, tantôt plus modérée, plus faible.

Aussi tout nous confirme dans cette opinion, que d'une part la formule de M. Bouillaud est l'œuvre de son jugement ; qu'elle est et sera toujours éventuelle, arbitraire, en rapport enfin avec la variabilité des cas qui se présentent dans son service ; et d'autre part, que tous les tableaux statistiques du monde ne sauraient la rendre plus constante, plus fixe.

Il en est de même des autres formules en honneur aujourd'hui dans la science ; aucune n'est due à la méthode statistique, telle qu'on l'entend du moins.

On nous a objecté le traitement assez uniforme de *la colique de plomb ;* il y a là, en effet, une formule reconnue efficace dans la plupart des cas ; mais d'abord les bons praticiens font éprouver à cette formule des variations en raison des cas qui se présentent ; mais telle qu'elle est, cette formule, la devons-nous aux tableaux statistiques ? en aucune manière ; elle a été donnée par la simple observation approximative, et les tableaux statistiques n'en ont pas donné de meilleure.

De même pour les fièvres intermittentes, d'où nous vient la formule qui les arrête *presque* toutes ? sont-ce les tableaux statistiques du nouveau monde qui l'ont donnée à l'ancien? c'est l'observation très-approximative d'hommes d'ailleurs peu éclairés.

Il est inutile d'aller plus loin, tout tend à établir cette proposition fondamentale, qu'aucune formule efficace n'a été introduite dans la science par la voie statistique.

Que si désormais les statisticiens se retranchaient dans cette réserve que leur intention n'est plus de déduire de leurs calculs, des vérités générales et absolues, mais seulement d'obtenir par des *moyennes* déduites de fort grands nombres, une sorte de *norme* en thérapeutique, comme ils ont voulu en établir une en anatomie et en pathologie, nos conclusions seraient encore opposées à ces prétentions plus modestes.

J'ai prouvé qu'avec leurs calculs en anatomie, avec des dissections qui auraient porté sur des milliers d'individus, ils ne pourraient déduire de toutes les variétés anatomiques qu'une moyenne fictive, qu'un *homme anatomique* introuvable dans la nature, précisément parce que ce serait là un assemblage de *moyennes anatomiques*.

J'ai prouvé qu'il en serait de même en pathologie; que si, après avoir observé des milliers de fois les symptômes et les lésions organiques d'une maladie donnée, ils s'avisaient, à l'aide de ces moyennes, de constituer un état pathologique moyen, on serait tout étonné dans la pratique de ne jamais trouver de modèle taillé sur ce patron; eh bien! il est évident qu'il en serait de même en thérapeutique; les choses se passeraient tout-à-fait de la même manière.

Croyez-vous qu'un jeune praticien armé, par exemple, de la formule de M. Bouillaud, formule déduite de tant d'applications, croyez-vous, dis-je, qu'ainsi armé, il va trouver des malades sur lesquels il pourra rigoureusement l'appliquer? il n'en trouvera peut-être jamais, et M. Bouillaud lui-même ne l'a peut-être pas employée une seule fois : pourquoi? c'est que cette formule est une abstraction, une déduction moyenne, une conclusion générale, et *moyennement* chiffrée, de tous les jugements portés par M. Bouillaud.

Ici se borne ce que nous avions à dire sur la méthode statistique ; nous ne l'avons pas blâmée au fond, mais nous nous sommes élevés contre les *procédés* et les *prétentions* des statisticiens ; nous avons seulement voulu prouver que leurs procédés sont en opposition avec toute bonne méthode d'enseignement, et que leurs prétentions sont au moins très-exagérées, pour ne rien dire de plus. Revenons à la méthodologie de la thérapeutique.

Il y a des branches de la médecine qui sont désignées dans nos écoles sous les noms de *matière médicale*, de *thérapeutique* médicale et chirurgicale, d'*histoire naturelle médicale*, de *pharmacologie*, de *médecine opératoire*, etc., branches cultivées avec plus ou moins de succès, mais le plus souvent sans règle, sans méthode, sans concordance aucune avec les autres parties de la médecine.

Voyez, en effet, comment on a cherché à circonscrire l'enseignement de ces spécialités ; l'un vous dira que la matière médicale est cette partie de la médecine qui s'occupe de la connaissance des médicaments, de leurs propriétés et de la manière de les administrer; l'autre que la pharmacologie est cette partie essentielle de la matière médicale qui a pour objet de faire connaître les médicaments sous tous les rapports qui peuvent éclairer l'emploi de tous les moyens thérapeutiques; l'autre que la thérapeutique est l'application raisonnée de tous les moyens, etc., etc.; bref, c'est à ne rien reconnaître, parce que ces diverses parties de l'enseignement ont été distribuées au hasard, parce que jamais on n'a cherché à en limiter réciproquement les attributions.

La plupart des auteurs ont confondu la matière médicale avec la pharmacologie; ils ont ou regardé ces deux mots comme synonymes l'un de l'autre, ou ils ont rattaché l'une de ces parties à l'autre, comme simple dépendance, comme section mal délimitée. Il en est de même pour l'histoire naturelle médicale; les uns n'ont compris sous ce titre que des objets de matière médicale, les autres ont entendu par là la connaissance thérapeutique de tous les agents de la nature.

Il y a donc sous ce rapport une étrange confusion dans la plupart des auteurs; ajoutons que les uns, dans le but de justifier le titre de leurs ouvrages, se sont bornés à telles ou telles indications sur les popriétés physiques et chimiques des substances, laissant à d'autres la partie médicale, ou l'application de ces mêmes substances.

La médecine a eu de tout temps la prétention de mettre en quelque sorte à contribution la nature tout entière;

SCIENCES
MÉDICALES.

—

Thérapeutique.
—
Pharmacologie.

de chercher des agents dans les trois règnes, pour modifier avantageusement l'économie malade; dès lors des hommes se sont dit : il faut, dans un même cadre, exposer
l'histoire de ces trois règnes *sous le point de vue médical*, et nous donnerons à cet exposé le nom d'*histoire
naturelle médicale*. Mais à bien considérer les choses,
ouvrez ces traités d'histoire naturelle médicale, qu'y trou-
verez-vous? Un résumé plus ou moins exact des grands
traités que possède la science; seulement on y mentionne
de temps à autres un côté prétendu médical; ainsi dans
la partie entomologique de l'ouvrage, on fera une section un peu plus détaillée pour les insectes vésicans,
et on décrira avec minutie les cantharides; dans la
première classe des articulés, dans les annélides, on
mentionnera plus particulièrement les sangsues; dans les
mollusques, on parlera des huîtres, *parce que* des phar-
macologues se sont avisés de réduire en poudre les coquilles et de les administrer comme absorbantes; c'est
cela qu'on appelle de l'histoire naturelle médicale. Dans
les reptiles, dans les batraciens, on n'oubliera pas qu'on
peut faire du bouillon de grenouilles; c'est là le côté médical, etc., etc. Il n'y a pas de science dont nous ne pourrions nous emparer au même titre.

Tout cela tient, je l'ai déjà dit, au défaut de méthode
dans l'enseignement de la médecine; cela tient à ce que
la série des études est mal comprise; toujours on suppose que les élèves nous arrivent sans aucune instruction préalable; c'est pour cela qu'on leur refait une physique prétendue médicale; que sous le titre de chimie

médicale on leur donne des histoires abrégées de cette même science, sauf à mettre un peu plus en évidence un côté dit médical; nos écoles deviennent ainsi des succursales des autres grands établissements. Mais j'ai déjà traité cet objet à l'article de l'enseignement des sciences d'observation; ici il me suffit de bien faire sentir aux élèves qu'il ne peut pas y avoir de *sciences spéciales* sous le titre de matière médicale, de pharmacologie, d'histoire naturelle médicale; de même que dans d'autres lieux je leur ai fait sentir qu'il n'y avait pas de sciences spéciales sous le nom de physique et de chimie médicales. Quand on se destine aux sciences médicales, on est censé avoir parcouru les premiers échelons des sciences physiques et naturelles; dès lors on n'a plus qu'à en faire des *applications;* c'est là le côté médical de toutes les sciences, c'est là le rapport qu'elles ont avec l'art de guérir : ici donc se montre dans tout son jour l'avantage de notre méthode; en supposant qu'on doive donner à la matière médicale, à la pharmacologie, à l'histoire naturelle médicale, le nom de sciences, ce sont des sciences qui n'existent pas spécialement par elles-mêmes, ce sont des sciences toutes *d'emprunt.*

M. Guersant, qui en d'autres temps s'est particulièrement occupé de pharmacologie, l'a bien senti lui-même : « La pharmacologie, dit-il, n'est point une science à part et indépendante, qui repose sur des bases qui lui soient propres; elle n'est que le résultat et le complément de toutes les connaissances que le naturaliste, le physicien, le chimiste, le physiologiste et le praticien lui-même,

SCIENCES MÉDICALES.

Thérapeutique.
Pharmacologie.

peuvent recueillir sur les caractères et les propriétés physiques et médicales des médicaments ; le pharmacologiste *emprunte* à toutes les sciences accessoires les connaissances dont il a besoin lui-même, et se les approprie en quelque sorte. » (*Dict. de Médecine*, art. *Pharm.*)

On pourrait appliquer les mêmes réflexions à la matière médicale ; la pharmacologie, d'après les idées les plus récentes, ne comprendrait que l'histoire des médicaments proprement dits, tandis que la matière médicale comprendrait l'étude de *tous* les agents dont le médecin fait usage pour guérir ; mais des notions sur tous ces agents n'en doivent pas moins être *empruntées* à une foule d'autres sciences. Que la matière médicale, en effet, cherche à nous initier à la connaissance des agents météorologiques, que fait-elle ? elle fait des emprunts à la physique d'une part pour l'étude absolue de ces agents, et d'autre part à la physiologie pour l'étude de leurs rapports avec les corps vivants ; qu'elle cherche à nous initier à la connaissance des substances dites surtout médicamenteuses, elle fait de la chimie et de la pratique médicale ; qu'elle veuille nous donner des notions sur les substances animales, elle fait de l'histoire naturelle, etc. ; qu'elle cherche, enfin, à nous mettre au courant de certaines opérations chirurgicales, car on a encore voulu comprendre cela dans la matière médicale, elle fait de l'anatomie et de la médecine opératoire. On doit parfaitement le sentir, il n'y a pas de limites dans l'enseignement de ces prétendues branches de la médecine ; on va d'autant plus loin, on s'étend d'autant plus largement, qu'on suppose les élèves moins instruits; il en est ainsi pour toutes les sciences d'emprunt ou d'application; qu'un professeur de matière médicale commence son cours dans une école où aucun principe de méthodologie n'a été adopté, n'est-il pas obligé de sonder pour ainsi dire son auditoire? Que s'il le trouve, comme cela arrive quelquefois, étranger à toutes notions scientifiques préalables, ne se croira-t-il pas obligé de recommencer l'histoire de toutes les sciences auxquelles il suffirait de renvoyer d'autres élèves? Tout cela tient, je ne cesserai de le dire, à un défaut d'organisation générale dans l'enseignement.

Pour nous qui ne nous sommes point attachés à suivre tous les errements actuels de la scholarité médicale, pour nous qui avons parcouru *méthodiquement* le cours de nos études, nous n'aurons à revenir ici ni sur des notions de physique générale, ni sur des notions de météorologie, de chimie, d'histoire naturelle, etc.; nous sommes supposés avoir acquis toutes ces notions; que si nous faisons des *emprunts*, nous les ferons conformément aux vrais principes de la méthode, à des faits scientifiques déjà acquis par nous.

Conséquemment nous diviserons de la manière suivante les applications faites en *thérapeutique* : 1° agents hygiéniques; 2° agents pharmaceutiques; 3° agents chirurgicaux, et ces agents nous n'aurons pas à les considérer en eux-mêmes, d'une manière *absolue;* ces connaissances nous sont acquises, nous les considérerons relativement à leurs *applications*, surtout en ce qui concerne les agents chirurgicaux, qui, à proprement parler, ne sont pas des agents, des êtres qu'on pourrait étudier individuellement, mais tout simplement des procédés de l'art, des créations intellectuelles.

Agents hygiéniques. Arrivés à ce point de nos études médicales, nous n'avons plus en effet à étudier en eux-mêmes les agents hygiéniques ; nous connaissons même leur mode d'action sur l'homme en santé ; dans les études que nous avons dû faire sur les corps inorganiques, puis sur les corps organisés, nous avons appris à connaître d'une manière absolue les agents qui, par une application bien entendue, deviennent ce qu'on appelle hygiéniques ; quant à leur mode d'action, quant à leur application, nous l'avons étudiée d'abord comme partie de la physiologie, et enfin comme formant un corps de doctrine spéciale, c'est-à-dire l'hygiène ; que nous reste-t-il donc à connaître ici ? Il nous reste à connaître les règles d'hygiène applicables à l'homme dans l'état de maladie. Je dis les règles, les préceptes, car ici il n'y a plus de science, il n'y a plus que des faits plus ou moins judicieux d'application ; ce qu'il y a de scientifique nous est connu : d'une part nous savons d'où viennent et par quoi sont constitués les agents hygiéniques ; d'autre part nous savons ce que c'est que la maladie ; nous connaissons les conditions de l'homme malade ; c'est donc uniquement à l'opportunité, à la mesure de l'application que nous devons nous attacher.

Telles sont les limites de cette nouvelle étude ; dans tous les cas possibles de maladie, les règles de l'hygiène sont de rigueur, soit seules, soit combinées avec l'application des moyens pharmaceutiques ou des moyens chirurgicaux; mais il faut faire un choix dans l'emploi des agents hygiéniques, afin que, dans l'espèce, ils méritent véritablement ce nom. Remarquons, en effet, que cette qualification est toute *relative ;* un agent n'est en lui-même ni hygiénique ni anti-hygiénique, et ceci est surtout vrai dans l'état de maladie; ce qui convient à l'homme en bonne santé, ce qui lui est alors éminemment favorable, bienfaisant, peut devenir funeste pour l'homme malade ; cette proposition n'a pas besoin de développement; c'est donc la mesure des choses, et un choix judicieux dans leur application, qui seul constitue ce qu'on appelle la faculté hygiénique.

La méthodologie applicable à l'étude du mode d'action des agents hygiéniques, dans l'état de maladie, est très-simple; ce mode d'action étant, comme je l'ai dit, un fait relatif, il faudra prendre en considération d'une part la nature de l'agent réputé hygiénique, et d'autre part l'état morbide sur lequel on veut agir favorablement; c'est ainsi qu'on pourra apporter de l'ordre dans cette étude et se former une série de règles, de préceptes véritablement judicieux; ainsi, d'une part, il est des agents hygiéniques dont l'effet est général, qui impressionnent l'économie tout entière; on s'attachera à les étudier de prime abord : d'autre part il est des agents qui impressionnent, je ne dirai pas isolément, mais plus particulièrement certains appareils de l'économie; eh bien! on réglera ses études d'après cette circonstance, on étudiera successivement l'effet de ces agents sur chacun des appareils frappés de

SCIENCES MÉDICALES.

—

Thérapeutique.

maladies. Mais, je ne saurais trop le redire, c'est d'après la mesure de leur application que les agents deviennent hygiéniques ; souvent même c'est leur soustraction, leur privation qui est véritablement hygiénique. Nous nous attacherons donc à bien déterminer, 1° les cas dans lesquels il faut laisser les organes dans le plus grand repos, les soustraire à l'impression, à la stimulation de tout agent quelque faible qu'il soit ; 2° les cas dans lesquels il faut accorder quelque chose sous ce rapport, et déterminer en même temps la mesure, les limites de ces concessions ; 3° les cas enfin dans lesquels il faut forcer les organes à accepter un exercice soutenu, afin de les fortifier par des stimulations répétées ; c'est à ces conditions seulement qu'entre les mains des médecins les agents deviendront hygiéniques et seront éminemment utiles pour le rétablissement de la santé. Mais en voici assez sur ce sujet ; passons à l'examen des agents pharmaceutiques, ou plutôt aux règles de leur application.

Agents pharmaceutiques. Ce que nous venons de dire des agents hygiéniques peut, en grande partie, s'appliquer aux agents pharmaceutiques ; nous connaissons aussi ces agents d'une manière absolue, en eux-mêmes. D'où viennent, en effet, ces agents ? d'où nous sont-ils fournis ? Des trois règnes, nous dira-t-on ; quelques-uns, en petit nombre, mais très-énergiques, de la nature minérale ; un très-grand nombre du règne végétal ; quelques-uns, enfin, du règne animal ; eh bien ! par le fait de nos premières études n'avons-nous pas étudié successivement ces sources d'agents pharmaceutiques ? ne connaissons-nous pas les minéraux, soit physiquement, soit chimiquement? ne connaissons-nous pas le règne végétal? en histoire naturelle n'avons-nous pas étudié les différentes classes d'animaux?

Maintenant à quoi destine-t-on les agents pharmaceutiques? sur quel sujet doit-on en faire l'application? sur l'homme malade, assurément, et rien que sur l'homme malade; car il n'y a que des esprits mal faits qui puissent s'aviser de médicamenter les sujets bien portants; or, l'homme malade nous est connu, nous l'avons étudié méthodiquement; il résulte donc de ce que nous venons de dire que la *matière* médicale, et que le *sujet* médical nous sont également connus; reste cependant une série de faits à étudier, ce sont les faits qui constituent les *rapports* entre la matière et le sujet, les faits qui résultent de l'application de la matière sur le sujet. C'est en ce sens qu'il faut maintenant diriger nos études, c'est sur cette base que doivent être établis nos principes de méthodologie.

D'après ce qui vient d'être dit, on voit combien se sont fourvoyés ceux qui, dans le but d'initier les élèves aux détails techniques de la pharmacologie, ont recommencé toute la série des études physiques, chimiques et naturelles; et par la seule raison que les agents pharmaceutiques sont pris dans la nature entière, pour ainsi dire, ils ont voulu leur faire comprendre l'étude de cette même nature dans la pharmacologie. Cette prétention devient ridicule, comme je l'ai prouvé plus haut, pour quiconque a apporté de la méthode dans ses études, et la pharmacologie se réduit tout simplement alors à la connaissance du mode d'action des agents pharmaceutiques sur l'économie animale.

C'est d'après ce dernier principe que nous allons exposer tout-à-l'heure la méthodologie qui devra nous gouverner.

Ici nous devons rappeler que la *préparation* des médicaments soit seuls, soit dans leurs diverses combinaisons, doit aussi rentrer dans la série des études pharmacologiques. Cette extension doit être admise, et elle aura de grands avantages. Ce sont encore là des faits d'application; c'est une autre partie de l'*art*. Quelles que soient les idées qu'on adopte à cet égard, c'est une étude qu'il faudra faire de toute nécessité.

La préparation des agents pharmaceutiques doit être connue aussi bien de celui qui les *prescrit* que de celui qui s'y livre matériellement.

Des cours spéciaux, d'ailleurs, existent dans nos écoles; il s'agira seulement de les suivre en temps convenable, c'est-à-dire de telle sorte qu'on y arrive suffisamment préparé, ni trop tôt ni trop tard; en un mot avec méthode. Mais revenons à la pharmacologie considérée dans son ensemble.

La division que nous allons proposer a été implicitement adoptée par tous les bons auteurs; ainsi M. Alibert, que nous devons placer en tête, a successivement considéré dans son ouvrage les médicaments suivant que leur action modifie les fonctions d'assimilation, les fonctions respiratoires, circulatoires, etc., ete. ; mais avant tout il a cherché à établir d'une manière très-judicieuse les vrais fondements de la thérapeutique, et à faire concorder l'ordre qu'on doit suivre dans l'étude des médicaments, avec l'ordre des faits physiologiques.

SCIENCES
MÉDICALES.

—

Thérapeutique.

M. Barbier d'Amiens a proposé de son côté une table synoptique pour la classification des médicaments. Cette classification comprend dix classes de médicaments, et elle est fondée, bien entendu, sur le mode d'action des diverses substances. Elle marche, en outre, du général au particulier, puisqu'en tête on trouve des médicaments qui influencent l'économie entière, tandis que, dans les dernières classes, l'action devient toute spéciale. Il y a plus, comme la science offre encore quelques lacunes relativement au mode d'action des agents pharmaceutiques, M. Barbier a réservé une dernière place aux substances dont l'action spéciale n'est pas encore bien déterminée, et qu'il a désignées sous le nom de médicaments *incertæ sedis.*

Enfin, tout récemment, MM. Trousseau et Pidoux ont enrichi la thérapeutique d'un traité aussi complet que possible, et dans lequel surtout la partie essentiellement médicale est largement développée.

Entrons maintenant dans les détails de notre méthode.

Il y aura pour nous deux sortes de pharmacologie, l'une *générale* et l'autre *spéciale.*

La pharmacologie générale s'occupe des médicaments qui, dans leur mode d'action, n'ont pas d'élection pour tel organe plutôt que pour tel autre, pour tel appareil plutôt que pour tel autre; cette action est *générale* sur l'économie; ainsi, il y a d'abord une médication, basée, comme je l'ai dit ailleurs, sur une sorte de dualité admise en pathologie, c'est-à-dire sur cette supposition qu'il y aurait dans toutes les maladies ou excès ou défaut de forces; il en est résulté une dualité thérapeutique, un traitement tonique et un traitement débilitant, d'où une classe d'agents toniques et une classe d'agents débilitants.

Parmi les toniques on trouvera à étudier, non pas en eux-mêmes, je l'ai déjà dit, cette étude est faite, mais quant à leur mode d'action sur l'économie, on trouvera, dis-je, les ferrugineux, le quinquina et ses préparations, la gentiane, etc.

Parmi les débilitants ou tempérants, on aura toutes les boissons essentiellement aqueuses et émollientes, la gomme arabique, la mauve, l'huile de lin, les béchiques, etc., etc.

Mais ce n'est pas seulement à cette dualité que se borne la pharmacologie générale; il y a des excitants généraux, tels que les préparations ammoniacales et arsenicales à très-petites doses, bien entendu, les acides, les chlorures de chaux et de soude, la canelle, la muscade, la vanille, le gingembre, l'absinthe, etc., etc.; il y a des médicaments astringents, tels que l'alun, le sulfate de fer, l'oxide et le sulfate de zinc, le sous-acétate de plomb, la gomme kino, la bistorte, les roses de Provins, etc., etc.

La pharmacologie générale ne va pas plus loin; on n'aura donc à étudier ici que l'action générale de ces médicaments sur l'économie et les diverses préparations qu'on doit leur faire subir pour obtenir cette action d'une manière très-prononcée et non nuisible à l'économie.

En pharmacologie spéciale, on aura à étudier l'*action élective* des médicaments et leurs modes de préparation, d'administration; il ne faudra pas se livrer à d'autres études et se laisser entraîner par ce qu'on appelle *histoire naturelle* de ces médicaments; tout cela pour nous est compris dans les sciences physiques ou dans les sciences naturelles; nous n'avons pas à y revenir; nous emprunterons sur notre propre fonds.

En vertu de cette propriété que possèdent certains agents pharmaceutiques d'agir sur certains appareils organiques plutôt que sur d'autres, d'avoir enfin une action élective, nous pourrons revenir ici à la méthode qui nous a servi de guide dans nos études anatomiques, physiologiques et pathologiques, c'est-à-dire distribuer nos recherches en raison des appareils de l'économie animale.

Nous aurons donc d'abord à étudier le mode d'action des médicaments qui s'adressent aux appareils immédiatement conservateurs de l'individu, c'est-à-dire aux premières et aux secondes voies, tels que les émétiques et les purgatifs, soit drastiques ou salins; ainsi on aura le tartrate d'antimoine et de potasse, ou tartre stibié, le kermès minéral, l'ipécacuanha, l'huile d'épurge, le jalap, l'aloès, le séné, la rhubarbe, le sulfate de soude, la crême de tartre, les eaux minérales purgatives, etc.

On aura ensuite à examiner le mode d'action et les

diverses préparations qu'on fait subir aux substances qui s'adressent de préférence à l'appareil génito-urinaire, c'est-à-dire aux organes à la fois dépurateurs de l'économie, et conservateurs de l'espèce ; ainsi on étudiera sous ce rapport l'action des agents pharmaceutiques dits diurétiques et emménagogues, tels que le nitrate de potasse, le sous-carbonate de potasse, la scille, et les préparations scillitiques; le caïnca, les cantharides, le safran, la rue, la matricaire, l'armoise, la sabine, le seigle ergoté, etc.

Après avoir ainsi parcouru tout ce qui a une action élective sur ces sortes d'appareils, et sur celui de l'absorption, on passera aux appareils de sensations spéciales, en commençant par l'enveloppe cutanée ; ici on trouvera le soufre et ses préparations, le gayac, la salsepareille, la douce-amère, etc.

L'appareil sensitif, considéré dans son ensemble, peut être modifié par une foule d'agents pharmaceutiques ; on étudiera leurs préparations et leur mode d'action ; ici on aura des médicaments énergiques ; la noix vomique, par exemple, la strychnine, les éthers, le camphre, l'assa-fœtida, la valériane, le musc, l'opium et les opiacés, la jusquiame, la ciguë, etc. Il est inutile de pousser plus loin cette énumération ; il nous suffit d'avoir introduit la méthode dans les études pharmacologiques, et surtout de les avoir limitées.

Il nous reste maintenant à examiner, toujours sous le rapport méthodologique, ce que les chirurgiens ont nommé les dernières ressources d'un *art* conservateur, leur *ultima ratio*, c'est-à-dire les agents ou plutôt les procédés chirurgicaux. Nous avons suivi, comme on le voit, la progression même des choses; ce que ne guérit pas l'hygiène, auraient dit les anciens, le médicament le guérit; *quod non medicamentum, ferrum, quod non ferrum, ignis;* trop heureux les malades s'il en était toujours ainsi.

Quoi qu'il en soit de l'efficacité relative de ces divers agents, c'est à cette dernière branche des connaissances médicales, c'est à la MÉDECINE OPÉRATOIRE que nous devons maintenant appliquer nos principes de méthodologie.

Il y a une médecine opératoire générale et une médecine opératoire spéciale; division importante et très-fondée en ce qu'elle répond à la nature même du sujet et qu'elle établit une analogie de plus avec les autres branches de l'art de guérir.

La médecine opératoire générale comprend les pratiques chirurgicales applicables à *toutes* les parties du corps, sans exception; ainsi, sous ce titre on étudiera ce qu'on nomme les opérations élémentaires, c'est-à-dire les divisions, les différentes sortes d'incisions, les ponctions et les réunions; on étudiera aussi certaines opérations complexes, telles que les amputations, les ablations en général; voilà ce que nous classons dans cette première partie de la médecine opératoire; les principes sont ici assez simples en eux-mêmes, faciles à concevoir; mais des difficultés nombreuses se présenteront dans la médecine opératoire spéciale; en effet, quoi

SCIENCES
MÉDICALES.

—

Thérapeutique.

Médecine opératoire.

de plus simple que de tenir convenablement un bistouri,
que d'inciser de dedans en dehors, ou de dehors en
dedans, de pratiquer des incisions en T, en V ou en X ?
Ce qu'il y a de véritablement scientifique, ce qui demande
de longues études, c'est la spécialité ; une simple inci-
sion devient parfois un fait d'une difficulté presque insurmontable, ou d'une délicatesse entourée de mille dangers,
en raison de la localité ; de même pour les réunions, les
ablations , etc.

Mais ici rappelons-nous bien qu'on doit se trouver préparé à surmonter toutes ces difficultés par de bonnes études
en pathologie et par de nombreux exercices sur le cadavre ; qu'on n'a plus à reprendre ce qu'on nomme les
indications chirurgicales ; les motifs des opérations doivent nous être connus ; on n'aura pas à y revenir.

Arrivons à la médecine opératoire spéciale ; sa méthodologie sera fondée encore sur les principes qui nous
ont servi de guide dans nos études anatomiques et pathologiques ; quant aux opérations , on les trouvera parfaitement décrites dans les divers traités de médecine
opératoire , et surtout avec beaucoup de détails, dans
ceux de M. Velpeau et de M. Malgaigne.

J'indique de préférence ces ouvrages , non-seulement
parce qu'ils sont plus exacts et plus complets que les
autres , mais aussi parce que leurs auteurs sont entrés
dans les véritables principes de la méthodologie.

On ne pourrait, en effet, revenir à l'ancienne division
de Celse, savoir, à la *diérèse,* à la *synthèse*, à l'*exérèse*
et à la *prothèse ;* les huit classes de Ferrein n'étaient pas

plus admissibles ; dans ces classifications toutes fictives, toutes arbitraires ou abstraites, on ne faisait aucune application, on considérait les opérations en elles-mêmes, comme des êtres, des objets scientifiques, tandis qu'en médecine opératoire il ne faut pas sortir de cette idée, qu'on n'a par devers soi que des procédés, des applications, des œuvres d'*art* enfin.

Il suffit de jeter les yeux sur les plans proposés par Lassus, Rossi et Sabatier, pour voir qu'en bonne méthodologie ils sont également inpraticables ; pour ne parler que du plan de ce dernier, il a, suivant M. Velpeau, tant d'inconvénients, il est tellement incommode, que dorénavant la pensée ne viendra sans doute à personne de le reproduire. En effet, poursuit cet auteur, de quelles incohérences n'est-on pas frappé quand on voit, pour l'œil entre autres, *fistules de la cornée, hypopyon, hydrophthalmie, staphylôme, squirrhes, procidence de l'iris, corps étrangers, cataracte, pupille artificielle,* éparpillés çà et là au milieu de trois volumes, et dans autant de classes distinctes ! De cette façon il est à peu près impossible de savoir dans quelle partie de l'ouvrage on doit aller chercher l'article dont on a besoin, à moins d'avoir parcouru d'avance un interminable index.

Et j'ajouterai qu'on s'estimera encore très-heureux que l'auteur ait bien voulu placer cet interminable index à la fin de son ouvrage.

M. Velpeau dit *qu'on peut* envisager les opérations sous deux points de vue généraux ; 1° comme êtres indépendants, et les classer d'après leur plus ou moins d'ana-

SCIENCES
MÉDICALES.

Thérapeutique.

Médecine opératoire.

logie ou de différence ; 2° comme ressources thérapeutiques, et les soumettre aux mêmes divisions que les affections qui les réclament.

M. Velpeau a trop accordé ici ; l'alternative en bonne logique n'est pas permise ; les opérations ne peuvent être ainsi abstraites, et nous venons de voir que tous les essais tentés en ce sens ont été malheureux.

Les opérations dans aucun cas ne peuvent être considérées comme des êtres indépendants ; ceux qui les ont considérées sous ce point de vue ont été entraînés par le désir de voir une science là où il n'y a que des applications, où il n'y a que les procédés d'un art : c'est donc uniquement comme ressources thérapeutiques qu'il est permis de considérer les opérations chirurgicales quelles qu'elles soient ; dès lors leur méthodologie sera la même que celle des ressources pharmaceutiques ; nous n'avons pas voulu, nous thérapeutistes, nous qui ne sommes plus naturalistes, nous n'avons pas voulu, dis-je, considérer les agents pharmaceutiques en eux-mêmes ; nous avons dit que cette étude avait été faite dans un autre lieu, que nous n'avions pas à y revenir, et qu'il nous suffisait de connaître, d'une part, l'*action* des agents pharmaceutiques sur l'économie, leur action générale ou élective ; et d'autre part, les *préparations* les plus convenables à leur faire subir.

Ici, pour les ressources chirurgicales, même raisonnement, même manière de procéder : nous n'avons pas non plus à les considérer en elles-mêmes pour les classer d'après ces distinctions ; nous avons à nous exercer, d'abord manuellement, mécaniquement, pour en bien connaître la pratique, et puis nous devons scientifique-ment les *rapporter* aux différents appareils sur lesquels on les applique.

Voilà toute la méthodologie de la médecine opératoire; nous avons trouvé dans un autre lieu que la nature des maladies nous est trop peu connue pour servir de base à la classification fondamentale de ces mêmes maladies ; à plus forte raison serait-elle une mauvaise base pour la classification des procédés opératoires; c'est donc encore l'ordre anatomique qu'il faut préférer : M. Velpeau a tort de dire que ce n'est pas là un plan rationnel, mais qu'il est forcé de l'adopter parce qu'il est moins *fatigant* pour les élèves. Ce qui l'a porté à faire ces réflexions, c'est que, lui aussi, par amour pour son art peut-être, avait été porté à considérer toute la série des opérations comme constituant une science à part, science qui aurait réclamé aussi une classification régulière ; mais en-core un coup il ne s'agit ici que de ressources théra-peutiques, que d'applications plus ou moins rationnelles , et dès lors il suffit de chercher l'ordre suivant lequel ces applications doivent être faites ; ainsi les manœuvres sur le cadavre seront répétées successivement sur chacun des appareils de l'économie, et les cours devront désormais être faits dans ce même esprit, si on veut enfin se con-former aux vrais principes de la méthodologie.

Quant aux ouvrages, j'ai déjà dit que pour la méthode ce sont ceux de M. Velpeau et de M. Malgaigne que je préfère, non pas précisément parce que les élèves trouve-

SCIENCES MÉDICALES.

—

Thérapeutique.
—
Médecine opératoire.

ront leur arrangement scientifique moins *fatigant* que les autres, mais parce que la presque totalité des opérations s'y trouve régulièrement classée.

M. Malgaigne, qui est parfaitement entré dans nos principes de méthodologie patholologique, veut qu'après avoir étudié les opérations qu'on peut pratiquer sur *toutes* les parties de l'économie, on passe à l'étude des opérations qui se pratiquent sur les divers *systèmes ;* idée excellente, comme on le voit, et qui étend singulièrement le cercle de la *médecine opératoire générale,* qui la crée même science d'application. M. Malgaigne a fait sous ce rapport, pour la médecine opératoire, ce que nous avons fait nous-mêmes pour la pathologie générale ; avant lui on considérait les opérations d'une manière abstraite, on n'en faisait aucune application régulière et méthodique sur l'économie ; mais par cette nouvelle idée il a étendu cette généralisation aux systèmes de l'économie, il a cessé d'être abstrait, et cependant il est resté général.

Cette première partie, véritable introduction à la médecine opératoire spéciale, est donc de création toute récente ; elle comble une lacune qu'on trouvait dans tous les autres ouvrages.

Quant à la médecine opératoire spéciale, elle comprend dans l'ouvrage de M. Malgaigne, comme dans celui de M. Velpeau, toutes les opérations qui se pratiquent sur les organes en particulier ; mais alors, comme on le pense bien, les organes ne sont pas pris au hasard et indistinctement . ils sont groupés comme dans la nature,

c'est-à-dire par *appareils ;* ce n'est pas tout encore : par
un procédé de méthodologie que je regarde comme très-
ingénieux, M. Malgaigne n'a pas séparé les appareils des
régions correspondantes ; lorsqu'on pratique, en effet,
des opérations chirurgicales sur les appareils de l'économie , on n'arrivera pas *immédiatement* sur les organes ;
il faut préalablement attaquer les *régions* qui leur correspondent ; j'avais tellement prévu cela moi-même, que,
dans ma classification des maladies des appareils , j'avais
eu soin de rapprocher de ces maladies celles des régions
qui leur correspondent ; ainsi l'ordre suivi par M. Malgaigne est à la fois un ordre physiologique et un ordre
topographique. C'est une ingénieuse combinaison de ces
deux éléments scientifiques ; et ceci était d'autant plus
important que jusqu'à présent nos chirurgiens ne tenaient
pas assez compte dans leurs ouvrages de la valeur des
méthodes et des classifications.

Soit donc qu'on ait recours à l'ouvrage de M. Velpeau ou à celui de M. Maigaigne, il sera très-facile d'apporter de l'ordre dans l'étude des opérations ; je viens
d'exposer les grands avantages méthodologiques de celui
de M. Malgaigne, je vais montrer maintenant comment
on pourra user de celui de M. Velpeau.

La presque totalité des opérations s'y trouve aussi
décrite en raison des appareils de l'économie. Mais il
faudra faire quelques transpositions pour rétablir la
véritable méthodologie opératoire.

Ainsi, au lieu de commencer avec M. Velpeau l'étude
de la médecine opératoire spéciale par l'anévrysme de la

SCIENCES
MÉDICALES.

—

Thérapeutique.
—
Médecine opératoire.

pédieuse, on prendra, comme je l'ai fait pressentir, l'appareil digestif pour point de départ ; on trouvera la grande série des opérations applicables à cet appareil dans la troisième section de l'ouvrage de M. Velpeau ; mais on ne s'arrêtera pas avec lui à l'arrière-bouche, pour intercaler l'appareil de l'olfaction et celui de l'audition. On suivra le trajet du tube digestif ; on examinera ainsi les hernies, et on terminera par les maladies de l'organe qu'il appelle de la défécation ; de là on passera aux secondes voies, c'est-à-dire à l'appareil circulatoire.

M. Velpeau a placé sous son titre premier toutes les opérations qui se pratiquent sur les vaisseaux sanguins ; on se reportera donc au commencement de l'ouvrage de cet auteur. On y trouvera méthodiquement exposée l'opération de l'anévrysme en général, les méthodes curatives, puis les opérations de chaque anévrysme en particulier. Mais comme l'appareil de la respiration est intimement lié à celui de la circulation, on se gardera bien de passer ici, avec M. Velpeau, aux amputations en général ; on suivra les voies aériennes, en commençant par ce que M. Velpeau appelle l'appareil de l'olfaction ; puis par le larynx, la trachée, les bronches, les cavités pleurales ; on étudiera en même temps les opérations qui se pratiquent sur les parois de la poitrine.

D'après les principes de notre méthode on réunira dans une même section toutes les opérations qui se pratiquent sur les organes génito-urinaires ; ces opérations sont très-nombreuses ; on trouvera au chapitre cinquième du livre de M. Velpeau tout ce qui est relatif à l'appareil urinaire de l'homme et de la femme ; quant aux organes sexuels, on trouvera les opérations dont ils sont susceptibles dans ce même volume au chapitre quatrième.

Ces premières études une fois faites, il restera à étudier les opérations applicables à l'appareil locomoteur, puis aux organes des sensations spéciales , tels que ceux de l'audition et la vision ; puis au centre nerveux de la vie animale et aux régions protectrices de ce même centre nerveux : pour l'appareil locomoteur, on aura les amputations en particulier, les résections, soit dans la continuité des os, soit dans les articulations ; on aura ensuite toutes les opérations qui se pratiquent sur les yeux, celles qui concernent les oreilles ; et enfin on aura la trépanation ou les divers modes d'opérations du trépan.

C'est ainsi que se trouvera méthodiquement achevée l'étude de cette dernière branche de l'art de guérir, la médecine opératoire ou mieux l'administration des ressources chirurgiçales. Lorsque l'art a administré ces agents , lorsqu'il s'est livré à ces procédés, on doit comprendre qu'il a épuisé toutes ses ressources, qu'il a dit son dernier mot.

Et nous aussi, par conséquent, nous sommes arrivés à la fin de nos études scientifiques , nous avons parcouru tout le cercle des connaissances médicales, et si nous voulions aller plus loin, aller au delà, nous serions forcés de marcher dans un sens inverse, de rétrograder.

Toutefois on se rappelle qu'arrivés à la pathologie nous avons tracé un court historique sur cette partie des sciences médicales ; nous n'avons pu nous en dispenser à cause de l'importance de la matière : dans un bon enseignement chaque professeur pourrait en faire de même à l'égard de chaque spécialité scientifique; mais ceci n'empêcherait pas assurément qu'un professeur fût spécialement chargé de reprendre les faits historiques de plus haut, d'une manière plus générale, et d'exposer ainsi ce qu'on nomme L'HISTOIRE DE LA MÉDECINE : M. Dezeiméris a fait sentir tout récemment, et avec une grande force de logique, combien un pareil enseignement serait nécessaire. (*Lettres sur l'enseignement de l'Histoire de la Médecine.*)

L'histoire d'une science, dit-il fort judicieusement, c'est cette science elle-même présentée historiquement, c'est-à-dire dans l'ensemble des vicissitudes qu'elle a éprouvées depuis les premiers rudiments qui en constituèrent l'origine, jusqu'au point de développement qui constitue son état actuel, objet du dogme qu'on enseigne sous son nom.

Après avoir déterminé les *caractères généraux* de l'histoire littéraire de la médecine, M. Dezeiméris s'est attaché à en considérer les *espèces* et la *méthode* suivant laquelle elle devrait être traitée.

Nous avions tout-à-l'heure fait pressentir qu'il pouvait y avoir une histoire littéraire *générale* et une *spéciale*, en disant que la première devrait être traitée à part dans un bon enseignement : M. Dezeiméris nous confirme dans cette idée. L'histoire littéraire générale, dit-il, est celle de la médecine considérée dans son ensemble, celle des hommes et des livres qui ont influé plus ou moins sur toutes les parties ; l'histoire littéraire spéciale est celle de chaque branche de la science ou de l'art, et l'on comprend

qu'il y a encore des degrés dans cette spécialité : car la
littérature peut être relative ou à une branche tout entière
ou seulement à quelque point plus ou moins restreint.
(*Loc. cit.*)

Entrant ensuite tout-à-fait dans nos principes méthodologiques, M. Dezeiméris fait remarquer que le seul
principe important qui ressorte de l'histoire littéraire, considérée sous ce point de vue, c'est qu'elle doit toujours
procéder *du général au particulier*, des influences les
plus étendues et les plus hautes, aux plus spéciales et
aux plus restreintes.

On voit déjà que de toute nécessité nous devons admettre la méthode préconisée par M. Dezeiméris, puisqu'elle rentre complètement dans notre plan général; mais
M. Dezeiméris ajoute avec raison que la méthode éprouve
quelques modifications, suivant que l'histoire littéraire
fait partie d'une histoire de la médecine ou suivant qu'elle
est traitée à part.

La première, dit-il, a une méthode déterminée qu'il lui
est imposé de suivre rigoureusement : elle doit être écrite
dans l'ordre chronologique ; mais dans un ordre chronologique subordonné à quelques conditions qui lient entre
eux les hommes et les livres plus fortement que la différence des dates ne tend à les séparer. Tantôt et le plus
souvent le principe de cette classification qui domine la
chronologie se tire de l'affinité qu'établissent entre les
hommes les systèmes et les écoles auxquels leurs travaux
se rattachent ; tantôt elle se fonde sur la considération des
pays dans lesquels ces travaux s'accomplissent. L'histoire

SCIENCES
MÉDICALES.

Histoire
de la médecine.

littéraire traitée à part admet des méthodes diverses. Les ouvrages les plus importants que nous possédions en ce genre sont disposés dans l'ordre chronologique, ou dans l'ordre alphabétique des auteurs; l'ordre le plus convenable paraît être celui qui se base à la fois et sur la chronologie et sur l'arrangement systématique des diverses parties dont se composent la science et l'art. Du reste la multitude des matériaux qui entrent dans cette histoire, quant elle vise à l'universalité, y rend toute classification difficile et défectueuse sous plusieurs rapports; ce n'est que par des tables diversement combinées qu'on peut y corriger des inconvénients qu'il n'est pas possible d'éviter. (*Loc. cit.*)

Nous avons été bien aise de rappeler ces principes généraux, parce que nulle part on ne les trouve exposés avec autant de précision et de lucidité. Un cours d'histoire de la médecine, conçu d'après ces idées, ne pourrait qu'aider puissamment à l'enseignement des sciences médicales. C'est encore là une lacune très-importante à remplir; du reste, on va en juger.

Maintenant, en effet, que nous avons fait connaître à l'aide de quelle méthode et d'après quels principes on pourrait étudier l'histoire de la médecine, il est juste d'exposer, puisque cet enseignement n'existe pas dans nos facultés, il est juste d'exposer ici, dis-je, les raisons sur lesquelles M. Dezeiméris s'est appuyé pour en faire sentir l'urgente nécessité.

« *L'observation directe*, dit M. Dezeiméris, est la véritable méthode d'études des sciences médicales par-

tout où elle est applicable; pour le reste il n'y en a pas
d'autres que l'*observation reçue* de ceux qui ont pu
la faire directement, c'est-à-dire l'*histoire*.

» L'étendue relative du champ de ces deux méthodes
varie selon la nature des sciences et selon la disposition
des esprits qui les cultivent aux diverses époques.

» Il y a une portion considérable de la science médicale, et une plus grande encore de l'art de guérir, qui n'a
d'autre base que l'histoire, et dont le degré de certitude
se mesure uniquement sur le degré de perfection de cette
histoire, laquelle est faite avec plus ou moins de critique, et d'une manière plus ou moins complète. Ainsi
repousser l'histoire du nombre des études médicales, c'est
anéantir une partie considérable de la science et de l'art.

» Il y a eu des époques où l'enseignement historique
était presque le seul enseignement qu'on donnât en médecine, où l'histoire était la seule source où l'on cherchait
à puiser la connaissance de la vérité. Content des notions
acquises pendant les siècles écoulés, ou seulement du-
rant quelques siècles, dans la période des Grecs et des
Romains, on renonçait volontairement à faire un pas au
delà de la limite qu'ils avaient atteinte. Par cette abnégation de toutes les facultés de leur entendement, faite au
profit de leur mémoire, les savants des quinzième et sei-
zième siècles condamnèrent leurs travaux à une stérilité
qui les a fait tomber dans le mépris.

» Ils avaient sacrifié l'*observation* à l'*histoire* ; ils ne
furent que l'écho du passé. Dès que ce passé fut abor-
dable pour tout le monde, on n'eut plus rien à leur de-

SCIENCES
MÉDICALES.

—

Histoire
de la médecine.

mander, et l'on put s'avancer dans la voie du progrès sans remarquer désormais qu'ils y eussent laissé la moindre trace.

» D'un autre côté l'enthousiasme qu'excitèrent les premières découvertes dues à l'étude directe de la nature et à l'application de la méthode expérimentale jeta les esprits dans l'excès opposé. Absorbés tout entiers sur l'étude des productions de la nature, par les recherches anatomiques, par l'observation des maladies dont les exemples se multipliaient incessamment sous leurs yeux, les médecins négligeaient tout le reste. Sacrifiant complètement l'*histoire* à l'*observation*, perdant les richesses du passé plus rapidement encore qu'ils ne faisaient de nouvelles acquisitions, ils renouvelèrent véritablement la fable des Danaïdes.

» Les médecins de notre siècle n'ont pas été exempts de ce travers. Naguère encore, sous la domination d'une doctrine qui se disait neuve et qui avait comme tant d'autres la prétention d'être vraie, on regardait comme parfaitement inutile de s'occuper d'autre chose que de ce qu'elle enseignait, et l'on tenait pour perdu tout le temps passé à étudier d'autres livres que ceux où elle était exposée; la chute de cette doctrine a amené une réaction profonde dans les esprits. Il n'est pas un seul médecin comprenant les besoins de la science et de l'art qu'il cultive qui ne reconnaisse la nécessité plus impérieuse et plus pressante que jamais de renouer avec le passé la chaîne des observations et des expériences pour donner de plus larges bases aux principes scientifiques qui doivent en sortir et plus de certitude aux préceptes de la

pratique. Mais ce besoin si vivement senti, l'enseignement de nos facultés de médecine, et celui de la plus riche
d'entre elles, fournit-il les moyens de le satisfaire? En
l'absence d'un enseignement professoral, la littérature
médicale fournit-elle seulement un guide qui facilite l'é-
tude du passé à celui qui aurait le courage d'en braver
les difficultés et se déterminerait à l'aborder par lui-même?
La réponse à ces questions n'est pas douteuse. Non, la
partie historique de la science et de l'art n'est point enseignée dans les ouvrages classiques où les élèves en puisent les principes; non, elle ne l'est pas, ni même dans
les cours où on leur développe les principes; elle ne l'est
pas ni ne peut l'être. Ce ne serait pas trop d'une vie entière consacrée à ce genre d'études pour être en état de
l'enseigner avec quelque succès.

» Il suit de ce qui précède que le développement historique de la médecine, prise dans son ensemble et dans
chacune de ses parties, dans ses généralités et dans tous
ceux de ses détails qui ont quelque importance, doit faire
l'objet d'un enseignement à part. Il serait nécessaire de
joindre à cet enseignement celui de la *bibliographie médicale*, qui, dans cette masse effrayante de livres dont se
compose la littérature médicale, signale aux élèves ceux
qui méritent d'arrêter particulièrement leur attention. »

Nous avons cité presque en entier ce passage de
M. Dezeiméris, parce qu'il est profondément pensé et que
d'ailleurs toutes les idées qu'il vient d'exposer sur la nécessité de l'enseignement de l'histoire de la médecine
sont tout-à-fait analogues à celles dont nous sommes nous-

SCIENCES
MÉDICALES.

—

Histoire
de la médecine.

même pénétré sur l'importance et sur la nécessité de l'enseignement de la méthode à appliquer aux études médicales ; nous aussi, nous avions vu qu'en l'absence d'un enseignement professoral, la littérature médicale ne fournissait pas un guide qui pût faciliter ces études aux élèves. Nous aussi, nous aurions pu nous écrier : Non, la partie méthodique de la science et de l'art n'est point enseignée dans nos ouvrages classiques ; non, elle n'est point enseignée dans les cours ; donc il faut un enseignement spécial. Mais comme il ne nous était pas donné de professer pour le moment, nous nous sommes mis à écrire, et nous avons composé ce *Traité des Études médicales.* Telle a été notre conclusion. M. Dezeiméris fera un jour comme nous, nous n'en doutons pas ; nous savons que déjà il a réuni des matériaux immenses ; que depuis longtemps, livré tout entier à ces sortes d'études, il travaille à les mettre en œuvre ; si donc il ne lui est pas donné de dispenser ses vastes connaissances au moyen d'un enseignement professoral, il se hâtera, non pas par un enseignement particulier dont nous sentons comme lui le peu de portée, mais par un ouvrage véritablement didactique, il se hâtera, dis-je, de faire cesser un besoin dont il a su si judicieusement et si éloquemment faire sentir toute l'urgence, toute l'étendue.

Il concluera donc comme nous, je le répète ; mais avec cette différence qu'au lieu d'un simple essai de systématisation, il publiera une vaste composition sur l'histoire de la médecine.

Nous avons dit plus haut que toutes les branches de

l'art de guérir ont été examinées dans notre ouvrage, que toutes les sciences enseignées dans nos Facultés ont été systématisées ; il en est une cependant qui n'a pu entrer dans notre cadre, mais par une raison bien simple, c'est qu'elle n'appartient pas à l'art de guérir : je veux dire LA MÉDECINE LÉGALE.

SCIENCES
MÉDICALES.
—
Médecine légale.

Suivant quelques auteurs, il faudrait admettre une médecine politique, qu'on sous-diviserait en police médicale et en médecine légale proprement dite ; nous n'avons plus à nous occuper de la police médicale, tout ce qui était relatif à cette partie de nos connaissances a été classé à l'article de l'hygiène ; il ne nous resterait, comme je viens de le dire, que la médecine légale ; mais je répète que cette prétendue spécialité scientifique ne peut être classée, systématisée dans l'ordre des sciences d'observation, et comme l'une des branches de l'art de guérir ; qu'est-ce après tout, en effet, que la médecine légale ? qu'exige-t-on des médecins sous ce rapport, si ce n'est des *expertises* dans un intérêt purement social, et pour la répression de certains délits ; si ce n'est de nouvelles lumières pour confectionner judicieusement certaines lois ? Examinez, parcourez tous les traités de médecine légale, vous n'y trouverez que des faits de diagnostic, que des jugements, que des évaluations basées sur des faits de diagnostic. Tantôt, en effet, nous sommes appelés à constater le *corps du délit*, à déterminer implicitement la gravité de certains faits, par le jugement porté sur la gravité des lésions ; ce sont des points de fait que nous avons à décider ; nous prêtons sous ce rapport simplement aide et secours aux jurés ; qu'il y ait, par exemple , suspicion d'empoisonnement , le corps du délit ne peut être constaté que par des moyens scientifiques ; ces moyens nous devrons les appliquer, et déclarer aux jurés le degré de certitude qui en résulte pour nous. Des taches présumées de sang se sont trouvées sur un homme inculpé d'assassinat ; nous sommes appelés pour constater la nature de ces taches. Un homme est mort subitement, des doutes s'élèvent sur la nature du décès ; on invoque encore nos lumières pour décider quel a été le genre de mort, si cette mort a été violente ou naturelle. On en appelle encore aux médecins pour constater la réalité d'une foule de maladies ; dans tous les cas, comme on le voit, ce sont des faits de diagnostic, et ces faits portent sur plusieurs spécialités scientifiques. Aussi faut-il que le médecin légiste possède des notions très-étendues sur toutes les branches de l'art de guérir ; qu'il soit à la fois physicien, chimiste, chirurgien, médecin, pharmacologiste, etc. ; parce que les renseignements qu'on lui demandera pourront porter tantôt sur la nature de certaines préparations minérales, tantôt sur des blessures, sur des avortements, sur de prétendues aliénations mentales, etc. ; mais il faut par dessus tout qu'il soit doué d'un bon jugement, parce que dans tous les cas les tribunaux lui demanderont œuvre de jugement.

Quiconque porte un diagnostic énonce un jugement ; ici, le diagnostic peut être difficile, obscur, et la société tout entière se trouve intéressée à sa solution ;

mais nous n'avons pas à insister sur ces faits; il nous importait seulement d'établir ici que la médecine légale n'est pas une branche de l'art de guérir, qu'elle ne peut entrer dans la série des sciences d'observation; ce qui ne doit pas cependant l'exclure de l'enseignement dans les facultés, destinée qu'elle est à ne vivre que d'emprunts faits à toutes les autres sciences.

C'est ce qu'a parfaitement senti M. Alph. Devergie.

Voici la définition que propose cet auteur : « La médecine légale est *l'art d'appliquer* les documents que nous fournissent les sciences physiques et médicales à la confection de certaines lois, à la connaissance et à l'interprétation de certains faits en matière judiciaire. » (*Méd. lég., Introduct.*)

Cette définition est rigoureuse; elle rentre parfaitement dans nos propres principes; nous aurions désiré seulement que M. Devergie eût substitué d'abord le mot *notions* au mot *documents*, et qu'il eût ajouté les sciences *naturelles* aux sciences physiques et médicales : ceci toutefois ne change pas le fond des choses, la définition n'en est pas moins exacte, et surtout bien préférable à cette ancienne définition donnée par M. Prunelle, savoir, qu'il faudrait entendre par médecine légale : l'ensemble systématique de toutes les connaissances physiques et médicales qui peuvent diriger les différents ordres de magistrats dans l'application et dans la composition des lois.

Quand une définition est logique, comme celle de M. Devergie, il suffit d'une légère correction ou d'une addition pour lui donner plus de force encore, plus de

SCIENCES MÉDICALES.

—

Médecine légale.

rigueur ; ainsi nous venons de proposer une rectification fondée sur ce que le mot *document* entraîne plutot l'idée de renseignements écrits et spéciaux, tandis que le mot *notions* indique un ensemble d'acquisitions intellectuelles; d'autre part, nous avons ajouté sciences naturelles, parce qu'en raison de notre classification générale des sciences, c'est une section à mentionner, et au même titre que les autres; mais quand une définition est décidément défectueuse, il faut lui en substituer une autre ; c'est ce que M. Devergie a fait à l'égard de celle de M. Prunelle, après en avoir montré toutes les défectuosités.

Ainsi, dit-il, un médecin ne peut pas diriger un magistrat dans l'application des lois, car l'application de tel ou tel article de la loi est une question de droit qui ne peut être résolue que d'après plusieurs ordres de renseignements.

Il faut qu'il y ait un corps de délit, le médecin le constate ; il faut qu'il y ait un coupable, les jurés le désignent.

Un crime ayant été commis dans telle ou telle circonstance, tel ou tel article de la loi s'y rapporte ; les juges déterminent cette application, et résolvent les diverses questions de droit qu'elle peut faire naître.

Le médecin ne dirige donc pas le magistrat dans l'application des lois ; il éclaire les jurés sur l'existence d'un crime, et quelquefois sur la culpabilité de l'accusé, mais il n'éclaire qu'indirectement le magistrat dans l'application des lois. (*Loc. cit.*)

M. Orfila, à qui on doit tant en médecine légale, avait

depuis long-temps cherché à modifier cette définition, et il avait ajouté avec raison, que les connaissances médicales peuvent en certains cas diriger le législateur dans la composition des lois. (Orfila, *Méd. lég.*)

M. Devergie nous paraît avoir parfaitement compris le *but* de la médecine légale; mais il a voulu aller plus loin en méthodologie; il s'est occupé de la marche que devraient suivre les élèves dans l'étude de cette spécialité. Suivant lui, la plus grande analogie existe entre la médecine et la médecine légale. Dès lors, ajoute-t-il, puisqu'il y a un tel rapport entre *ces deux sciences*, elles doivent être étudiées *de la même manière*. Ici, nous devons le dire, M. Devergie s'est fait illusion à lui-même ; tout-à-l'heure il a prouvé d'une manière péremptoire que la médecine légale n'est pas une *science*, mais qu'elle consiste dans l'*art* d'appliquer des données scientifiques à un certain ordre de faits; dès lors comment trouver la *plus grande analogie* entre la médecine et la médecine légale? Dans toute science il y a sinon systématisation régulière des notions acquises, du moins classification ; or, en médecine légale il n'y a pas de classification possible, M. Devergie l'avoue lui-même. Quant à l'ordre que nous avons suivi, dit-il, il n'est pas systématique, nous n'avons pas cru devoir y attacher d'importance ; et en effet, la médecine légale, envisagée sous le rapport théorique, se compose d'éléments tellement hétérogènes, que la solution d'une question ne sert presque jamais à celle de l'autre ; si bien qu'il est tout-à-fait indifférent de commencer son étude par quelque point que ce soit.

SCIENCES
MÉDICALES.

—

Médecine légale.

(*Op. cit., Préface.*) Eh bien! nous le demandons de nouveau à M. Devergie, peut-on dire après cela que la plus grande analogie existe entre la médecine légale et la médecine? que ces deux sciences doivent être étudiées de la même manière? A ce compte il serait tout-à-fait indifférent de commencer l'étude des sciences médicales par quelque point que ce soit; à ce compte la solution d'une question en médecine ne servirait presque jamais à celle d'une autre.

M. Duvergie a un trop bon esprit pour admettre tout cela; il s'est ici laissé entraîner par son sujet et par le désir qu'il avait de prouver combien la pratique serait utile dans l'enseignement de la médecine légale. Sous ce rapport nous partageons entièrement son avis; il déplore avec raison cette absence d'enseignement pratique dans nos écoles; si nous portons nos regards, dit-il, sur la manière dont la médecine légale est enseignée en France, nous ne verrons partout que des cours du genre de ceux qui constituent la théorie de la médecine. Dans ces cours rien de pratique, à l'exception peut-être de la toxicologie; et encore en quoi consiste cette importante partie des cours? En une succession de précipités qui apparaissent et disparaissent aux regards étonnés des élèves; mais pas un d'eux n'est appelé à faire une expérience chimique, à examiner un noyé, un pendu, un asphyxié. Nous sommes donc entièrement fondés à affirmer qu'il manque un enseignement médico-légal qui corresponde à la clinique des hôpitaux, et où les élèves puissent trouver la même instruction pratique qu'en médecine.

Ces remarques sont très-fondées ; mais pour changer
cet état de choses il faut en appeler à une réorganisation
de l'enseignement. Avec la meilleure volonté possible, le
professeur chargé aujourd'hui de cet enseignement ne
pourrait modifier ce qui existe ; il ne peut user que des
moyens qui sont à sa disposition ; il faudrait pour cela de
nouvelles mesures législatives.

Quoi qu'il en soit, et les explications dans lesquelles
nous venons d'entrer doivent en faire sentir la nécessité,
la médecine légale ne devra être enseignée aux élèves
qu'à la fin de leurs études médicales ; on les trouvera ainsi
aptes à recevoir toutes les notions possibles de médecine légale et à en faire l'application lorsque les circonstances l'exigeront. Il ne faudra donc pas confondre
dans l'enseignement, comme on le fait quelquefois, la simple police médicale avec la médecine légale proprement
dite : la première est une affaire d'hygiène publique, elle
arrive après l'enseignement de l'anthropologie normale ;
la seconde n'est dans sa pratique qu'une série d'expertises basées sur toutes les connaissances médicales ; aussi
en bonne logique on n'est apte, je le répète, à étudier
celle-ci qu'après avoir terminé toutes les études médicales sans exception.

Nous voici donc arrivés au dernier terme des sciences
d'observation, des connaissances humaines relatives à
l'art de guérir : nous les avons toutes parcourues et
dans un ordre didactique, dans un enchaînement simple
et naturel ; toutes se sont trouvées systématisées sans effort, sans contrainte ; la filiation seule des faits nous a

conduits ; c'est en ce sens, pour finir par cette pensée de Bacon que nous avons prise pour épigraphe, c'est en ce sens que l'ordre a produit pour nous la lumière, et que cette lumière nous a montré la route que nous devions suivre. *Ordo lumen accendit, deindè per lumen iter demonstravit.*

FIN.

TABLE DES MATIÈRES.

FIN DE LA TABLE DES MATIÈRES.

RABAIS EXTRAORDINAIRE

JUSQU'AU 15 JANVIER 1843 SEULEMENT.

TRAITÉ

DES

ÉTUDES MÉDICALES,

OU DE LA MANIÈRE

D'ÉTUDIER ET D'ENSEIGNER

LA MÉDECINE,

Par E. Fréd. DUBOIS (d'Amiens),

PROFESSEUR AGRÉGÉ A LA FACULTÉ DE MÉDECINE DE PARIS,

Membre de l'Académie royale de Médecine, de la Société médicale d'Émulation ;
Membre correspondant de la Société royale de médecine de Bordeaux ; de la Société médicale
de Gand ; de la Société médicale de la Nouvelle-Orléans, etc.

1 *fort volume in–8 de plus de 600 pages.*

PRIX : AU LIEU DE 6 Fr, NET, 2 Fr. (1).

Prospectus.

Cinq ans après le rétablissement des écoles de médecine, dans la séance
du **21** vendémiaire an **VIII**, Thouret, après avoir prouvé combien est importante une distribution exacte et méthodique des diverses branches de
l'enseignement, exprimait le regret de voir deux lacunes très graves à
l'école de Paris , savoir : l'absence de tout enseignement sur l'anatomie
pathologique et sur l'application de la méthode à l'étude de la médecine :
methodus studendi ac docendi.

Depuis lors , plus d'un tiers de siècle s'est écoulé , une réorganisation
vient d'avoir lieu ; l'école se trouve enfin dotée d'un enseignement sur l'a-
natomie pathologique ; mais rien ne porte à croire qu'on songe à organiser cet autre enseignement desiré par Thouret, sur la méthode à suivre
dans les études médicales.

(1) En présence d'un aussi grand rabais, diverses personnes ont témoigné la crainte qu'il
ne s'agit d'une ancienne édition ou qu'une nouvelle édition ne fût sur le point d'être publiée,
l'éditeur s'empresse de les rassurer à ce sujet. L'édition annoncée dans ce Prospectus est la
seule existante : elle porte la date de 1840, et quelque soit son succès, comme elle a été
tirée à un très grand nombre d'exemplaires, elle ne peut guère être épuisée avant plusieurs
années, et le prix en sera reporté à **6** fr. au 15 janvier prochain.

Assurément les sources d'instruction ne manquent pas ; jamais l'enseignement n'a été aussi largement distribué ; jamais nos écoles n'ont été plus suivies ; la Faculté de médecine de Paris, placée au premier rang, est aujourd'hui pleine de sève et de vigueur : son enseignement vient de recevoir des modifications avantageuses ; ses professeurs jouissent d'une réputation méritée ; ses agrégés impatients se disputent à qui pourra les suppléer. D'autres institutions appellent encore les élèves : le Collége de France, la Faculté des Sciences, le Muséum d'Histoire naturelle, tout leur indique que de nouvelles routes scientifiques leur sont chaque jour ouvertes ; mais précisément à cause de cette fécondité, à cause de cette multiplicité d'études, les élèves ignorent de quel côté ils doivent diriger leurs premiers pas, et comment ils doivent s'avancer dans cette vaste carrière scientifique , dès qu'ils y sont entrés.

Dans cet état de choses , et à défaut d'un enseignement professoral, nous avons pensé qu'un TRAITÉ DES ÉTUDES MÉDICALES ou de LA MANIÈRE D'ÉTUDIER ET D'ENSEIGNER LA MÉDECINE, serait éminemment utile et favorablement accueilli par les élèves et par les maîtres.

Il ne suffit pas, en effet, d'étudier, mais de bien étudier ; il ne suffit pas de savoir où l'enseignement est distribué, semestre par semestre, mais comment on doit réagir intellectuellement sur cet enseignement, comment et dans quel ordre on doit l'accepter. Nous irons plus loin ; il est souvent plus difficile de refaire de bonnes études après en avoir fait de mauvaises, que de s'y livrer pour la première fois avec méthode et dans de bonnes dispositions.

Aussi nous avons cherché à conduire en quelque sorte l'étudiant pas à pas dans cette longue route scientifique qui a pour but l'art de guérir, à le faire passer méthodiquement, et pour ainsi dire de lui-même, à travers toute la série de ses études, et de manière à lui faire éviter ces erreurs, ces fausses routes si fréquentes dans un enseignement suivi au hasard.

Il en résulte que tout est continu dans notre ouvrage, tout est lié, tout se tient ; c'est un perpétuel enchaînement de faits et de raisonnements ; aussi ne l'avons-nous pas divisé en chapitres distincts ; il n'y a pas plus d'interruption dans le texte que dans les préceptes. C'est pour cela que nous avons dû recourir à cet ancien usage des annotations marginales, trop négligé peut-être aujourd'hui. Ainsi, sans avoir besoin de chercher au milieu du texte le sujet dont il est question, la spécialité scientifique qui s'y trouve traitée, il suffira de jeter les yeux sur les annotations, et dès lors on saura de quelle grande division scientifique, de quelle science particulière, on expose la méthode ; on résume les lois.

On verra qu'il nous aurait été impossible de ne pas adopter ce mode de rédaction. Des principes généraux coordonnent ce vaste ensemble d'observations scientifiques ; nous passons sans cesse, et méthodiquement, d'une série de spécialités à une nouvelle série de spécialités, et ce que nous avons fait pour toutes les sciences considérées les unes à l'égard des autres, nous l'avons fait pour chacune de ces mêmes sciences considérées, en elles-mêmes, c'est-à-dire qu'après avoir indiqué dans quel ordre on doit passer d'une science à une autre, nous avons montré comment on doit étudier les matières de chaque science en particulier.

Ici, il était besoin d'une coordination générale, d'une classification méthodique de toutes les sciences d'observation, car il n'était nullement indifférent de commencer par telle étude plutôt que par telle autre. Cette classification, nous l'avons établie d'après des principes fondés d'une part sur la constitution des diverses spécialités scientifiques , et d'autre part sur la nature de l'esprit humain, sur sa manière de procéder dans la conception des faits.

Mais notre époque est sérieuse et méditative ; nous devions nous efforcer d'adresser aux esprits un langage sévère et nourri ; après avoir évité la trivialité de ces indicateurs, de *ces guides* dont tout le mérite consiste à donner des notions sur des réglements, sur des titres de cours et de livres, il n'aurait pas fallu tomber dans l'ennui, dans l'aridité d'une série de sommaires, d'une longue table de matières. Le problème que nous nous sommes posé était bien autrement difficile à résoudre. Nous devions d'abord distribuer les sciences les unes à l'égard des autres , de telle sorte qu'elles pussent s'éclairer mutuellement, que leur enchaînement n'eût rien de forcé, que leur filiation fût naturelle, et en même temps adaptée à la facilité de leur étude successive.

Pour chaque science , l'ordre des matières devait être fondé sur les mêmes principes , mais ce n'était encore là qu'une première partie du problème.

Ceci une fois exposé avec tous les développements, avec toutes les formes propres à amener la conviction , il devenait nécessaire de remplir ce cadre immense, de combler cette vaste classification, et de le faire avec un égal intérêt scientifique ; en un mot, il n'aurait pas fallu encore se borner ici à une simple *énumération.*

Pour cela nous avons dû énoncer les lois principales, les rapports généraux, les faits dominants dans chaque spécialité scientifique. Nous ne nous sommes pas bornés à dire : ici vous trouverez un magnifique sujet d'étude ; nous avons creusé en quelque sorte chaque terrain, et par la beauté des échantillons nous avons montré la richesse des mines.

La graduation a été en même temps et partout observée avec rigueur ; les sciences que nous abordions successivement n'avaient jamais besoin de faire des emprunts à celles que nous n'avions pas encore étudiées ; leurs besoins n'étaient en quelque sorte que *rétroactifs :* il en résulte que nos préceptes se sont trouvés par cela même appliqués à *l'enseignement* aussi bien qu'à *l'étude.* Apprendre à bien étudier, c'est apprendre à bien enseigner.

⎯⎯◆◆◆⎯⎯

Désirant être agréable à **MM.** les Médecins et Etudiants, et obtenir leur clientèle, l'éditeur de ce livre, malgré son succès, et encore bien que le prix n'en fût nullement exagéré , vient de lui faire subir un rabais extraordinaire : au lieu de 6 fr. jusqu'au 15 janvier prochain, le prix n'en sera que de 2 fr. ; passé ce délai, il reprendra son ancien prix.

PARIS.

Librairie Médicale et Scientifique

DE **A. GARDEMBAS,** ÉDITEUR,

(ANCIENNES MAISONS GABON ET DEVILLE - CAVELLIN),

Rue de l'École-de-Médecine, 10.

ALMANACH GÉNÉRAL des Sciences Médicales, 1842, contenant les Lois, Décrets et Ordonnances sur l'exercice de la Médecine et de la Pharmacie. Modèles de Rapports et Certificats. Adresses des Médecins, Pharmaciens et Sages-Femmes de Paris. L'Académie des sciences. La Faculté de médecine. L'académie royale de médecine. L'École spéciale de pharmacie. Le Conseil de salubrité.—Les Médecins des épidémies, des eaux minérales. L'Administration des hôpitaux et hospices civils et militaires. Des Notices détaillées sur les principales maisons de santé de Paris et des environs.—Les nouvelles formules et préparations thérapeutiques adoptées, tant en France qu'à l'étranger.—Des Notices bibliographiques. Enfin une foule d'Avis et de Renseignements utiles aux gens du monde, et indispensables aux personnes exerçant l'art de guérir. Deuxième édition, revue et corrigée. 1 fort vol. in-18, de près de 600 pages compactes, contenant la matière de deux vol. in-8.   **60 c.**

BELLINGHAM.—Tableaux synoptiques des signes fournis par l'auscultation et la percussion, et de leur application au diagnostic des maladies des poumons et du cœur. 2 tabl. in-fol.   **1 fr.**

BONNET.—*Traité des fièvres intermittentes.* Paris, 1835, 1 vol. in-8.   **7 fr.**

BOUCHARDAT.— *Annuaire de thérapeutique, de matière médicale et de pharmacie*, contenant le résumé des travaux thérapeutiques publiés en 1840, et les formules des médicaments nouveaux, tels que le lactate de fer, l'écorce de tulipier, le monésia, le guarana, l'antrakokali, et les préparations nouvelles d'aconitine, de pulsatille, de goudron, de seigle ergoté, de copahu et de cubèbe; le sirop de Boubée, les pilules de Lartigues, etc., etc.; suivi d'une monographie des diabètes sucrés. Paris, 1841, 1 vol. in-18 de près de 300 pages.   **1 fr.**

BOURDON (Isidore)—*Principes de Physiologie comparée*, 1 vol. in-8.   **7 fr.**

CAYOL.—*Clinique médicale*, suivie d'un traité des maladies cancéreuses, 1 vol. in-8.   **7 fr.**

DESLANDES.—*De l'Onanisme* et des autres abus vénériens. Paris, 1835, 1 vol. in-8,   **7 fr.**

DUCHESNE-DUPARC.—*Nouveau Manuel des Dermatoses*, ou maladies de la peau, avec la synonymie de Willan et la concordance des différentes méthodes employées par nos meilleurs auteurs. Deuxième édition, revue et augmentée d'une Notice sur les eaux minérales, considérées dans leur application aux maladies de la peau, et d'un Formulaire spécial complet réunissant toutes les formules et préparations usitées pour le traitement des maladies de la peau, tant à l'hôpital Saint-Louis et les autres hôpitaux, que dans la pratique particulière. Paris, 1840, 1 fort vol. in-18, pap. fin.   **4 fr.**

DUGÈS.—*Traité de physiologie comparée de l'homme et des animaux*, 3 vol. in-8. fig. **24 fr.**

DUGÈS.—*Manuel d'Obstétrique*, ou Traité de la science de l'art des accouchements, contenant l'exposé des maladies de la femme et de l'enfant nouveau-né, et suivi d'un précis sur la saignée et la vaccination. 3e édition. Paris, 1840, 1 vol. in-8, avec 48 fig. grav. **8 fr.**

FIGUIER et **CANCE.**—*Nouvelle pharmacopée de Londres* ou *Codex officiel d'Angleterre*, publié par ordre du gouvernement. Nouvelle traduction, augmentée des remèdes secrets d'Angleterre. Paris, 1840, 1 beau vol. in-18.   **2 fr.**

MARTINET.—*Traité élémentaire de thérapeutique médicale*, suivi d'un Formulaire. Deuxième édition, considérablement augmentée. Paris, 1837, 1 fort vol. in-8.   **6 fr.**

—*Manuel de Clinique médicale*, contenant la manière d'observer en médecine, les diverses méthodes d'exploration appliquées aux maladies de la tête, de la poitrine, de l'abdomen et des tissus, ainsi qu'à l'investigation cadavérique et à l'étude du diagnostic. Troisième édition. Paris, 1837, 1 gros vol. in-18.   **4 fr. 50.**

—*Du traitement de la sciatique et des névralgies.* Troisième édition. Paris, in-8. **2 fr. 50.**

MAYGRIER.—*Manuel de l'anatomiste.* Quatrième édition in-8.   **5 fr.**

PETIT (J. L.)—*OEuvres complètes.* Nouvelle édition. Paris, 1837, 1 hros vol. in-8. **9 fr.**

RECAMIER.—*Recherches sur le traitement du cancer*, 2 gros vol. in-8, avec pl.   **10 fr.**

ROGENTTA.—*Nouvelle méthode de traitement de l'empoisonnement par l'arsenic*, et documents médico-légaux sur cet empoisonnement. Paris, 1840, 1 vol. in-8.   **2 fr. 50.**

SARLANDIÈRE.—*Vade mecum* ou *Guide du chirurgien militaire.* Deuxième édition, revue, corrigée et augmentée. Paris, 1834, 1 vol. in-18, fig.   **2 fr. 50.**

—*Physiologie de l'action musculaire* appliquée aux arts d'imitation, 1 vol. in-8, fig. **2 fr.**

SCARPA.—*Traité des maladies des yeux*, 2 vol. in-8, fig.   **7 fr.**

STOLL (Max.)—*Médecine pratique et Aphorismes*, 3 vol. in-8.   **8 fr.**

TABLEAU CHIMIQUE d'après les ouvrages de MM. Thénard, Dumas, Orfila, Gay-Lussac etc. Paris, 1840, in-fol. grand colombier.   **2 fr. 50.**

TAVERNIER.—*Manuel de clinique chirurgicale* contenant la manière d'observer en chirurgie, un exposé des signes diagnostiques et des caractères anatomiques des maladies chirurgicales, et un sommaire des indications curatives. Deuxième édit. Paris, 1837, 1 vol. gr. in-18. 5 fr.

—*Manuel de thérapeutique chirurgicale*, ou Précis de médecine opératoire, contenant : le traitement des maladies chirurgicales, la description des procédés opératoires, des bandages et des appareils, et l'anatomie de quelques unes des régions sur lesquelles se pratiquent les principales opérations. Paris, 1837. 1 gr. vol. in-18.   **4 fr. 50.**

VALENTIN.—*Voyage médical en Italie*, en 1820. Deuxième édition. 1 vol. in-8. 3 fr. 50.

VERING (de).—*Des maladies scrofuleuses.* Vienne, 1832, 1 vol. in-8.   4 fr. 50.

Paris.—Imprimerie de LACOUR, rue des Boucheries-St-Germain, 38.